T. Kirchner   B. Lembcke   M. Kist (Hrsg.)   Ökosystem Darm VIII

Springer

Berlin
Heidelberg
New York
Barcelona
Hongkong
London
Mailand
Paris
Singapur
Tokio

T. Kirchner   B. Lembcke   M. Kist (Hrsg.)

Ökosystem Darm VIII

Mikrobiologie
Tumorpathogenese
Neurogastroenterologie
Grundlagenforschung für neue Therapieoptionen

Mit 86 Abbildungen und 44 Tabellen

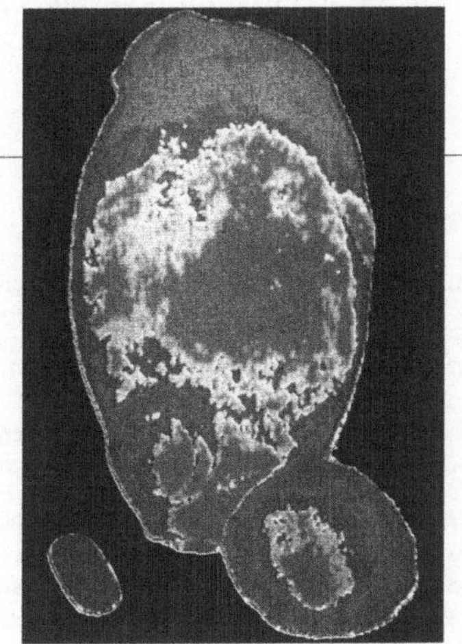

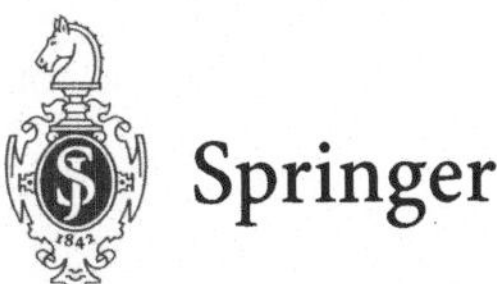

Springer

Prof. Dr. med. *Thomas Kirchner*
Pathologisch-Anatomisches Institut
Universität Erlangen-Nürnberg
Krankenhausstraße 8–10
D-91054 Erlangen

Prof. Dr. med. *Bernhard Lembcke*
Klinikum der Johann Wolfgang Goethe-Universität
Medizinische Klinik II
Theodor-Stern-Kai 7
D-60590 Frankfurt am Main

Prof. Dr. med. *Manfred Kist*
Institut für Medizinische Mikrobiologie und Hygiene
Hermann-Herder-Straße 11
D-79104 Freiburg

ISBN-13:978-540-64837-6 Springer-Verlag Berlin Heidelberg New York

Die Deutsche Bibliothek-CIP-Einheitsaufnahme

Ökosystem Darm VIII : Mikrobiologie, Tumorpathogenese, Neurogastroenterologie, Grundlagenforschung für neue
Therapieoptionen / Hrsg.: Thomas Kirchner ... – Berlin ; Heidelberg ; New York ; Barcelona ; Hongkong ; London ;
Mailand ; Paris ; Singapur ; Tokio : Springer, 1999
ISBN-13:978-540-64837-6   e-ISBN-13:978-3-642-59963-7
DOI: 10.1007/978-3-642-59963-7

Herstellung: PRO EDIT GmbH, D-69126 Heidelberg
Umschlaggestaltung: design & production GmbH, D-69121 Heidelberg
Satz: STORCH GmbH, D-97353 Wiesentheid

SPIN: 10684628   23/3134 – 5 4 3 2 1 0 – Gedruckt auf säurefreiem Papier

Vorwort

Wir alle sind heute einer Wissensflut ausgesetzt und drohen in ihr orientierungslos zu treiben. Immer schwerer wird es, Wegweisendes vom Unwesentlichen zu trennen, und angesichts der Informationsfülle wächst die Gefahr der Beschränkung auf das eigene schmale Interessen- oder Fachgebiet. Ein wissenschaftliches Gespräch, bei dem Experten den aktuellen Kenntnisstand ihres Forschungsfeldes verdeutlichen, ordnen und werten und sich die verschiedenen Disziplinen zugleich durch einen Datenaustausch gegenseitig stimulieren und befruchten, ist daher wichtiger denn je. Die Expertenrunde „Darmerkrankungen" bietet hierfür einen hervorragenden Rahmen, der sich auch beim 8. traditionsreichen Treffen dieser Expertenrunde vom 26. Februar bis zum 3. März 1998 in Garmisch-Partenkirchen wieder erfolgreich bewährte.

Die interessanten Themen des diesjährigen Gesprächs waren „Neues zur Pathogenese gastrointestinaler Tumoren", „Pilze im Darm", „Molekulare und zellbiologische Entwicklungen", „Helicobacter pylori", „Neurogastroenterologie" und „Neue Parasiten – neue Krankheiten". In diesem Buch werden nun die Beiträge in einer übersichtlichen Form zusammengestellt und einem breiten Interessentenkreis zugänglich gemacht. Es bietet eine aktuelle Bestandsaufnahme und Quelle wichtiger Informationen zu innovativ-wissenschaftlichen und praktisch relevanten Themen der Gastroenterologie.

Die Herausgeber danken allen Teilnehmern an dem Expertengespräch für die fruchtbaren Diskussionen und den Autoren für ihre stimulierenden Referate und die hier publizierten Manuskripte. Ein besonderer Dank gilt den Förderern dieser traditionsreichen Expertengespräche, Herrn Bernd Stoltenhoff und Herrn Dr. Hasso Holst von der Firma Thiemann Arzneimittel GmbH, die durch ihre finanzielle Unterstützung das Expertengespräch und diese Veröffentlichung für einen weiteren Interessentenkreis ermöglicht haben.

Erlangen/Freiburg/Frankfurt, im Herbst 1998

T. Kirchner
B. Lembcke
M. Kist

Inhaltsverzeichnis

Verzeichnis der erstgenannten Autoren

Dr. med. *Ingrid Becker*
Oberärztin
Institut für Pathologie
Klinikum rechts der Isar
Technische Universität München
D-81675 München

Dr. med. *Thomas Brabletz*
Pathologisch-Anatomisches Institut
Universität Erlangen-Nürnberg
Krankenhausstraße 8–10, D-91054 Erlangen

Professor Dr. med. vet. *Gerhard Breves*
Direktor
Physiologisches Institut
Tierärztliche Hochschule Hannover
Bischofsholer Damm 15/102, D-30173 Hannover

Dr. med. *Rainer Duchmann*
II. Medizinische Klinik
Universitätskliniken des Saarlandes
Oskar-Orth-Straße, D-66421 Homburg

Dipl.-Biol. *Michaela Frye*
Pneumologie
Medizinische Klinik II
Universitätsklinikum
Theodor-Stern-Kai 7, D-60590 Frankfurt

Dr. med. *Axel Greiner*
Pathologisches Institut
Universität Würzburg
Josef-Schneider-Straße 2, D-97080 Würzburg

Dr. rer. nat. *Roswitha Gropp*
Pneumologie
Medizinische Klinik II
Universitätsklinikum
Theodor-Stern-Kai 7, D-60590 Frankfurt

Dr. rer. nat. *Christine Josenhans*
Med. Mikrobiologie
Ruhr-Universität Bochum
Universitätsstraße 150, D-44780 Bochum

PD Dr. med. *Michael Jung*
Chefarzt der Inneren Abteilung
St. Hildegardis-Krankenhaus
Hildegardstraße 2, D-55131 Mainz

Dr. med. *Stavros Katsoulis*
Allgemeine Innere Medizin
I. Medizinische Klinik
Christian-Albrechts-Universität
Schittenhelmstraße 12, D-24105 Kiel

Professor Dr. med. *Manfred Kist*
Leitender Oberarzt
Institut für Medizinische Mikrobiologie und Hygiene
Klinikum der Universität Freiburg
Hermann-Herder-Straße 11, 79104 Freiburg

PD Dr. med. *Jan W. Konturek*
Oberarzt
Med. Klinik B
Westfälische Wilhelms-Universität Münster
Albert-Schweitzer-Straße 33, D-48129 Münster

PD Dr. med. *Heinz-Jürgen Krammer*
IV. Medizinische Klinik
Klinikum Mannheim GmbH
Universität Heidelberg
Theodor-Kutzer-Ufer, D-68135 Mannheim

Professor Dr. med. *Thomas Kirchner*
Direktor
Pathologisch-Anatomisches Institut
Universität Erlangen-Nürnberg
Krankenhausstraße 8–10, 91054 Erlangen

Professor Dr. med. *Wolfgang Kreisel*
Oberarzt
Gastroenterologie, Hepatologie, Endokrinologie
Medizinische Klinik
Universität Freiburg
Hugstetter Straße 55, D-79106 Freiburg

Professor Dr. med. *Bernhard Lembcke*
Geschäftsführender Oberarzt
Zentrum für Innere Medizin
Universitätsklinikum
Theodor-Stern-Kai 7, D-60590 Frankfurt

Professor Dr. med. *Thomas Löscher*
Leiter der Abt. Infektions- und Tropenmedizin
Universität München
Leopoldstraße 5, D-80802 München

PD Dr. med. *Michael Lohoff*
Oberarzt
Institut für Klinische Mikrobiologie
Wasserturmstraße 3, D-91054 Erlangen

Dr. med. *Hubert Mönnikes*
Zentrum für Innere Medizin
Abt. Gastroenterologie und Endokrinologie
Baldinger Straße 1, D-35033 Marburg

Dr. med. *Ulrich Peitz*
Oberarzt
Klinik für Gastroenterologie, Hepatologie, Infektiologie
Zentrum für Innere Medizin
Otto-von-Guericke-Universität
Leipziger Straße 44, D-39120 Magdeburg

Dr. med. *Bernd Rieckhof*
Medizinischer Direktor
Thiemann Arzneimittel GmbH
Im Wirrigen 25, D-45731 Waltrop

Professor Dr. med. *Josef Rüschoff*
Direktor
Institut für Pathologie, Klinikum Kassel
Mönchbergstraße 41–43, D-34125 Kassel

Professor Dr. med. *Wolfgang Opferkuch*
Institut für Med. Mikrobiologie
Ruhr-Universität Bochum
Universitätsstraße 150, D-44780 Bochum

Dr. med. *German Ott*
Pathologisches Institut
Universität Würzburg
Josef-Schneider-Straße 2, D-97080 Würzburg

Prof. Dr. *Peter Schuster*
Institut für Theoretische Chemie
und Strahlenchemie der Universität Wien
Währingerstraße 17, A-1090 Wien

PD Dr. Dr. med. *Jürgen Stein*
Medizinische Klinik II
Universitätsklinikum
Theodor-Stern-Kai 7, D-60590 Frankfurt

PD Dr. med. *Rainer Weber*
Abteilungsleiter
Abteilung Infektionskrankheiten
Innere Medizin – Universitätsspital
Rämistraße 100, CH-8091 Zürich

PD Dr. med. *Till Wehrmann*
Medizinische Klinik II
Universitätsklinikum
Theodor-Stern-Kai 7, D-60590 Frankfurt

Dr. *Michael Weig*
Institut für Hygiene und Mikrobiologie
Universität Würzburg
Josef-Schneider-Straße 2, D-97080 Würzburg

I. Neues zur Pathogenese gastrointestinaler Tumoren

(Herausgeber: T. Kirchner)

Gastrointestinale Non-Hodgkin-Lymphome

A. Greiner, H. K. Müller-Hermelink

Einleitung und Klassifikation

Die Klassifikation maligner Non-Hodgkin-Lymphome (NHL) richtet sich traditionell, ähnlich wie bei anderen hämopoetischen Neoplasien, nach der *zellulären Differenzierung,* die durch subtile zytomorphologische Charakteristika und durch den immunologischen Phänotyp der Tumorzellen definiert ist. Für viele primär leukämische und nodal-systemische NHL hat sich dieses in der Kiel-Klassifikation ausgearbeitete Prinzip bewährt [22]. Abweichend von diesem Prinzip und damit ähnlich zu den soliden Organtumoren hat sich in den letzten Jahren für viele NHL die *Primärlokalisation* als zweites, gleichermaßen wichtiges Klassifikationsprinzip herausgestellt. In der Primärlokalisation spiegeln sich die unterschiedliche kausale Pathogenese, unterschiedliche molekulargenetische und zytogenetische Mechanismen und wichtige Prognosefaktoren, die durch morphologische Befunde und Phänotypisierung nicht erfaßbar sind, wider. Die tumorbiologische Zwitterstellung der malignen NHL als primäre Systemerkrankungen einerseits und primäre Organerkrankungen andererseits stellt besonders hohe Anforderungen an eine exakte Typisierung, da fast jeder Lymphomtyp an fast jedem Ort des Körpers zunächst in Erscheinung treten oder sich sekundär manifestieren kann und damit von der korrekten Einordnung in die jeweilige Krankheitsentität wesentliche therapeutische Konsequenzen abhängen. Dieses von der Kiel-Klassifikation abweichende Prinzip wurde im Vorschlag der REAL-Klassifikation realisiert [10] und für die geplante WHO-Klassifikation maligner Non-Hodgkin-Lymphome weiterentwickelt.

Die im Gastrointestinaltrakt auftretenden NHL zeigen Besonderheiten, die sie von den systemischen und nodalen NHL unterscheiden und sowohl qualitative, im Hinblick auf den Lymphomtyp, wie auch quantitative, in bezug auf Häufigkeiten und topographische Verteilung entlang der Achse des Gastrointestinaltrakts, charakteristische Eigenarten besitzen [15]. Aus der morphologisch-funktionellen Klassifikation der Tumorzellen und der topographischen Verteilung (Abb. 1) ergeben sich klinisch-pathologisch gut definierte Entitäten, die als Erkrankungen des Magen-Darm-Trakts eigenständig sind und von einem sekundären Organbefall primär extraintestinaler Lymphome abgegrenzt werden müssen (s. Übersicht)

MALT-Typ-Lymphome sind die häufigsten primären GI-Lymphome und kommen fast ausschließlich im *Magen* vor. Im *oberen Dünndarm* finden sich

T. Kirchner et al. (Hrsg.) Ökosystem Darm VIII
© Springer-Verlag Berlin Heidelberg 1999

MALT-Typ Lymphome

IPSID

IPSID
EATL

großzellige NHL
BURKITT
lymphoide Polypose

BURKITT
lymphoide Polypose

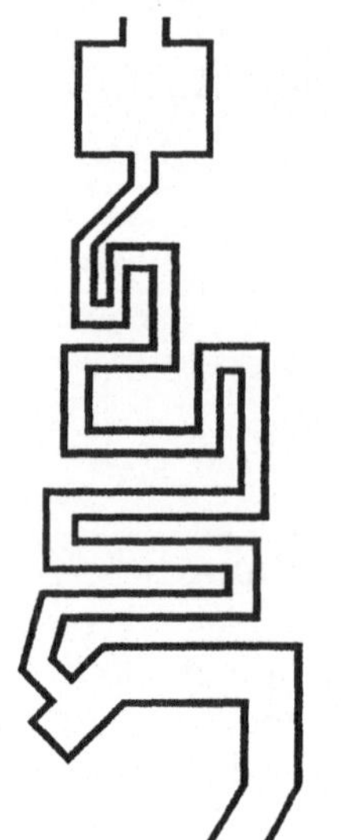

Klassifikation gatrointestinaler (GI) NHL

Primäre GI-NHL
- NHL vom B-Typ:
  - extranodales MZBL vom MALT-Typ
    - des Magens,
    - des Dünndarms (IPSID),
  - diffuse großzellige B-Zell-Lymphome (DLBL),
  - Mantelzell-Lymphom (lymphoide Polypose),
  - Burkitt-Lymphom.
- NHL vom T/NK-Typ:
  - Enteropathie-Typ des intestinalen T/NL-Zell-Lymphoms,
  - andere extranodale T/NL-Zell-Lymphome,
  - periphere T-Zell-Lymphome (nicht weiter spezifiziert).

Sekundäre GI-NHL

IPSID-Lymphome, wogegen im *Ileozäkalbereich* vornehmlich großzellige NHL, aber auch Burkitt NHL und NHL vom T/NK-Typ vorkommen. Die lymphoide Polypose tritt betont im *unteren Dünndarm* und *Kolon* auf.

Zusätzlich zu diesen allgemeingültigen Klassifikationsprinzipien ergeben sich für einige Formen der gastrointestinalen NHL weitere Gesichtspunkte zu einer klinischen Ein- oder Abgrenzung definierter Krankheitsbilder. Hierzu zählen *ätiologische Faktoren* (Tabelle 1).

Zwar ist eine ausschließlich nach der Ätiologie gerichtete Klassifikation der NHL nicht sinnvoll, da gleiche Lymphome mit oder ohne Assoziation zu einem ätiologischen Faktor treten und bei gleicher Ätiologie prognostisch unterschiedliche Lymphome beobachtet werden. Die genetische Disposition zu bestimmten Autoimmunerkrankungen und die ätiologische Beziehung zu chronischen saprophytären Infektionen des Gastrointestinaltrakts sowie die fehlende Bewältigung von viralen Infektionen im Rahmen von Immundefekten lassen die Epidemiologie der gastrointestinalen NHL neu bewerten.

Tabelle 1. Ätiologische Faktoren bei gastrointestinalen Lymphomen

Tumortyp	Ätiologie
B-NHL des Magens	Chronische Infektion mit CagA+ H.p.
IPSID und MALT-Typ-Lymphom des Dünndarms	Unbekannte infektiöse Genese/Lamblien
Endemisches BURKITT-Lymphom	EBV
Enteropathie-Typ des intestinalen T-Zell-Lymphoms	Zöliakie
Verschiedene EBV+ high-grade B-NHL	Immundefekte, HIV-Infektion
Körperhöhlen-basiertes hochmalignes B-Zell-Lymphom	HIV+, HHV8, Kaposi-Sarkom-assoziiertes Herpesvirus

Neben ätiologischen Faktoren sind auch zahlreiche *primäre zytogenetische Alterationen* bei NHL bekannt geworden, die im Prinzip gut mit der klinisch-pathologischen Klassifikation korrelieren [25]. Sie werden zur weiteren biologischen Unterscheidung bestimmter Krankheitsentitäten herangezogen. Allerdings sind die bekannten zytogenetischen Alterationen immer nur in einem Teil der untersuchten Tumoren gefunden worden. Gleichartige primäre Alterationen, wie z.B. die für das BURKITT-Lymphom typische Translokation t(8;14) treten auch bei morphologisch unterschiedlichen Tumoren auf.

In der weiteren zytogenetischen und molekulargenetischen Definition der NHL (nicht nur im Gastrointestinaltrakt) sowie der Kenntnis der Ätiopathogenese werden sich in Zukunft Risikopopulationen definieren lassen, die die bislang verfügbaren klinischen Staging- und Gradingverfahren ergänzen.

Spezielle Pathologie primärer gastrointestinaler Lymphome

Primäre NHL des Magens

Etwa 5% aller maligner Magentumoren sind primäre GI-Lymphome und repräsentieren mit 45% aller extranodalen NHL den Hauptteil aller GI-Lymphome. Ätiopathogenetisch im Vordergrund steht eine chronische Helicobacter-pylori-(H.p.-)assoziierte Gastritis, wobei möglicherweise H.p.-Stammunterschiede eine Rolle spielen [6]. Mit der t(11;18) konnte jüngst eine spezifische chromosomale Alteration in einem Teil niedrig-maligner MALT-Lymphome nachgewiesen werden [24]. Primäre NHL des Magens treten gehäuft bei älteren Patienten auf mit einem Altersgipfel in der 7. Lebensdekade und einer Geschlechtsverteilung (m:f) von 1,6 : 1. Mehr als 92% sind vom B-Zell-Typ, davon sind etwa 60% niedrig-maligne [4]. Zum Diagnosezeitpunkt handelt es sich meist um ein lokalisiertes Stadium I, eine Tumordisseminierung erfolgt erst spät und dann häufig in regionäre Lymphknoten sowie in andere extranodale Orte (z.B. Speicheldrüse). Niedrig-maligne MALT-Typ-Lymphome breiten sich häufig zunächst flächenhaft entlang der Schleimhaut aus. Im Gegensatz hierzu imponieren hochmaligne Lymphome oft als umschriebene Tumoren, die zentral kraterförmig ulzeriert sind. In mehr als $^2/_3$ der Fälle treten neben dem Haupttumor multifokal zusätzliche Tumorherde auf, die manchmal erst am vollständig aufgearbeiteten Tumoresektat identifiziert werden können [30]. Eine komplette Tumorresektion ist daher aufgrund der *Multifokalität bei MALT-Typ-Lymphomen* nicht immer gewährleistet.

Niedrig-maligne NHL vom MALT-Typ

Diese NHL erinnern in ihrem Wachstumstyp an die normale Struktur des mukosa-assoziierten lymphatischen Gewebes (MALT), wie es besonders in den Peyer-Plaques, der Appendix und den Tonsillen des Waldeyer-Rachen-rings zu finden ist. Charakteristischerweise werden dort die Keimzentren der B-Zellfollikel von einer unscharf begrenzten Follikelaußenzone (Marginal-zone) umgeben, die mit dem angrenzenden Epithel in enger Verbindung steht. Da sich entsprechend strukturierte Lymphome nicht nur im Magen und bei bestimmten Dünndarm-Lymphomen, sondern ganz generell in vielen epithe-lialen Organen und Epithel-assoziierten Lokalisationen finden, wurde der Begriff des malignen Non-Hodgkin-Lymphoms vom MALT-Typ geprägt [18]. Die Tumorzellen umgeben als breiter Saum reaktive und zunächst völlig regel-hafte Lymphfollikel mit Keimzentren. Zytologisch sind die Tumorzellen grö-ßer als kleine Lymphozyten des Follikelmantels; sie besitzen unregelmäßig gestaltete, oft längliche und eingezogene Zellkerne, mit hellem Kernchromatin und relativ breitem, hellem und wenig basophilem Zytoplasma. Sie erinnern in dieser Gestalt an Zentrozyten des Keimzentrums, besitzen jedoch meist ein breiteres Zytoplasma und sind mit größeren immunoblastisch oder plasmo-blastisch differenzierten Zellformen assoziiert. Für die Diagnose in diesem Stadium unverzichtbar ist der Nachweis der *lymphoepithelialen Läsionen*, die aus einer Infiltration des Drüsenhalses oder Drüsenkörpers durch Lym-phomzellen bestehen.

Bei der im übrigen lokalisierten intramukösen Ausbreitung des Lymphoms stellt diese Veränderung das sicherste Indiz für invasives und destruktives, d.h. malignes Wachstum dar. Lymphfollikel und Keimzentren mit reaktiver, d.h. polyklonaler Lymphozytenpopulation begleiten die Lymphominfiltration nicht nur in der Schleimhaut, sondern auch die in der submukösen und tiefere Wandschichten erfassenden Lymphomausbreitung der niedrig-malignen Lymphome des MALT-Typs. Auch sie sind für die Diagnose bedeutsam und ein wichtiges Indiz zur Abgrenzung von sekundärem Befall des Magens bei syste-mischen Lymphomen. Im Bereich des Oberflächen- und Grübchenepithels fin-den sich häufig Rasen von Plasmazellen, die polyklonal und damit reaktiv sind. Allerdings zeigen gerade die niedrig-malignen NHL vom MALT-Typ oft eine plasmazelluläre und sekretorische Differenzierung. Epithelveränderun-gen bei niedrig-malignen NHL vom MALT-Typ, abgesehen von den charakte-ristischen lymphoepithelialen Läsionen, sind nur wenig systematisch unter-sucht und bestehen häufig aus Epithelhyperplasien und gelegentlich auch Epitheldysplasien. Die Kombination von Magenlymphom und Karzinom scheint aufgrund sporadischer Beobachtungen gehäuft aufzutreten [8, 31]; ein direkter pathogenetischer Zusammenhang konnte bislang nicht nachgewiesen werden.

Als *Zeichen der Lymphomprogression* infiltrieren und zerstören die Lym-phomzellen den Follikelmantel und dringen in das Keimzentrum ein, ein Pro-zeß, der als *follikuläre Kolonisierung* bezeichnet wird [17]. In einem Teil der Fälle findet sich eine fokale oder diffuse extrafollikuläre Proliferationssteigerung, die möglicherweise den Übergang in ein hoch-malignes Lymphom darstellt [5] und als aggressives Marginalzonen-B-Zell-Lymphom (MZBL) vom MALT-Typ bezeichnet wird.

Hochmaligne diffuse großzellige B-Zell-Lymphome (DLBL)
Diese Lymphome können im Rahmen einer De-novo-Transformation entstehen (primär hochmaligne). Sie sind molekular und im klinischen Verhalten von nodalen DLBL (selten ein Bcl-6-rearrangement; eigene Untersuchungen) und anderen extranodalen Primärlokalisationen (z.B. mediastinal, zerebral) verschieden.

In etwa 30% der hochmalignen Magenlymphome finden sich am Rande des Haupttumors oder in seltenen Fällen auch abseits von diesem Anteile eines niedrig-malignen NHL vom MALT-Typ (sekundär hochmaligne) [3]. In diesen Bereichen läßt sich dazu nicht selten neben der follikulären Kolonisierung der Keimzentren auch eine blastäre Transformation und Infiltration der Follikelregion erkennen. Zytologisch zeigen die Tumorzellen das Spektrum B-lymphozytärer Blasten, mit unterschiedlichen Anteilen von Zentroblasten, Immunoblasten, Plasmoblasten und polymorphen blastären Zellformen mit meist deutlich basophilem Zytoplasma (Tabelle 2). Neben den Tumorzellen findet sich ein ausgeprägtes entzündliches Begleitinfiltrat aus aktivierten Makrophagen und einem wechselnden Gehalt an T-Lymphozyten und/oder anderen Entzündungszellen. Eine Stromafibrose- und -sklerose kann in manchen Fällen ausgeprägt sein. Lymphoepitheliale Läsionen sind in hochmalignen Magenlymphomen seltener nachzuweisen [9].

Staging und Trading:
Das zur Zeit gebräuchlichste *Staging für gastrale Lymphome* orientiert sich nach der modifizierten Ann-Arbor-Klassifikation von Musshoff (s. Tabelle 3). Das *Grading* gastraler MALT-Lymphome orientiert sich nach Arbeiten de Jongs, die Blastenanteil und Blastencluster als wesentliche Parameter bei der bioptischen Begutachtung herausstellt (s. Tabelle 4).

Tabelle 2. Eigenschaften extranodaler B-Zell NHL des Magens

Niedrig-maligne	Hoch-maligne
Monoklonale Expansion von MZBC und monozytoiden B-Zellen mit/ohne plasmazellulärer Differenzierung	Monoklonale Expansion großer lymphatischer Zellen, vergleichbar den Zentroblasten, Immunoblasten und Plasmoblasten
Reaktive follikuläre Hyperplasie mit/ohne follikulärer Kolonisierung	Eine MALT-Typ-spezifische Variante des DLBL mit – Epitheliotropismus (hoch-maligne LEL) – vergleichbarer Zytologie und Marginalzonenausbreitung – Koexistenz eines niedrig-malignen MZBL vom MALT-Typ – follikuläre Transformation
Phänotyp: CD20+, bcl2+, CD5–, CD23–, CD23–, CD10–, IgD–	Phänotyp: CD20+, bcl2+/–, CD5–, CD23–, CD10–, IgD–

Tabelle 3. Staging (Mod. nach Musshoff [26])

E I 1	Uni- oder multilokulärer Magenbefall beschränkt auf Mukosa oder Submukosa, ohne Lymphknotenbeteiligung und ohne Organinfiltration
E I 2	Wie I 1, jedoch mit Tumorinfiltrationstiefe jenseits Submukosa
E II 1	Wie I 2, zusätzlich Befall regionärer Lymphknoten (Kompartiment 1, 2) oder per kontinuitatem Organinfiltration
E II 2	Wie II 1, Lymphknotenbefall jenseits Kompartiment 1, 2 unter Einschluß eines weiteren Organbefalls unterhalb des Zwerchfells
E III	Uni- oder multilokulärer Magenbefall, Lymphknoten ober- und unterhalb des Zwerchfells, einschließlich eines weiteren Organbefalls
E IV	Wie III sowie Befall mehrerer extragastraler Organe

Tabelle 4. Tumorgrading (Nach de Jong [5])

A (niedrig-maligne)	Keine Blastencluster, <5 Blasten
B (Niedrig-maligne mit hochmaligner Komponente)	Herdförmig gesteigerter Blastengehalt, jedoch bleibt der Blastenanteil <10%
C (Hoch-maligne mit niedrig-maligner Komponente)	Blastenanteil >10% mit Clustergröße >20 sowie eindeutige niedrig-maligne Anteile
D (Hoch-maligne)	Blastenrasen ohne niedrig-maligne Anteile

Insbesondere bei niedrig-malignen MALT-Lymphomen ist nach Eradikationstherapie eine regelmäßige engmaschige bioptische Kontrolle erforderlich, da häufig das Tumorgrading nur zu etwa 60% bei der Erstbiopsie korrekt angegeben werden kann [27]. Wesentliche für ein korrektes Grading beeinflusende Faktoren sind eine ausreichende Biopsieanzahl, gute Biopsiequalität (cave: Quetsch- und Thermoartefakte) sowie ein erfahrener Pathologe.

Um den Therapieerfolg einschätzen zu können, hat sich ein *histologisches „Scoring" der Regressionsanzeichen* bewährt [29]. Diese erkennt man an einem geringeren Tumorinfiltrat in der Schleimhaut sowie indirekt am Fehlen lymphoepithelialer Läsionen und Lymphfollikel sowie einer ausgeprägten plasmazellulären Differenzierung [9].

Andere

Prinzipiell können alle Non-Hodgkin-Lymphomentitäten wie z.B. das Mantelzell-Lymphom und das follikuläre Lymphom auch primär im Magen entstehen. Sie sind hier jedoch extrem selten. Dennoch muß besonders bei Fehlen lymphoepithelialer Läsionen und unklaren zytologischen Kriterien besonders ein Mantelzell-Lymphom (lymphoide Polypose) immunmorphologisch und zytogenetisch ausgeschlossen werden. Auch das intestinale T/NK-Zell-Lymphom, besonders das vom Enteropathie-Typ, kann primär im Magen auftreten.

Primäre NHL des proximalen Dünndarms

65–80% aller Dünndarmlymphome sind vom B-Zell-Typ, 75% davon sind hochmaligne (s. Übersicht).

Klassifikation der primären NHL des Magens

- niedrig-malignes Marginalzonen-B-Zell-Lymphom (MZBL) vom MALT-Typ
- [hoch-malignes (aggressives) MZBL vom MALT-Typ]
- hoch-maligne diffuse großzellige B-Zell-Lymphome
  - de novo: (morphologische Varianten): centroblastischer Typ
    immunoblastischer Typ
  - mit koexistentem MZBL vom MALT-Typ („sekundär" hochmaligne)
- andere (z.B. Mantelzell-Lymphom, follikuläres Lymphom, Burkitt-Lymphom)

Im Duodenum und oberen Jejunum ist das PISID („Immunproliferative small intestinal disease")-Lymphom am häufigsten. Es ist durch sein besonderes geographisches (vorwiegend Naher Osten) und klinisches Auftreten (Produktion von IgA-Schwerketten: „α-heavy chain disease") [16] vom intestinalen MALT-Typ NHL vom „western type" abzugrenzen. Ätiopathogenetisch werden hier, ähnlich wie beim MALT-Lymphom des Magens chronische Entzündungsprozeße (z.B. verursacht durch Lamblien) verantwortlich gemacht. Auch hier wurde eine Lymphomregression nach Antibiotikagabe beobachtet [7].

Multifokalität ist selten, die mesenterialen Lymphknoten sind häufig zum Zeitpunkt der Diagnosestellung bereits infiltriert. Tumordisseminierung jenseits des Abdomens oder in das Knochenmark sind selten.

Die mikroskopischen Kriterien des IPSID sind mit den MALT-Typ NHL des Magens identisch. Charakteristisch ist eine ausgesprochen plasmazelluläre Differenzierung, wobei lymphoepitheliale Läsionen und follikuläre Kolonisierung seltener anzutreffen sind. Immunhistochemisch wird vorwiegend IgA1 Schwerkettenimmunglobulin ohne Leichtkette nachgewiesen.

Primäre NHL im distalen Dünndarm und Dickdarm

Mantelzell-Lymphom (lymphoide Polypose)
Es kommt bei Patienten über 50 Jahre im gesamten GI-Trakt meist multifokal vor, vorzugsweise jedoch im unteren Dünndarm, in der Ileozäkalregion und dem Kolon. Die intestinale Mukosa ist meist übersät mit multiplen 0,5–2 cm großen Polypen. Die mesenterialen Lymphknoten sind in der Regel mitbetroffen. Das intestinale Drüsenepithel wird zerstört, lymphoepitheliale Läsionen aber nicht ausgebildet (im Gegensatz zum MALT-Lymphom). Zytologisch erscheinen die Tumorzellen klein bis mittelgroß mit unregelmäßiger Kernkontur und erinnern an Zentrozyten oder normale Mantelzonen B-Zellen. Untermauert wurde diese Ähnlichkeit durch molekulare Analysen des Immunglobulingens [12].

Klinisch wichtig ist die Abgrenzung zum niedrig-malignen MALT-Lymphom aufgrund zytologischer Ähnlichkeiten. Insbesondere in kleinen oder durch Quetsch- oder Thermoartefakte alterierten Biopsaten kann die Immunhistochemie über den Nachweis von CD5, CD23 oder Cyclin D1 (bei MALT-Typ NHL äußerst selten) oder die Molekularbiologie zum Nachweis des bcl-1-Rearrangements (in mehr als 50% der Fälle positiv; bei MALT-Typ NHL bislang nicht nachgewiesen) hilfreich sein [12, 21].

Diffuses großzelliges B-Zell-Lymphom (DLBL)

Es kommt de novo vermehrt in der Ileozäkalregion und im Colon ascendens vor und ist meist unifokal. Die Alters- und Geschlechtsverteilung ist vergleichbar dem DLBL des Magens, wobei niedrig-maligne Anteile in der Regel nicht beobachtet werden.

Burkitt-Lymphome

Etwa 10% aller GI-NHL sind Burkitt-Lymphome. Sie sind im mittleren Osten und Afrika im Gegensatz zu westlichen Ländern EBV-assoziiert und eine häufige Erkrankung im Kindesalter (etwa 45% aller kindlichen NHL) [14]. Oft ist langstreckig ein Darmsegment in der Ileozäkalregion betroffen, das oft durch polypöse und ulzerierte Tumormassen eingeengt ist. Die regionären mesenterialen Lymphknoten sind oft mitbeteiligt. Das histologische Bild gleicht dem klassischen nodalen afrikanischen Burkitt-Lymphom. Die Mukosa wird durch breite Rasen monomorpher Blasten und eingestreuter sog. Sternhimmelmakrophagen infiltriert. Lymphoepitheliale Läsionen werden nicht ausgebildet.

Enteropathie-assoziiertes T-Zell-Lymphom (EATL)

Es ist mit etwa 10–25% das häufigste gastrointestinale T-Zell-Lymphom und hat einen Altersgipfel in der 6. und 7. Lebensdekade. Die meisten Fälle treten bevorzugt im Jejunum auf, jedoch können auch alle anderen Dünndarmabschnitte sowie (selten) Kolon und Magen betroffen sein. Zum Zeitpunkt der Diagnose besteht häufig ein multipler Dünndarmbefall und eine Tumorausbreitung in mesenteriale Lymphknoten, Leber, Milz, Knochenmark, Lunge und Haut. Der Tumor imponiert dabei als die Schleimhaut ulzerierende Knoten, Plaques oder Striktur, selten als solitärer Tumorherd. Das morphologische Bild ist sehr pleomorph und setzt sich aus kleinen und großen Tumorzellen mit zahlreichen bizarren mehrkernigen Riesenzellen zusammen. Neben einem charakteristischen Immunphänotyp der zytotoxischen T/NK-Zellen (CD3+, CD4–, CD8+/–, CD103+/–, Granzyme B+, TIA+, Perforin+) ist für die Diagnose das Vorhandensein der für die Zöliakie charakteristischen Schleimhautläsionen abseits der Tumorläsion (Zottenatrophie, Kryptenhyperplasie, Plasmozytose, vermehrte intraepitheliale Lymphozyten/IEL) wichtig. Obwohl zytologisch unauffällig, konnten diese IEL molekular auch als Ausläufer des neoplastischen Klons identifiziert werden [13]. Das EATL kann als Komplikation aus einer Zöliakie, seltener auch aus einer Dermatits herpetiformis hervorgehen oder de novo in dann meist wesentlich jüngeren Patienten entstehen. Eine morphologische Klassifikation wurde von Chott et al. vorgeschlagen [2].

Extranodales zytotoxisches T/NK-Zell-Lymphom
(nicht-enteropathie-assoziiert)

Es ist insgesamt in den westlichen Ländern sehr selten (etwa 0,12% in Deutschland, 13% in Taiwan) und zeigt eine Geschlechtsverteilung von 3 : 1 (m./f.). Makroskopisch fallen die Tumoren häufiger durch Ulzerationen oder fokale Nekrosen als durch große Tumormassen auf. Es ist oft EBV-assoziiert, tritt meist sekundär zu Lymphomen im oberen Respirationstrakt („nasal type") auf und verhält sich klinisch besonders aggressiv. Die molekularen

Analysen des T-Zellrezeptors deuten auf eine Differenzierungsfähigkeit des Tumorklons hin, der sowohl T-Zell- als auch NK-Zell-Eigenschaften aufweisen kann [19].

Immundefekt-assoziierte Lymphome
Sie weisen eine schlechte Prognose und ein klinisch aggressives Verhalten auf [1]. Der morphologische Typ richtet sich bei angeborenen Immundefekten nach dem Defekt und den betroffenen Zelltypen. Es überwiegen hoch-maligne B-Zell-Lymphome [28]. Auch bei erworbenen Immmundefekten (z.B. nach Transplantation, AIDS) überwiegen hoch-maligne B-Zell-Lymphome. Sie sind häufig EBV-assoziiert und treten multifokal auf [11, 23]. Im Gastrointestinaltrakt bevorzugte Lokalisationen sind in absteigender Reihenfolge: Ileum, Waldeyer-Rachenring, Anorektum, Magen, Kolon.

Prinzipiell kann jedes nodale Hodgkin- und Non-Hodgkin-Lymphom auch auf den Gastrointestinaltrakt übergreifen. Sekundäre gastrointestinale Lymphome machen etwa 5–10% aller GI-Lymphome aus. Bislang gibt es keine schlüssige Erklärung, warum andere häufig vorkommende nodale Lymphomtypen (z.B. CLL, follikuläre Lymphome) nur selten, wenn überhaupt, primär im Gastrointestinaltrakt auftreten. Im Vergleich zu den primären GI-Lymphomen sind hier jedoch immer auch regionale *und* überregionale Lymphknotenstationen mitbefallen. Das Ausbreitungsmuster in der Mukosa ist knotig und selten flächenhaft. Ein Epitheliotropismus wird bei sekundären GI-Lymphomen prinzipiell nicht beobachtet [20].

Zusammenfassung

Primäre gastrointestinale Lymphome unterscheiden sich von den nodalen NHL und stellen eine klinisch-pathologische Entität dar. Mit Hilfe neuer immunhistochemischer, molekularer und zellbiologischer Techniken können weitere Subtypisierungen möglich gemacht werden, die wichtige Prognosefaktoren beinhalten, die durch eine alleinige morphologische Typisierung nicht zugänglich sind.

Literatur

1. Cappell MS, Botros N (1994) Predominantly gastrointestinal symptoms and signs in 11 consective AIDS patients with gastrointestinal lymphoma: a multicenter, multiyear study including 763 HIV-seropositive patients. Am J Gastroenterol 89:545–549
2. Chott A, Dragosics B, Radaszkiewicz T (1992) Peripheral T-cell lymphomas of the intestine. Am J Pathol 141:1361–1371
3. Cogliatti SB, Schmid U, Schumacher U, Eckert F, Hansmann ML, Hedderich J, Takahashi H, Lennert K (1991) Primary B-cell gastric lymphoma: a clinicopathological study of 145 patients. Gastroenterology 101:1159–1170
4. d'Amore F, Brincker H, Gronbaek K, Thorling K, Pedersen M, Jensen MK, Andersen E, Pedersen NT, Mortensen LS (1994) Non-Hodgkin's lymphoma of the gastrointestinal tract: a population-based analysis of incidence, geographic distribution, clinicopathologic presentation features, and prognosis. Danish Lymphoma Study Group. J Clin Oncol 12:1673–1684
5. de Jong D, Boot H, van Heerde P, Hart GA, Taal BG (1997) Histological grading in gastric lymphoma: pretreatment criteria and clinical relevance. Gastroenterology 112:1466–1474
6. Eck M, Schmausser B, Haas R, Greiner A, Czub S, Muller Hermelink HK (1997) MALT-type lymphoma of the stomach is associated with Helicobacter pylori strains expressing the CagA protein. Gastroenterology 112:1482–1486
7. Fischbach W, Tacke W, Greiner A, Müller Hermelink HK (1997) Regression of immunoproliferative small intestinal disease after eradication of helicobacter pylori. Lancet 349:31–32
8. Greiner A, Kirchner T, Ott G, Marx A, Fischbach W, Müller Hermelink HK (1996) Occurrence of multiple lymphoepithelioma-like carcinomas and MALT-type lymphoma in the stomach: detection of EBV in carcinomas but not in lymphoma. Histopathology 29:51–56
9. Greiner A, Müller Hermelink HK (1996) Advances in gastric extranodal B-cell lymphoma. Curr Diagn Pathol 3:91–98
10. Harris NL, Jaffe ES, Stein H, Banks PM, Chan JK, Cleary ML, Delsol G, De Wolf Peeters C, Falini B, Gatter KC, Müller Hermelink HK et al (1994) A revised European-American classification of lymphoid neoplasms: a proposal from the International Lymphoma Study Group [see comments]. Blood 84:1361–1392
11. Herndier BG, Kaplan LD, McGrath MS (1994) Pathogenesis of AIDS lymphomas. AIDS 8:1025–1049
12. Ilyas M, Niedobitek G, Agathanggelou A, Barry RE, Read AE, Tierney R, Young LS, Rooney N (1995) Non-Hodgkin's lymphoma, coeliac disease, and Epstein-Barr virus: a study of 13 cases of enteropathy-associated T- and B-cell lymphoma [see comments]. J Pathol 177:115–122
13. Isaacson PG (1993) Pathogenesis and early lesions in extranodal lymphoma. Toxicol Lett 67:237–247
14. Isaacson PG (1994) Gastrointestinal lymphoma. Hum Pathol 25:1020–1029
15. Isaacson PG (1996) Recent developments in our understanding of gastric lymphomas. Am J Surg Pathol 20 Suppl 1:S1–7
16. Isaacson PG, Dogan A, Price SK, Spencer J (1989) Immunoproliferative small-intestinal disease. An immunohistochemical study. Am J Surg Pathol 13:1023–1033
17. Isaacson PG, Wotherspoon AC, Diss T, Pan LX (1991) Follicular colonization in B-cell lymphoma of mucosa-associated lymphoid tissue. Am J Surg Pathol 15:819–828
18. Isaacson PG, Wright DH (1983) Malignant lymphoma of mucosa-associated lymphoid tissue. A distinctive type of B-cell lymphoma. Cancer 52:1410–1416
19. Jaffe ES (1995) Nasal and nasal-type (T/NK cell lymphoma: a unique form of lymphoma associated with the Epstein-Barr virus. Histopathology 27:581–583
20. Kolve M, Fischbach W, Greiner A, Wilms K (1998) Differences in endoscopic and clinicopathological features of primary and secondary gastric NHL. Gastrointest Endoscopy (in press)
21. Kumar S, Krenacs L, Otsuki T, Kumar D, Harris CA, Wellmann A, Jaffe ES, Raffeld M (1996) bcl-1 rearrangement and cyclin D1 protein expression in multiple lymphomatous polyposis. Am J Clin Pathol 105:737–743
22. Lennert K, Feller AC (1992) Histopathology of Non-Hodgkin's Lymphomas. Springer, New York

23. Levine AM (1994) Lymphoma complicating immunodeficiency disorders. Ann Oncol 5 Suppl 2:29–35
24. Ott G, Katzenberger T, Greiner A, Kalla J, Rosenwald A, Heinrich U, Ott MM, Müller Hermelink HK (1997) The t(11;18)(q21;q21) chromosome translocation is a frequent and specific aberration in low-grade but not high-grade malignant Non-Hodgkin's lymphomas of the mucosa-associated lymphoid tissue (MALT-) type. Cancer Res 57:3944–3948
25. Pirc Danoewinata H, Chott A, Onderka E, Drach J, Schlogl E, Jager U, Thalhammer F, Nowotny H, Aryee D, Steger GG, et al (1994) Kryotype and prognosis in non-Hodgkin lymphoma. Leukemia 8:1929–1939
26. Radaszkiewicz T, Dragosics B, Bauer P (1992) Gastrointestinal malignant lymphomas of the mucosa-associated lymphoid tissue: factors relevant to prognosis. Gastroenterology 102:1628–1638
27. Strecker P, Eck M, Fischbach W, Müller Hermelink HK, Greiner A (1996) Diagnostic evaluation in primary gastric MALT-type lymphoma. Gastroenterology 110:598 (Abstract)
28. Washington K, Stenzel TT, Buckley RH, Gottfried MR (1996) Gastrointestinal pathology in patients with common variable immunodeficiency and X-linked agammaglobulinemia. Am J Surg Pathol 20:1240–1252
29. Wotherspoon AC, Doglioni C, Diss TC, Pan L, Moschini A, de Boni M, Isaacson PG (1993) Regression of primary low-grade B-cell gastric lymphoma of mucosa-associated lymphoid tissue type after eradication of Helicobacter pylori [see comments]. Lancet 342:575–577
30. Wotherspoon AC, Doglioni C, Isaacson PG (1992) Low-grade gastric B-cell lymphoma of mucosa-associated lymphoid tissue (MALT): a multifocal disease. Histopathology 20:29–34
31. Zucca E, Pinotti G. Roggero E, Comi MA, Pascarella A, Capella C, Pedrinis E, Cavalli F (1995) High incidence of other neoplasms in patients with low-grade gastric MALT lymphoma. Ann Oncol 6:726–728

E-Cadherin-Mutationen beim diffusen Magenkarzinom

I. Becker, K. F. Becker, H. Höfler

Für das Adenokarzinom des Magens existieren eine Reihe unterschiedlicher Klassifikationssysteme. Die 1956 von P. Laurén [3] angegebene Einteilung in intestinalen und diffusen Typ ist die heute international am meisten verbreitete und sehr gut für vergleichende epidemiologische und pathologische Untersuchungen geeignet.

Molekularbiologische Untersuchungen in jüngerer Zeit haben eine Vielzahl genetischer Alterationen zutage gebracht, welche den Prozeß der Karzinogenese im Magen determinieren, hierzu gehören z.B. c-erb B2, p53, Mutationen im K-ras oder APC-Gen. Dabei häufen sich Hinweise, daß intestinaler und diffuser Typ des Magenkarzinoms nicht nur auf morphologischer, sondern auch auf genetischer Ebene getrennte Entwicklungswege beschreiten. Zumindest ein Teil der intestinal differenzierten Karzinome könnte ähnlich der Genese kolorektaler Neoplasien aus einer kumulativen Sequenz von Genveränderungen hervorgehen. Generell scheinen genetische Instabilität, Inaktivierung von Tumorsuppressorgenen und Telomerase-Reaktivierung eher in frühen Stadien der Karzinogenese eine Rolle zu spielen, während die Aktivierung von Onkogenen und die Überexpression von Wachstumsfaktoren und Zytokinen vornehmlich zur Tumorprogression beitragen dürften. Bei der Entstehung des diffusen Wachstumstyps des Magenkarzinoms nach der Laurén-Klassifikation scheint dem Verlust der Zelladhäsion der Karzinomzellen eine entscheidende Bedeutung zuzukommen. Eine große Zahl unterschiedlicher Adhäsionsmechanismen ist für die Aneinanderlagerung von Zellen verantwortlich und determiniert in Verbindung mit intrazellulären Bestandteilen des Zytoskeletts die Histoarchitektur eines Gewebes.

Einer der bedeutendsten und ubiquitär verbreiteten Zell-Zell-Adhäsionsmechanismen wird durch die Familie der Cadherine vermittelt.

Cadherine sind transmembrane, Ca^{2+}-abhängige, homophile Adhäsionsmoleküle, deren entscheidende Beteiligung bei der Embryonalentwicklung umfassend belegt ist. Es gibt eine Reihe von Mitgliedern der klassischen Cadherin-Familie, wobei bislang der Vertreter E-Cadherin in epithelialen Geweben am eingehendsten studiert worden ist [4].

Die Integrität epithelialer Strukturen erfordert eine ständige Expression und funktionelle Aktivität von E-Cadherin. Bei dessen Ausfall können die vielen weiteren zellulären Adhäsionsmoleküle diese nicht aufrecht erhalten. Die Rolle von E-Cadherin bei der Entstehung, Progression und Metastasierung von Karzinomen ist bisher an einer Vielzahl von menschlichen und experi-

T. Kirchner et al. (Hrsg.) Ökosystem Darm VIII
© Springer-Verlag Berlin Heidelberg 1999

mentellen Tumoren mit Hilfe immunhistochemischer Methoden untersucht worden. Diese Studien haben ergeben, daß häufig eine reduzierte oder fehlende E-Cadherin-Immunreaktivität mit Dedifferenzierung, Tumorigenität und Invasion von Kazinomzellen einhergeht. Es gibt Hinweise, daß genregulatorische Prozesse und/oder posttranslationale Mechanismen dabei eine Rolle spielen. In wenigen Studien wurde bis jetzt untersucht, ob es noch andere Mechanismen gibt, die für einige der beobachteten Phänomene wie Dedifferenzierung, Einzelzellinvasion, mitverantwortlich sein könnten. Eine Alternative zu regulatorischen Prozessen sind (irreversible) Mutationen im E-Cadherin-Gen, die Einfluß auf die Stabilität oder die Funktion des Proteins haben könnten. Aus diesem Grunde haben wir insgesamt 63 Patienten mit einem Magenkarzinom auf E-Cadherin-Mutationen untersucht. Es handelte sich um 39 Karzinome vom diffusen Typ und 24 Karzinome vom intestinalen Typ nach der Laurén-Klassifikation. Direkt nach der Operation wurde Tumorgewebe und tumorfreie Magenschleimhaut jedes Patienten in flüssigen Stickstoff asserviert, anschließend Gesamt-RNA und genomische DNA isoliert. Nach reverser Transkription wurde die gesamte E-Cadherin-mRNA mit Hilfe der Polymerasekettenreaktion (RT-PCR) amplifiziert. Die amplifizierten E-Cadherin-Produkte wurden gelgereinigt und anschließend direkt sequenziert. Auf diese Weise wurde die gesamte kodierende Region von E-Cadherin untersucht. Die direkte Sequenzierung liefert ein Maximum an Sensitivität zur Identifizierung von Punktmutationen, Insertionen, Deletionen und „splice site"-Mutationen.

In 55% der Patienten mit einem diffusen Magenkarzinom konnten wir E-Cadherin-Mutationen identifizieren [1]. Bei 82% dieser gefundenen mRNA-Mutationen handelt es sich um „in-frame"-Deletionen von mehr als 60 Basenpaaren. Alle gefundenen Mutationen betreffen die kalziumbindende extrazelluläre Region des Proteins. In keinem der Magenkarzinome vom intestinalen Wachstumstyp war eine Mutation von E-Cadherin nachweisbar.

E-Cadherin-Mutationen scheinen somit eine wichtige Rolle im diffusen Magenkarzinom zu spielen. Bei diesem Wachstumstyp ist die homophile Adhäsion der Tumorzellen stark herabgesetzt. Die von uns gefundenen Mutationen könnten zum morphologischen Erscheinungsbild dieser Tumoren beitragen.

Die funktionelle Beeinträchtigung von durch E-Cadherin vermittelter Zelladhäsion auf der Grundlage der von uns gefundenen Mutationen konnte vor kurzem erstmals gezeigt werden [2]. Hier wurden Zellinien ohne E-Cadherin entweder mit mutiertem E-Cadherin oder mit Wildtyp E-Cadherin transfiziert. Mit diesen Arbeiten wurden zum ersten Mal funktionelle Unterschiede zwischen Wildtyp-E-Cadherin und tumorassoziierten E-Cadherin-Mutanten aufgedeckt. Wildtyp-E-Cadherin und mutiertes E-Cadherin konnten membranständig lokalisiert werden. Zellen, die mutiertes E-Cadherin exprimierten, zeigten im Vergleich zu Zellen mit Wildtyp-E-Cadherin eine schwächere kalziumabhängige Adhäsion, eine veränderte Morphologie und eine erhöhte Motilität.

Somit scheinen E-Cadherin-Mutationen ein kritisches Ereignis in der Progression von diffusen Magenkarzinomen zu sein.

Literatur

1. Becker KF et al. (1994) E-Cadherin gene mutations provide clues to diffuse type gastric carcinomas. Cancer Res 54:3845–3852
2. Handschuh G (1997) Bedeutung von Mutationen im Zelladhäsionsmolekül E-Cadherin in Tumoren. Dissertation, Universität Regensburg
3. Laurén P (1965) The two histological main types of gastric carcinoma: diffuse and so-called intestinal-type of carcinoma. Acta Pathol Microbiol Scand 64:31–49
4. Takeichi M (1995) Morphogenetic roles of classic cadherins. Curr Opin Cell Biol 7:619–627

Die Bedeutung des Epstein-Barr-Virus für die Genese der Magenkarzinome

G. Ott, T. Katzenberger

Einleitung

Das Epstein-Barr Virus (EBV) zeigt eine deutliche Assoziation zu verschiedenen Typen neoplastischer Erkrankungen. Unter den lymphoproliferativen Erkrankungen wurde es in klassischer Weise beim afrikanischen (endemischen) Burkitt-Lymphom und beim Morbus Hodgkin nachgewiesen [9, 29, 33]. Bemerkenswert ist seine hohe Präsenz auch in lymphoproliferativen Läsionen, die im Rahmen genetisch bedingter oder erworbener Immundefekte auftreten [6, 7, 8]. In etwa 40% der Fälle konnte es in den Tumorzellen peripherer T-Zell-Lymphome gefunden werden [10, 18], ein deutlich höherer Prozentsatz als in B-Zell-Lymphomen [18, 20, 22].

In jüngerer Zeit wurde deutlich, daß dieses Herpesvirus nicht nur eine ausgeprägte Assoziation zum Nasopharynxkarzinom [4, 33] aufweist, sondern auch in morphologisch ähnlichen Tumoren anderer Lokalisation, z.B. in der Lunge [2], in den Speicheldrüsen [11, 23] und im Magen [26] gefunden werden kann (sog. „Lymphoepitheliom-ähnliche" Karzinome). Sehr seltene Fälle keratinisierender Karzinome im Nasopharynx können ebenfalls EBV-positiv sein [15].

Biologie des EBV

Das Epstein-Barr Virus ist ein DNA-Virus der Gamma-Herpesviren-Familie. Die Serokonversion erfolgt frühzeitig – üblicherweise in der Kindheit oder im jungen Erwachsenenalter –, und eine Minderheit der infizierten Personen erkrankt an einer benignen, sich selbst limitierenden lymphoproliferativen Erkrankung, der infektiösen Mononukleose. Nach der Bildung hoher Zahlen EBV-spezifischer zytotoxischer und Suppressor-T-Zellen klingen die Symptome ab, und es resultiert eine üblicherweise lebenslang andauernde, subklinische Infektion, die eine Persistenz der Viren in Geweben des oberen Respirationstraktes erlaubt [28]. Dementsprechend konnte das EBV in Epithelien des Oropharynx und der Ausführungsgänge von Speicheldrüsen bei gesunden Patienten nachgewiesen werden [3, 32]. Dieses Konzept einer Persistenz des EBV in epithelialen Zellen blieb jedoch nicht unbestritten [16].

EBV-infizierte Zellen zeigen eine üblicherweise sehr beschränkte Expression viraler Antigene des latenten und lytischen Zyklus, durch deren Analyse

T. Kirchner et al. (Hrsg.) Ökosystem Darm VIII
© Springer-Verlag Berlin Heidelberg 1999

sich bestimmte – in unterschiedlichen Tumoren unterschiedliche – Latenztypen definieren lassen. Das Expressionsmuster EBV-kodierter Gene entspricht beim Burkitt-Lymphom einer sog. Typ-I-Latenz, bei der die infizierten Tumorzellen eine Expression des EBNA-1-Antigens, nicht jedoch eine Positivität für andere Latenzproteine, wie EBNA-2, -3A, -3B, -3C, Leader-Protein und latentes Membran-Protein I (LMP-I) aufweisen. Nur in einzelnen Zellen weniger untersuchter Tumoren fand sich eine Expression mit einem produktiven (lytischen) Zyklus assoziierter Proteine. Ein derartiger Latenztyp beruht offenbar auf einer Methylierung der EBNA- und LMP-kodierenden bzw. -regulierenden Regionen. Der Latenztyp II, der dem des Nasopharynxkarzinoms entspricht, ist hingegen durch eine zusätzliche Expression des latenten Membranproteins gekennzeichnet. Dies ist insofern sehr bedeutsam, da das LMP bislang das einzige EBV-kodierte Protein mit gesicherter transformierender Aktivität ist (zur Übersicht s. [1]).

EBV-Nachweis in Geweben

Der Nachweis des EBV ist heute neben der Möglichkeit der Analyse in der Polymerase-Kettenreaktion (PCR) am einfachsten mit der In-situ-Hybridisierung möglich. Der Vorteil dieser Methode liegt darin, gleichzeitig mit dem EBV-Nachweis auch eine zelluläre Lokalisation des Virus durchzuführen, wie es in Abb. 2 am Beispiel eines Magentumors gezeigt ist [31].

Das EBV in Magenkarzinomen

Wie oben dargelegt, war das Nasopharynxkarzinom (NPC) der erste epitheliale Tumor, der in allen untersuchten Fällen unabhängig von der geographischen Lokalisation mit dem EBV assoziiert war. Inzwischen konnte gezeigt werden, daß undifferenzierte Karzinome auch anderen Ursprungsortes mit morphologischen Ähnlichkeiten zum NPC ebenfalls eine in manchen Lokalisationen sehr auffällige Assoziation zum EBV erkennen lassen [26, 30]. Es handelt sich dabei um überwiegend solide, teilweise drüsig wachsende Tumoren mit einem ausgeprägten begleitenden entzündlichen Stroma (Abb. 1), deren morphologisches Bild schon allein eine Virusassoziation vermuten läßt. Gerade die Magenkarzinome dieses Typs sind in 90% der Fälle mit dem EBV infiziert [26]. Das Virus wurde dabei nur in den Tumorzellen, nicht aber in dem begleitenden entzündlichen Infiltrat nachgewiesen (Abb. 2 und 3). Eine Analyse der rechtsterminalen repetitiven Sequenzen des EBV-Genoms mittels der XHO-1-Probe [21] konnte in der überwiegenden Anzahl EBV-positiver Magenkarzinome zeigen, daß die infizierten Zellen von einer einzigen latent infizierten Vorläuferzelle abstammen, die EBV-Infektion also vor der klonalen Expansion der Tumorzellen stattgefunden haben muß [19].

Gegenüber anderen Magenkarzinomen zeigen diese Neoplasien neben ihrer charakteristischen Morphologie eine auffällig unterschiedliche Expression bestimmter Oberflächenantigene, offenbar bedingt durch die EBV-Infektion selbst, sowie eine charakteristische zelluläre Komposition ihres lymphoiden

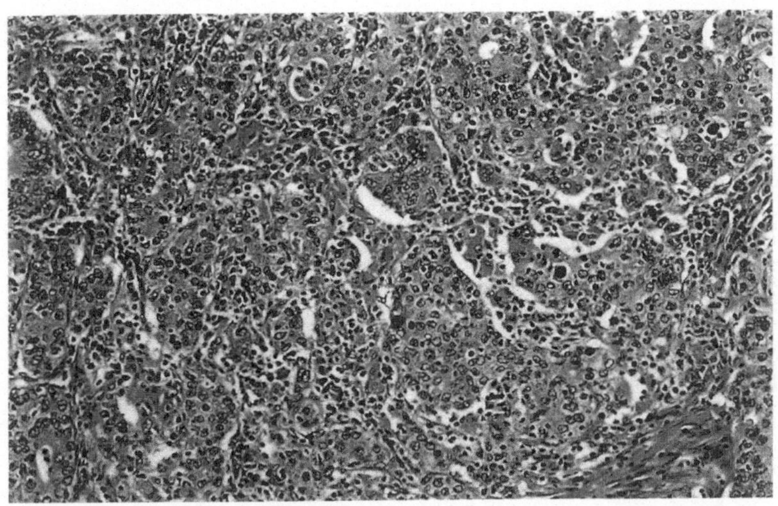

Abb. 1. Histologisches Bild eines undifferenzierten Magenkarzinoms mit prominentem lymphoiden Stroma (sog. „Lymphoepitheliom-ähnliches" Karzinom)

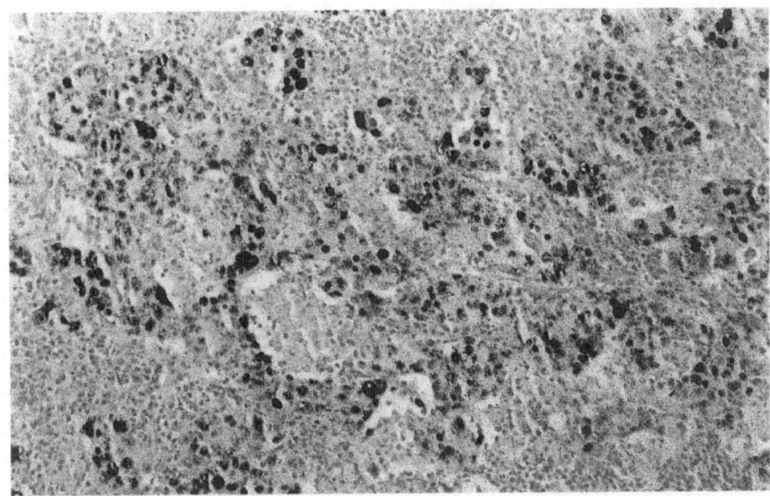

Abb. 2. EBER-In-situ-Hybridisierung für EBV-RNA in dem undifferenzierten Magenkarzinom der Abb. 1. Die Tumorzellkerne werden durch das schwärzliche Reaktionsprodukt deutlich hervorgehoben

Stromas, das vorwiegend CD8-positive und Perforin-exprimierende T-Zellen enthält und offenbar eine freilich nutzlose Reaktion des Wirts auf die Tumorzellen selbst darstellt [24]. Dieser Befund erklärt auch die beschriebene enge Assoziation der zytotoxischen T-Zellen zu den Tumorinfiltraten. Die Unfähigkeit des Wirts, die Tumorzellen zu lysieren, liegt möglicherweise darin begründet, daß EBV-positive Magenkarzinome üblicherweise lediglich eine EBNA-1-Expression zeigen (Latenztyp I wie beim Burkitt-Lymphom), nicht jedoch eine

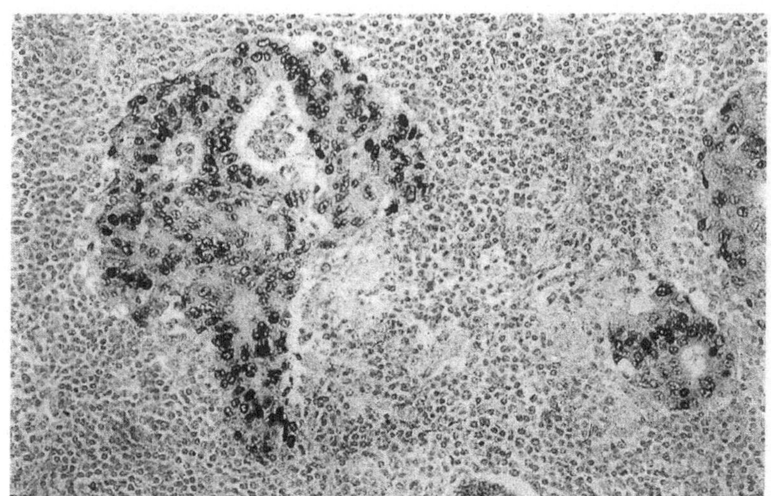

Abb. 3. In-situ-Hybridisierung für EBV-RNA in einem undifferenzierten Magenkarzinom. Nahezu alle Tumorzellkerne sind markiert. Das Entzündungsinfiltrat im Hintergrund ist negativ

des LMP oder anderer Kernproteine, die im Gegensatz zu EBNA-1 eine Zielstruktur der zellvermittelten Abwehr darstellen. Bemerkenswert ist allerdings die signifikant bessere Prognose der EBV-assoziierten Magenkarzinome im Vergleich zu EBV-negativen Tumoren [14].

Das Epstein-Barr Virus ist nicht nur mit dem oben beschriebenen, insgesamt selten diagnostizierten Typ des Magenkarzinoms assoziiert, sondern kann auch in den weit häufigeren Adenokarzinomen des Magens vom diffusen und intestinalen Typ nach Laurén nachgewiesen werden. Tabelle 1 zeigt die Ergebnisse einer Studie, die am Institut für Pathologie der Universität Würzburg [19] durchgeführt wurde. In dieser Serie wurden Gewebeschnitte von insgesamt 39 Magenresektaten mit Karzinomen hinsichtlich einer EBV-Assoziation mittels In-situ-Hybridisierung für EBV-kodierte RNAs (EBER) untersucht. Virale Transkripte konnten in insgesamt 7 Fällen (18%) nachgewiesen werden. Bei 4 der EBV-positiven Karzinome handelte es sich um undifferenzierte Karzinome mit prominentem lymphoiden Stroma (Lymphoepitheliomähnliche Karzinome). Die übrigen Fälle stellten (mäßig bis wenig differenzierte) Adenokarzinome dar, von denen 3 (9%) eine EBV-Assoziation aufwiesen. In diesen Fällen handelte es sich um 2 diffuse Karzinome und 1 intestina-

Tabelle 1. Nachweis von EBV-RNA in 39 Magenkarzinomen verschiedenen Typs (Ott et al. 1994)

Typ	EBV-ISH (positiv/n)	Prozentsatz
Undifferenziert	4/4	100%
Adenokarzinome	3/35	9%
– intestinaler Typ	1/17	6%
– diffuser Typ	2/18	10%

les Karzinom nach der Laurén-Klassifikation. Alle EBV-assoziierten Karzinome entstanden bei männlichen Patienten. Diese auffällige Assoziation zum männlichen Geschlecht konnte auch in anderen Serien bestätigt werden [25, 27]. In den EBV-positiven Fällen wurde ein homogenes Hybridisierungsmuster nachgewiesen; alle oder nahezu alle Tumorzellkerne zeigten ein positives Signal, während nicht-dysplastische Magenepithelien wie auch die Kerne des reaktiven entzündlichen Infiltrates stets EBV-negativ waren (Abb. 2). Bei 4 EBV-positiven Magenkarzinomen (zwei undifferenzierte Karzinome, je ein Adenokarzinom vom diffusen und intestinalen Typ) stand Frischmaterial zur Klonalitätsanalyse der integrierten Virus-DNA zur Verfügung. In 3 der untersuchten Fälle wurde jeweils nur eine singuläre episomale Bande nachgewiesen, ein Befund, der einem einzigen infektiösen Ereignis und somit der Anwesenheit lediglich eines einzelnen Virustyps in dem Karzinom entspricht. Im vierten untersuchten Fall lag zusätzlich zu einer Hauptbande eine weitere, kleinere Bande vor.

Die immunhistochemischen Untersuchungen für das EBV-assoziierte latente Membran-Protein (LMP) und EBNA-2 verliefen in allen Fällen negativ. Eine Expression dieser EBV-kodierten Proteine konnte also nicht nachgewiesen werden.

Faßt man die derzeit vorliegenden Daten zur EBV-Assoziation von Magenkarzinomen zusammen, so läßt sich sagen, daß ein hoher Prozentsatz von undifferenzierten Karzinomen (90%), aber auch Adenokarzinome des Magens eine EBV-Assoziation erkennen lassen. Gegenüber den zuerst genannten ist die Positivität für EBV jedoch deutlich geringer und wird in der Literatur in Frequenzen von 2–27% angegeben. EBV-assoziierte Magenkarzinome wurden in allen untersuchten Serien in weit überwiegendem Ausmaß bei männlichen Patienten gefunden und sind vorwiegend in der Kardiaregion und im Corpus gelegen, während sie sich im Antrum nur gelegentlich entwickeln. Aus dem überwiegenden Anteil der Publikationen läßt sich ersehen, daß die EBV-Infektion alle neoplastischen Zellen betrifft und daß das inkorporierte Virus in monoklonaler Form vorliegt.

EBV-tumorinduzierendes Agens oder stiller Passagier?

Die Bedeutung der Virusinfektion für die Etablierung des malignen Phänotyps in verschiedenen Typen EBV-assoziierter Neoplasien ist derzeit trotz zahlreicher vorliegender Daten noch unklar. Die Tatsache, daß die EBV-Infektion in einem gegebenen Karzinom offenbar stets alle Tumorzellen betrifft und daß stets nur ein einziger und identischer Virustyp in den Karzinomzellen vorliegt, legt nahe, daß die Infektion mit EBV der klonalen Expansion der Zellen vorausgeht. In einer kürzlich erschienenen Arbeit konnten Fukayama et al. [5] zeigen, daß Foveolenepithelien der Magenschleimhaut EBV-positiv sein können. Sie fanden in der In-situ-Hybridisierung schwach positive Kernsignale im Bereich der Leistenspitzen des Foveolenepithels in nicht dysplastischen Zellen und konnten gleichzeitig einzelne positive Lymphozyten zum Teil in basalen Lymphfollikeln, zum Teil aber auch in enger Assoziation zum Epithel selbst nachweisen, insbesondere bei Patienten, bei denen ein positiver anti-EA-IgG-Antikörpertiter vorlag. Dies ist insofern bedeutungsvoll, weil EBV-positive Gedächtnis-Zellen wahrscheinlich das Virusreservoir darstellen und für den Transport infektiöser Viren zu entfernten Schleimhautabschnitten verantwortlich sind. Die Autoren diskutierten aufgrund dieser Befunde 3 verschiedene Szenarien, die zu einer EBV-Positivität des Tumors führen könnten. Ein Nachweis von EBV-infizierten epithelialen Zellen in der Schleimhaut von Patienten mit Magenkarzinomen im Gegensatz zu normaler Magenschleimkaut bei Nicht-Tumorpatienten ist ein wichtiges Argument für eine Bedeutung des EBV in der Karzinogenese. Ein weiterer Hinweis auf eine wesentliche Bedeutung des EBV ist die Tatsache, daß erhöhte Antikörpertiter gegen EBV in einzelnen Fällen bis zu 20 Jahre vor der Entdeckung des Tumors nachgewiesen wurden [5, 12]. Der Nachweis des EBV in jeder Tumorzelle, in klonaler Form und in einzelnen Fällen auch in dysplastischen oder normalen Epithelien spricht für eine Infektion einer einzigen, im folgenden klonal amplifizierten Vorläuferzelle. Schließlich ist das EBV mit einer morphologisch ganz distinkten Tumorform assoziiert, ja vermag diese vielleicht sogar zu induzieren. Die spärlich nachweisbaren Adenokarzinome des Magens, von denen einige einen Übergang in den Typ des Lympoepitheliom-ähnlichen Karzinoms zeigen, mögen daher eher die grundsätzliche Infizierbarkeit des Magenschleimhautepithels widerspiegeln oder aber eine prolongierte Übergangsform zum undifferenzierten Karzinom darstellen.

Literatur

1. Anagnostopoulos I, Hummel M (1996) Epstein-Barr virus in tumours. Histopathology 29:297–315
2. Butler A, Colby TV, Weiss L, Lombard C (1989) Lymphoepithelioma-like carcinoma of the lung. Am J Surg Pathol 13:632–639
3. Deacon EM, Matthews JB, Potts AJC et al. (1991) Detection of Epstein-Barr virus antigens and DNA in major and minor salivary glands using immunohistochemistry and polymerase chain reaction: possible relationship with Sjögren's syndrome. J Pathol 163:351–360
4. Desgranges C, Wolf H, De Thé G et al. (1975) Nasopharyngeal carcinoma. X. Presence of Epstein-Barr genomes in epithelial cells of tumours from high and medium-risk areas. Int J Cancer 16:7–15
5. Fukayama M, Hayashi Y, Iwasaki Y et al. (1994) Epstein-Barr virus-associated gastric carcinoma and Epstein-Barr virus infection of the stomach. Lab Invest 71:73–81
6. Grierson H, Purtilo DT (1987) Epstein-Barr virus infections in males with the X-linked lymphoproliferative syndrome. Ann Int Med 106:538–545
7. Hamilton-Dutoit SJ, Pallesen G, Karkov J et al. (1989) Identification of EBV-DNA in tumour cells of AIDS-related lymphomas by in situ hybridisation. Lancet 554–555
8. Hanto DW, Gjl-Peczalska KJ, Frizzera G et al. (1983) Epstein Barr virus (EBV) induced polyclonal and monoclonal B-cell lymphoproliferative diseases occurring after renal transplantation. Clinical, pathologic, and virologic findings and implications for therapy. Ann Surg 198:356–369
9. Herbst H, Niedobitek G, Kneba M et al. (1990) High incidence of Epstein Barr virus genomes in Hodgkin's disease. Am J Pathol 137:13–18
10. Korbjuhn P, Anagnostopoulos I, Hummel M et al. (1993) Frequent latent Epstein Barr virus infection of neoplastic T cells bystander B cells in human immunodeficiency virus-negative European peripheral pleomorphic T-cell lymphomas. Blood 82:217–223
11. Krishnamurthy S, Lanier AP, Dohan P et al. (1987) Salivary gland cancer in Alaskan natives. 1966–1980. Hum Pathol 18:986–996

12. Levine PH, Stemmermann G, Lennette ET et al. (1995) Elevated antibody titers to Epstein-Barr virus prior to the diagnosis of Epstein Barr virus-associated gastric adenocarcinoma. Int J Cancer 60:642–644
13. List AF, Greco A, Vogler LB (1987) Lymphoproliferative diseases in immunocompromised hosts: The role of the Epstein-Barr virus. J Clin Oncol 5:1673–1689
14. Nakamura S, Ueki T, Yao T et al. (1994) Epstein Barr virus in gastric carcinoma with lymphoid stroma: Special reference to its detection by the polymerase chain reaction and in situ hybridization in 99 tumors, including a morphologic analysis. Cancer 73:2239–2249
15. Nicholls JM, Agathanggelou A, Fung K et al. (1997) The association of squamous cell carcinomas of the nasopharynx with Epstein Barr virus shows geographical variation reminiscent of Burkitt's lymphoma. J Pathol 183(2):164–168
16. Niedobitek G, Young LS (1994) Epstein Barr virus persistance and virus-associated tumours. Lancet 343:333–335
17. Ott G, Ott MM, Feller AC et al. (1992) Prevalence of Epstein Barr virus DNA in different types of T-cell lymphomas in a European population. Int J Cancer 51:562–567
18. Ott G, Kirchner TH, Seidl S, Müller-Hermelink HK (1993) Primary gastric lymphoma is rarely associated with Epstein Barr virus. Virchows Archiv B Cell Pathol 64:187–291
19. Ott G, Kirchner T, Müller-Hermelink HK (1994) Monoclonal Epstein Barr virus genomes but lack of EBV-related protein expression in different types of gastric carcinoma. Histopathology 25:323–329
20. Ott G, Kalla J, Ott MM, Müller-Hermelink HK (1997) The Epstein Barr Virus in malignant non-Hodgkin's lymphoma of the upper aerodigestive tract. Diagn Mol Pathol 6(3):134–139
21. Raab-Traub N, Flynn K (1986) The structure of the termini of the Epstein Barr virus as a marker of clonal cellular proliferation. Cell 47:883–889
22. Staal SP, Armbinder R, Beschorner WE et al. (1989) A survey of Epstein Barr virus DNA in lymphoid tissue. Frequent detection in Hodgkin's disease. Am J Clin Pathol 91:1–5
23. Saemundsen AK, Albeck H, Hansen JPH et al. (1982) Epstein Barr virus in nasopharyngeal and salivary gland carcinomas in Greenland Eskimoes. Br J Cancer 46:721–728
24. Saiki Y, Ohtani H, Naiot Y et al. (1996) Immunophenotypic characterization of Epstein Barr virus-associated gastric carcinoma: Massive infiltration by proliferating CD8+ T-Lymphocytes. Lab Invest 75:67–76
25. Selves J, Bibeau F, Brousset P et al. (1996) Epstein-Barr virus latent and replicative gene expression in gastric carcinoma. Histopathology 28:121–127
26. Shibata D, Tokunaga M, Uemura Y et al. (1991) Association of Epstein Barr virus with undifferentiated gastric carcinomas with intense lymphoid infiltration. Lymphoepithelioma-like carcinoma. Am J Pathol 139:469–474
27. Shibata D, Weiss LM (1992) Epstein Barr virus associated gastric adenocarcinoma. Am J Pathol 140:769–774
28. Thorley-Lawson DA (1988) Basic virological aspects of Epstein Barr virus infection. Semin Hematol 25:2547–265
29. Weiss LM, Strickler JG, Warnke RA et al. (1987) Epstein Barr viral DNA in tissues of Hodgkin's disease. Am J Pathol 129:86–91
30. Weiss LM, Mohaved LA, Butler A et al. (1989) Analysis of lymphoepithelioma and lymphoepithelioma-like carcinomas of different organs for Epstein-Barr viral genomes by in situ hybridization. Am J Surg Pathol 13:625–631
31. Wu TC, Mann RB, Epstein JI et al. (1991) Abundant expression of EBER1 small nuclear RNA in nasopharyngeal carcinoma – A morphologically distinctive target for detection of Epstein Barr virus in formalin-fixed, paraffin-embedded carcinoma specimens. Am J Pathol 138:1461–1469
32. Young LS, Clark D, Sicbey JW, Rickinson AB (1986) Epstein-Barr virus receptors on human parhyngeal epithelia. Lancet I:240–242
33. Zur Hausen H, Schulte-Holthausen HS, Klein G et al. (1970) EBV DNA in biopsies of Burkitt tumors and anaplastic carcinomas of the nasopharynx. Nature 228:1056–1058

Die Bedeutung von β-Catenin bei der Entstehung kolorektaler Karzinome

T. Brabletz, A. Jung, T. Kirchner

Einleitung

Das kolorektale Karzinom (KRK) ist mit einem Anteil von 10–16% eine der häufigsten malignen Erkrankungen weltweit. Eine kurative Therapie ist auch heute noch ausschließlich durch die radikale chirurgische Resektion möglich, deren Erfolg weitgehend vom Krankheitsstadium abhängt [2].

Für die Entwicklung neuer Therapiestrategien ist es von zentraler Bedeutung, die molekularen Mechanismen der Entstehung kolorektaler Karzinome zu verstehen. Gerade am Beispiel des KRK wurden in den letzten Jahren auf diesem Gebiet bahnbrechende Entdeckungen gemacht [4]. Grundlage hierfür war die morphologisch klar faßbare Abstufung vom normalen Kolonepithel zum metastasierenden KRK: Ein Großteil der malignen Tumoren entsteht aus Kolonadenomen. Bereits in diesen noch benignen Vorstufen finden sich aller-

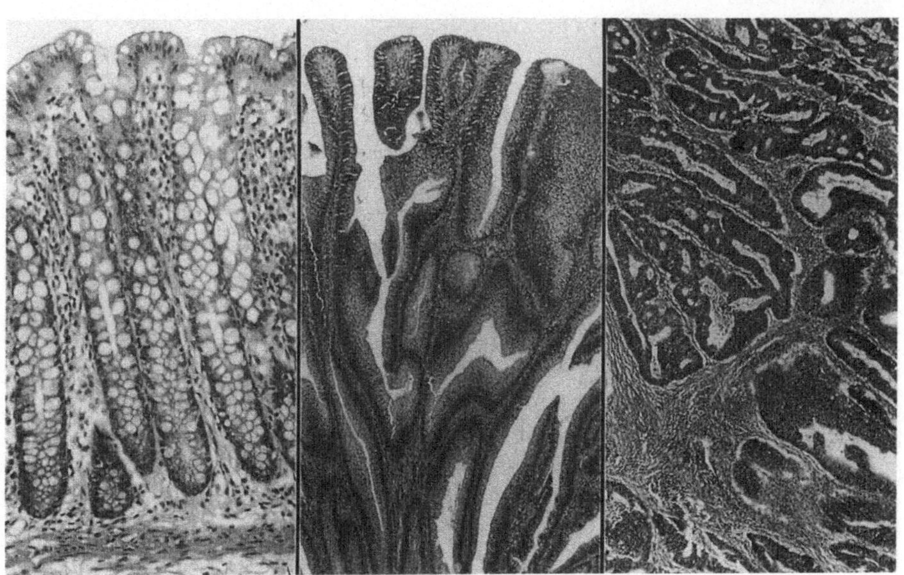

Abb. 1. Verlust der regelrechten Architektur in Kolonadenom und -karzinom. Regelmäßiger kryptenförmiger Aufbau des Kolonepithels *(links)*, Verlust der geordneten Struktur in Adenom *(Mitte)* und Karzinom *(rechts)*

T. Kirchner et al. (Hrsg.) Ökosystem Darm VIII
© Springer-Verlag Berlin Heidelberg 1999

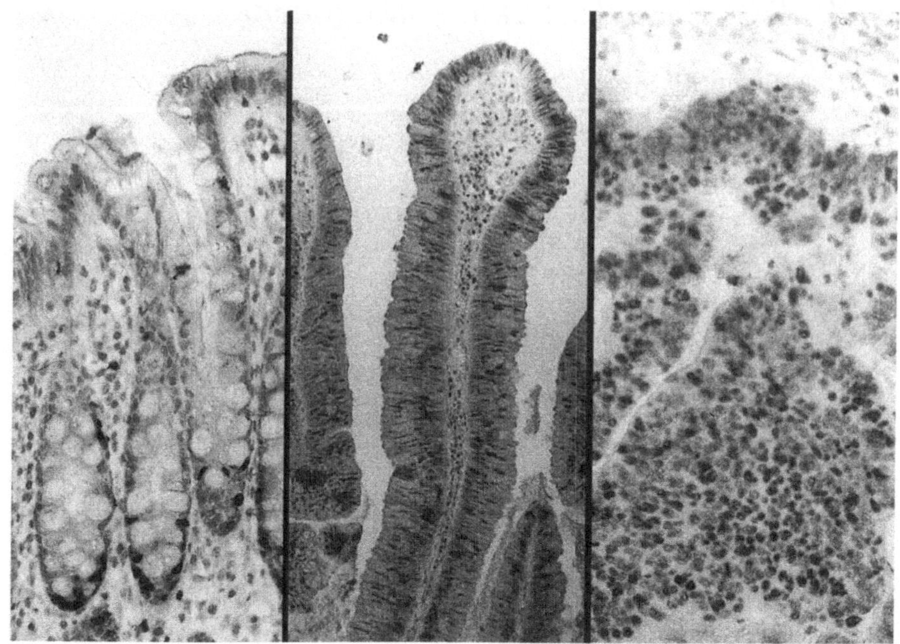

Abb. 2. Immunhistochemische Darstellung proliferierender Zellen (dunkle Zellkerne) mit Hilfe des Markers Mib-1: Proliferationsaktive Zellen nur an der Kryptenbasis des normalen Kolonepithels *(links)*, unkontrollierte Proliferation in allen Regionen bei Kolonadenom *(Mitte)* und -karzinom *(rechts)*

dings zwei wesentliche Veränderungen im Vergleich zum normalen Kolonepithel: Zum einen ist die regelrechte Architektur des Epithels mit der Ausbildung von Krypten verlorengegangen (Abb. 1). Zum anderen ist die proliferative Aktivität nicht mehr auf die Zellen der Kryptenbasis geschränkt, sondern unkontrolliert über alle Regionen des Adenoms verteilt (Abb. 2). Damit unterscheidet sich das Kolonadenom durch Verlust des regelrechten Aufbaus und der kontrollierten Proliferation bereits nicht mehr vom späteren Karzinom. Der Unterschied zwischen Adenom und Karzinom besteht in der Anhäufung weiterer genetischer Alterationen, die zur Ausbildung von für maligne Tumoren charakteristischen Fähigkeiten, wie Invasion und Metastasierung, führen. Daß Störungen der Proliferation und der Architektur im Adenom immer gekoppelt vorkommen, legt nahe, daß beide Vorgänge auch gemeinsam gesteuert werden. Eine entscheidende Frage ist daher, wie der Aufbau der normalen Kolonschleimhaut auf molekularer Ebene reguliert wird. Wahrscheinlich ist, daß unterschiedliche Signale entlang der Kryptenachse, möglicherweise ausgehend von der Basalmembran und der extrazellulären Matrix, die Kolonepithelzelle zu kontrollierter Proliferation, Migration und schließlich Apoptose anregen (Abb. 3).

Entscheidenden Anteil an der Charakterisierung des verantwortlichen Signalweges hatte die Entdeckung des Tumorsuppressorproteins APC, welches in 60–80% aller kolorektalen Karzinome *und* Adenome mutiert ist [3]. Die

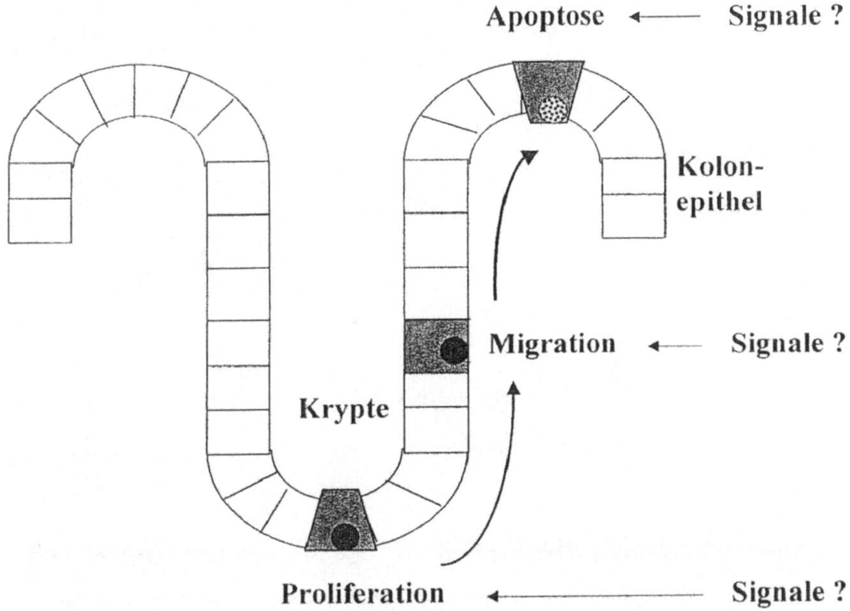

Abb. 3. Schema des Differenzierungsweges einer Kolonepithelzelle. Aus einem Stammpool an der Kryptenbasis proliferieren die Kolonepithelzellen. Entlang der Kryptenachse migrieren sie zur Oberfläche, wo sie durch Apoptose absterben. Die Signale zum jeweiligen Differenzierungsstadium sind im Detail nicht bekannt. Möglicherweise wird der WNT-Signalweg durch unterschiedliche Liganden entlang der Basalmembran aktiviert bzw. inaktiviert

Funktion von APC war nicht bekannt, bis nachgewiesen wurde, daß ihm zusammen mit dem Protein β-Catenin eine wesentliche Rolle im sog. WNT-Signalweg zukommt [15, 16]. Der WNT-Signalweg, erstmals beschrieben als Regulator der frühen Morphogenese in der Fruchtfliege Drosophila, ist an der Entwicklung verschiedener Organe, u.a. des Kolons, beteiligt [1, 9, 10]. Für den Aufbau des Kolonepithels wurde folgendes Modell vorgeschlagen (Abb. 4; [12]): Als Hauptmediator des WNT-Signalweges fungiert ein Komplex aus APC und β-Catenin. Nur dieser Komplex kann von der Kinase GSK3-β erkannt werden, welche dann β-Catenin an 3 Stellen phosphoryliert. Dadurch kann β-Catenin abgebaut werden, APC wird freigesetzt und polarisiert an einer Stelle der Zelle. Polarisiertes APC bestimmt wahrscheinlich die Migrationsrichtung der Zelle. Nur bestimmte Epithelzellen – möglicherweise der Pool der proliferierenden Zellen – bekommen ein Signal über den WNT-Rezeptor, wodurch die Kinase GSK3-β inaktiviert wird. β-Catenin kann nicht phosphoryliert und abgebaut werden und transloziert in den Zellkern. Dort assoziiert es mit dem Transkriptionsfaktor TCF-4. Dadurch entsteht der transkriptionell aktive Komplex β-Catenin/TCF4, der wiederum Proliferationsgene aktiviert. Somit ermöglicht eine Aktivierung des WNT-Signalweges Proliferation und fehlendes WNT-Signal Migration der Kolonepithelzelle.

Eine permanente Überaktivierung des WNT-Signalweges kann demnach zu unregulierter Proliferation und gestörter Migration führen. Dies wird sowohl durch rezessive „Loss-of-function"-Mutationen im APC-Gen – APC kann β-

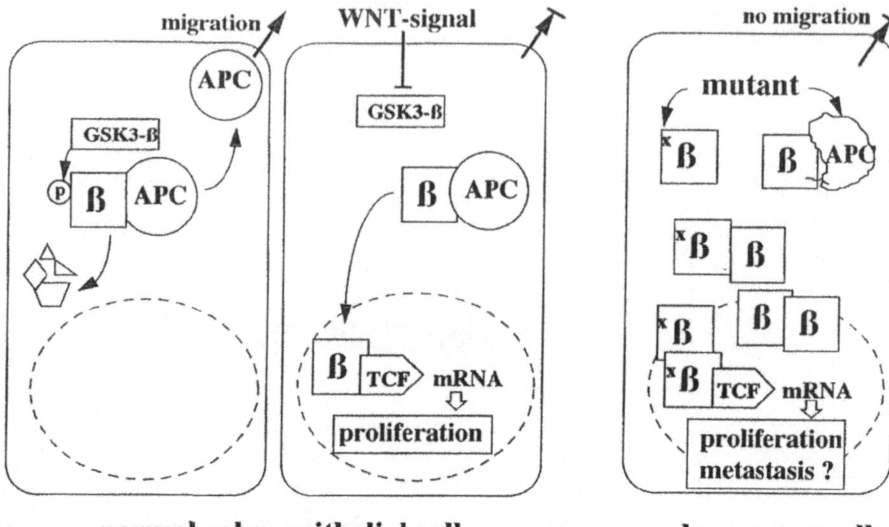

Abb. 4. Schema des WNT-Signalweges in normalen Kolonepithelzellen und Kolonkarzinomzellen

Catenin nicht binden – als auch durch dominante Mutationen an den GSK3-β-Phosphorylierungsstellen von β-Catenin erreicht. Beide Mutationen, nachgewiesen in Kolonkarzinomzellen, führen durch fehlenden Abbau von β-Catenin zu einer permanenten Überexpression des Transkriptionsfaktors β-Catenin/TCF4 und damit zu unkontrollierter Proliferation [8, 11].

Nachweis einer nukleären Überexpression von β-Catenin in kolorektalen Karzinomen

Falls Mutationen zu einer Dysregulation des WNT-Signalweges führten, sollte dies durch eine nukleäre Überexpression von β-Catenin in kolorektalen Karzinomen nachweisbar sein. Dies wurde mittels Immunhistochemie an 174 formalinfixierten und paraffineingebetteten Tumoren untersucht. Es fanden sich sowohl Tumoren mit starker Expression von β-Catenin im Zellkern (20%) als auch Tumoren mit membranöser Expression (52%), wie sie auch in normalem Kolonepithel zu finden ist. Eine dritte Gruppe zeigte eine schwache Zytoplasma- und Kernexpression (29%; Abb. 5). Ob dies auf einen leichteren Defekt im WNT-Signalweg zurückzuführen ist, konnte bis jetzt nicht geklärt werden. Sechs Fälle mit besonders starker nukleärer Expression wurden auf Mutationen in der GSK3-β-Phosphorylierungsstelle untersucht. Dazu wurde der Tumor mikrodisseziert und das Exon 3 von β-Catenin direkt sequenziert (Abb. 6). Keiner der Tumoren zeigte eine der Mutationen, wie sie bereits in Tumorzellkulturen gefunden wurden.

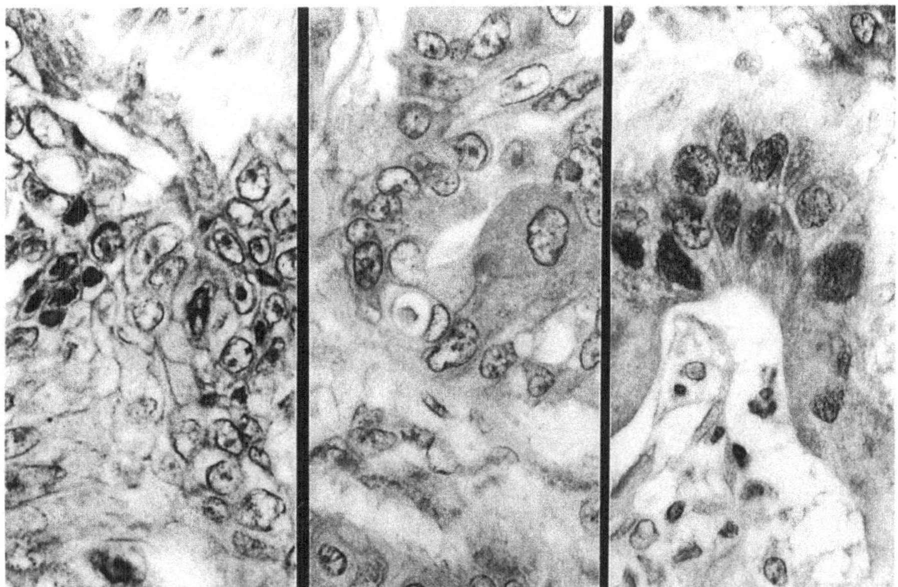

Abb. 5. Immunhistochemischer Nachweis von β-Catenin (schwarze Zellmembran- bzw. Kernfärbung) in kolorektalen Karzinomen (Vergr. 500 : 1). Es fanden sich Tumoren mit membranöser *(links)*, schwacher zytoplasmatischer und nukleärer *(Mitte)* und starker nukleärer Expression *(rechts)* von β-Catenin

Abb. 6. DNA-Sequenz des β-Catenin Exon 3 von Normalgewebe (Contr.) zwei Rektumkarzinomen mit starker nukleärer Expression (RCa) und zwei Rektumkarzinom-Zell-Linien mit bekannten Mutationen im Exon 3 (SW48 und HCT116). In beiden Karzinomen fand sich keine Mutation, SW48 zeigte eine G-zu T-Transversion, HCT116 eine Deletion *(Pfeile)*

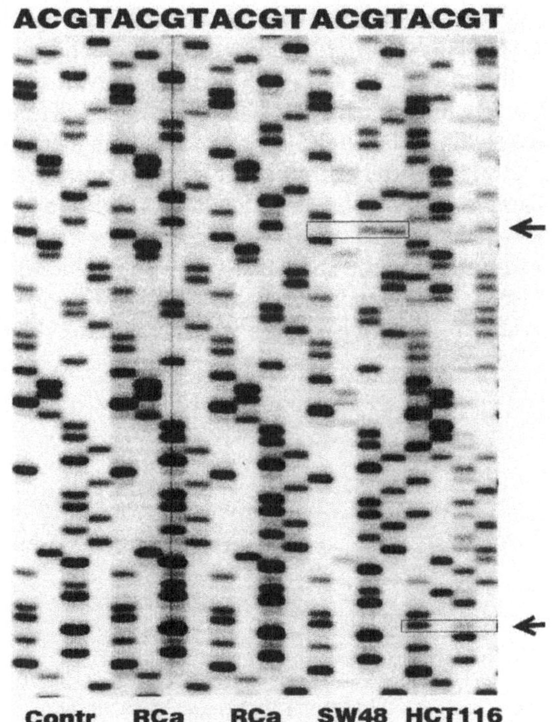

Rektumkarzinome pT1–3 N0 M0, R0: 154 Patienten		
	Fernmetastasen im weiteren Verlauf	
	nein	ja
Alter (Jahre)	60,9	61,4
männlich/weiblich	45 : 32	43 : 34
UICC I (Anzahl)	4	4
UICC II (Anzahl)	15	15
UICC III (Anzahl)	58	58
Gesamtzahl	77	77

Abb. 7. Charakterisierung der in der Untersuchung verwendeten Rektumkarzinomfälle

Keine Korrelation einer nukleären Überexpression von β-Catenin mit dem Auftreten von Fernmetastasen

Weiterhin wurde untersucht, ob sich die Tumoren mit nukleärer Expression von β-Catenin klinisch anders verhalten. Dazu wurde ein Kollektiv aus 154 Rektumkarzinomen des Stadiums T2-3N0M0 (zum Zeitpunkt der Diagnosestellung) erstellt (Abb. 7). Alle Patienten waren kurativ operiert (R0). Das Kollektiv wurde nach Alter, Geschlecht und Tumorstadium abgeglichen und so ausgewählt, daß bei 50% der Patienten Fernmetastasen im weiteren Verlauf auftraten. Mittels Immunhistochemie wurde wiederum die Expression von β-Catenin untersucht. 48% der Fälle zeigten eine abnorme nukleäre Expression von β-Catenin. Von diesen Patienten entwickelten 53% Fernmetastasen im weiteren Verlauf. Dies war kein signifikanter Unterschied zur Gruppe der Tumoren mit normaler Expression von β-Catenin (48% Fernmetastasierung) (Abb. 8). Diese Ergebnisse sprechen dafür, daß Störungen des WNT-Signal-

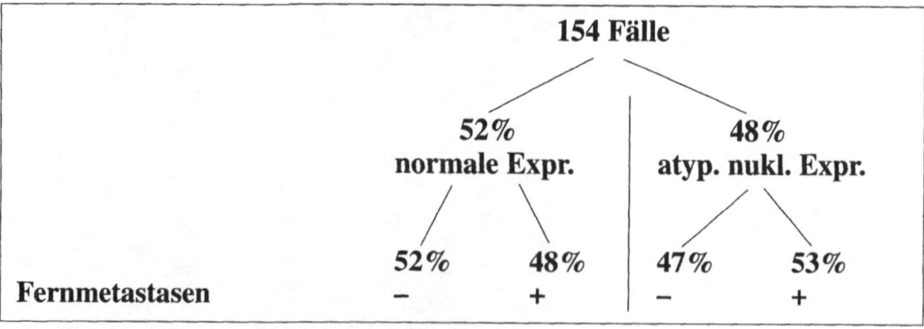

Abb. 8. Keine signifikante Korrelation zwischen dem Auftreten von Fernmetastasen und der nukleären Expression von β-Catenin im Primärtumor

weges für die Pathogenese früher Tumorstadien verantwortlich sind, jedoch auf die Metastasierung keinen Einfluß haben.

Schlußfolgerungen

Unsere Untersuchungsergebnisse, wonach 48% aller KRK eine nukleäre Über-expression von β-Catenin zeigten, sprechen dafür, daß einem dysregulierten WNT-Signalweg eine entscheidende Rolle in der Pathogenese eines Großteils dieser Tumoren zukommt [5]. Weiterhin wurde nachgewiesen, daß keine Kor-relation mit dem späteren Auftreten von Fernmetastasen besteht. In Überein-stimmung mit der Beobachtung, daß Mutationen im APC-Gen, einem weiteren wesentlichen Regulator des WNT-Signalweges, bereits sehr früh im Stadium der Adenomentstehung nachgewiesen werden können, sprechen unsere Ergebnisse für eine Beteiligung des WNT-Signalweges an frühen Schritten der Tumorentstehung. Die Identifizierung der Zielgene, die durch überexprimier-tes β-Catenin/TCF4 aktiviert werden, sollte ein tieferes Verständnis dieser frühen Schritte ermöglichen. Neueste Untersuchungsergebnisse aus unserem Labor, wonach die nukleäre Überexpression von β-Catenin v.a. an der Inva-sionsfront auftritt (unveröffentlichte Ergebnisse), lassen vermuten, daß β-Catenin an der Regulation von Invasionsgenen beteiligt ist.

Daß keine Mutationen im β-Catenin-Gen selbst gefunden wurden, spricht dafür, daß andere Regulatoren des Signalweges, wie APC, mutiert sind. Das Vorliegen unterschiedlich starker Ausprägungen der nukleären Expression von β-Catenin (s. Abb. 5) sowie einer Heterogenität der Expression im Tumor selbst läßt vermuten, daß entweder weitere Defekte in anderen Onkogenen oder Tumorsuppressorgenen [wie DPC4/Smad4 (13), ras (14), myb (15), src (16), etc.)] in einem Teil der Tumoren zu einer zusätzlichen Überaktivierung des WNT-Signalweges führen oder daß Signale aus der Umgebung der Tumor-zelle zu einer Umverteilung des membranständigen, an E-Cadherin gebunde-nen β-Catenin-Pools in den Zellkern führen. Weitere Experimente sollen diese Beobachtungen erklären.

Zusammenfassung

Der WNT-Signalweg ist maßgeblich am Aufbau des normalen Kolonepithels beteiligt. Zwei wesentliche Regulatoren dieses Signalweges sind das APC-Tumorsuppressorprotein und das Onkoprotein β-Catenin. Tumorzellen zeigen einen Defekt im WNT-Signalweg, sichtbar durch eine nukleäre Überexpres-sion von β-Catenin, welcher zur autonomen Proliferation und zum Verlust der regulären Architektur des Kolonepithels führt.

Eine unterschiedlich ausgeprägte nukleäre Expression wurde in 48% der untersuchten Rektumkarzinome gefunden, was die Bedeutung dieses Defekts für die Pathogenese von kolorektalen Karzinomen unterstreicht. Da jedoch wahrscheinlich frühe Stadien der Tumorentstehung beeinflußt werden, konnte keine Korrelation der Kernexpression von β-Catenin mit einem späteren Auf-treten von Fernmetastasen beobachtet werden. Daß keine Mutationen im β-

Catenin-Gen selbst gefunden wurden, läßt vermuten, daß andere Moleküle des WNT-Signalwegs mutiert sind und β-Catenin nur der Mediator der Tumortransformation ist.

Literatur

1. Behrens J, Kries JP von, Kuhl M et al. (1996) Functional interaction of beta-catenin with the transcription factor LEF-1. Nature 382:638
2. Boese-Landgraf J (1998) Epidemiologie, Vorstufen und Pathogenese des kolorektalen Karzinoms. Onkologe 4:2
3. D'Abaco G, Whitehead R, Brugess A (1996) Synergy between APCmin and an activated ras mutation is sufficient to induce colon carcinomas. Mol Cell Biol 16:884
4. Fearon ER, Vogelstein B (1990) A genetic model for colorectal tumorigenesis. Cell 61:759
5. Günther K, Brabletz T, Kraus C et al. (1998) Predictive value of nuclear beta-Catenin expression for the occurence of distant metastases in rectal cancer. Dis Col Rect (in press)
6. Hahn S et al. (1996) DPC4, a candidate tumor suppressor gene at human chromosome 18q21.1. Science 271:350
7. Iravani S, Mao W, Fu L et al. (1998) Elevated c-Src protein expression is an early event in colonic neoplasia. Lab Invest 78:365
8. Korinek V, Barker N, Morin PJ et al. (1997) Constitutive transcriptional activation by a beta-catenin-Tcf complex in APC-/- colon carcinoma [see comments]. Science 275:1784
9. Korinek V, Barker N, Willert K et al. (1998) Two members of the TCF family implicated in the WNT/beta-Catenin signaling during embryogenesis in the mouse. Mol Cell Biol 18:1248
10. Molenaar M, van de Weterin M, Oosterwege M et al. (1996) XTcf-3 transcription factor mediates beta-catenin-induced axis formation in Xenopus embryos. Cell 86:39
11. Morin PJ, Sparks AB, Korinek V et al. (1997) Activation of beta-catenin-Tcf signaling in colon cancer by mutations in beta-catenin or APC [see comments]. Science 275:1787
12. Peifer M (1997) Beta-catenin as oncogene: the smoking gun [comment]. Science 275:1752
13. Polakis P (1997) The adenomatous polyposis coli (APC) tumor suppressor. Biochim Biophys Acta 1332:F127
14. Ramsay R, Thompson M, Hayman J et al. (1992) Myb expression is higher in malignant human colonic carcinoma and premalignant adenomatous polyps than in normal mucosa. Cell Growth Differ 3:723
15. Rubinfeld B, Soza B, Albert I et al. (1993) Association of the APC gene product with beta-catenin. Science 262:1731
16. Su LK, Vogelstein B, Kinzler KW (1993) Association of the APC tumor suppressor protein with catenins. Science 262:1734

Aktuelles vom HNPCC

J. Rüschoff, W. Dietmaier, K. Beyser, A. Beham, T. Bocker, F. Kullmann

Das kolorektale Karzinom (CRC) gehört zu den drei häufigsten humanen Malignomen in der westlichen Welt. Als wesentliche Ursache werden in erster Linie exogene Faktoren, wie z.B. Eß- und Lebensgewohnheiten, angesehen. In den letzten Jahren konnte jedoch gezeigt werden, daß die familiäre Belastung einen weiteren bedeutsamen Risikofaktor für die Entwicklung eines CRC darstellt. In etwa der Hälfte aller Fälle gilt, je mehr krebskranke Angehörige und je niedriger deren Erkrankungsalter, desto größer ist das Krebsrisiko für noch

Tabelle 1. Genetik autosomal dominant vererbter Dickdarmkarzinom-Syndrome

Syndrom	Klinik	Gene/Chromosom
Familiäre adenomatöse Polyposis Coli (FAP)	>100 adenomatöse Dickdarmpolypen	APC (5q21)
Gardner's syndrome	FAP mit mesenchymalen Tumoren (Desmoide, Osteome)	
Hereditäres Flat-Adenoma-Syndrom (HFAS, attenuierte FAP)	FAP mit deutlicher Variation der Polypenzahl (von 10 to >100)	APC (exon 1–3)
Turcot-Syndrom	FAP mit Kleinhirn-Medulloblastom	APC
	FAP mit Glioblastoma multiforme	PMS2 (7p22)
		MLH1 (3p21)
Hereditäres nichtpolypöses Kolonkarzinom (HNPCC)	CRC ohne vorbestehende Polyposis	MSH2 (2p)
		MLH1
Lynch Typ I	nur CRC	PMS1 (2q31)
Lynch Typ II	CRC, Endometrium, Magen, Urothelkarzinom u.a. extrakolische Karzinome	PMS2
Muirr-Torre-Syndrom	Lynch II mit Talgdrüsentumoren der Haut, Larynxkarzinom	MSH2
Cowden-Syndrom	multiple Hamartome, juv. Polyposis; Karzinom in Schilddrüse, Mamma u. GI-Trakt	
Bannayan-Zonnona-Syndrom	Makrozephalie, Lipome, Hämangiome, juv. Polyposis	
Juvenile Polyposis		PTEN (10q22)
Peutz-Jeghers-Syndrom	hamartomat. GI-Polypen, Pigmentflecken der Mundschleimhaut	LKB1 (19p13.3)

T. Kirchner et al. (Hrsg.) Ökosystem Darm VIII
© Springer-Verlag Berlin Heidelberg 1999

Tabelle 2. HNPCC-Definition, Klinik und Molekulargenetik

1. Diagnostische („Amsterdam")-Kriterien (nach Vasen et al. 1991 [17]
   - Drei oder mehr Verwandte mit histologisch gesichertem CRC
   - davon mindestens ein erstgradig Verwandter
   - CRC in mindestens zwei Generationen
   - ein Betroffener jünger als 50 Jahre

2. Klinik und Molekulargenetik

	FAP	HNPCC	Sporadisch
Häufigkeit	1%	5–10%	90%
Alter	30–40	34–45	65–75
Adenomzahl	>100	1–5	<10
Karzinomlokalisation	random	70% proximal	40% Rektum
MSI hoch pos.	0%	>90%	15%
Keimbahnmutation	APC	ca. 70%	–
	(5q21)	hMSH2 (2p22)	polygen, multi-
		hMLH1 (3p21)	faktoriell

nicht erkrankte Familienmitglieder [19]. Etwa 10% der CRC folgen einem autosomal-dominanten Ergbang, bei dem bis zu 50% der Familienmitglieder erkranken. Dabei handelt es sich um z.T. seltene Syndrome, von denen die Mehrzahl in den letzten Jahren bezüglich ihres molekularen Hintergrundes aufgeklärt werden konnten (Tabelle 1).

Die bekannteste Form, die familiäre adenomatöse Polyposis coli (FAP) macht etwa 1% der CRC aus und unterscheidet sich bereits klinisch von sporadischen Karzinomen durch die diagnostische Polyposis. Im Gegensatz dazu läßt sich das mit etwa 5% der CRC derzeitig häufigste Dickdarmkrebssyndrom, das hereditäre nichtpolypöse Kolonkarzinom (HNPCC), aufgrund des Darmbefundes allein nicht vom sporadischen Karzinom unterscheiden. Die klinische Diagnose beruht vielmehr auf der Familienanamnese, wobei neben der familiären Häufung das in der Regel auf etwa 45 Jahre erniedrigte Erkrankungsalter von Bedeutung ist. Dem entsprechen die 1991 von einem Expertengremium in Amsterdam aufgestellten Diagnosekriterien, die sog. Amsterdamkriterien (Tabelle 2). Diesen Kriterien kommt eine hohe Spezifität für die Diagnose des HNPCC-Syndroms zu. Problematisch ist allerdings die Sensitivität, da Anamnesen nicht selten unvollständig erhoben sind und heutzutage relativ kleine Familien vorherrschen. Auf diesem Hintergrund hat die Aufdeckung der molekularen Ursachen einer Reihe erblicher Tumorerkrankungen, wie z.B. des HNPCC-Syndroms, die Möglichkeiten zur Krebsrisikodiagnostik und zur Krebsprävention wesentlich erweitert.

Molekulargenetik des HNPCC-Syndroms

Den Ausschlag für die Aufklärung der Molekulargenetik des HNPCC-Syndroms haben 1993 Arbeiten von M. Perucho et al. (La Jolla) gegeben, die mit

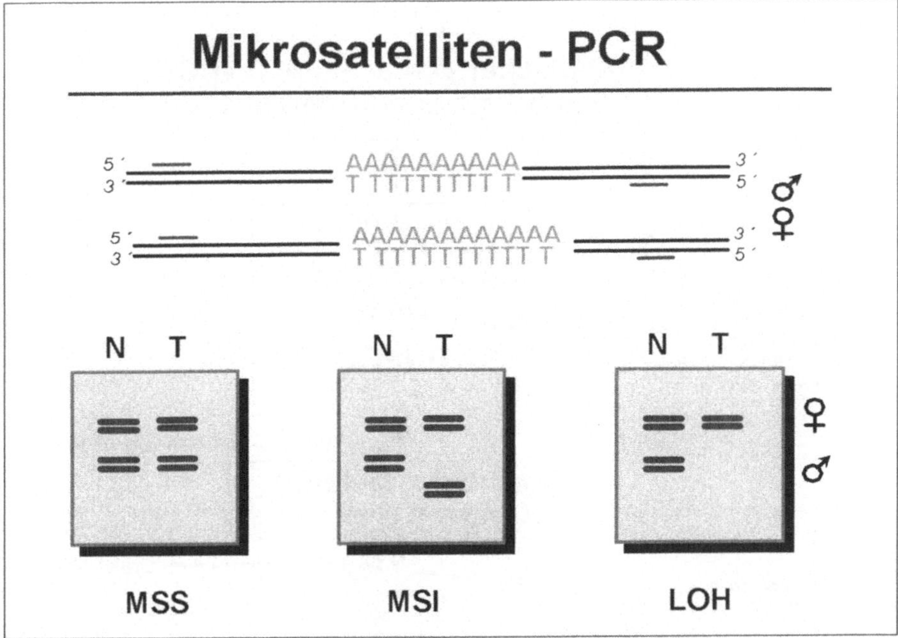

Abb. 1. Prinzip der Mikrosatellitenanalyse mittels PCR. Mittels Repeat-flankierenden Primern wird Tumor (*T*)- und Normalgewebe (*N*)-DNA amplifiziert und in PAA-Gelen aufgetrennt. Bei genomischer Stabilität *(MSS)* sind die Banden in N und T auf gleicher Höhe, bei Mikrosatelliteninstabilität *(MSI)* im Tumor verschoben, und bei chromosomaler Instabilität finden sich Bandenverluste (*LOH* = loss of heterozygosity)

Hilfe einer speziellen PCR-Technik in der DNA von ca. 20% untersuchten CRC Längenabweichungen in einfach repetitiven Sequenzen (Mikrosatelliten-DNA) beobachteten [6]. Diese Abweichungen, die sich beim Vergleich von Tumor- und Normal-DNA des jeweiligen Patienten darstellen, werden heute als Mikrosatelliteninstabilität (MSI) bezeichnet (Abb. 1). Noch im selben Jahr konnte gezeigt werden, daß bis zu 80% der HNPCC assoziierten CRC MSI positiv sind, während dieses Phänomen nur bei etwa 10–15% der sporadischen CRC nachgewiesen werden konnte [1, 16]. Kurz darauf ist es R. Fishel (Philadelphia) als erstem gelungen, die eigentliche Ursache der MSI aufzuklären. Er konnte zeigen, daß wie bei Bakterien und Hefen MSI durch Mutationen in den sog. Mismatch-Repairgenen verursacht wird und daß Keimbahnmutationen in genau diesen Genen dem HNPCC-Syndrom zugrunde liegen [5]. Bis heute sind sechs humane Mismatch-Repairgene charakterisiert worden (hMSH2, hMLH1, hPMS1/2, hMSH6, hMSH3, hMSH5), wobei Mutationen in den Genen hMHSH2 und hMLH1 für den Großteil der bis heute molekulargenetisch untersuchten HNPCC-Familien verantwortlich sind. hPMS1-, hPMS2- und hMSH6-Mutationen sind bislang nur in einzelnen wenigen Familien gefunden worden [11].

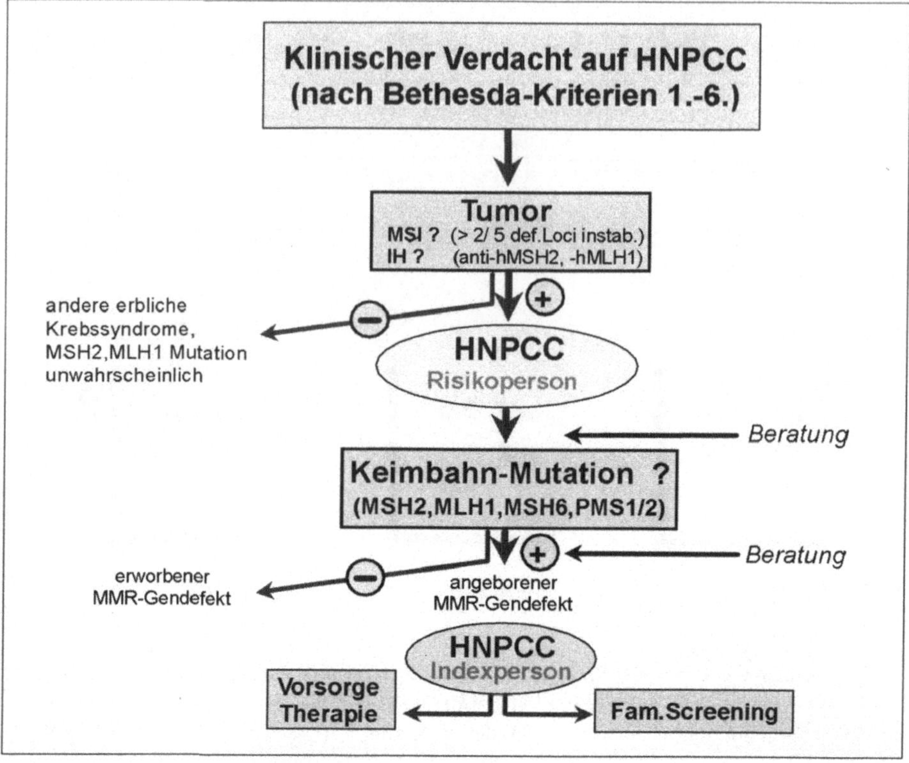

Abb. 2. Vorgehen bei molekularer HNPCC-Diagnostik

Molekulargenetik des HNPCC-Syndroms – Klinische Relevanz

Basierend auf diesen Erkenntnissen ist es möglich geworden, das HNPCC-Syndrom molekulargenetisch zu diagnostizieren. Problematisch ist allerdings, daß 1. die molekulargenetische Analyse der Mismatch-Repairgene durch Sequenzierung relativ aufwendig und kostspielig ist und daß 2. nicht bei allen Familien, die die klinischen (Amsterdam-)Kriterien zur Diagnose des HNPCC-Syndroms erfüllen, auch eine Mutation in den oben genannten Genen gefunden wird. Aus diesen Gründen findet heute ein stufenweises Vorgehen bei der molekularen HNPCC-Diagnostik Anwendung, wozu eine enge interdisziplinäre Kooperation insbesondere zwischen Klinik, Pathologie und Humangenetik erforderlich ist (Abb. 2).

Screeningkonzept zur stufenweisen HNPCC-Diagnostik

Das primäre Ziel der heutigen HNPCC-Diagnostik ist es, möglichst viele Risikopersonen zu erfassen, denen eine Genanalyse im Blut (Keimbahn) angeraten werden sollte. Der erste Schritt besteht darin, daß zunächst anhand von klinischen und tumorpathologischen Kriterien der Verdacht auf HNPCC

Tabelle 3. Bethesda-Kriterien (nach Rodriquez-Bigas et al. 1997 [12])

1. Krebskranke Individuen aus Familien, die die Amsterdam-Kriterien erfüllen.
2. Individuen mit mindestens zwei syn- oder metachronen HNPCC-typischen Karzinomen: Kolorektum, Endometrium, Ovar, Magen, Leber, Gallenwege, Dünndarm, Nierenbecken, Ureter.
3. Personen mit CRC und einem erstgradig Verwandten mit CRC oder HNPCC typischem extrakolischen Karzinom und/oder kolorektalem Adenom, wenn eines der Karzinome vor dem 45. oder das Adenom vor dem 40. Lebensjahr diagnostiziert worden sind.
4. Unter 45 Jahre alte Personen mit Kolorektal- oder Endometrium-Karzinom.
5. Individuen mit rechtsseitigem CRC mit histopathologisch undifferenziertem Erscheinungsbild (solid-cribriformes Wachstumsmuster) oder siegelringzelliger Differenzierung.
6. Unter 40 Jahre alte Personen mit kolorektalen Adenomen.

geäußert werden muß. Um die Gefahr einer Untererfassung von Risikopersonen zu verringern, wurden die sog. Bethesdakriterien definiert, die weit über die strengen Amsterdamkriterien hinausgehen (Tabelle 3). Dabei finden jetzt auch extrakolische Tumoren und bestimmte pathomorphologische Tumoreigenschaften Berücksichtigung. Interessanterweise konnten Jass et al. [7] zeigen, daß aufgrund dreier pathomorphologischer Kriterien (Tumorlokalisation, peri- und intratumorale Entzündungszellinfiltration und histologischer Tumortyp), der Mikrosatellitenstatus beim kolorektalen Karzinom mit einer Gesamtgenauigkeit von 93% voraussagbar ist. Der zweite Schritt besteht in der molekularen Analyse mindestens eines Tumors aus einer HNPCC-Verdachtsfamilie. Da die MSI als Folge eines defekten Mismatch-Repairs relativ einfach zu untersuchen ist, wird diese Untersuchung der Sequenzanalyse der Mismatch-Repairgene selbst vorangestellt (Übersicht in [13]). Nach Empfehlungen des NCI, Bethesda, sollte die MSI-Analyse mindestens fünf definierte Marker umfassen, von denen zwei oder mehr (>40%) eine Instabilität zeigen sollten [4]. Ist ein Tumor nach diesen Kriterien MSI positiv, sollte in jedem Falle auch eine immunhistologische Untersuchung zum Nachweis des Expressionsausfalls von hMSH2 und hMLH1 erfolgen. Für beide Proteine stehen heute monoklonale Antikörper zur Verfügung, die direkt am Formalin fixierten Tumorgewebe eingesetzt werden können. Da nicht alle Mutationen in den Mismatch-Repairgenen einen vollständigen Proteinverlust bewirken oder zu einer Proteinverkürzung führen (Truncation mutation), detektiert die Immunhistochemie jedoch nicht alle hMSH2- und hMLH1-Mutationen. Somit ist stets ein kombiniertes Screening – Testung auf MSI und Immunhistochemie – am Primärtumor erforderlich.

Bei MSI-positivem Tumor und bei positiver Familienanamnese nach den Bethesdakriterien wird eine Mutationsanalyse im Blut (10 ml EDTA-Blut) durchgeführt. Da es sich um eine Genanalyse in der Keimbahn handelt, erfordert diese Untersuchung die (schriftliche) Einwilligung des Patienten, wobei spätestens zu diesem Zeitpunkt auch eine eingehende humangenetische Beratung erfolgen sollte. Für die Mutationsanalyse kann prinzipiell aus mRNA revers transkribierte cDNA als auch genomische DNA herangezogen werden. Im Zweifel empfiehlt sich eine Untersuchung auf beiden Ebenen, was im Unterschied zur MSI-Analyse (wenige Tage Dauer) in der Regel mehrere Wochen in Anspruch nimmt.

Tabelle 4. Vorsorgeempfehlung bei HNPCC (HNPCC-Studiengruppe Deutschland)

Grenzalter	Maßnahme	Intervall (Jahre)
16.–18. Lebensjahr	Erstes Beratungsgespräch	1
20. Lebensjahr	Erste gynäkologische Krebsvorsorge	1
	Vaginale Sonographie	1
25. Lebensjahr	Klinische Untersuchung	1
	Oberbauchsonographie	1
	Urinzytologie	1
	Koloskopie	
	● mit Adenomnachweis	1
	● ohne Adenomnachweis	2
	Obere Intestinoskopie (ÖGD)	2

Klinische Relevanz des molekulargenetischen Befundes

Der positive Mutationsnachweis hat im wesentlichen zwei Konsequenzen:

Für den betroffenen Patienten ergibt sich die dringende Empfehlung, an einer sehr engmaschigen Nachsorge entsprechend den Empfehlungen der HNPCC-Studiengruppe Deutschland (Tabelle 4) teilzunehmen. In jüngster Zeit wird als Maßnahme zur Chemoprävention bei diesen Patienten eine Aspirineinnahme diskutiert bzw. in Studien erprobt (CAPP-II-Studie, Leiter: John Burn, Newcastle, persönliche Mitteilung). Wie wir kürzlich mittels Zellkulturanalysen zeigen konnten, ist offensichtlich Aspirin imstande, das Genom zu stabilisieren und den MSI-Phänotyp zu revertieren [14].

Den übrigen Familienmitgliedern kann eine Blutanalyse angeboten werden, die aufgrund des bekannten Mutationsortes beim betroffenen Familienmitglied relativ schnell und gezielt durchführbar ist. In Abhängigkeit vom Ergebnis können Betroffene in ein spezielles Vorsorgeprogramm eingebunden werden (vgl. Tabelle 4), während Nichtbetroffene in die für die Allgemeinbevölkerung übliche Krebsvorsorge entlassen werden können.

Problematischer ist die Situation bei Patienten mit positiver Familienanamnese, aber negativem Mutationstest. Grundsätzlich gilt hier, daß diese Patienten und Familien entsprechend der Klinik vorzusorgen sind; d.h. je deutlicher die familiäre Krebsbelastung, desto engmaschiger und umfassender die Vorsorge. Die erste Vorsorgeuntersuchung (z.B. Koloskopie) sollte bei noch nicht betroffenen Familienmitgliedern etwa 5 Jahre vor dem Erkrankungsalter des jüngsten Tumorpatienten einer Familie durchgeführt werden.

Es bleibt zu klären, ob bei Patienten mit positiver Anamnese ohne Mutation in den bekannten Mismatch-Repairgenen noch bislang unbekannte Gene betroffen sind. Nach jüngsten Studien muß auch daran gedacht werden, daß nicht nur Mutationen zum Ausfall der Mismatch-Repairfunktion führen. Insbesondere hMLH1 scheint häufig durch Methylierung genregulatorischer (Promotor-)Regionen ausgeschaltet zu werden, ohne daß sich eine Mutation der DNA nachweisen läßt [18].

Tumorbiologische Aspekte

Aus den dargestellten molekularen Befunden beim HNPCC ergeben sich auch vollständig neuartige Aspekte für unser Verständnis der molekularen Krebsentstehung. Ausgangspunkt ist die Beobachtung, daß MSI-positive Karzinome meist diploid sind und sich damit von den übrigen (ca. 60–70%) CRC unterscheiden, bei denen typischerweise grobe chromosomale Schäden mit aneuploidem Chromosomensatz nachweisbar sind [2, 15]. Darüber hinaus konnte gezeigt werden, daß bei MSI-positiven Karzinomen v.a. Mutationen in solchen Proliferations- und Apoptose-regulierenden Genen auftreten, die einfach repetitive DNA-Sequenzen in exonischen Genbereichen aufweisen. Dies ist z.B. im TGF-β-Rezeptor-, Insulin-like-Rezeptor- und dem Bax-Gen der Fall (Übersicht in [13]). Aus diesen Gründen wird heute dazu übergegangen, bei der Genese des CRC einen Pathway der chromosomalen Instabilität (CIN) vom MSI Pathway (MIN) abzugrenzen [8]. Dabei konnten erste Gene charakterisiert werden, die bei Mutation für die Entwicklung chromosomaler Instabilitäten verantwortlich sind [3]. Somit zeichnet sich ab, daß Defekte in sog. Stabilitätsgenen (Mismatch-, Nukleotid/Exzisions- und Rekombinations-Repair- sowie Chromosomensegregations-Gene) wesentlich für die Tumorentstehung sind und daß eine Reihe bisher bekannter „Krebsgene", wie z.B. APC, K-ras, p53, eher später im Rahmen der Karzinogenese aktiviert bzw. inaktiviert werden. Damit aber bestätigt sich die Hypothese von Loeb [9, 10], nach der Krebs durch „genomische Instabilität" entsteht. Dies basiert auf der Beobachtung, daß die bekannten zahlreichen Mutationen in Tumorzellen nur bei einer Mutationsfrequenz denkbar sind, die weit über der in Normalzellen beobachteten spontanen Mutationsrate liegt. Wesentliches Charakteristikum einer Tumorzelle ist demnach nicht nur die Akkumulation genetischer Schäden, sondern auch die erhöhte Neigung zur Ausbildung solcher Mutationen. Diese zunächst mathematisch hergeleitete Hypothese der Krebsentstehung wird nunmehr durch die jüngsten molekulargenetischen Befunde untermauert. Krebs entsteht demnach als Folge von Mutationen in Genen, die für die Stabilität des Genoms verantwortlich sind. *Gefördert durch Wilhelm Sander-Stiftung, München (93.055.3)*

Literatur

1. Aaltonen LA, Peltomäki P, Leach FS et al. (1993) Clues of the pathogenesis of familial colorectal cancer. Science 260:812–816
2. Bocker T, Schlegel J, Kullmann F et al. (1996) Genomic instability in colorectal carcinomas: comparison of different evaluation methods and their biological significance. J Pathol 178:15–19
3. Cahill DP, Lengauer C, Yu J et al. (1998) Mutations of mitotic checkpoint genes in human cancers. Nature 392:300–303
4. Dietmaier W, Wallinger S, Bocker T et al. (1997) Diagnostic microsatellite instability: definition and correlation with mismatch repair protein expression. Cancer Res 57:4749–4756
5. Fishel R, Lescoe MK, Rao MRS et al. (1993) The human mutator gene homologue MSH2 and its association with hereditary nonpolyposis colon cancer. Cell 75:1027–1038
6. Ionov Y, Peinado MA, Malkhosyan S et al. (1993) Ubiquitous somatic mutations in simple repeated sequences reveal a new mechanism for colonic carcinogenesis. Nature 363:558–561

7. Jass JR, Do KA, Simms LA et al. (1998) Morphology of sporadic colorectal cancer with DNA replication errors. Gut 42:673–679

8. Lengauer C, Kinzler KW, Vogelstein B (1997) Genetic instability in colorectal cancers. Nature 386:623–627

9. Loeb LA (1991) Mutator phenotype may be required for multistage carcinogenesis. Cancer Res 51:3075–3079

10. Loeb LA (1994) Microsatellite instability: marker of mutator phenotype in cancer. Cancer Res 54:5059–5063

11. Peltomäki P, Vasen HFA and the ICG-HNPCC (1997) Mutations predisposing to hereditary nonpolyposis colorectal cancer: Database and results of a collaborative Study. Gastroenterology 113:1146–1158

12. Rodriguez-Bigas MA, Boland R, Hamilton SR et al. (1997) A national cancer institute workshop on hereditary nonpolyposis colorectal cancer syndrome: Meeting highlights and Bethesda guidelines. J Natl Cancer Inst 89:1758–1762

13. Rüschoff J, Dietmaier W, Bocker T et al. (1998) Molekulare Krebsdispositionsdiagonstik am Beispiel des kolorektalen Karzinoms. Pathologe 19:269–278

14. Rüschoff J, Wallinger S, Dietmaier W et al. (1998) Aspirin suppresses the mutator phenotype associated with hereditary nonpolyposis colorectal cancer by genetic selection. PNAS 95:11301–6, 1998

15. Schlegel J, Stumm G, Scherthan H et al. (1995) Comparative genomic in situ hybridization of colon carcinomas with replication error. Cancer Res 55:6002–6005

16. Thibodeau SN, Bren G, Schaid D (1993) Microsatellite instability in cancer of the proximal colon. Science 260:816–819

17. Vasen HF, Mecklin JP, Meera Kahn P, Lynch HT (1991) The Interntional Collaborative Group on Hereditary Non-Polyposis Colorectal Cancer (ICG-HNPCC). Dis Colon Rectum 34:424–425

18. Veigl ML, Ksturi L, Olechnowicz J et al. (1998) Biallelic inactivation of hMLH1 by epigenetic gene silencing, a novel mechanism causing human MSI cancers. Proc Natl Acad Sci USA 95:8698–8702

19. Winawer SJ, Zauber AG, Gerdes H et al. and the National Polyp Study Workgroup (1996) Risk of colorectal cancer in the families of patients with adenomatous polyps. N Engl J Med 334:82–87

Barrett-Ösophagus und Barrett-Karzinom: Pathogenetische, diagnostische und therapeutische Aspekte

M. Jung

Barrett-Ösophagus

Ein Barrett-Ösophagus wird definiert als Auskleidung der unteren Speiseröhre durch ein metaplastisches Zylinderepithel. Die Veränderung wird bei ca. 10% aller Patienten mit gastro-ösophagealer Refluxkrankheit gefunden [25]. Das metaplastische Zylinderepithel enthält 3 verschiedene Zelltypen: gastrisches Fundusepithel, junktionales oder Kardiaepithel und spezialisiertes Epithel (inkomplette intestinale Metaplasie mit Becherzellen) [20].

Becherzellen des spezialisierten intestinalen Epithels weisen einen Gehalt an Sulfomucin und Sialomucin auf. Die Muzine färben sich mit HE Alcianblau bei pH 2,5 an, womit eine selektive Abgrenzung gelingt [29]. Spezialisiertes Epithel kann sich durch eine hohe Zellproliferationsrate auszeichnen, die durch eine Ki-67-Färbung noch stärker akzentuiert wird [17]. Nur auf dem Boden dieses Zelltyps entwickeln sich Dysplasien und Adenokarzinome.

Im metaplastischen Zylinderepithelbesatz der Speiseröhre werden sämtliche Zelltypen in unterschiedlicher Ausprägung angetroffen. Je ausgedehnter ein Barrett-Ösophagus ist (5 bis >10 cm), desto häufiger sind intestinale Epithelveränderungen in den proximalen Abschnitten anzutreffen. Ebenso werden bei längersegmentigem Barrett auch isolierte Ulzera an der Grenze zum Plattenepithel, sog. Barrett-Ulzera, gefunden [13, 20, 27].

Definitionsproblem

Barrett's Ösophagus unterliegt derzeit einer Definitionsproblematik. Der klassische Long-Segment-Barrett wurde definiert als ≥3 cm ausgeprägte Zylinderepithelmetaplasie der unteren Speiseröhre, makroskopisch problemlos erkennbar an der rötlichen Mukosa im Gegensatz zum weißlichen Plattenepithel. Mit der Beobachtung, daß auch in kürzeren Zylinderepithelabschnitten (<2 cm) intestinale Metaplasien gefunden werden, ist die klassische Definition des Barrett-Ösophagus (in Zentimetern) aufgehoben [24]. Da nur vom spezialisierten intestinalen Zelltyp dysplastische Veränderungen ausgehen können, wird eine Überarbeitung der Definition des Barrett-Ösophagus gefordert. Mit „Barrett-Ösophagus" sollen nur noch Zylinderepithelmetaplasien bezeichnet werden, die spezialisiertes Epithel aufweisen. Aktuell wird ohne offizielle Festlegung ein traditioneller Long-Segment-Barrett (>2–3 cm) vom

T. Kirchner et al. (Hrsg.) Ökosystem Darm VIII
© Springer-Verlag Berlin Heidelberg 1999

Tabelle 1. Häufigkeit eines Barrett-Karzinoms. (Nach Wright 1996)

Autor	Anzahl der Patientenjahre	Anzahl der Karzinome	Häufigkeit pro Patientenjahr
Spechler 1984	350	2	1 von 175
Sprung 1984	162	2	1 von 81
Cameron 1985	884	2	1 von 441
Sampliner 1985	92	1	1 von 92
Achkar 1988	166	1	1 von 166
Robertson 1988	218	3	1 von 56
Van der Veen 1989	681	4	1 von 170
Ovaska 1989	166	3	1 von 55
Hameeteman 1989	269	5	1 von 52
Skinner 1989	145	3	1 von 48
Williamson 1991	497	5	1 von 99

Short-Segment-Barrett (<2 cm) unterschieden. Der klassische Barrett-Ösophagus ist endoskopisch leicht zu erkennen. Schwierigkeiten bereitet die Erkennung kurzer metaplastischer Zellabschnitte, da kleine zungenförmige Ausläufer mit Vorwachsen in das Plattenepithel bereits mikroskopisch intestinale Metaplasien aufweisen können, makroskopisch aber schwierig zu erkennen sind. Ein Short-Segment-Barrett-Ösophagus von weniger als 2 cm Größe kann daher leicht übersehen werden [15].

Zunehmendes Interesse an dieser Epithelformation besteht, nachdem ein histologischer Wandel des Ösophagus-Karzinoms in der westlichen Welt beobachtet wird. In den USA verschiebt sich die Histologie des Karzinoms der Speiseröhre vom Plattenepithel- zum Adenokarzinom [4, 5, 12, 21]. Aktuell sind 50% aller malignen Ösophagustumoren Adenokarzinome. Eine ähnliche Tendenz ist in Europa erkennbar [14]. Das Risiko, ein Adenokarzinom auf dem Boden einer Zylinderepithelmetaplasie zu erleiden, wird unterschiedlich hoch angegeben. Das Risiko wird mit 30- bis 125fach gegenüber dem der Normalbevölkerung beziffert (Tabelle 1) [31].

Diagnostik

Für die histologische Charakterisierung und Aufarbeitung des Long-Segment-Barrett wird eine Quadrantenbiopsie im Abstand von 2 cm empfohlen. Mit dieser bioptischen Maßnahme und einer entsprechenden histologischen Ausbeute besteht eine hohe Treffsicherheit, spezialisiertes Epithel, ggf. auch Dysplasien, nachzuweisen. Schwieriger ist die (bioptische) Definition des Short-Barrett.

Für die exakte Definition des Barrett-Ösophagus bestehen mehrere grundsätzliche Probleme:

1. Die exakte Bestimmung des ösophagokardialen Übergangs, damit verbunden die genaue Zentimeterangabe für die Längenausdehnung des Barrett-Epithels.

2. Der Nachweis ausschließlich gastrischen metaplastischen Epithels bei makroskopisch klar erkennbarer, rötlicher Zylinderepithelmetaplasie ≥3 cm.
3. Die Dysplasiediagnostik bei noch aktiver Refluxösophagitis mit der Gefahr eines Overstagings.

Zu 1: Der ösophagokardiale Übergang ist endoskopisch, radiologisch, anatomisch und physiologisch nicht einheitlich definiert. In der Regel wird der Beginn der tubulären Speiseröhre knapp oberhalb des Auslaufens der Magenfalten im Bereich der Kardia angenommen. Bei Veränderungen im Sinne einer Kardiainsuffizienz oder v.a. bei Hiatushernie sind diese endoskopischen Erkennungslinien aufgehoben. Die Definition unterliegt daher erheblichen Schwierigkeiten. Spechler hat 1994 bei Biopsien unmittelbar oberhalb der Z-Linie bei 18% aller Patienten spezialisiertes Epithel ohne makroskopisch erkennbare Barrett-Schleimhaut gefunden [24]. Nachfolgende Studien bei asymptomatischen Patienten wiesen in 8–36% Becherzellen im distalen Ösophagus nach [18, 30]. Da intestinale Metaplasie aber auch gleichzeitig im Bereich der Kardia vorkommt, besteht möglicherweise eine Überschätzung von kurzen Barrett-Abschnitten. Bei Fehlen einer exakten Festlegung auf den ösophagokardialen Übergang wird ein Teil der in der Speiseröhre vermuteten intestinalen Metaplasien eher der Kardiaregion zuzuordnen sein. Die korrekte Einschätzung eines Short-Segment-Barrett bleibt damit in einigen Fällen eine Grauzone.

Zu 2: Endoskopisch klar erkennbares Barrett-Epithel führt nicht zwangsläufig bioptisch zur Diagnose des spezialisierten Epithels. Da beweisende Becherzellen durchaus einer Quadrantenbiopsie entgehen können, sollten bei makroskopisch erkennbarem Barrett-Epithel zusätzliche Techniken verwendet werden.

Vitalfärbung mit Methylenblau erlaubt die selektive Anfärbung von intestinaler Metaplasie und damit die genaue Abgrenzung des spezialisierten Epithels. Methylenblau wird als 0,5- bis 1%ige Lösung auf den distalen Ösophagus aufgetragen. Vorangegangen ist eine Sprühung mit Acetylcystein, um den oberflächlichen Schleim zu binden. Nach reichlicher Spülung mit Wasser oder Kochsalz läßt sich intestinale Metaplasie mit Becherzellen gut von der Umgebung durch kräftige Blaufärbung differenzieren. Dabei färben sich in kürzeren Barrettsegment-tragenden Abschnitten eher fokale Zonen, bei längerer Ausdehnung des Barrett-Epithels diffuse Partien an. Die Identifikation derartiger Zellen durch gezielte Biopsie liegt bei nahezu 100% [7, 9]. Sie kann auch als zusätzliches Hilfsmittel in der distalen Speiseröhre zur Erkennung eines Short-Barrett eingesetzt werden (Abb. 1 und 2). Vitalfärbung mit Methylenblau ist nebenwirkungsarm. Es wird lediglich eine Grünfärbung des Urins beobachtet, was dem Patienten vorher mitgeteilt werden muß.

Zu 3: Bei florider Refluxösophagitis im Bereich metaplastisch veränderter Ösophagusschleimhaut kann der Dysplasienachweis Probleme bereiten. Eine Behandlung mit Protonenpumpeninhibitoren sollte einer gezielten Biopsie vorangehen, um eine Überinterpretation von Dysplasien zu vermeiden.

Dysplasien werden als geringgradig oder hochgradig definiert. Die Veränderungen sind regulär makroskopisch nicht erkennbar. Allenfalls werden

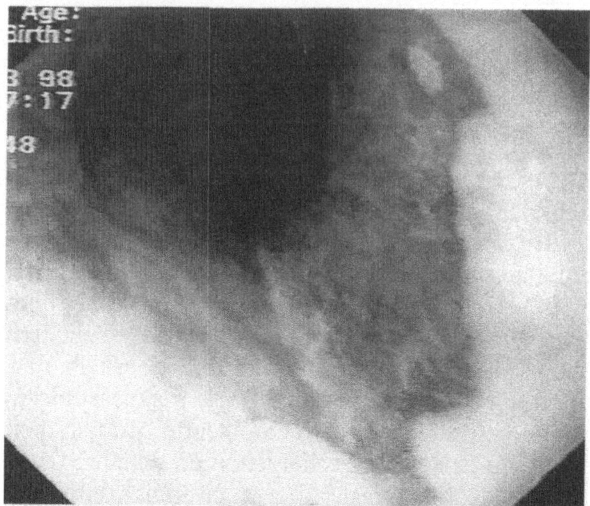

Abb. 1. Short-Barrett-Ösophagus nach Methylenblau-Färbung. Kennzeichnung des spezialisierten Epithels durch diffuse und fokale Areale

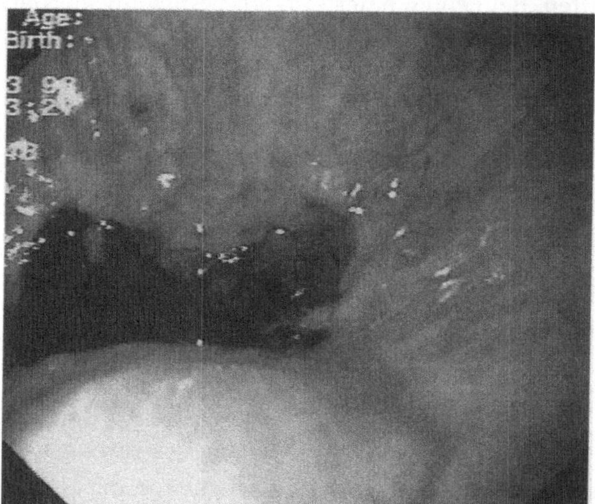

Abb. 2. Methylenblau-Färbung bei Verdacht auf Short-Barrett. Anfärbung von kleinen rötlichen Zungen, die in das Plattenepithel hineinstrahlen. Makroskopisch kann nicht sicher entschieden werden, ob es sich hier um ein kurzes Barrett-Segment oder um intestinale Metaplasie der Cardia handelt

hochgradige Dysplasien an Epithelformationen wie eingesunkenen Arealen, erosiven Veränderungen und polypösen Schleimhautdeformationen erkannt.

Dysplasiediagnostik

Die Häufigkeit von Dysplasien im Barrett-Ösophagus ist nicht hoch. Anhand von 1000 Fällen wurde durch Grünewald bei 851 Patienten keinerlei Dysplasie gefunden [11]. 93 Patienten wiesen ein Adenokarzinom, 10 eine hochgradige Dysplasie auf, bei 46 war eine geringgradige Dysplasie vorhanden. Dysplasien entwickeln sich häufiger im Long- als im Short-Barrett. Langzeitbeobachtungen von Weston [30] zeigten signifikant höhere dysplastische Veränderungen im langen Barrett-Segment als bei kurzstreckigen Zellveränderungen.

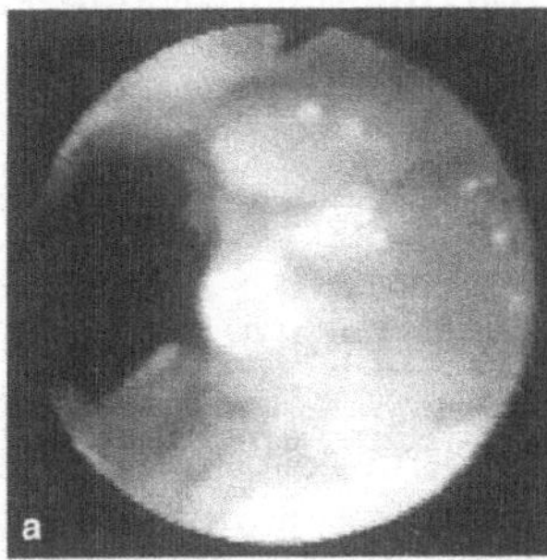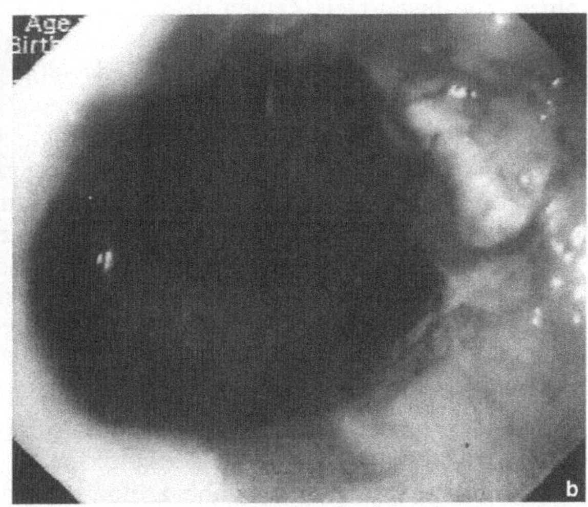

Abb. 3a–b. Barrett-Karzinom bei Zylinderepithelmetaplasie über 5 cm im distalen Ösophagus. Darstellung eines semizirkulären Adenokarzinoms über 2 cm Länge mit konventioneller Fiberglasendoskopie (a) und in gleicher Sitzung über High-Resolution-Endoskopie (b). Nach Ösophagussresektion Tumorstadium T3N1Mx

Zur Erkennung von Dysplasien sind mehrere zusätzliche Methoden zum Einsatz gekommen. Die Durchflußzytometrie zur Analyse der DNA-Ploidie hat bislang nicht durchgehend überzeugt [22, 23]. Laserinduzierte Fluoreszenzspektroskopie hingegen erlaubt mit hoher Sicherheit die Differenzierung von metaplastischem Epithel, hochgradigen Dysplasien und beginnendem Karzinom [19].

Endoskopische Möglichkeiten zur verbesserten Diagnostik liegen aktuell in neu entwickelten Geräten der sog. High-Resolution-Endoskopie oder Magnifikationsendoskopie [8, 16]. Diese Instrumente erlauben durch die größere Detailauflösung und den breiteren Bildrahmen die Erkennung von mehr Oberflächenveränderungen als mit herkömmlicher Fiberglasendoskopie (Abb. 3a, b). Randomisierte Vergleiche zwischen diesen Instrumenten und konventionellen Fiberglasendoskopen sind aktuell nicht verfügbar.

Die Magnifikationsendoskopie ermöglicht mit einer modulierten Bildvergrößerung auf das 35fache eine klar bessere Detailauflösung. Zusätzliche plastische Hervorhebung der Oberfläche durch Vitalfärbung mit Indigo-Karmin kann die Diagnostik optimieren [26]. Für die Zukunft sollten daher endoskopische Instrumente mit hochauflösender Detailerkennung unter Zuhilfenahme von Färbetechniken bzw. Fluoreszenzspektroskopie zu einer ganz erheblich verbesserten Diagnostik führen.

Überwachungsstrategien

Einheitliche Richtlinien zur Überwachung von Patienten mit Barrett-Ösophagus mit dem Ziel der Früherkennung eines Adenokarzinoms existieren aktuell nicht [1]. Zu unterschiedlich sind die in zahlreichen Screeninguntersuchungen dokumentierten Inzidenzen von neuentdeckten Ösophaguskarzinomen. Die bisherigen Zahlen in der Häufigkeit von Tumorentwicklungen schwanken bei Kontrolluntersuchungen zwischen 1 : 52 bis 1 : 175 Patientenjahren. Unterschiedlich wird auch die Frage einer Kosten-Nutzen-Effizienz in der Überwachung von Patienten mit Zylinderepithelmetaplasien gesehen [31].

Während die Gruppe um Wright eine jährliche Kontrolle von Patienten mit Barrett-Ösophagus bejaht, lehnen andere Arbeitsgruppen (van der Burgh) das jährliche Screening kategorisch ab [27]. Wright fand durch jährliche Endoskopie bei Patienten mit mehr als 3 cm langem Barrett-Ösophagus in 11 Jahren 6 Patienten mit einem Adenokarzinom. Im Vergleich zu einer Kontrollgruppe war die Diagnostik signifikant verbessert. Die Kosten für die Tumordiagnostik lagen zwischen 14 000 und 42 000 £, unterschiedlich für das männliche und weibliche Geschlecht.

1989 wies die Rotterdamer Gruppe ein jährliches Screening des Barrett-Ösophagus zurück [28]. Die jährliche Kontrolle hatte bei einem mittleren Follow-up von 4,4 Jahren nur 1 Karzinom auf 170 Patientenjahre erbracht. Bei 155 Patienten wurden 4 Adenokarzinome neu diagnostiziert, 2 Ösophagusresektionen vorgenommen, 2 Patienten starben an dem Tumor. Die gleiche Klinik fand sich in einer Neuauflage ihrer Beobachtungen 1996 bestätigt [27]. Die konsequente Verfolgung der bereits 10 Jahre zuvor dokumentierten Patienten zeigte auch jetzt die Diagnose von nur 1 Karzinom auf 180 Patientenjahre. Allerdings waren unter den 8 diagnostizierten Patienten 7 mit symptomatischer Erkrankung, die auf eigenen Wunsch zur Endoskopie kamen. Immerhin wurden unter diesen symptomatischen Patienten 3 mit einem üblicherweise nicht beschwerdeauslösenden Carzinoma in situ diagnostiziert.

Ziel einer Überwachungsstrategie ist der frühzeitige Nachweis eines nichtinvasiven Karzinoms bei Patienten mit operablem Allgemeinzustand. Werden hochgradige Dysplasien gefunden, so sollten histologische Gutachten durch 2 unabhängige Pathologen innerhalb von 3–6 Monaten erfolgen. Bei gleichlautenden Ergebnissen wird heute bei operablen Patienten zu einer Ösophagusresektion geraten, da neben der hochgradigen Dysplasie bereits invasive Tumorveränderungen bestehen können. Geringe Zelldysplasien können durch eine jährliche Kontrolle überwacht werden. Bei blandem Barrett-Ösophagus mit spezialisiertem Epithel wird aktuell von einem jährlichen Screening abgesehen.

Probleme der pathologisch-anatomischen Dysplasiediagnostik

Probleme bereitet auch die Abgrenzung einer hochgradigen Dysplasie vom invasiven Karzinom. Die kürzlich veröffentlichte Studie der Mayo-Klinik zeigte, daß der präoperative bioptische Nachweis eines Karzinoms nicht immer mit den Ergebnissen am Resektat übereinstimmte [6]. Bei 12 Patienten mit bioptisch verifiziertem Karzinom wurde am Resektat nur die Hälfte der Karzinome bestätigt. Die zweite Hälfte zeigte hochgradige Dysplasien. Eine nachfolgende Revision der Gewebeproben ergab in mehreren Fällen ein histologisches Overstaging der Biopsate. Umgekehrt wurde bei 19 Patienten mit schwerer Dysplasie in 2 Fällen am Resektat bereits eine Tumorinvasion diagnostiziert.

Daher verlangt der Nachweis einer hochgradigen Dysplasie besonders detaillierte und verfeinerte Diagnostik und eine abgestimmte individuelle Entscheidung, ob operiert werden soll, kontrolliert werden kann oder evtl. eine interventionelle Maßnahme zum Tragen kommt. Die Zusammenarbeit zwischen endoskopierendem Gastroenterologen und Pathologen ist hier besonders gefordert.

Endoskopische Mukosektomie

Ein lokal abgegrenzter, dysplastischer Herd oder invasiver Tumorbereich von bis zu 2 cm kann durch endoskopische Unterspritzungstechnik von der Umgebung abgehoben und durch anschließende Schlingenentfernung oder Saugligatur komplett abgetragen werden. Ergebnisse dieser endoskopischen Behandlung bestätigen, daß endoskopische lokale Therapie möglich ist. Größere Studien und postinterventionelle Verlaufsbeobachtungen über einen längeren Zeitraum fehlen jedoch, um diese vielversprechende endoskopische Technik abschließend zu beurteilen. Die bisherigen Ergebnisse sind jedoch günstig. Sie tragen wesentlich zur Senkung des operativen Risikos einer interventionellen Abtragung im Vergleich zur Ösophagusresektion bei [2, 3, 10].

Photodynamische Therapie mit Sichtbarmachung eines kleinen Tumorbereichs in der Speiseröhre und nachfolgender Lasertherapie kann wiederholt kurative Therapie bedeuten. Obwohl auch hier in vielen Fällen keine komplette Eradikation erreicht wird, ist die photodynamische Therapie eine wichtige Zusatzbehandlung bei Patienten mit erheblichem kardiopulmonalen Risiko.

Resümee

Das verstärkte Interesse an der Früherkennung intestinaler Malignome fokussiert auch auf den zylinderepitheltragenden Ösophagus. Mit besserer Detaildiagnostik und endoskopischen Zusatzmethoden können hier dysplastische Zellveränderungen frühzeitig erkannt und einer gezielten, nicht ausnehmend chirurgischen Therapie zugeführt werden. Definition und Überwachungsstrategien sind aktuell im Fluß. Das Ziel besteht darin, die Karzinomdiagnostik im Bereich der distalen Speiseröhre zu optimieren und die schlechte Prognose des Ösophaguskarzinoms auf Dauer nachhaltig zu verbessern.

Literatur

1. Atkinson M (1989) Barrett's oesophagus – to screen or not to screen? Gut 30:2–5
2. Barham CP, Jones RL, Biddlestone LR et al. (1997) Phototermal laser ablation of Barrett's oesophagus: endoscopic and histological evidence of squamous reepithelialisation. Gut 41:281–284
3. Barr H, Shepherd NA, Dix A et al. (1996) Eradication of high-grade dysplasia in columnar-lined (Barrett's) esophagus by photodynamic therapy with endogenously generated protoporphyrin IX. Lancet 348:584–585

4. Blot WJ, Devasa SS, Kneller RW (1991) Rising incidence of adenocarcinoma of the esophagus and gastric cardia. J Amer Med Ass 1287
5. Blot WJ, Devesa SS, Fraumeni JF Jr (1993) Continuing climb in rates of esophageal adenocarcinoma. An update. JAM 270:1320
6. Cameron AH, Herschel AC (1997) Barrett's esophagus, high-grade dysplasia, and early adenocarcinoma: a pathological study. Am J Gastroenterol 92:586–591
7. Canto MIF, Setrakian S, Petras RE et al. (1996) Methylene blue selectively stains intestinal metaplasia in Barrett's esophagus. Gastrointest Endosc 44:1–7
8. Chak A, Sivak MV (1994) Electronic endoscopy, blood flow measurement and autofluorescence tissue spectroscopy. Endoscopy 26:169–174
9. Fennerty M, Sampliner R, McGee D et al. (1992) Intestinal metaplasia of the stomach: identification by a selective mucosal staining technique. Gastrointest Endosc 38:696–698
10. Gossner L, Stolte M, Sroka R et al. (1998) Photodynamic ablation of high-grade dysplasia and early cancer in Barrett's esophagus by means of 5-aminolevulinic acid. Gastroenterology 114:448–455
11. Grünwald M, Vieth M, Kreibich H et al. (1997) The status of diagnosis of Barrett esophagus. An analysis of 1000 histologically diagnosed cases. DMW 122:14, 427–431
12. Haggitt RC: Barrett's esophagus, dysplasia, and adenocarcinoma. Hum Pathol 25:982–993
14. Hansson LE, Sparen P, Nyren O (1993) Increasing incidence of both major histological types of esophageal carcinomas among men in Sweden. Int J Cancer 54:402–407
15. Johnston MH, Hammond AS, Laskin W et al. (1996) The prevalence and clinical characteristics of short segments of specialized intestinal metaplasia in the distal esophagus on routine endoscopy. Am J Gastroenterol 91:1507–1511
16. Kowdley KV, Silverstein FE (1995) Future developments in endoscoping imaging. Baillière's Clinical Gastroenterology 9:173–183
17. Krishnadath KK, Tilanus HW, van Blankenstein M et al. (1995) Accumulation of genetic abnormalities during neoplastic progression in Barrett's esophagus. Cancer Res 55:9, 1971–1976
18. Nandurkar S, Talley HN J, Marin CD J et al. (1997) Short segment Barrett's oesophagus: prevalence, diagnosis and associations. Gut 40:710–715
19. Panjehpur M, Overholt BF, Vo-Dinh T et al. (1996) Endoscopic fluorescence detection of high-grade dysplasia in Barrett's esophagus. Gastroenterology 111:91–101
20. Paull A, Trier JS, Dalton MD et al. (1976) The histologic spectrum of Barrett's esophagus. N Eng J Med 295:476–480
21. Powell J, Mc Konkey CC (1990) Increasing incidence of adenocarcinoma of the gastric cardia and adjacent sites. B J Cancer 62:440–443
22. Reid BJ, Blunt PL, Rubind CE et al. (1992) Flow-cytometric and histological progression to malignancy in Barrett's esophagus: prospective endoscopic surveillance of a cohort. Gastroenterology 102:1212–1219
23. Sciallero S, Giaretti W, Bonelli L et al. (1993) DNA content analysis of Barrett's esophagus by flow cytometry. Endoscopy 25:648–651
24. Spechler SJ, Zeroogian JM, Antonioli DA et al. (1994) Prevalence of metaplasia at the gastro-oesophageal junction. Lancet 344:1533–1536
25. Spechler SJ, Goyal RK (1996) The columnar-lined esophagus, intestinal metaplasia, and Norman Barrett. Gastroenterology 110:614–621
26. Stevens PD, Lightdale CJ, Green PHR et al. (1994) Combined magnification endoscopy with chromoendoscopy for the evaluation of Barrett's esophagus. Gastrointest Endosc 40:747–749
27. Van der Burgh A, Dees J, Hop WCJ et al. (1996) Oesophageal cancer is an uncommon cause of death in patients with Barrett's oesophagus. Gut 39:5–8
28. Van der Veen AH, Dees J, Blakenstijn JD et al (1989) Adenocarcinoma in Barrett's oesophagus: an over-rated risk. Gut 30:14–18
29. Weinstein WM, Ippoliti AF (1996) The diagnosis of Barrett's esophagus: goblets, goblets, goblets. Gastrointest Endosc 44:14–18
30. Weston AP, Krmpotich PT, Cherian R et al. (1997) Prospective long-term endoscopic and histological follow-up of short segment Barrett's esophagus: Comparison with traditional long segment Barrett's esophagus. Am J Gastroenterol 92:407–413
31. Wright TA, Gray MR, Morris AI et al. (1996) Cost effectiveness of detecting Barrett's cancer. Gut 39:574–579

II. Pilze im Darm

(Herausgeber: M. Kist)

Pilze im Darm – Gefahr oder Mythos?
Eine Herausforderung ärztlicher Redlichkeit

B. Lembcke

Die Entwicklungen um die Pathogenität von Pilzen im Darm und ihre patho-genetischen Effekte in den Schlagzeilen der einschlägig interessierten Laien-presse der vergangenen 10 Jahre, insbesondere in von kommerziellen Aspek-ten getragenen Publikationen bis hin zu Selbsthilfegruppen der „Pilzgeschä-digten" tragen etliche Charakteristika einer Massenhysterie.

Um so wichtiger ist eine sachgerechte Auseinandersetzung mit der Thema-tik, die die gastroenterologische und ggf. psychopathologische Problematik ebenso umfaßt wie die mikrobiologischen Aspekte. Nachfolgend sollen daher die aus gastroenterologischer Sicht auffälligen Aspekte des Phänomens „Pilze im Darm", die diesbezüglichen Patientenvorstellungen und postulierte Zusammenhänge mit der gastrointestinalen Symptomatik erörtert werden (zu den speziellen mikrobiologischen Sachverhalten s. Beitrag Weig et al.).

Unter den Mykosen des Menschen sind die Dermatophyten (Trichophyton, Mikrosporum, Epidermatophyton) und Mischinfektionen mit z.B. Candida-Spezies, apathogene und fakultativ pathogene Hefepilze sowie die (fakultativ) pathogenen Schimmelpilze (Aspergillus, Mucor) von Bedeutung [16, 20, 29].

Apathogene Hefepilze sind z.B. die Bier-, Wein-, Backhefe, Kefirpilze oder der Milchschimmel, die für die Nahrungsmittelbearbeitung Bedeutung erlangt haben. Als fakultativ pathogene Hefepilze sind C. albicans oder C. glabrata (Torulopsis glabrata) einzustufen, da sie ohne Krankheitserscheinungen im Gastrointestinaltrakt beim Menschen vorkommen, andererseits unter bestimmten Bedingungen (in der Regel einer Beeinträchtigung des Immun-systems) aber eindeutig pathogen werden können (invasive Mykose).

Sichtbares Zeichen einer Candidainfektion im Gastrointestinaltrakt sind der Mundsoor und die Soorösophagitis [25]. Während ein Mundsoor im inter-nistischen Krankengut u.a. bei der inhalativen Glukokortikoidtherapie, bei der HIV-Infektion und bei der Neutropenie nach Chemotherapie geläufig ist und eine Candida-Superinfektion von Mundwinkelrhagaden beim Eisenmangel auftritt, deckt die Endoskopie eine Soorösophagitis vorwiegend bei Patienten mit gestörter Infektabwehr im Rahmen eines Diabetes mellitus oder einer Leberzirrhose beim Alkoholiker, bei Gravidität bzw. Ovulationshemmer-Ein-nahme, unter Metronidazol bzw. Breitspektrumantibiotika, bei der Skleroder-mie, bei Tumorpatienten (durch die Tumorerkrankung selbst, durch Bestrah-lung und durch die Chemotherapie) sowie bei Intensivpatienten auf. Wesent-liche Voraussetzung einer gastrointestinal-mukosalen Candidiasis ist mithin eine Beeinträchtigung der Immunkompetenz (T-Zell-Defekt), andere Fakto-

T. Kirchner et al. (Hrsg.) Ökosystem Darm VIII
© Springer-Verlag Berlin Heidelberg 1999

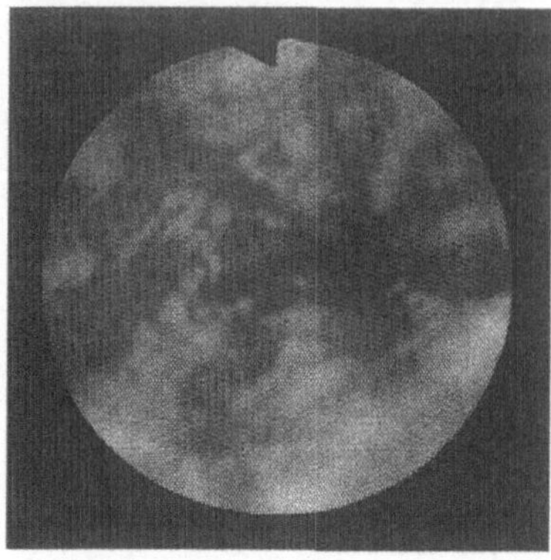

Abb. 1. Soorösophagitis im endoskopischen Bild (Für die Überlassung der Abb. danke ich Herrn PD Dr. T. Wehrmann, Frankfurt)

ren sind Störungen der Mukosafunktion durch Entzündung (Bestrahlung, Alkoholismus) sowie Motilitätsstörungen (Diabetes mellitus, Sklerodermie; [7, 11, 20, 26, 29].

Eine Candida-Sepsis tritt vorwiegend bei Patienten mit zentralen Venenkathetern (ZVK, Groshong-Katheter, Portimplantat) in Abhängigkeit von der Verweildauer, der Compliance hinsichtlich eines sachgerecht sterilen Umgangs sowie von der Schwere der Grunderkrankung auf. Hochkalorische parenterale Ernährung wirkt hier infektionsbegünstigend.

Ein einheitliches Kriterium der mukosalen Candidiasis im Gastrointestinaltrakt ist das Auftreten der Soormembranen praktisch ausschließlich auf (glykogenhaltigem) Plattenepithel, d.h. enoral, im Ösophagus und auf dem Anoderm. Die unverletzte Schleimhaut des Magens, des Dünndarms und des Colons weisen keine Soorbeläge auf. Endoskopisch sind Soorbeläge im Ösophagus (Abb. 1) nicht abstreifbar; dem entspricht der entzündliche und unterminierende Charakter bei der Bariumkontrastdarstellung (Abb. 2).

Als mögliche Gründe für das Auftreten von Soor auf Plattenepithel sind (a) eine trophische Rolle des Glykogengehaltes derartiger Oberflächen für Candida einerseits wie auch (b) die candizide Wirkung von Defensinen in Schleimhäuten mit Paneth-Zellen andererseits vermutet worden [1]. Daß diese Erklärungen nicht ausreichen, wird u.a. dadurch veranschaulicht, daß auch auf chronischen Ulzera im Magen und Duodenum nicht selten Candida albicans gefunden wird (ca. 25%) [7].

Die Rolle intestinaler Defensine in der Abwehr einer gastrointestinal-mukosalen Candidiasis wird nicht allein durch die Lokalisation in Kryptenzellen der Drüsen der Dünn- und Dickdarmschleimhaut erhärtet, sondern insbesondere durch den Nachweis ihrer candiziden Wirkung in vitro. Defensine sind eine Gruppe antimikrobieller neutrophiler Peptide, die Bakterien, Pilze (Candida albicans), Viren, Lamblien und Tumorzellen in vitro abtöten können. Sie kommen in unterschiedlicher Form u.a. in Leukozyten, aber auch im Bronchialsystem und im Intestinaltrakt, d.h. an inneren Grenzflächen des Organismus mit der Außenwelt, vor. Die in Granula der Paneth-Zellen in den Krypten des Intestinaltrakts darstellbaren Defensine werden als Cryptdine (Crypt defensine) bezeichnet; sie sind kürzlich auf molekularer Ebene charakterisiert worden [13].

Abb. 2. Radiologisches Bild der Soorösophagitis

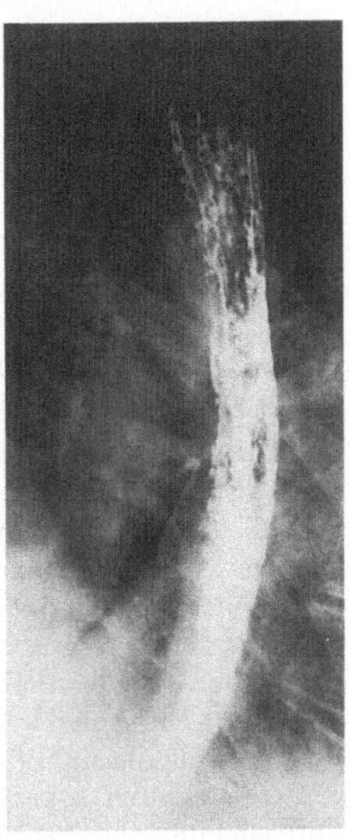

Als fakultativ pathogene Keime sind Candida- und Aspergillus-Spezies bei immunsupprimierten Patienten, d.h. in der modernen Medizin, ein zunehmendes diagnostisches und therapeutisches Problem durchaus erheblichen Ausmaßes [12, 18]. Hier ist zwischen einer tatsächlichen, sehr diffizilen und gravierenden Problematik und einer Verquasung mit eigenem Wichtigkeitsanspruch zu unterscheiden.

Pathologisch-anatomische Untersuchungen zeigen, daß in Einzelfällen mit histologisch nachweisbarer Candida-Infektion in der Darmschleimhaut (Abb. 3) sehr gravierende (letale) Grunderkrankungen vorgelegen haben;

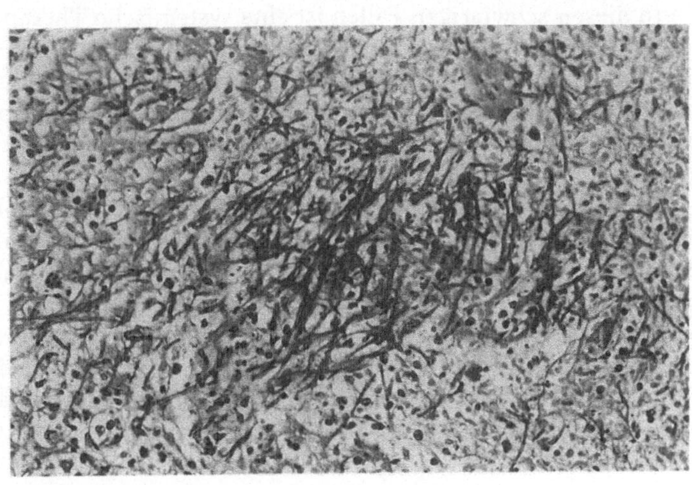

Abb. 3. Invasive Candidiasis im Dünndarm. (Für die Überlassung dieser Abbildung danke ich Herrn Prof. Dr. M. Schneider, Senckenbergisches Zentrum der Pathologie, Frankfurt)

Tabelle 1. Häufigkeit invasiver Mykosen (n = 12 077 Obduktionen) [18]

Zeitraum	Invasive Mykosen	Invasive Candida-Mykosen
1978–1982	1,6%	1,2%
1983–1987	2,5%	1,3%
1988–1992	4,1%	1,0%

Soorbeläge wie im Ösophagus treten intra vitam auch beim Immunsupprimierten im Dünn- oder Dickdarm extrem selten auf.

Am Senckenbergischen Institut für Pathologie der Goethe-Universität Frankfurt (em. Direktor: Prof. Dr. K. Hübner) wurden von 1978–1992 n = 12 077 Obduktionen durchgeführt [12, 18]. In 309 Fällen wurden dabei invasive Mykosen diagnostiziert. Mit der Intensivierung diagnostischer und therapeutischer Maßnahmen und dem Hinzutreten neuartiger Erkrankungen (HIV-Infektion, Transplantationsfolgen, Hochdosis-Chemotherapie) zeigte sich dabei eine deutliche zeitabhängige Zunahme der invasiven Mykosen (Tabelle 1). Der Anteil invasiver Candida-Mykosen erwies sich dabei jedoch als konstant, d.h. die signifikante Zunahme invasiver Mykosen war praktisch ausschließlich durch Aspergillosen bedingt. Während in dieser umfangreichen Untersuchung der Ursprung für invasive Candida-Mykosen in 82% im Gastrointestinaltrakt lag, war das bronchopulmonale System die preferentielle Eintrittspforte für Aspergillus (18% Gastrointestinaltrakt) [12, 18].

Bei schweren Störungen der lokalen Immunität, der Permeabilität, der mukosalen Integrität und der lokalen Bakterienflora (z.B. neutropenische Enterokolitis, Hämoblastosen, AIDS, transplantationsbedingte Immunsuppression) kann die physiologische bzw. eine verstärkt proliferierte intestinale Mycoflora zum Ausgangspunkt einer invasiven und systemischen Mykose werden; Mischinfektionen kommen dabei vor (Abb. 4a, b). Die tatsächliche Häufigkeit derartiger schwerwiegender Infektionen im Krankengut einer Universitätsklinik mit entsprechendem Anteil an Hightech-Medizin ist durch Tabelle 1 relativierend dargelegt.

In diesen schwierigen Fällen ist eine systemische Therapie erforderlich (in erster Linie Fluconazol, oder Amphotericin B [23], ggf. in Kombination mit Flucytosin, evtl. Itraconazol). Oberflächeninfektionen am Ösophagus werden wie auch der Mundsoor primär lokal behandelt (Nystatin bzw. Amphomoronal Suspension, in schwereren Fällen Fluconazol, Itraconazol oder Ketokonazol p.o.).

Der Nachweis von *Candida albicans im Stuhl* ist a) physiologisch und b) für die Symptomatik dyspeptischer Beschwerden oder von Nahrungsunverträglichkeiten unerheblich [7, 11, 26, 29]. Quantitative „Überzahlen" unterliegen methodischen Schwankungen durch Transport, Temperatur und Stuhlkomposition, so daß echte Normwerte für eine Obergrenze bereits rein methodisch schwer darstellbar sind. Konzentrationen $>10^6$/g Stuhl im Frischstuhl gelten jedoch als pathologisch und können bei einzelnen Durchfallpatienten gefunden werden [8, 14, 20]. In vereinzelten Publikationen sind Beobachtungen einer Antibiotika-induzierten, Cl. difficile-negativen Diarrhö bei mangel-

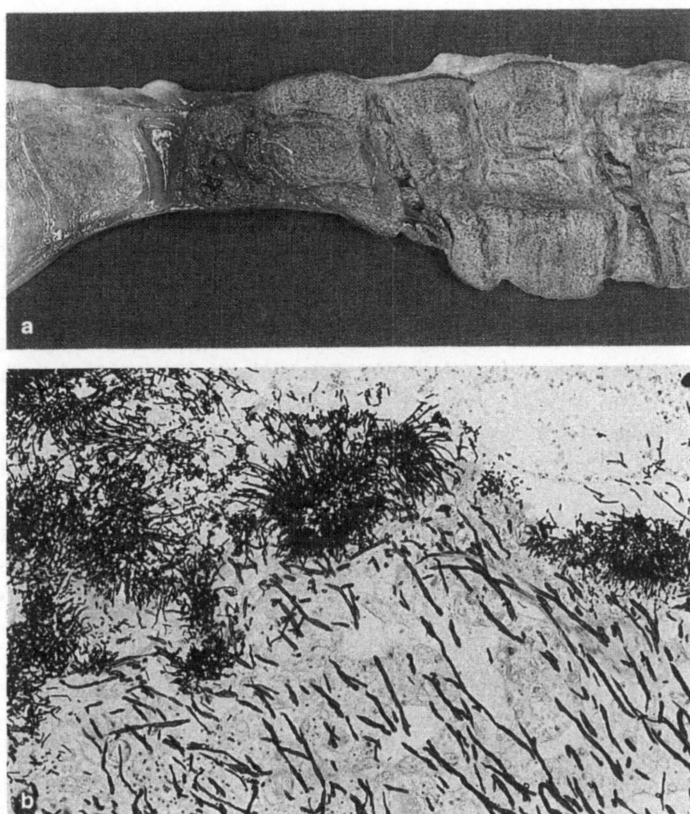

Abb. 4a, b. a Makroskopisches Dünndarm-Präparat mit invasiver Aspergillus- *und* Candida-Mykose. Der stenosierte Bezirk entspricht einer hämatogenen Aspergillusinfiltration, die flächig-pseudomembranöse Manifestation einer Candidiasis.
b Histologie aus dem Gebiet mit oberflächlicher invasiv entstandener Candidamykose (Sporen und dünne Hyphen) und gleichzeitig hämatogen entstandener Aspergillus-Mykose in der Tiefe (dicke Hyphen). Dünndarm; Grocott-Färbung. (Für die Überlassung dieser Abbildung danke ich Herrn Prof. Dr. M. Schneider, Senckenbergisches Zentrum der Pathologie, Frankfurt)

ernährten, kritisch kranken und alten Patienten mitgeteilt worden, die auf C. albicans zurückgeführt wurden, da sie ein promptes Ansprechen auf Nystatin (1 Mio. E) gezeigt haben. Die Patienten wiesen eine sekretorische, unblutige wäßrige Diarrhö mit unauffälligem Koloskopiebefund und krampfartigen Bauchbeschwerden auf. Bei einigen dieser Patienten hatten sich die Symptome jedoch bereits allein auf die Beendigung der Antibiotikatherapie gebessert, so daß ein kausaler Zusammenhang mit einer intestinalen Candidiasis fragwürdig ist. Dies um so mehr, als die durch einen Mangel an kurzkettigen Fettsäuren im Kolon ausgelöste sekretorische Diarrhö unter Antibiotika bei Patienten mit unzureichender oraler Ernährung eine inzwischen bekannte Form der Antibiotika-induzierten Durchfälle darstellt und diese Zusammenhänge den Autoren der genannten Fallbeschreibungen offenkundig nicht geläufig waren [19].

In pseudowissenschaftlichen Abhandlungen zu intestinalen Mykosen wird bisweilen auf die morphologische Darstellung von Hyphen im Lumen des Intestinaltrakts verwiesen und über den Mechanismus der Persorption von Makropartikeln ein Zusammenhang derartiger „Pilznester" mit dem „sekundären Pilztod in 10 000 Fällen/Jahr in Deutschland" hergestellt [21, 24].

Die Darstellung Candida-eigener Stoffwechselprozesse, wie z.B. Gärungsvorgängen bei der Inkubation mit Kohlenhydraten, ist als solche korrekt (und ermöglicht mit anderen Pilzen u.a. die Champagnerherstellung), kann aber nicht zur „Erklärung" von dyspeptischen Beschwerden herangezogen werden, solange entsprechende klinische Dokumentationen und Korrelationen völlig fehlen. Der Darstellung, daß die Gasbildung durch C. albicans mit dem H_2-Atemtest veri- oder falsifiziert werden kann [7], ist insofern zu widersprechen, als C. albicans in vitro nicht relevant zur Wasserstoffbildung nach Glukosegabe beiträgt [17]. Eine vergleichende quantitative Betrachtung der Gasbildung(sfähigkeit) durch die im Darmtrakt vorhandenen Bakterien (10^{12}/g) in Relation zu den nachweisbaren Keimzahlen für C. albicans (10^3–10^6) entlarvt den „Blähbauch durch Candida" überdies als Sprechblase ohne Inhalt.

Neben der Entstehung eines „Blähbauchs" (ohne jede Gasmengen-Analyse) und von Meteorismus durch Gärungsprozesse des Pilzstoffwechsels werden inzwischen auch andere Stoffwechselprozesse von Pilzen zur Suggestiverklärung gastrointestinaler Symptome und Befunde herangezogen. Hierzu zählen die Erklärung einer Fettleber durch Fuselalkohole aus dem Pilzstoffwechsel, eine Alkoholunverträglichkeit, die vermeintliche „Entstehung" von erhöhten Blutalkoholspiegeln durch den Stoffwechsel von Candida albicans („auto-brewery syndrome"), Heißhunger auf Süßes, klebrige, ungeformte Stühle, Obstipation sowie allergische Erscheinungen [3, 6, 15, 28]. W. Stille spricht in diesem Zusammenhang von „kollektivem Pilzwahn in Deutschland"; Gastroenterologen erkennen mühelos die Merkmale des Reizdarms mit erheblicher psychosomatischer Prägung.

C. albicans wird in beträchtlicher Häufigkeit (15–30%) in der Mundhöhle, im Ösophagus, im Magen/Duodenum, im Jejunum/Ileum sowie im Kolon bzw. Stuhl bei gesunden Personen gefunden. Ein Zusammenhang mit Symptomen besteht dabei in sorgfältig vergleichenden Untersuchungen nicht [2, 7, 11]. Bei Patienten mit angeblich Therapie-resistenter Darmmykose und einem breiten Spektrum gastrointestinaler Beschwerden konnte bei sorgfältiger mykologischer Untersuchung kein Anhalt für eine behandlungsbedürftige Darmmykose festgestellt werden, aber $^2/_3$ dieser Patienten wiesen Symptome einer Depression bzw. Neurose auf [26].

Wie ist eine solche nicht nur medizinisch, sondern auch gesundheitspolitisch und ökonomisch absurde Diskrepanz zu verstehen?

Einen möglichen Zugang sehe ich

1) in der Form und Diktion der Patienten ansprechenden Publikationen zu diesem Thema (Tabelle 2), die sich (a) offenkundig an Menschen wenden, die sich in einer hilflosen Situation bzw. unkontrollierten äußeren Einflüssen ausgesetzt wähnen und (b) auffallend häufig das Wort „Heilen" enthalten (das sonst in der seriösen Medizin weitgehend vermieden wird [„Medicina curat, natura sanat"]) sowie

Tabelle 2. Titel von „Pilzbüchern", die wie Pilze aus dem Boden schossen

- „Pilze im Körper – krank ohne Grund?"
- „Ich fühle mich krank und weiß nicht, warum: C. albicans, die maskierte Krankheit."
- „Pilzinfektionen vorbeugen und heilen"
- „Was ist bloß mit mir los?"
- „Die Candidamykose – eine Pilzerkrankung mit vielen Gesichtern"
- „Candida, der entfesselte Hefepilz"
- „Die Anti-Hefepilz-Diät"
- „Heildiät gegen Pilze"

Tabelle 3. „Logisches" Gedankengebäude zur Pathogenese des „Candida-Hypersensitivitätssyndroms"

„… Antibiotics, especially broad spectrum antibiotics, kill „friendly germs", while they're killing enemies. And when friendly germs are knocked out, yeast germs (Candida albicans) multiply. Diets rich in carbohydrates and yeasts, birth control pills, cortisone and other drugs also stimulate yeast growth. Large numbers of yeasts weaken your immune system. Your immune system is also affected adversely by nutritional deficiencies, sugar consumption, and by exposure to environmental molds and chemicals (such as formaldehyde, petrochemicals, perfume and tobacco). When your immune system is compromised and your resistance is lessened, you may feel bad „all over" and develop respiratory, digestive, and other symptoms. And you're apt to develop adverse reactions to additional food inhalants and chemicals. As a part of these reactions, mucous membranes throughout your body swell, and you develop infections caused by bacteria and viruses that a strong immune system would ordinarily conquer. When you develop an infection, you're apt to be given „broad spectrum" antibiotics, such antibiotics, while at times essential, promote the growth of Candida albicans which depress your immune system. And your health problems continue until the vicious cycle is interrupted by a comprehensive treatment program designed to decrease the growth of Candida albicans and increase your resistance."
(W. G. Crook. The Yeast Connection: A medical breakthrough. 2. ed. Jackson, Tenn., 1984, Professional Books, pp 15–16.) [6]

2) in der an ein psychiatrisches Gedankengebäude erinnernden inneren Stringenz der Argumentation (Tabelle 3), die Befunde, nachweisbare Effekte, Empfindungen, mythisches Verständnis und vermeintliche Logik als ein pathophysiologisch eingängiges Konzept in verbal sublim fraternisierender Weise miteinander verwebt.

Bereits 1986 hat das Executive Committee der Amerikanischen Akademie für Allergie und Immunologie dementsprechend in einer Stellungnahme erklärt, daß (1) das „Konzept" spekulativ und unbewiesen ist und (2) Elemente der vorgeschlagenen Therapie potentiell gefährdend sind [3].

Vergleicht man das vielgestaltige Symptomenspektrum des sog. Candida-Hypersensitivitätssyndroms mit seinen gastrointestinalen, neuro-psycho-vegetativen, kutanen, rheumatischen und urogenitalen Beschwerden mit dem Symptomenspektrum anderer „neuer" Krankheiten („Chronic Fatigue Syndrome", „Multiple Chemical Sensitivity Syndrome", „Fibromyalgiesyndrom", „Sick Building Syndrome" (Tabelle 4), so wird eine angesichts der pleomorph-kreativen Krankheitsbezeichnungen ernüchternde Monotonie der Krankheitserscheinungen augenfällig, der die durchaus praktikable, heute unmo-

Tabelle 4. Beschwerden beim Candida-Hypersensitivitätssyndrom im Vergleich zu Beschwerden beim CFS, MCS und Fibromyalgiesyndrom

Candida-Hypersensitivitätssyndrom		Chronic-Fatigue-Syndrom
Gastrointestinale Beschwerden	Meteorismus	
	Sodbrennen	
	Bauchschmerzen	
	Heißhungerattacken	
	Obstipation, Diarrhö	
	Mundtrockenheit	Nasen-/Mundbrennen
	Alkohol-/Nahrungs-unverträglichkeiten	
Urogenitale Beschwerden	Vaginales Brennen	
	Juckreiz, Ausfluß	Juckreiz
	Menstruationsunregel-mäßigkeiten	
	Prostatitis	
	Impotenz	
Psychosomatisch-vegetative Beschwerden	Müdigkeit	Müdigkeit
	Kopfschmerzen	Kopfschmerzen
	Konzentrationsstörungen	Konzentrationsstörungen
	Vergeßlichkeit	Vergeßlichkeit
	Schlaflosigkeit	Schlafstörungen
	Hyperaktivität	Reizbarkeit
	Depressionen, Angst	Depression
Weitere Beschwerden	Arthralgien, Myalgien	Arthralgien, Myalgie/Muskelschwäche
	Respiratorische Symptome (Schleimhautschwellung)	Halsschmerzen
	Hautprobleme/Urticaria	Dolente Lymphknoten
		Fieber

derne Bezeichnung „larvierte Depression" durchaus gerecht würde. Spezifische Charakteristika, die eine Differenzierung dieser „neuen" Krankheitsbilder ermöglichen würden, konnten in entsprechenden Untersuchungen nicht gefunden werden [5, 15, 22, 26, 27, 30].

Ein wesentlicher Baustein des zur Therapie empfohlenen Konzepts ist neben der antimykotischen Pharmakotherapie (meistens mit Nystatin) die Einhaltung einer speziellen Diät, die insbesondere durch den Entzug von Zuckern der intestinalen Candidiasis das nutritive Substrat entziehen soll [21, 24]. Glukosefreie Bedingungen lassen sich im Dünndarm beim oral ernährten Patienten jedoch nicht erzielen, solange eine Ernährung mit Kohlenhydraten überhaupt stattfindet. Daß (ohne jede kontrollierte Studie mit einer adäquaten Vergleichsgruppe) Patienten mit Candida-Problematik auf strenge (und mitunter in gefährlicher Weise einseitige) Diätregime partiell positiv reagieren, ist kein schlüssiger Beweis für das Zutreffen der zugrundeliegenden Hypothese, da die Diät zumindest bei Übergewichtigen ohne Pilznachweis zu analogen Ergebnissen führen dürfte. Für Normalgewichtige stellt eine strenge „Pilzdiät" oftmals eine Gesundheitsgefährdung mit der Folge erheblicher Mangelernährung dar.

Der wesentliche Leitgedanke der Anti-Pilz-Konzeption wurde von Rieth wie folgt formuliert: „... Die rigorose Entpilzung des Verdauungstraktes ist jedem Verpilzten dringend zu empfehlen" [24]. Für den okkulte Infektionen fürchtenden Patienten ist dieses apodiktische Statement ebenso schlüssig wie es der Analogsatz wäre „... die rigorose Entlausung ist jedem Verlausten dringend zu empfehlen". Der Unterschied liegt in zwei grundsätzlichen Ungleichheiten:

1) Der Nachweis von C. albicans ist bei den meisten Menschen als physiologisch oder kommensal zu werten; Übergänge zur Bewertung als pathogener Keim hängen in erster Linie vom Zustand des Patienten ab. Bei nicht immunsupprimierten Patienten besteht überdies keine Korrelation des C.-albicans-Nachweises mit gastrointestinalen Beschwerden.
2) Eine dauerhafte Sanierung des Pilzbefundes im Darm ist weder zu erwarten noch durch Antimykotika oder eine Anti-Pilz-Diät zu erreichen [4, 26].

Hierzu lassen sich die Daten einer prospektiven Doppelblindstudie zur Wirksamkeit von Nystatin bei vermeintlichem Candida-Hypersensitivitätssyndrom heranziehen [9]. In dieser Untersuchung erhielten 42 prämenopausale Frauen mit chronischer Candida-Vaginitis und Beschwerden des Candida-Hypersensitivitätssyndroms Nystatin oral plus Nystatin vaginal, Nystatin oral plus Placebo vaginal, Placebo oral plus Nystatin vaginal bzw. Placebo oral plus Placebo vaginal. Während die Nystatin-Therapie (Verum/Verum > Verum/Placebo bzw. Placebo/Verum) die vaginale Symptomatik im Vergleich zu Placebo/Placebo signifikant besserte, waren die vier Regime in der Besserung von Allgemeinsymptomen und psychologischer Parameter äquivalent, d.h. der Nystatin-Effekt glich dem der Placebophase.

Als eine einheitliche Beobachtung bei Patienten mit Candida-Hypersensitivitätssyndrom und Multiple Chemical Sensitivity Syndrome wird in kontrollierten Untersuchungen, die diese Faktoren standardisiert einbezogen haben, mitgeteilt, daß psychosomatische und psychiatrische Symptome zentrale Komponenten des Beschwerdebildes bzw. der Patienten darstellen [5, 22, 26, 30]. Der mit dem Beschwerdekomplex „Pilze im Darm" konfrontierte Arzt erfährt die psychiatrische Komponente in der Regel sehr praktisch durch das unbeirrte Beharren des Patienten auf der durch oben diskutierte Vorabinformationen geprägten Sichtweise.

Wenn denn eine argumentative Annäherung oft ernsthaft nicht möglich ist, kann nachfolgende Gleichung die gastroenterologische Wertung der Problematik „Pilze im Darm" für praktische Belange zumindest für den Gastroenterologen (nicht ganz ernsthaft) wie folgt auflösen:

$$\text{Reizwort „Pilze" + Reizdarmbeschwerden} =$$
$$\text{Reiz (Wort „Pilze" im Darm + Darmbeschwerden)} =$$
$$\text{Reiz Darm (Wort „Pilze" + Beschwerden)} =$$

$$\frac{1}{\text{Wort „Pilze" + Beschwerden}} = \text{Reizdarm}$$

(Gleichung nach Lembcke)

(Lies: Ein Patient mit Beschwerden, die er auf das Wort „Pilze" bezieht, hat einen Reizdarm, da das „Wort Pilze" ersatzlos gestrichen werden kann.)

Dies impliziert aber auch, daß Patienten mit der (oft inkarzerierten) Vorstellung, an Pilzen im Darm zu leiden, ernstgenommen werden müssen, um a) therapeutisch etwas zu bewegen und b) unnötige Folgekosten inadäquater Betreuung („Doktorshopping") zu vermeiden.

Die Ablehnung gegenüber einer medizinisch begründbaren Sicht des Beschwerdebildes führt oftmals dazu, daß Patienten tiefgründiges Mißtrauen gegenüber der ihre Belange völlig unzureichend erfassenden „Schulmedizin" äußern; in der Regel dient dies auch als Ablehnungsgrund gegenüber dem Arzt und als Begründung für weitere (vagabundierende) Inanspruchnahme medizinischer oder paramedizinischer Leistungen.

Von Dressendörfer [10] (zit. nach Geiss [11]) stammen zur grundsätzlichen Problematik „alternativer" Ansätze in der Medizin vier Leitgedanken, die vorbehaltlos zu teilen und daher hier (etwas verkürzt) wiedergegeben sind:

1) Jeder hat das Recht zu glauben, was er glauben möchte. Er hat aber nicht das intellektuelle Recht, seine Glaubenssätze unbewiesen als allgemeingültig oder als wissenschaftlich begründet auf Kosten von Patienten und der Gemeinschaft darzustellen.
2) Eine Anschauung, die den Anspruch der Allgemeingültigkeit oder Wissenschaftlichkeit erhebt, muß sich mit den allgemein anerkannten Regeln der Wissenschaft und der Logik messen lassen, solange sie nicht deren Fehlerhaftigkeit nachweist.
3) Besonders in der Medizin kann aus Einzelfällen in der Regel kein allgemeingültiger Schluß gezogen werden.
4) Die Zahl der Anhänger einer Anschauung sagt nichts über die Richtigkeit oder Unrichtigkeit dieser Anschauung aus. Demokratische Mehrheitsentscheidungen sind auf die Beurteilung von Naturgesetzen nicht übertragbar, und mediengestützte Meinungsbeeinflussung darf sich nicht auf sie auswirken.

Literatur

1. Aley SB, Zimmerman M, Hetsko M et al. (1994) Killing of Giardia lamblia by cryptdins and cationic neutrophil peptides. Infect Immun 62:5397–5403
2. Andersen LI, Fredriksen H-J, Appleyard M (1992) Prevalence of esophageal candida colonization in a Danish Population: Special Reference to Esophageal Symptoms, Benign Esophageal disorders, and pulmonary disease. J Infect Dis 165:389–392
3. Anderson JH, Chai H, Claman HN et al. for the Executive Committee of the American Academy of Allergy and Immunology (1986) Candidiasis hypersensitivity syndrome. J Allerg Clin Immunol 78:271–273
4. Blaschke-Hellmessen R, Schwarze R (1994) Amphotericin B-Spiegel in Faeces und Serum während oraler Verabreichung bei Risikoneugeborenen. Mycoses 37 (Suppl 1):84–88
5. Buchwald D, Garrity D (1994) Comparison of patients with chronic fatigue syndrome, fibromyalgie, and multiple chemical sensitivity. Arch Intern Med 154:2049–2053
6. Crook WG (1984) The yeast connection: a medical breakthrough. 2nd edn. Jackson, Tenn
7. Eckardt VF, Rösch W (1995) Pilze im Darm. Krankheitserreger oder Kommensale? Dtsch Ärztebl 92:B1731–1732
8. Danna PI, Urban C, Bellin E et al. (1991) Role of candida in pathogenesis of antibiotic-associated diarrhoea in elderly inpatients. Lancet 337:511–514
9. Dismukes WE, Wade JS, Lee JY et al. (1990) A Randomized, double-blind trial of nystatin Therapy for the candidiasis hypersensitivity syndrome. N Engl J Med 323:1717–1723

10. Dressendörfer W (1996) Natürlich Natur? Kritische Anmerkungen zu „alternativen" Heilverfahren. In: Müller-Jahncke W-D, Reichling J (Hrsg) Arzneimittel der besonderen Therapierichtlinien. Haug, Heidelberg, S 29–50

11. Geiss HK (1997) Pilze im Stuhl – Mythen und Fakten. Der Kassenarzt 7:40–41

12. Groll AH, Shah PM, Mentzel C et al. (1996) Trends in the Postmortem epidemiology of invasive fungal infections at a university hospital. J Infect 33:23–32

13. Gropp R (1998) Die Expression humaner epithelialer Defensine in Zellkultur (Beitrag in diesem Band)

14. Gupta TP, Ehrinpreis MN (1990) Candida-associated diarrhea in hospitalized patients. Gastroenterology 98:780–785

15. Haas A, Stiehm ER (1986) The „Yeast Connection" meets chronic mucocutaneous candidiasis. N Engl J Med 314:854–855 (Letter)

16. Haralambie E (1992) Gnotobiotik. Perimed-spitta, Erlangen

17. Lock G, Linde HJ, Vogt W et al. (1996) Diagnostik der bakteriellen Dünndarmfehlbesiedlung mit dem H_2-Atemtest: In-vitro-Untersuchungen zur Wasserstoffproduktion verschiedener Bakterien. Z Gastroenterol 33:585 (Abstract)

18. Mentzel C (1995) Invasive Mykosen im Autopsiegut des Universitätsklinikums Frankfurt am Main zwischen 1978 und 1992. Inaugural-Dissertation, Universität Frankfurt

19. Mortensen PB, Clausen MR (1994) Antibiotic-associated diarrhoea. In: Binder HJ, Cummings J, Soergel KH (eds) Short Chain Fatty Acids. Kluwer Academic Press, Dordrecht Boston London 240–247

20. Müller J (1982) Pilze im Gastrointestinaltrakt. Fortschr Med 100:936–941

21. Nolting S (1994) Mykosen des Verdauungstraktes. Hamburg medi

22. Renfro L, Feder HM, Lane TJ et al. (1989) Yeast Connection among 100 patients with chronic fatigue. Am J Med 86:165–168

23. Rex JH, Bennett JE, Sugar AM et al. (1994) A randomized trial comparing fluconazole with amphotericin B for the treatment of candidemia in patients without neutropenia. N Engl J Med 331:1325–1330

24. Rieth H (1994) Mykosen. Anti-Pilz-Diät. notamed, Melsungen

25. Scott BB, Jenkins D (1992) Gastro-esophageal candidiasis. Gut 23:137–139

26. Seebacher C (1996) Mykophobie – eine neue Krankheit? Mycoses 39 (Suppl. 1):30–32

27. Simon GE, Daniell W, Stockbridge H et al. (1993) Immunologic, Psychological, and neuropsychological factors in multiple chemical sensitivity. A controlled study. Ann Intern Med 119:97–103

28. Truss CO (1983) The missing diagnosis. Birmingham, Alabama

29. Wedding U, Geiss HK, Theilmann L, Stremmel W (1995) Candida-Besiedlung und Befall des Gastrointestinaltrakts. Dtsch Ärztebl 92:B2449–2454

30. Wolf C (1996) Multiple Chemical Sensitivity (MCS). Versicherungsmedizin 48:175–178

Pilze im Darm – Fakten, Fragen, Forschungsbedarf

M. Weig, H. Karch, F. Mühlschlegel

Klinische Bedeutung intestinaler Hefen

Die Frequenz an Pilzinfektionen hat in den letzten Jahrzehnten signifikant zugenommen. Dabei war ein Anstieg v.a. unter hospitalisierten Patienten zu beobachten. Alleine im Zeitraum von 1980 bis 1989 erhöhte sich die Zahl an nosokomialen Candidämien in größeren Lehrkrankenhäusern um fast 500% [50]. Eine Hochrisikogruppe für systemische Pilzinfektionen stellen Patienten dar, die an hämatologischen Neoplasien leiden. Pfaffenbach et al. [48] konnten in einer retrospektiven Studie, in der klinische Daten, Autopsieprotokolle und histologische Befunde von über 1000 Patienten mit hämatologischen Neoplasien aufgearbeitet wurden, den dramatischen Anstieg systemischer Mykosen bei dieser Patientengruppe aufzeigen. Die Häufigkeit systemischer Pilzinfektionen lag 1976 bei 12% und erreichte 30% im Jahr 1990. Bei Patienten nach Knochenmarkstransplantation lag die Frequenz systemischer Mykosen 1990 sogar bei 56%. Die Candidasepsis weist eine schlechte Prognose auf. Nach Wenzel [77] stirbt ca. ein Drittel der Patienten unmittelbar an den Folgen der Infektion, ein Drittel der Patienten stirbt an ihrer Grundkrankheit, und das überlebende Drittel verbringt annähernd 30 Tage länger im Krankenhaus als nichtinfizierte Patienten mit gleicher Grunderkrankung.

Während Aspergillosen zumeist aerogen erworben werden, stellt die Besiedelung bzw. die Überwucherung des Gastrointestinaltrakts mit Candida spp. einen wichtigen Ausgangspunkt für systemische Candidosen dar.

Andererseits aber sind Candida spp. kommensale Organismen, die fast universell im Verdauungstrakt gesunder Menschen zu finden sind. Candida spp. wurden in 20–50% der Fälle aus dem Oropharynx gesunder Freiwilliger isoliert [1, 16, 34, 47]. Cohen berichtet über 55% kulturell positive Jejunalsekrete bei gesunden Erwachsenen [8]; zahlreiche Untersuchungen beschreiben eine Isolierungshäufigkeit von Candida spp. aus Jejunum, Ileum und Colon von 21–100% [8, 47]. Aus Stuhlproben gesunder Erwachsener wurden Candida spp. in 10–80% der Fälle isoliert [24, 70]. Die Unsicherheit über die genaue Prävalenz von Candida spp. im Gastrointestinaltrakt gesunder Personen ist in der Schwierigkeit der geeigneten Probenentnahme und in der Sensitivität der gewählten Untersuchung mitbegründet. Wir haben von 28 gesunden Personen über einen Zeitraum von 6 Wochen insgesamt 336 quantitative Kulturen aus Stuhlproben und Rachenspülwasser angelegt. Im Rachenspülwasser ließen sich bei 23 Personen (82%) Candida spp. nachweisen. Aus den Stuhlproben

T. Kirchner et al. (Hrsg.) Ökosystem Darm VIII
© Springer-Verlag Berlin Heidelberg 1999

Tabelle 1. Nachweis von Pilzen im Rachenspülwasser und im Stuhl bei 28 gesunden Personen

	Rachenspülwasser	Stuhl
Hefen und Schimmelpilze	26 (92,9%)	27 (96,4%)
Candida spp.	23 (82,1%)	26 (92,9%)
Candida albicans	22 (78,6%)	20 (71,4%)

wurden bei 26 Personen (93%) Candida spp. isoliert (Tabelle 1). C. albicans war der am häufigsten isolierte Pilz. Dieser war aus 60% der untersuchten Stuhlproben kultivierbar. Aber auch andere Candida spp., wie C. glabrata, C. krusei, C. lusitaniae und C. parapsilosis, konnten aus den Fäzes isoliert werden.

Der Übergang einer kommensalen Gastrointestinalbesiedelung in eine manifeste Infektion tritt dann auf, wenn endogene oder exogene Risikofaktoren das natürliche Gleichgewicht zwischen den Hefepilzen, der Wirtsabwehr und der intestinalen Mikroflora stören (s. Übersicht). Für die Wirtsabwehr von Candida-Infektionen spielen sowohl die angeborene wie auch die erworbene Immunität eine wichtige Rolle. Makrophagen und polymorphonukleäre Leukozyten nehmen dabei eine herausragende Stellung innerhalb der angeborenen Immunität ein. Aber auch CD4$^+$-T-Helferzellpopulationen (Th1 und Th2) sind wichtige Komponenten der Immunabwehr gegen C. albicans. Im Mausmodell sind Th1-Zytokinexpressionsmuster mit einer Resistenz gegen systemische Infektionen verbunden [18]. Die Grundlagen der Interaktion zwischen intestinaler bakterieller Mikroflora und Candida [3, 29] sind bislang wissenschaftlich kaum untersucht. Unter Breitspektrumantibiose wird regelhaft mit dem Verschwinden der Normalflora eine Überwucherung des Verdauungstrakts mit Hefen beobachtet [61–63]. Für Laktobakterien wird eine das Wachs-

Beispiele endogener und exogener Risikofaktoren, die die Entstehung von Candidosen begünstigen

Endogene prädisponierende Faktoren:

- Neonatalperiode/hohes Alter,
- Diabetes mellitus und andere Endokrinopathien,
- quantitative und qualitative Einschränkung phagozytärer Funktionen,
- maligne Systemerkrankungen, insbesondere hämatologische Neoplasien,
- Aids,
- lokale Gastrointestinalfaktoren, die zu einer eingeschränkten Motilität, zu Obstruktion, Stase oder zu einer Verletzung der mukosalen Integrität führen,
  z.B. bei Achalasie, Fundoplicatio, peptischen Ulzera, progressiver systemischer Sklerose.

Exogene prädisponierende Faktoren:

- Breitspektrumantibiose,
- kortikale Steroide,
- H$_2$-Blocker,
- Bestrahlung,
- immunsuppressive Chemotherapie.

tum von Candida hemmende Eigenschaft diskutiert [9, 19, 32, 76], doch sind mögliche Mechanismen, wie Konkurren zum Substrate und Rezeptoren oder die Produktion candizider Substanzen bislang kaum charakterisiert.

Beim Risikopatienten kann C. albicans lokale Infektionen praktisch an jeder Stelle des Verdauungstrakts hervorrufen. Häufig sind Mundschleimhaut und Ösophagus betroffen, doch auch im Bereich des Magens, des Dünn- und des Dickdarms werden Candida-Läsionen beobachtet [7, 12, 25, 27, 28, 42, 53, 56, 60]. Zahlreiche Studien konnten zeigen, daß die vorangehende Kolonisierung und Überwucherung des Verdauungstrakts bei Hochrisikopatienten einen unabhängigen Risikofaktor für die endogene Entstehung der Candidämie darstellt [10, 49, 50, 58, 78]. Nach Komshian ist der Verdauungstrakt in ca. 20% der Fälle Ausgangspunkt der hämatogenen Disseminierung. Weitere mögliche Eintrittspforten sind intravenös liegende Katheter, das harnableitende System und der Atmungstrakt [33].

Seit Fluconazol zur Therapie und Prophylaxe von Candidosen breiten Einsatz findet, wird zunehmend eine Resistenzbildung der Hefen beobachtet [59]. Neuere Arbeiten zeigen, daß verschiedene auf molekularer Ebene ablaufende Mechanismen zu einer sukzessiven Resistenzbildung beitragen. Dabei summieren sich u.a. Effekte der Überexpression von ABC-Transportergenen, wie CDR1 und von „Major-facilitator-multidrug-efflux"-Transportenergenen wie BEN^r/FLU1 mit Effekten, die durch Mutationen am Zielenzym der Azolantimykotika, der P 450 Lanosterol 14 α-Demethylase [65–67] entstehen.

Auch im Erregerspektrum der Candidose deutet sich in den letzten Jahren ein Wechsel an. Waren 1984 noch über 80% der invasiven Candidosen durch C. albicans verursacht, so wurden 1991, in Abhängigkeit von der Art des Klinikums, z.T. mehr als 50% Non-albicans-Infektionen beobachtet [77]. Der breite Einsatz von Fluconazol wird für die Selektion primär Fluconazol-resistenter Spezies verantwortlich gemacht. Im Jahr 1997 war C. glabrata die in den USA am häufigsten aus Blut isolierte Non-albicans-Spezies [51, 52]. Studien mittels Restriktionsfragmentlängenpolymorphismen (RFLP) deuten an, daß C.-glabrata-Infektionen auch exogen aus der Krankenhausumgebung erworben werden können [75].

In jüngerer Zeit haben „Pilze im Darm" v.a. in der Laienpresse großes Interesse gefunden. Die Kolonisierung des Verdauungstrakts wurde mit einer Reihe klinischer Beschwerdebilder, wie z.B. dem Candida-Hypersensitivitätssyndrom (CHS), der atopischen und seborrhoischen Dermatitis, der Psoriasis und der rezidivierenden Vaginitis, assoziiert.

Das Konzept des CHS umfaßt eine Vielzahl unspezifischer klinischer Beschwerdebilder, wie chronische Müdigkeit, Depression, Kopfschmerzen, Konzentrationsprobleme, Verdauungsbeschwerden, Kurzatmigkeit und vieles mehr [2, 6, 13]. Die Überwucherung des Verdauungstrakts mit Hefen soll über eine Schwächung des Immunsystems zur Schädigung zahlreicher Organsysteme führen. Betroffenen wird geraten, neben einer antimykotischen Therapie eine strenge „Pilzdiät" einzuhalten. Über eine Restriktion kurzkettiger Zucker soll der Hefe im Gastrointestinaltrakt das Substrat entzogen werden. Weder für die Existenz des CHS noch für einen möglichen Nutzen der Diät gab es bislang wissenschaftliche Hinweise. In einer an 42 Frauen, die überzeugt waren, an CHS zu leiden, durchgeführten Studie konnte Dismukes keinen signifikanten Unterschied in der Wirksamkeit von Nystatin gegenüber Placebo hinsichtlich systemischer oder psychischer Symptome nachweisen [15]. Die Studie wurde von CHS-Befürwortern wegen der nicht klar definierten Einschlußkriterien und der Tatsache kritisiert, daß die Diät während der Untersuchung nicht kontrolliert wurde. Bislang jedoch wurden keine klinischen Folgestudien präsentiert. In Übereinstimmung mit Dismukes-Ergebnissen lehnt die American Academy of Allergy and Immunology das Konzept des CHS als nicht bewiesen ab und beurteilt die vorgeschlagenen Therapiestrategien als experimentell [17].

Die Gastrointestinalhefekolonisierung wird als möglicher Triggerfaktor für Hauterkrankungen wie die Psoriasis, die atopische Dermatitis und das seborrhoische Ekzem diskutiert; Falldarstellungen berichten von der klinischen Besserung der Effloreszenzen nach antimykotischer Therapie [4]. Buslau konnte zeigen, daß Patienten mit Psoriasis und atopischer Dermatitis häufiger und in höherer Konzentration Hefen im Stuhl aufweisen als gesunde Kontrollpersonen [5]. Bislang ist unklar, ob es sich um wirkliche ätiopathogenetische Zusammenhänge oder um Epiphänome handelt.

Häufig wird davon ausgegangen, daß die intestinalen Hefen das Reservoir für rezidivierende Vaginalmykosen darstellen [41, 73]. Nahezu alle Patienten, die an einer akuten Candida-Vaginitis leiden, weisen auch rektal ein kulturell positives Ergebnis auf [39]. Biotypisierungsstudien ergaben für gleichzeitig vaginal und rektal gewonnene Stämme das gleiche Profil [37, 45, 46]. Allerdings ließen sich trotz antimykotischer Therapie der intestinalen Hefen Candida-Vaginitis-Rezidive nicht wirksam verhindern [40, 45, 71]. Zudem entwickelt die Mehrheit der Frauen trotz persistierender Gastrointestinaltraktkolonisierung keine vaginale Symptomatik.

Neuere wissenschaftliche Ansätze

Aufgrund der klinischen Bedeutung hat das wissenschaftliche Interesse an pathogenen Candida-Spezies in den letzten Jahren erheblich zugenommen. In der jüngeren Zeit sind entscheidende Fortschritte bei der Entwicklung von Methoden zur molekulargenetischen Analyse pathogener Pilze gemacht worden. Die Entwicklung eines Systems zur gezielten Mutagenese und Genklonierung bei C. albicans und C. glabrata [20, 30, 31], die Charakterisierung von Reportergenen [11, 35, 44, 74] und die Entwicklung eines Transzytose-Modells für C. albicans ([79] Abb. 1) sind Beispiele hierfür. Insgesamt jedoch ist die Kenntnis der grundlegenden Biologie und der Pathogenitätsmechanismen von C. albicans und C. glabrata gering. Die Suche nach Virulenzdeterminanten gestaltet sich auch deswegen schwierig, weil diese in ihrer typischen Form, z.B. als Toxin, fehlen.

Als Ausgangspunkt für die Suche nach möglichen Pathogenitätsfaktoren dienen spezifische Attribute von C. albicans, wie die Fähigkeit zum dimorphen Wachstum oder das „Phänotypische-Switching" [36, 72]. Weiterhin wurde erfolgreich versucht, charakteristische Virulenzdeterminanten bakterieller Pathogene, wie die Fähigkeit zur Adhärenz oder die Sekretion von Proteasen, auch in der mykologischen Pathogenitätsforschung anzuwenden [21, 22, 26,

Abb. 1. Transendotheliale Migration von C. albicans. Das lasermikroskopische Bild zeigt C. albicans-Myzel nach Transzytose durch einen Monolayer aus humanen Nabelschnurendothelien, der auf einer extrazellulären Matrix *(EZM)* im Transwell-System ausgebildet war. Nach Überwinden der Endothelschranke und der EZM erscheint C. albicans-Myzel basal durch eine Pore des Transwell-Filtersystems (M. Weig, unpublizierte Daten)

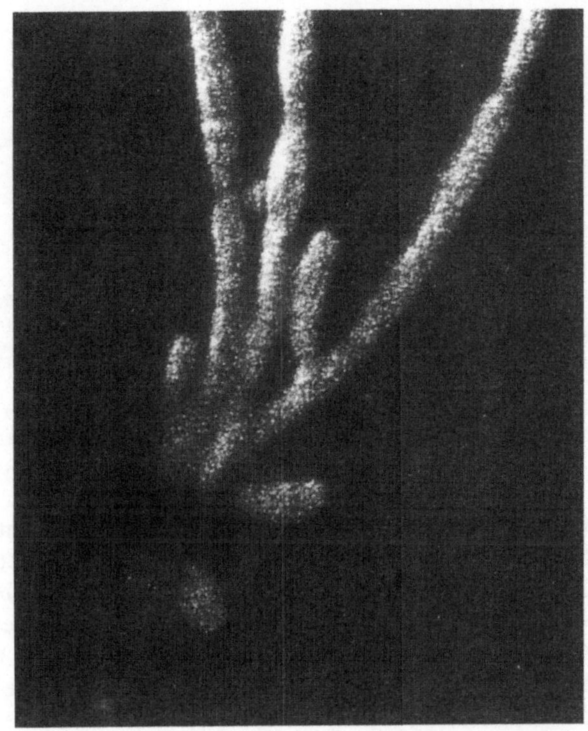

64]. Es wird jedoch zunehmend deutlich, daß vermutlich die Addition dieser und anderer subtilerer adaptiver Eigenschaften dieser Opportunisten bei der Wirts-Pilz-Interaktion und Pathogenität eine Rolle spielen. Pathogene Candida-Spezies sind in der Lage, neben dem Gastrointestinaltrakt eine Fülle von weiteren Wirtsnischen zu besiedeln und ggf. die körpereigenen Barrieren zu überwinden. Die Fähigkeit zum Wachstum im Mund-Rachenraum, in der Vagina und nicht zuletzt im Blut sowie in soliden Organen setzt voraus, daß sich diese Organismen an eine Vielzahl von wirtsspezifischen Umweltbedingungen adaptieren müssen. In diesem Kontext erscheint ein zentrales Thema der bakteriellen Pathogenitätsforschung, nämlich daß Virulenz-Attribute durch charakteristische Umweltsignale der Wirtsnische reguliert werden, für die mykologische Forschung von Bedeutung. Bekannte Umweltsignale sind z.B. die Verfügbarkeit von Eisen oder der pH-Wert der Wirtsnische [38]. Exemplarisch soll dieses Konzept anhand der beiden pH-regulierten Gene PHR1 und PHR2 vorgestellt werden. PHR1 wird differentiell bei neutralen pH-Werten, nicht jedoch bei saurem pH exprimiert. Die Deletion dieses Gens verursacht pH-abhängige Defekte des Wachstums und der Morphogenese des resultierenden Stamms. Entsprechend des Expressionsmusters dieses Gens manifestieren sich die Defekte differentiell bei physiologischen, nicht jedoch bei sauren pH-Werten [68]. Diese Beobachtung führte zu der Suche nach einem PHR1-homologen Gen, das eine äquivalente Funktion differentiell bei saurem pH ausübt. PHR2 von C. albicans wurde über eine PCR-Amplifikation

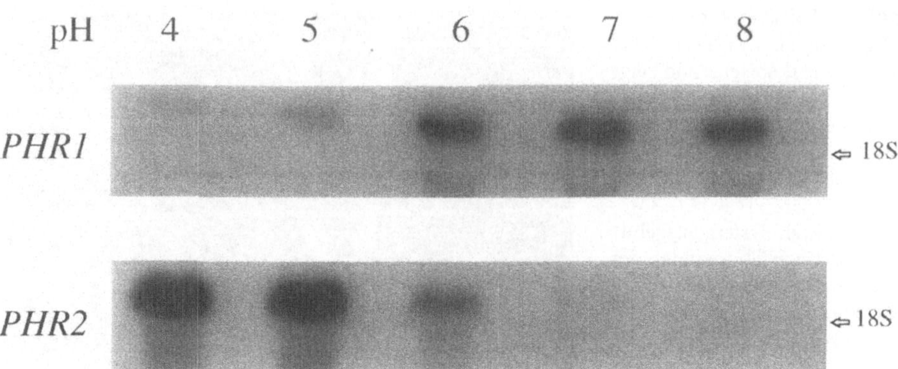

Abb. 2. Northernblotanalyse mit den PHR1- und PHR2-Genen als Sonden. Die RNA wurde von einem Candida-albicans-Stamm gewonnen, der bei den angezeigten pH-Werten inkubiert wurde

mit genomischer DNA der PHR1-Deletionsmutante und degenierten inosinhaltigen Primern isoliert. Die Sequenz der Primer wurde von konservierten Aminosäureabschnitten der deletierten Region abgeleitet. Das PCR-Produkt wurde zur Isolation des vollständigen Gens eingesetzt. Die abgeleitete Aminosäuresequenz von PHR2 ist zu 54% identisch mit derjenigen von PHR1. PHR2 wird differentiell bei sauren, nicht jedoch bei physiologischen pH-Werten exprimiert (Abb. 2). Entsprechend manifestieren sich die Wachstums- und morphogenetischen Defekte einer daraufhin konstruierten PHR2-Deletionsmutante nur bei saurem pH. Um die funktionelle Homologie beider Gene zu überprüfen, wurden chimäre Konstrukte entwickelt, bei denen PHR1 und PHR2 pH-unabhängig kontinuierlich über den Candida-albicans-EF1-α-Promotor exprimiert wurden. Die Expression von PHR1 in der PHR2-Deletionsmutante bei saurem pH und reziprok die Expression von PHR2 bei physiologischem pH in der PHR1-Deletionsmutante komplementiert die Defekte der entgegengesetzten Mutante [43]. Die abgeleitete Aminosäuresequenz der PHR1- und PHR2-Gene zeigt Homologien zu dem GAS1-Gen der apathogenen Hefe Saccharomyces cerevisiae. Dieses Gen kodiert ebenfalls für ein Glykosyl-Phosphatidyl-Inositol (GPI) verankertes Oberflächenprotein [55]. Die Expression des GAS1-Gens wird nicht durch den pH-Wert kontrolliert. Der Phänotyp der Deletionsmutante demonstriert keine pH-Wert-abhängigen Wachstums- und morphogenetischen Defekte [55]. PHR1/PHR2 und GAS1 von Saccharomyces cerevisiae kodieren möglicherweise für Proteine, die eine Rolle bei der Zellwandprozessierung spielen [54, 57]. Infektionsversuche zeigen, daß der in vitro beobachtete Phänotyp der PHR1/PHR2-Deletionsmutanten auch in vivo auftritt und für die Virulenz von C. albicans eine Rolle spielt [14, 23]. Zusammengenommen zeigen diese Ergebnisse, daß die invers miteinander korrelierenden PHR1- und PHR2-Gene für die Vermehrung von C. albicans bei Fluktuationen des pH der ökologischen Nische von Bedeutung sind. Vor diesem Hintergrund kann die Analyse der genetischen und physiologischen Reaktionen von pathogenen Candida-Spezies auf Umweltsignale der Wirtsnische zukünftig einem besseren Verständnis der Wirt-Pathogen-Interaktion und -Virulenz führen [14, 43, 69].

Danksagung

Wir bedanken uns herzlich bei Herrn Werner Heinz für die Überlassung der Northern-Blot-Analysen sowie bei Herrn Dr. Klaus Ruckdeschel für die Hilfestellung bei der konvokalen Lasermikroskopie.

Literatur

1. Arendorf TM, Walker DM (1980) The prevalence and intra-oral distribution of Candida albicans in man. Arch Oral Biol 25:1–10
2. Bennett JE (1990) Searching for the yeast connection [editorial; comment] [see comments]. N Engl J Med 323:1766–1767
3. Bernhardt H, Wellmer A, Zimmermann K, Knoke M (1995) Growth of Candida albicans in normal and altered faecal flora in the model of continuous flow culture. Mycoses 38:265–270
4. Buslau M, Hanel H, Holzmann H (1989) [The significance of yeasts in seborrheic eczema] Zur Bedeutung der Hefen beim seborrhoischen Ekzem. Hautarzt 40:611–613
5. Buslau M, Menzel I, Holzmann H (1990) Fungal flora of human faeces in psoriasis and atopic dermatitis. Mycoses 33:90–94
6. Cater R E2 (1995) Chronic intestinal candidiasis as a possible etiological factor in the chronic fatigue syndrome. Med Hypotheses 44:507–515
7. Cipollini F, Altilia F (1981) Candidiasis of the small intestine [letter]. Gastroenterology 81:825–826
8. Cohen R, Roth FJ, Delgado E, Ahearn DG, Kalser MH (1969) Fungal flora of the normal human small and large intestine. N Engl J Med 280:638–641
9. Collins EB, Hardt P (1980) Inhibition of Candida albicans by Lactobacillus acidophilus. J Dairy Sci 63:830–832
10. Collins LA, Samore MH, Roberts MS, Luzzati R, Jenkins RL, Lewis WD, Karchmer AW (1994) Risk factors for invasive fungal infections complicating orthotopic liver transplantation. J Infect Dis 170:644–652
11. Cormack BP, Bertram G, Egerton M, Gow NA, Falkow S, Brown AJ (1997) Yeast-enhanced green fluorescent-protein (yEGFP) a reporter of gene expression in Candida albicans. Microbiology 143:303–311
12. Cronan J, Burrell M, Trepeta R (1980) Aphthoid ulcerations in gastric candidiasis. Radiology 134:607–611
13. Crook WG (1983) The yeast connection: a medical breakthrough, Anonymous Birmingham, Ala
14. De Bernardis F, Mühlschlegel FA, Cassone A, Fonzi WA (1998) The pH of the host niche controls gene expression in and virulence of Candida albicans. Infection and Immunity 66:3317–3325
15. Dismukes WE, Wade JS, Lee JY, Dockery BK, Hain JD (1990) A randomized, double-blind trial of nystatin therapy for the candidiasis hypersensitivity syndrome [see comments]. N Engl J Med 323:1717–1723
16. Epstein JB, Truelove EL, Izutzu KT (1984) Oral candidiasis: pathogenesis and host defense. Rev Infect Dis 6:96–106
17. Executive Committee of the American Academy of Allergy and Immunology (1986) Candidiasis hypersensitivity syndrome. J Allergy Clin Immunol 78:271–273
18. Fidel PL Jr, Sobel JD (1994) The role of cell-mediated immunity in candidiasis. Trends Microbiol 2:202–206
19. Fitzsimmons N, Berry DR (1994) Inhibiton of Candida albicans by Lactobacillus acidophilus: evidence for the involvement of a peroxidase system. Microbios 80:125–133
20. Fonzi WA, Irwin MY (1993) Isogenic strain construction and gene mapping in Candida albicans. Genetics 134:717–728
21. Fu Y, Filler SG, Spellberg BJ, Fonzi W, Ibrahim AS, Kanbe T, Ghannoum MA, Edwards JE Jr (1998) Cloning and chracterization of CAD1/AAF1, a gene from Candida albicans that induces adherence to endothelial cells after expression in Saccharomyces cerevisiae. Infect Immun 66:2078–2084

22. Fu Y, Rieg G, Fonzi WA, Belanger PH, Edwards JE Jr., Filler SG (1998) Expression of the Candida albicans gene ALS1 in Saccharomyces cerevisiae induces adherence to endothelial and epithelial cells. Infect Immun 66:1783–1786

23. Ghannoum MA, Spellberg B, Saporito Irwin SM, Fonzi WA (1995) Reduced virulence of Candida albicans PHR1 mutants. Infect Immun 63:4528–4530

24. Gorbach SL, Nahas L, Lerner PI, Weinstein L (1967) Studies of intestinal microflora. I. Effects of diet, age, and periodic sampling on numbers of fecal microorganisms in man. Gastroenterology 53:845–855

25. Greenspan JS, Greenspan D, Winkler JR (1988) Diagnosis and management of the oral manifestations of HIV infection and AIDS. Infect Dis Clin North Am 2:373–385

26. Hube B, Sanglard D, Odds FC, Hess D, Monod M, Schafer W, Brown AJ, Gow NA (1997) Disruption of each of the secreted aspartyl proteinase genes SAP 1, SAP 2, and SAP 3 of Candida albicans attenuates virulence. Infect Immun 65:3529–3538

27. Kane JG, Chretien JH, Garagusi VF (1976) Diarrhoea caused by Candida. Lancet 1:335–336

28. Katzenstein AL, Maksem J (1979) Candidal infection of gastric ulcers. Histology, incidence, and clinical significance. Am J Clin Pathol 71:137–141

29. Kennedy MJ, Volz PA (1985) Ecology of Candida albicans gut colonization: inhibiton of Candida adhesion, colonization, and dissemination from the gastrointestinal tract by bacterial antagonism. Infect Immun 49:654–663

30. Kitada K, Yamaguchi E, Arisawa M (1995) Cloning of the Candida glabrata TRP1 and HIS3 genes, and construction of their disruptant strains by sequential integrative transformation. Gene 165:203–206

31. Kitada K, Yamaguchi E, Arisawa M (1996) Isolation of a Candida glabrata centromere and its use in construction of plasmid vectors. Gene 175:105–108

32. Klebanoff SJ, Hillier SL, Eschenbach DA, Waltersdorph AM (1991) Control of the microbial flora of the vagina by H_2O_2-generating lactobacilli. J Infect Dis 164:94–100

33. Komshian SV, Uwaydah AK, Sobel JD, Crane LR (1989) Fungemia caused by Candida species and Torulopsis glabrata in the hospitalized patient: frequency, characteristics, and evaluation of factors influencing outcome. Rev Infect Dis 11:379–390

34. Lehner T (1967) Oral candidosis. Dent Pract Dent Rec 17:209–216

35. Leuker CE, Hahn AM, Ernst JF (1992) Beta-Galactosidase of Kluyveromyces lactis (Lac4p) as reporter of gene expression in Candida albicans and C. tropicalis. Mol Gen Genet 235:235–241

36. Lo HJ, Kohler JR, DiDomenico B, Loebenberg D, Cacciapuoti A, Fink GR (1997) Nonfilamentous C. albicans mutants are avirulent. Cell 90:939–949

37. Meinhof W (1982) Demonstration of typical features of individual Candida albicans strains as a means of studying sources of infection. Chemotherapy 28 Suppl 1:51–55

38. Mekalanos JJ (1992) Environmental signals controlling expression of virulence determinants in bacteria. J Bacteriol 174:1–7

39. Miles MR, Olsen L, Rogers A (1977) Recurrent vaginal candidiasis. Importance of an intestinal reservoir. JAMA 238:1836–1837

40. Milne JD, Warnock DW (1979) Effect of simultaneous oral and vaginal treatment on the rate of cure and relapse in vaginal candidosis. Br J Vener Dis 55:362–365

41. Milsom I, Forssman L (1985) Repeated candidiasis: reinfection or recrudescence? A review. Am J Obstet Gynecol 152:956–959

42. Minoli G, Terruzzi V, Butti GC, Rosini A (1981) Candidiasis of the duodenum und jejunum [letter]. Gastroenterology 81:825

43. Mühlschlegel FA, Fonzi WA (1997) PHR2 of Candida albicans encodes a functional homologue of the pH-regulated gene PHR1 with an inverted pattern of pH-dependent expression. Mol Cell Biol 17:5960–5967

44. Myers KK, Sypherd PS, Fonzi WA (1995) Use of URA3 as a reporter of gene expression in C. albicans. Curr Genet 27:243–248

45. O'Connor MI, Sobel JD (1986) Epidemiology of recurrent vulvovaginal candidiasis: identification and strain differentiation of Candida albicans. J Infect Dis 154:358–363

46. Odds FC (1982) Genital candidosis. Clin Exp Dermatol 7:345–354

47. Odds FC (1987) Candida infections: an overview. Crit Rev Microbiol 15:1–5

48. Pfaffenbach B, Donhuijsen K, Pahnke J, Bug R, Adamek RJ, Wegener M, D. Ricken (1994) [Systemic fungal infections in hematologic neoplasms. An autopsy study of 1,053 patients] Systemische Pilzinfektionen bei hämatologischen Neoplasien. Eine Autopsiestudie an 1053 Patienten. Med Klin 89:299–304

49. Pfaller M, Cabezudo I, Koontz F, Bale M, Gingrich R (1987) Predictive value of surveillance cultures for systemic infection due to Candida species. Eur J Clin Microbiol 6:628–633

50. Pfaller MA (1996) Nosocomial candidiasis: emerging species, reservoirs, and modes of transmission. Clin Infect Dis 22 Suppl 2:S89–94

51. Pfaller MA, Jones RN, Doern GV, Sader HS, Hollins RJ, Messer SA (1998) International Surveillance of Bloodstream Infections Due to Candida Species: Frequency of Occurence and Antifungal Susceptibilities of Isolates Collected in 1997 in the United States, Canada, and South America for the SENTRY Program. Journal of Clinical Microbiology 36:1886–1889

52. Pfaller MA, Jones RN, Messer SA, Edmond MB, Wenzel RP (1998) National surveillance of nosocomial blood stream infection due to species of Candida other than Candida albicans: frequency of occurrence and antifungal susceptibility in the SCOPE Program. SCOPE Participant Group. Surveillance and Control of Pathogens of Epidemiologic. Diagn Microbiol Infect Dis 30:121–129

53. Piken E, Dwyer R, Zablen MA (1978) Gastric candidiasis. JAMA 240:2181–2182

54. Popolo L, Vai M (1998) Defects in assembly of the extracellular matrix are responsible for altered morphogenesis of a Candida albicans phr1 mutant. J Bacteriol 180:163–166

55. Popolo L, Vai M, Gatti E, Porello S, Bonfante P, Balestrini R, Alberghina L (1993) Physiological analysis of mutants indicates involvement of the Saccharomyces cerevisiae GPI-anchored protein gp115 in morphogenesis and cell separation. J Bacteriol 175:1879–1885

56. Porro GB, Parente F, Cernuschi M (1989) The diagnosis of esophageal candidiasis in patients with acquired immune deficiency syndrome: is endoscopy always necessary? [see comments]. Am J Gastroenterol 84:143–146

57. Ram AF, Kapteyn JC, Montijn RC, Caro LH, Douwes JE, Baginsky W, Mazur P, van den Ende H, Klis FM (1998) Loss of the plasma membrane-bound protein Gas1p in Saccharomyces cerevisiae results in the release of beta 1,3-glucan into the medium and induces a compensation mechanism to ensure cell wall integrity. J Bacteriol 180:1418–1424

58. Richet HM, Andremont A, Tancrède C, Pico JL, Jarvis WR (1991) Risk factors for candidemia in patients with acute lymphocytic leukemia. Rev Infect Dis 13:211–215

59. Ruhnke M, Eigler A, Tennagen I, Geiseler B, Engelmann E, Trautmann M (1994) Emergence of fluconazole-resistant strains of Candida albicans in patients with recurrent oropharyngeal candidosis and human immunodeficiency virus infection. J Clin Microbiol 32:2092–2098

60. Samaranayake LP, Holmstrup P (1989) Oral candidiasis and human immunodeficiency virus infection. J Oral Pathol Med 18:554–564

61. Samonis G, Anaissie EJ, Bodey GP (1990) Effects of broad-spectrum antimicrobial agents on yeast colonization of the gastrointestinal tracts of mice. Antimicrob Agents Chemother 34:2420–2422

62. Saminos G, Gikas A, Anaissie EJ, Vrenzos G, Maraki S, Tselentis Y, Bodey GP (1993) Prospective evaluation of effects of broad-spectrum antibiotics on gastrointestinal yeast colonization of humans. Antimicrob Agents Chemother 37:51–53

63. Samonis G, Gikas A, Toloudis P, Maraki S, Vrentzos G, Tselentis Y, Tsaparas N, Bodey G (1994) Prospective study of the impact of broad-spectrum antibiotics on the yeast flora of the human gut. Eur J Clin Microbiol Infect Dis 13:665–667

64. Sanglard D, Hube B, Monod M, Odds FC, Gow NA (1997) A triple deletion of the secreted aspartyl proteinase genes SAP4, SAP5, and SAP6 of Candida albicans causes attenuated virulence. Infect Immun 65:3539–3546

65. Sanglard D, Ischer F, Koymans L, Bille J (1998) Amino acid substitutions in the cytochrome P-450 lanosterol 14alpha-demethylase (CYP51A1) from azole-resistant Candida albicans clinical isolates contribute to resistance to azole antifungal agents. Antimicrob Agents Chemother 42:241–253

66. Sanglard D, Ischer F, Monod M, Bille J (1996) Susceptibilities of Candida albicans multidrug transporter mutants to various antifungal agents and other metabolic inhibitors. Antimicrob Agents Chemother 40:2300–2305

67. Sanglard D, Ischer F, Monod M, Bille J (1997) Cloning of Candida albicans genes conferring resistance to azole antifungal agents: characterization of CDR2, a new multidrug ABC transporter gene. Microbiology 143:405–416
68. Saporito Irwin SM, Birse CE, Sypherd PS, Fonzi WA (1995) PHR1, a pH-regulated gene of Candida albicans, is required for morphogenesis. Mol Cell Biol 15:601–613
69. Sentendreu M, Elorza MV, Sentandreu R, Fonzi WA (1998) Cloning and characterization of PRA1, a gene encoding a novel pH-regulated antigen of Candida albicans. J Bacteriol 180:282–289
70. Smits BJ, Prior AP, Arblaster PG (1966) Incidece of candida in hospital in-patients and the effects of antibiotic therapy. Br Med J 5481:208–210
71. Sobel JD (1986) Recurrent volvovaginal candidiasis. A prospective study of the efficacy of maintenance ketoconazole therapy. N Engl J Med 315:1455–1458
72. Soll DR, Morrow B, Srikantha T (1993) High-frequency phenotypic switching in Candida albicans. Trends Genet 9:61–65
73. Spinillo A, Carratta L, Pizzoli G, Lombardi G, Cavanna C, Michelone G, Guaschino S (1992) Recurrent vaginal candidiasis. Results of a cohort study of sexual transmission and intestinal reservoir. J Reprod Med 37:343–347
74. Srikantha T, Klapach A, Lorenz WW, Tsau LK, Laughlin LA, Gorman JA, Soll DR (1996) The sea pansy Renilla reniformis luciferase serves as a sensitive bioluminescent reporter for differential gene expression in Candida albicans. J Bacteriol 178:121–129
75. Vazquez JA, Dembry LM, Sanchez V, Vazquez MA, Sobel JD, Dmuchowski C, Zervos MJ (1998) Nosocomial Candida glabrata Colonization: an Epidemiologic Study. Journal of Clinical Microbiology 36:421–426
76. Wagner RD, Pierson C, Warner T, Dohnalek M, Farmer J, Hilty M, Balish E (1997) Biotherapeutic Effects of Probiotic Bacteria on Candidiasis in Immunodeficient Mice. Infection and Immunity 65:4165–4172
77. Wenzel RP (1995) Nosocomial candidemia: risk factors and attributable mortality. Clin Infect Dis 20:1531–1534
78. Wey SB, Mori M, Pfaller MA, Woolson FR, Wenzel RP (1998) Risk factors for hospital-acquired candidemia. A matched case-control study. Arch Intern Med 149:2349–2353
79. Zink S, Nass T, Rosen P, Ernst JF (1996) Migration of the fungal pathogen Candida albicans across endothelial monolayers. Infect Immun 64:5085–5091

Interaktionen zwischen *Saccharomyces boulardii* und *Candida albicans*

B. Rieckhof

Einführung

Das intestinale Ökosystem besteht aus einer Vielzahl von ineinandergreifenden anatomisch-morphologischen, mikrobiellen und spezifischen sowie unspezifischen immunologischen Komponenten, deren Störung zum Überhandnehmen fakultativ-pathogener Mikroorganismen mit einem großen Spektrum von möglichen klinischen Folgeerscheinungen führen kann [12, 16, 26]. Die klinische Symptomatik ist vielfältig, eine wesentliche darunter ist die Enteritis/Enterokolitis mit dem Symptom Diarrhö. In der überwiegenden Zahl der Fälle ist sie bakteriell, viral oder parasitär bedingt, bei einem nicht unbeträchtlichen Teil aber werden Candida albicans und andere pathogene Hefen, u.a. auch Torulopsisarten, als Ursache vermutet [21]. Die intestinale Candida-Mykose manifestiert sich vom Mund bis zum Anus; bei entsprechender hygienischer und ggf. immunologischer Disposition werden auch die perianalen und genitalen Bereiche erfaßt.

Nach Winner [42] ist die Candida-Mykose eine „Krankheit der Kranken", d.h. Candida albicans ist ein opportunistischer Erreger, die zur Transformation vom saprophytären zum parasitären Wachstum notwendigen Bedingungen finden sich in den Änderungen des Nährbodens beim Wirt. Ohne entsprechendes Terrain gibt es keine Candida-Infektion, auch wenn die pathogenetischen Mechanismen noch nicht vollständig verstanden sind.

Terrain- oder Milieuveränderungen beim Wirt können auf verschiedene Weise induziert werden, z.B. im Gefolge einer Therapie mit Breitspektrumantibiotika, Chemotherapeutika, Glukokortikoiden, Immunsuppressiva und weiteren intensivmedizinischen Maßnahmen, ferner durch den Gebrauch hormonaler Kontrazeptiva, eine diabetische Stoffwechsellage, ggf. auch durch Diätfehler. Therapeutische Maßnahmen dagegen sind:

- weitgehende Reduktion bzw. zurückhaltende und gezielte Verwendung aller o.g. Medikamente oder Therapieverfahren,
- Ausschalten von Candida-Promotoren und
- bei klinisch manifesten Candida-Infektionen eine gezielte antimykotische Therapie.

Eine „biologische" Möglichkeit der intestinalen antimykotischen Prophylaxe – und möglicherweise auch Therapie – ist die Einnahme von lyophilisierten

T. Kirchner et al. (Hrsg.) Ökosystem Darm VIII
© Springer-Verlag Berlin Heidelberg 1999

Hefezellen vom Typ Saccharomyces boulardii (Perenterol®). 1923 entdeckte der französische Mykologe Boulard diese Hefeart in Indochina auf der Oberfläche von tropischen Früchten, nachdem ihm aufgefallen war, daß die einheimische Bevölkerung die Schalen dieser Früchte zur Behandlung von Durchfallerkrankungen verwandte. Die mikrobiologische Charakterisierung von Saccharomyces boulardii läßt sich kurz so zusammenfassen: Wachstums- und Vermehrungsoptimum bei ca. 30 °C, weitgehende Widerstandsfähigkeit gegenüber Magensaft (bis pH 1) und Verdauungssekreten sowie eine natürliche Resistenz gegenüber antibakteriellen Antibiotika.

Als Wirkungsmechanismen dieser Hefe haben sich in den letzten 40 Jahren mehrere wesentliche Eigenschaften herauskristallisiert, dabei nehmen direkte und indirekte keimantagonistische Effekte eine wesentliche Rolle ein, u.a. gegen pathogene Hefen.

Saccharomyces boulardii antagonisiert Hefen und andere Mikroorganismen in vitro und in vivo

Bei In-vitro-Versuchen von Bizot [4] sowie Brugier u. Patte [6] zeigte sich jeweils eine starke Hemmwirkung von Saccharomyces boulardii auf (u.a.) Candida albicans, wenn beide Hefen in Mischkultur inkubiert wurden.

Die Arbeitsgruppe um Bizot [4] beimpfte standardisierte Nährbouillons in Reagenzgläsern mit verschiedenen Hefen und Bakterien, die bei 35–37 °C über 36 h im Brutkasten behalten wurden. Insgesamt waren außer Saccharomyces boulardii (S. boulardii) noch Candida albicans (C. albicans), Candida pulcherrima, Torulopsis gropengiesseri, Proteus vulgaris und Staphylococcus aureus beteiligt. Am Ende der Versuche fand die mikroskopische Auszählung der jeweiligen Populationen in der Reinkultur oder in der Mischkultur statt, dabei waren sehr unterschiedliche Wachstumsraten der Keime festzustellen. In Gegenwart von S. boulardii betrug das Wachstum von Candida albicans nur noch 10% der Vermehrungsleistung, wie sie in der Reinkultur zu sehen war, die Wachstumsrate von S. boulardii in der Mischkultur nahm dagegen nur unwesentlich ab (vgl. Abb. 1).

Die unterdrückende Wirkung von S. boulardii auf das Kulturwachstum von Torulopsis gropengiesseri war sogar noch ausgeprägter; deren Wachstumsrate wurde auf 0,4% im Vergleich zur Reinkultur herabgesetzt. Das Wachstum von S. boulardii blieb bei diesem Versuch völlig unbeeinträchtigt.

Ähnliche antagonistische Effekte von S. boulardii konnten auch bei gleichzeitiger Inkubation dieser Hefe mit Proteus vulgaris (Reduktion auf 4%) und Staphylococcus aureus (Reduktion auf 21%) beobachtet werden. Wiederum blieben die Wachstumsraten von S. boulardii in den Mischkulturen unbeeinträchtigt.

20 Jahre später haben Brugier u. Patte [6] dieses Antagonisierungsmodell mit S. boulardii unter Verwendung von rund 10 verschiedenen Bakterienarten bzw. -stämmen und 1 Kultur von Candida albicans wieder aufgegriffen und erweitert. Materialausstriche der genannten Keime plus S. boulardii wurden in ein für beide Kulturen geeignetes Nährmedium (Kartoffeldextroseagar) unter standardisierten Bedingungen verbracht; nach Überimpfung in ein geeignetes

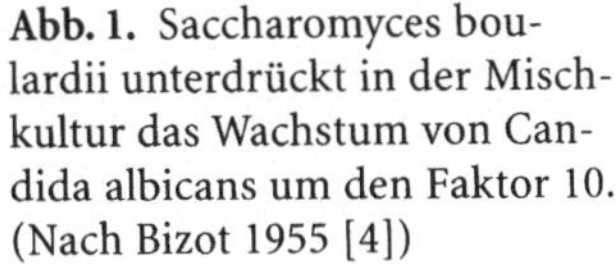

Abb. 1. Saccharomyces boulardii unterdrückt in der Mischkultur das Wachstum von Candida albicans um den Faktor 10. (Nach Bizot 1955 [4])

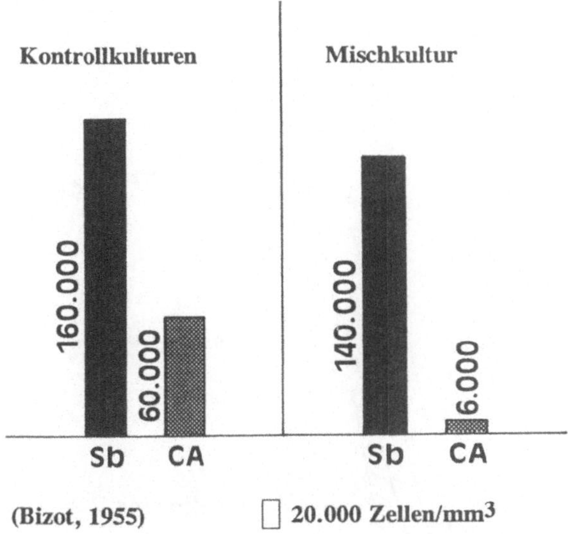

Milieu erfolgte die Auszählung der Keime nach einer 24- bzw. 48stündigen Inkubationszeit bei 37 °C (nur die Staphylokokken wurden mikroskopisch bestimmt).

Die Ergebnisse der Keimzahlbestimmungen von C. albicans in Reinkultur bzw. in Mischkultur sind in Abb. 2 halblogarithmisch dargestellt. Die Kurven zeigen deutlich die Abnahme der Keimzahlen von C. albicans in Gegenwart von S. boulardii, sie liegen ca. 3–4 Zehnerpotenzen niedriger als in den Vergleichsversuchen der Reinkultur.

Auch die Wachstumsraten der Bakterienstämme waren sämtlich reduziert, allerdings zeigte sich der getestete Stamm von Pseudomonas aeruginosa in seiner Vitalität durch die Anwesenheit von S. boulardii wesentlich weniger beeinträchtigt als die anderen Bakterienstämme.

Im Tierversuch ließ sich dieser direkte erregerantagonistische Effekt der Saccharomyces-boulardii-Zellen ebenfalls nachweisen, wie ein Versuch von Ducluzeau u. Bensaada [15] an Mäusen zeigt. Sowohl S. boulardii als auch C. albicans siedelten sich im Magen-Darm-Trakt von monobiotisch aufgezogenen Mäusen auf einem Niveau von $10^{7,5}$/g Fäzes an. In gnotobiotisch aufgezogenen Mäusen führte die gleichzeitige intestinale Keiminokulation von S. boulardii (erhöht auf 10^9/g Fäzes) und C. albicans (auf gleichem Niveau gehalten) zur Reduktion von C. albicans um das 10- bis 50fache (vgl. Abb. 3). Auch die In-vivo-Proliferation von Candida krusei und Candida pseudotropicalis wurde unterdrückt, nicht aber die von Candida tropicalis.

Ein gleichartiger Versuch an Ratten durch Seguela et al. [38] zeigte ein ähnliches Ergebnis: Antibiotika begünstigten die intestinale Implantation von C. albicans; durch die gleichzeitige Gabe von S. boulardii wurde diese Implantation weitgehend unterdrückt (vgl. Tabelle 1).

Der pathogenetische Stellenwert von Candida albicans hinsichtlich der Auslösung von Diarrhöen ist bisher nicht eindeutig geklärt, insbesondere, ab welcher Keimbelastung pro Gramm Fäzes eine klinische Relevanz besteht. Über

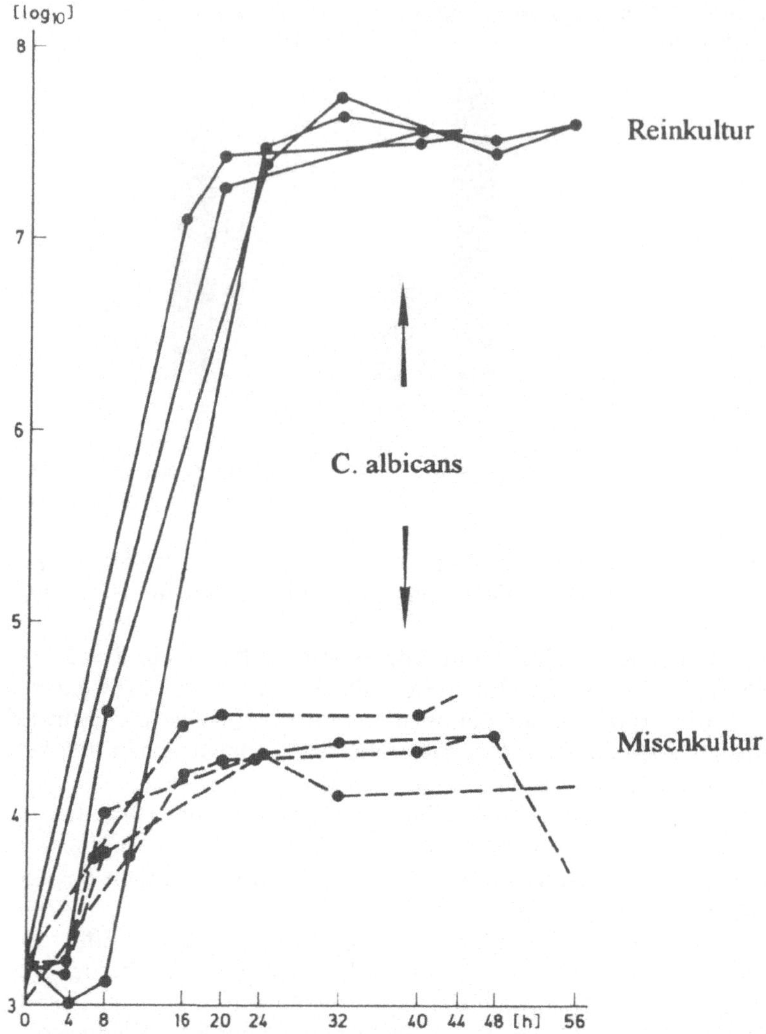

Abb. 2. Antagonistischer Effekt von Saccharomyces boulardii gegenüber Candida albicans. Dargestellt sind die Wachstumskurven von C. albicans in Reinkultur sowie in der Mischkultur zusammen mit S. boulardii über einen Zeitraum von 56 Stunden. (Nach Brugier u. Patte 1975 [6])

die Rolle von C. albicans als einem der wichtigsten opportunistischen Erreger unter den Hefepilzen – besonders im immunsupprimierten Wirtsorganismus – besteht heute jedoch kein Zweifel mehr. Sowohl in geeigneten Tiermodellen als auch beim Menschen konnte gezeigt werden, daß C. albicans unter bestimmten Bedingungen eine Translokation vom Intestinum zu anderen Körperregionen erfahren kann. Berg et al. [2] haben mit S. boulardii versucht, dieses Phänomen zu antagonisieren. Mäuse, die mit Antibiotika dekontami-

Abb. 3. Wirkung der kontinuierlichen Zufuhr von Saccharomyces boulardii auf die Anzahl der C.-albicans-Zellen in den Fäzes von gnotobiotischen Mäusen. (Nach Ducluzeau u. Bensaada 1982 [15]) ● = Candida albicans, ○ = Saccharomyces boulardii; *weißer Querbalken* Aufnahme von sterilem Wasser, *schraffierter Querbalken* Aufnahme einer Suspension von $5 \cdot 10^9$ Zellen S. boulardii/ml

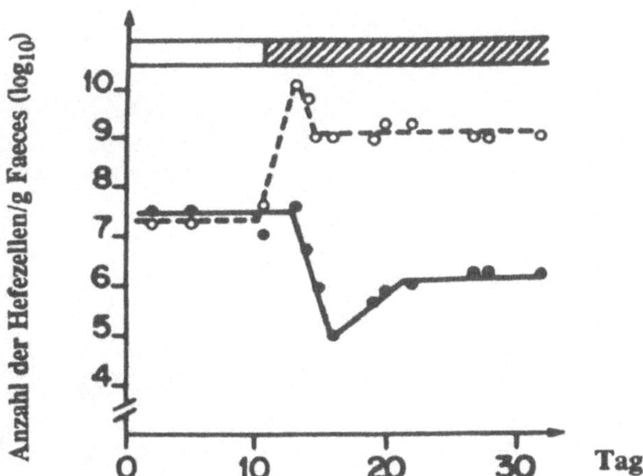

Tabelle 1. Mittelwerte der C.-albicans-Zellzahlen ($\times 10^3$) im Gastrointestinaltrakt von männlichen Wistar-SPF-Ratten entsprechend den jeweiligen Vorbehandlungen. (Nach Seguela et al. 1978 [38])

	C.-albicans-Zellzahlen	Signifikanz
„Normale" Ratten		
Gruppe I	304,7	
Gruppe II	8,1	p < 0,01
Antibiotika-Ratten		
Gruppe III	278,9	
Gruppe IV	26,9	p < 0,03

Gruppe I keine Behandlung, *Gruppe II* S. boulardii 50 mg/kg/Tag, *Gruppe III* Ampicillin 240 mg/kg/Tag, *Gruppe IV* Ampicillin 240 mg/kg/Tag plus S. boulardii 50 mg/kg/Tag.

niert und (teilweise) zusätzlich mit Prednisolon immunsupprimiert wurden, erhielten pro Tag zur Candida-Belastung eine 5%ige S.-boulardii-Trinkwasser-Suspension über 5 Tage.

Nach Überprüfung der mesenterialen Lymphknoten bzw. von Milz und Nieren (vgl. Abb. 4) stellte sich heraus, daß in Gegenwart von S. boulardii sowohl die Häufigkeit der mit C. albicans besiedelten mesenterialen Lymphknoten (MLN) reduziert war (20/29 C. albicans vs. 8/25 S. boulardii, p = 0,007) als auch die Anzahl der translozierten C.-albicans-Zellen insgesamt (16 020 vs. 990/g MLN; p = 0,03). Auch Leber (20/29 vs. 9/25) und Nieren (17/27 vs. 9/26) wurden durch S. boulardii besser geschützt; bei der Milz zeigte sich kein signifikantes Ergebnis. Hinsichtlich der Veränderung der koloniebildenden Einheiten von C. albicans durch S. boulardii war ein signifikanter Unterschied zu verzeichnen: 147vs. 6/g Milzgewebe (p = 0,001), 1347 vs. 798/g Nierengewebe (p = 0,02). Der erstere Zahlenwert bezieht sich stets auf den Befund ohne Verabreichung von S. boulardii. Bei diesen Versuchen, die bei einem Teil der Tiere ohne, bei einem weiteren Teil mit Immunsuppression durch Prednisolon abliefen, ist

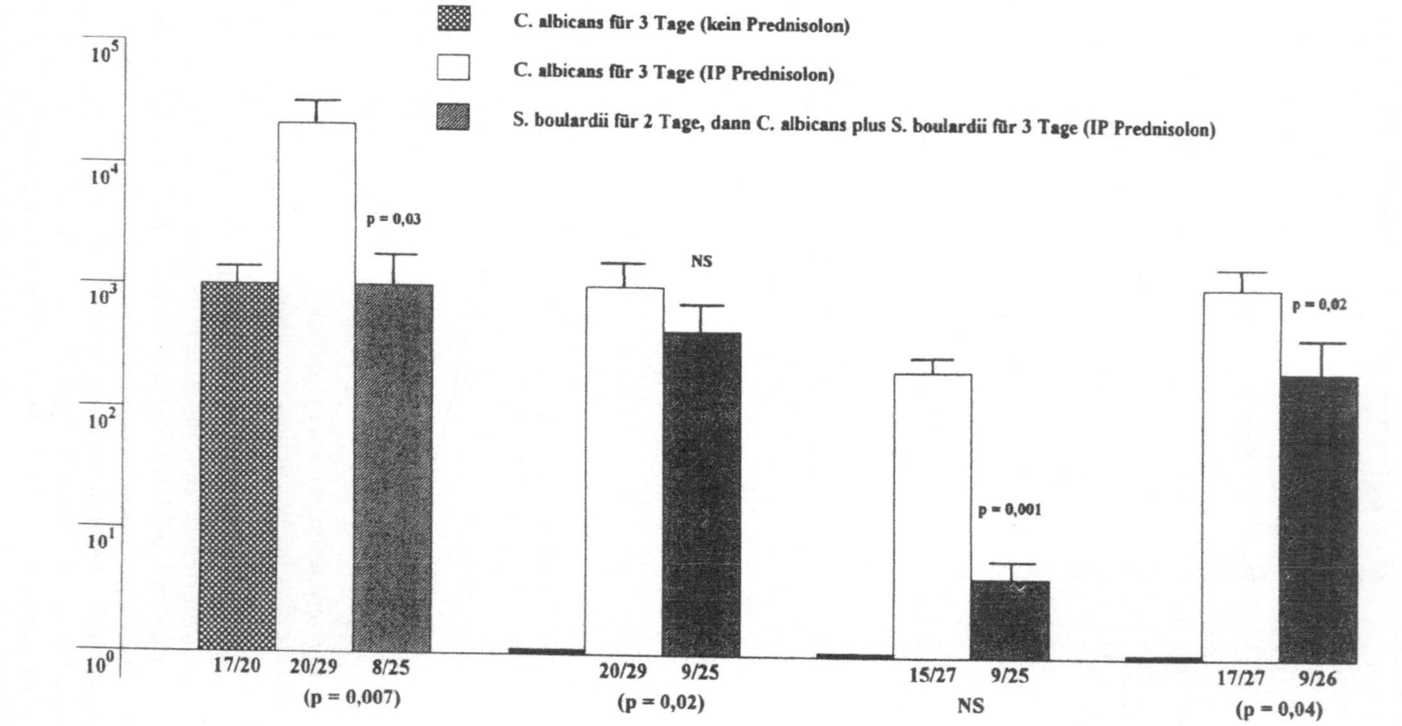

Abb. 4. Hemmung der Translokation von C. albicans durch Verabreichung von S. boulardii per os bei immunsupprimierten Mäusen. (Nach Berg et al. 1993 [2]). ■ = Kontrollen. ☐ = C.-albicans-Applikation während Tag 6 bis 8. ▨ = S.-boulardii-Applikation an den Tagen 4 und 5, danach S. boulardii plus C. albicans an den Tagen 6 bis 8. Der statistische Vergleich der mittleren koloniebildenden Einheiten (cfu pro g) von C. albicans ist über den *schraffierten Säulen* angegeben. Die Häufigkeiten der Translokation von C. albicans (positive vs. getestete Organe) und der statistische Vergleich sind *unterhalb der Säulen* dargestellt. MLN mesenteriale Lymphknoten, IP intraperitoneal, NS nicht signifikant

jedoch bemerkenswert, daß die intestinalen Keimzahlen von C. albicans zwar reduziert wurden, jedoch nicht statistisch signifikant – ein Befund, der von anderen Arbeitsgruppen, die Antagonisierungsversuche mit S. boulardii gegenüber Bakterien (und Parasiten) vorgenommen haben, in ähnlicher Weise bestätigt wird [34].

Saccharomyces boulardii bewirkt eine partielle Stimulation des Immunsystems

Saccharomyces boulardii hat außer seinen antimikrobiellen Eigenschaften auch modulierende Wirkungen auf einzelne Komponenten des Immunsystems. So führte z.B. die Aufnahme von S. boulardii per os bei gesunden Probanden zu mehreren zellulären und humoralen Veränderungen im peripheren Blut, indem das retikuloendotheliale System und das Komplementsystem aktiviert wurden [24]. Die aktivierende Wirkung von S. boulardii auf das Serumkomplement wurde auch von Nicod-Bertin u. Panouse-Perrin [28] unter Verwendung von gepooltem und frischem Humanserum nachgewiesen.

In vitro zeigten sowohl isolierte als auch im Vollblut befindliche polymorphkernige Zellen aus Schweineblut eine deutliche Chemilumineszenzinduktion unter der Einwirkung von S. boulardii, d.h. die phagozytierende Aktivität dieser Zellen wurde gesteigert [31].

In einer tierexperimentellen Studie konnte die Zunahme der Gesamtmenge an sekretorischem IgA im Duodenalsekret nach oraler Verabreichung von S. boulardii und damit eine unspezifische stimulierende Wirkung dieser Hefe auf das darmassoziierte Immunsystem demonstriert werden [8].

Vergleichbare Befunde werden seit einigen Jahrzehnten auch mit S. cerevisiae erhoben [7, 13, 14, 23, 33, 39].

Inwieweit außer den direkten und indirekten antagonistischen Aktivitäten die immunstimulierenden Wirkungen von S. boulardii auch für die Unterdrückung von C. albicans und anderen pathogenen Hefen in vivo wesentlich sind, ist bisher unklar. Es läßt sich aber aufgrund dieser und der o.g. experimentellen Befunde heute leichter verstehen, warum Saccharomyces boulardii (Perenterol) in der klinischen Situation sowohl prophylaktische als auch therapeutische Wirkungen gegenüber einer Reihe von mit C. albicans assoziierten Erkrankungen zeigt.

Klinische Hinweise auf Antagonisierungswirkungen von Saccharomyces boulardii gegenüber Candida albicans

Drei Publikationen liegen vor, in denen die Auswirkungen einer Medikation mit Perenterol auf intra- und extraintestinale Manifestationen von C. albicans beschrieben werden.

In der Kinderklinik Augsburg untersuchte Ortlieb [29] bei 100 Säuglingen und Kleinkindern den prophylaktischen Effekt von Perenterol gegenüber 3 wesentlichen Antibiotika-induzierten Nebenwirkungen, nämlich Diarrhö, Wundsein und Soormykose im Anogenitalbereich. 51 Kinder erhielten zum

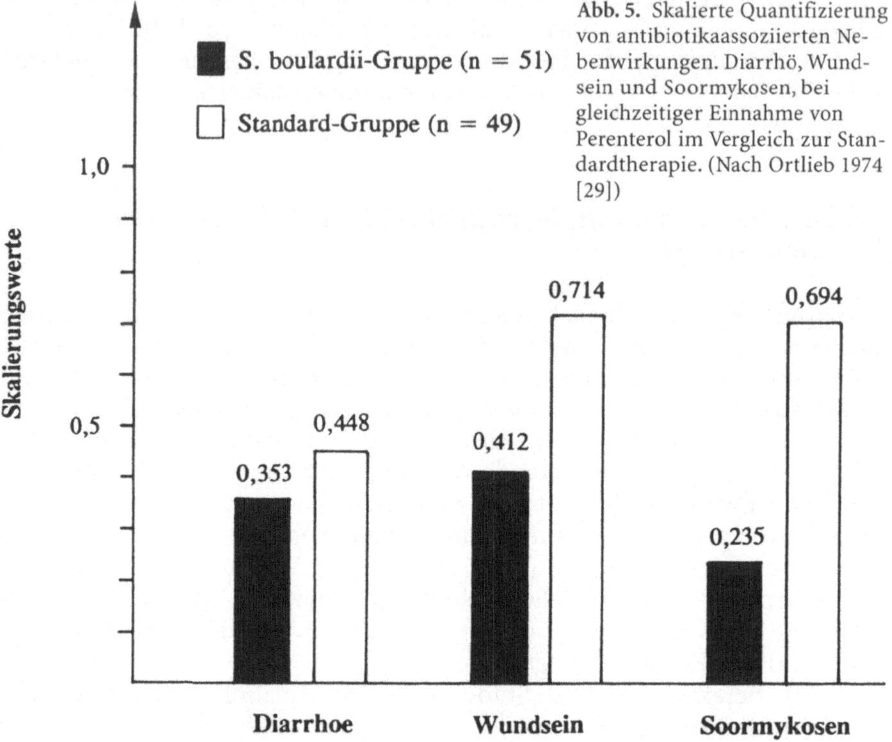

Abb. 5. Skalierte Quantifizierung von antibiotikaassoziierten Nebenwirkungen. Diarrhö, Wundsein und Soormykosen, bei gleichzeitiger Einnahme von Perenterol im Vergleich zur Standardtherapie. (Nach Ortlieb 1974 [29])

Antibiotikum (6 Tage lang appliziert) 4mal 50 mg Perenterol. Der Unterschied in den Skalierungswerten ist beim Wundsein und bei der anogenitalen Soormykose deutlich zu sehen; hier war Perenterol jeweils fast bzw. mehr als doppelt so wirksam wie Placebo (vgl. Abb. 5).

Guilbaud faßte in einer Publikation [22] die Erfahrungen von 30 Fallberichten zur Therapie von intestinaler Candida-Mykose (bukkal, intestinal, anorektal) mit 6mal 50 mg Perenterol pro Tag über 3 bis 4 Wochen (bis zu 2 Monaten) zusammen. In den meisten Fällen stellten sich negative Candida-Kulturen nach Perenterol-Therapie ein, nur 4mal waren keine Kulturergebnisse zu bekommen. Die klinischen Resultate zeigten bis auf einen Fall gute und sehr gute Abheilungen (vgl. Tabelle 2).

In einer multizentrisch durchgeführten Doppelblindstudie mit 388 Patienten [1], die mindestens 5 Tage lang Antibiotika wegen bronchopulmonaler bzw. HNO-Erkrankungen bekamen, wurde zugleich Perenterol oder Placebo gegeben und ausgewertet, welche Nebenwirkungen während der Antibiotikatherapie auftraten (vgl. Abb. 6). Die für unseren Zusammenhang maßgeblich interessierende Häufigkeit der Candida-Mykosen (bukkal, intestinal, anal, vulvovaginal) betrug nach definierter Beobachtungszeit für die Placebogruppe 12,17%, für die Perenterol-Gruppe nur 2,01% (p < 0,001).

Aus den Ergebnissen der klinischen Studien läßt sich der Schluß ziehen, daß Saccharomyces boulardii zumindest prophylaktische Wirkungen gegenüber Candida-albicans-assoziierten intestinalen und anogenitalen Erkran-

Tabelle 2. Zusammenstellung von 30 Fallberichten zur Therapie von intestinalen und anorektalen Candida-Mykosen mit Perenterol über mehrere Wochen. (Nach Guilbaud 1975 [22])

Candida-Mykose	Patienten-zahl	Klinische Ergebnisse			Labor: Negative Kulturen		
		sehr gut	gut	mittel	S. boulardii allein	S. boulardii + Zusatz-Behandlg.	nicht verfügbar
Bukkal	6	4	1	1	6		
Intestinal	16	5	11	0	11	4	1
Anorektal	8	5	3	0	5		3
Gesamt	30	14	15	1	22	4	4

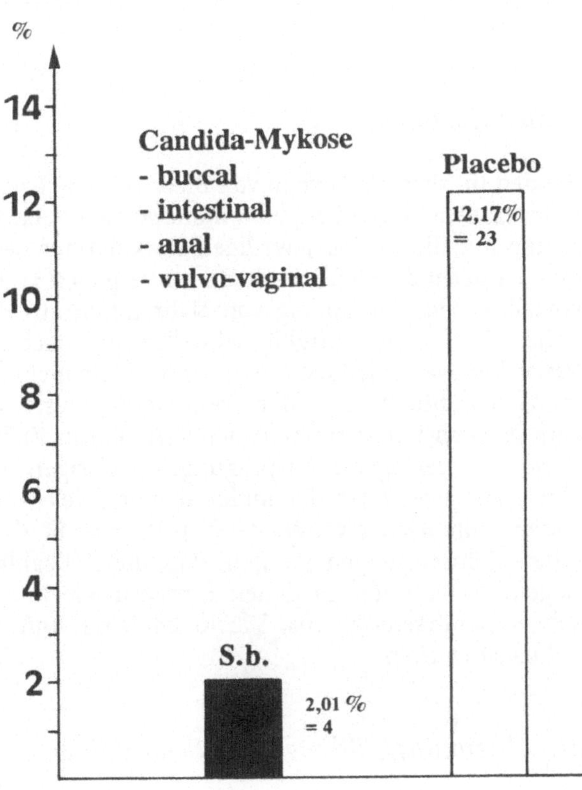

Abb. 6. Prophylaktischer Effekt von Perenterol bzw. Placebo auf Candida-assoziierte intestinale und anogenitale Erkrankungen bei 388 Patienten unter Antibiotika-Therapie. (Nach Adam et al. 1977 [1])

kungen erzielen kann; aus den 30 Fallberichten [22] ergeben sich Hinweise darauf, daß auch therapeutische Wirkungen ausgeübt werden. Es wäre durchaus sinnvoll, in Verbindung mit jeweils kulturellem Erregernachweis verschiedene kontrollierte Prüfungsmodelle zu entwickeln, anhand derer festzustellen wäre, ob S. boulardii, alleine per os appliziert, auch tatsächlich relevante therapeutische Wirkungen bei manifester Candida-Mykose – sowohl im abwehrintakten als auch immunsupprimierten Wirtsorganismus – zeigen kann. Diesbezügliche persönliche Mitteilungen, z.B. aus der Pädiatrie, und die o.g. Fallberichte reichen zunächst nur für eine Orientierung aus.

Wie kommen die mikrobiellen Hemmwirkungen von Saccharomyces boulardii zustande?

Es gibt bis heute kein sicheres und einzig schlüssiges Erklärungsmodell für die Antagonisierungseffekte von S. boulardii gegenüber Mikroorganismen wie z.B. Bakterien und Hefen. Aus einer großen Anzahl von entsprechenden Untersuchungen mit Saccharomyces cerevisiae und einigen wenigen Experimenten mit Saccharomyces boulardii lassen sich möglicherweise folgende Mechanismen ableiten.

Nahrungskonkurrenz

Bei den In-vitro-Versuchen von Bizot [4] bzw. Brugier u. Patte [6] könnten die wachstumshemmenden Phänomene von S. boulardii auf einer Konkurrenz der Keime um die in den jeweiligen Inokulationsmedien befindlichen Energiequellen beruhen. Hefen besitzen im Vergleich zu Bakterien einen Selektionsvorteil, indem der Entzug von Nährstoffen aus dem Medium aufgrund der hohen Stoffwechselaktivität schneller und nachhaltiger abläuft. In den o.g. Versuchen war es jedoch interessanterweise nicht so, daß die Wachstumshemmung ausschließlich bei den Fremdkeimen festzustellen war. Je nach Keimart kam es auch zur Reduktion der S.-boulardii-Zellzahlen, wenn auch stets in wesentlich geringerer Ausprägung. Im übrigen wäre es verwunderlich, daß eine Hefe gegenüber der anderen einen Selektionsvorteil in diesem Sinne haben sollte. Demgegenüber haben Pecquet et al. [30] in vivo an gnotobiotischen Mäusen zeigen können, daß die Zellzahlen von S. cerevisiae (!) in Gegenwart von verschiedenen Erregern wie E. coli, Staphylococcus aureus, Vibrio parahaemolyticus, Vibrio cholerae und Clostridium difficile stark reduziert wurden.

pH-Absenkung/Bildung eines Schutzfilms

Daß es durch eine S.-boulardii-indizierte pH-Verschiebung im Darm in niedrigere Bereiche zur Hemmung von fakultativ-pathogenen Keimen kommt, wird diskutiert. Ob dieser Hypothese eine wesentliche klinische Relevanz beigemessen werden kann, ist eher fraglich. Ferner gibt es die Vermutung, daß Saccharomyces-Hefen auf der Bürstensaum-Membran einen Schutzfilm gegen die Anheftung von Fremdkeimen bilden, also während ihres transienten Aufenthalts im Darmtrakt ökologische Nischen besetzt halten. Ein Nachweis dafür existiert nicht, und die klinische Bedeutung ist ungewiß.

Stimulation des Immunsystems

Bei den Infektionsbelastungsversuchen von Seguela et al. [38], Ducluzeau u. Bensaada [15] sowie Petzoldt u. Müller [31] könnten immunologische Reaktionen wie Komplementaktivierung, Zunahme von sekretorischem IgA und Anregung des Monozyten-Makrophagen-Systems induziert worden sein, die zur erhöhten Resistenz der Versuchstiere gegen die Pathogene führten. Dabei wirken die Mannoproteine der Hefezellwand als Hauptantigen im Sinne einer unspezifischen Immunaktivierung. Alle diese Wirkungen sind sowohl von S. cerevisiae als auch von S. boulardii bekannt und mehrfach experimentell und klinisch bestätigt worden. Ob damit die protektive Wirksamkeit von S. boulardii gegenüber Candida albicans hinreichend erklärt werden kann, muß offen bleiben, denn die Anpassungsvorgänge der immunologischen Parameter erfordern Stunden bis Tage. Nur auf die Befunde von Petzoldt u. Müller [31] könnte das also zutreffen; die Tiere waren allerdings nicht mit pathogenen Hefen, sondern mit verschiedenen pathogenen Bakterien behandelt worden.

„Antibiotische" Substanzen/Killertoxine

Mehrere Autoren haben zeigen können, daß aktiv sezernierte Stoffwechselprodukte von S. cerevisiae bzw. S. boulardii entweder direkt zu einer Schädigung oder zur Rezeptorbindung und somit zur Antagonisierung von Bakterien (und Parasiten) oder deren Toxinwirkungen führen [5, 9–11, 20]. Auch das sezernierte Malucidin der S.-cerevisiae-Hefezellen zeigt ein antibiotisches Wirkungsspektrum, das im gramnegativen Bereich liegt. Schließlich hat eine Kieler Arbeitsgruppe [17, 18] bei S. boulardii einen antibiotischen Faktor gefunden, der zweifellos zur Hemmung von Bakterienwachstum im Resistogramm führte. Wie es jedoch zu den gleichsinnigen Effekten gegenüber Candida albicans kommt, ist bisher nicht klar.

Ähnlich dem Antagonisierungsphänomen der Bakteriozine unter den Bakterien, verfügen verschiedene Hefearten über die Fähigkeit, mehrere unterschiedliche Killerfaktoren zu synthetisieren und ins umgebende Milieu abzugeben. Dabei werden nur fremde Hefearten abgetötet; die eigene Art ist gegenüber den Killerfaktoren resistent. Das System der Killerfaktoren bei Hefen, allen voran S. cerevisiae, ist Gegenstand intensiver, weit über 30jähriger Forschungsarbeit [3, 32, 35–37, 40, 41]. Der gegenwärtige Stand der Klassifikation solcher Killerhefen umfaßt 3 Hauptgruppen: K1, K2 und K28. Die Toxine werden sowohl von doppelsträngiger RNA als auch von chromosomaler DNA codiert.

Gerade die Wein- und Brauereiwirtschaft profitiert von dem Einsatz bestimmter, inzwischen gentechnisch manipulierbarer Killerhefen, die den Schutz der eingesetzten Hefekulturen vor einer Hefekontamination gewährleisten. Ohne hier vielfach publizierte Informationen in extenso ausbreiten zu wollen (s. ausführlichen und umfassenden Review zur gesamten Thematik bei Magliani et al. [25]), soll an dieser Stelle auf das Killersystem der Hefen als einem inzwischen gut bekannten Antagonisierungsweg zur Abtötung von

Fremdhefen hingewiesen werden, der besonders intensiv bei S. cerevisiae erforscht wurde. Leider gibt es noch keine analogen Untersuchungen mit S. boulardii; möglicherweise handelt es sich bei dieser Wildform ebenfalls um einen Killerstamm [19]. Die oben dargestellten Antagonisierungsversuche mit S. boulardii in vitro und am Versuchstier gegenüber Bakterien und Hefen legen jedenfalls die Vermutung nahe. Andererseits fand sich durch die Verabreichung von S. boulardii keine Reduktion der Zellzahlen von C. albicans im klinischen Versuch mit Mukoviszidose-Patienten, die unter einer Dauertherapie mit Cephalosporinen bzw. Cotrimoxazol standen [27].

Zusammenfassung

Candida-Enteritiden spielen als Auslöser von akuten und chronischen Diarrhöen bei Erwachsenen und Kindern eine untergeordnete, aber nicht zu vernachlässigende Rolle. Für die Transformation vom kommensalen zum parasitär-invasiven Stadium der Lebensweise von Candida albicans müssen die Wirtsbedingungen im menschlichen (wie auch im tierischen) Organismus verändert werden. Wegbereitend für eine solche Transformation sind neben Diätfehlern und persönlicher Disposition insbesondere der Einsatz von Antibiotika, Glukokortikoiden und Immunsuppressiva sowie konsumierende Erkrankungen und schließlich zum Teil intensivmedizinische Maßnahmen.

Bereits seit den 50er Jahren ist bekannt, daß lyophilisierte Hefezellen vom Typ Saccharomyces boulardii einen wachstumshemmenden Effekt auf Candida-albicans-Zellen ausüben. Spätere Untersuchungen, auch an intakten Versuchstieren verschiedener Art, haben diese Ergebnisse prinzipiell bestätigt. Bemerkenswert ist in diesem Zusammenhang das Resultat einer in neuerer Zeit durchgeführten Studie, bei der Saccharomyces boulardii die Translokation von Candida albicans aus dem Intestinum in lymphoretikuläre Gewebe wie Lymphknoten und Milz, dazu andere Organe wie Leber und Nieren, bei immunsupprimierten Mäusen z.T. signifikant unterdrückte – allerdings ohne einen reduzierenden Effekt auf die intestinale Candida-Population insgesamt auszuüben; klinische Untersuchungen bestätigen diesen Befund.

Die gegen pathogene Hefen und andere Mikroorganismen gerichteten Wirkeigenschaften von S. boulardii sind auf molekularbiologischer Ebene noch weitgehend ungeklärt, sicher scheint allerdings zu sein, daß die empirisch nachgewiesenen Antagonisierungseigenschaften an die Lebensfähigkeit dieser Hefe gebunden sind, deren Apathogenität sowohl tierexperimentell als auch klinisch verifiziert werden konnte. Es wären dabei mehrere antagonistische Mechanismen denkbar: Nahrungskonkurrenz und pH-Absenkung im (experimentellen) Milieu; Besetzung von ökologischen Nischen im Darmepithel; Unterbindung der Translokation von Mikroorganismen durch die mukosale Barriere; immunologische Veränderungen, die möglicherweise am Zustandekommen einer erhöhten Abwehrleistung des intakten Wirtsorganismus beteiligt sind; Sekretion von antibiotisch wirksamen Substanzen, die als Killertoxine agieren; schließlich Bindung von Erregern und/oder von deren Toxinen.

In mehreren klinischen Versuchen, z.T. doppelblind durchgeführt, gelang es durch die prophylaktische bzw. therapeutische Anwendung von Saccharomyces boulardii (Perenterol®) eine Reihe von klinisch relevanten Manifestationen einer intestinalen Candida-Mykose qualitativ und quantitativ zu unterdrücken bzw. zu verhindern. Die bisher vorliegenden experimentellen und klinischen Ergebnisse der Untersuchungen mit Saccharomyces boulardii rechtfertigen weitergehende Studien zur Aufklärung der antimikrobiellen Wirkungsmechanismen dieser Hefe sowie zur besseren Abschätzung, ob und in welchem Ausmaß klinisch-therapeutiche Wirkungen mit Saccharomyces boulardii bei durch Candida albicans ausgelösten intestinalen und anogenitalen Erkrankungen möglich sind.

Literatur

1. Adam et al. (1977) Essais cliniques controlés en double insu du Pérentérol®. Etude multicentrique par 25 médecins de 388 cas. ars medici 32:281–291
2. Berg R, Bernasconi P, Fowler D, Gautreaux M (1993) Inhibition of Candida albicans translocation from the gastrointestinal tract of mice by oral administration of Saccharomyces boulardii. J Inf Dis 168:1314–1318
3. Bevan EA, Makower M (1963) The physiological basis of the killer character in yeast. XIth Int Congr Genet 1:202–203
4. Bizot M (1955) Phénomènes d'antagonisme entre divers micro-organismes: levures et bactéries. La Presse Médicale 63:1251–1252
5. Böckeler W, Thomas G (1989) In-vitro-Studien zur destabilisierenden Wirkung lyophilisierter Saccharomyces cerevisiae Hansen CBS 5926-Zellen auf Enterobakterien. Läßt sich diese Eigenschaft biochemisch erklären? In: Müller J, Ottenjann R, Seifert J (Hrsg.) Ökosystem Darm. Springer-Verlag, Berlin Heidelberg New York London Paris Tokyo Hong Kong S. 142–153
6. Brugier S, Patte F (1975) Antagonisme in vitro entre l'ultralevure et différents germes bactériens. Méd Paris 45:3–8
7. Burgaleta C, Golde DW (1977) Effect of glucan on granulopoiesis and macrophage genesis in mice. Cancer Res 37:1739–1742
8. Buts JP, Bernasconi P, Vaerman J-P, Dive C (1990) Stimulation of secretory IgA and secretory component of immunoglobulins in small intestine of rats treated with Saccharomyces boulardii. Dig Dis Sci 35:251–256
9. Czerucka D, Nano JL, Bernasconi P, Rampal P (1991) Réponse aux toxines A et B de Clostridium difficile d'une lignée de cellules épithéliales intestinales de rat IRD 98. Effet de Saccharomyces boulardii. Gastroenterol Clin Biol 15:22–27
10. Czerucka D, Roux I, Rampal P (1994) Saccharomyces boulardii inhibits secretagogue-mediated adenosine 3′,5′-cyclic monophosphate induction in intestinal cells. Gastroenterology 106:65–72
11. Czerucka D, Rampal P (1997) L'effet protecteur de Saccharomyces boulardii sur Escherichia coli entérotoxinogènes (ECET) et entéropathogènes (ECEP): étude in vitro. Med Chir Dig 26:157–159
12. Dancygier H (1989) Bakterien und intestinales Immunsystem. Internist 30:370–381
13. Di Luzio NR, Pisano JC, Saba TM (1970) Evaluation of the mechanism of glucan-induced stimulation of the reticuloendothelial system. J Reticuloendothel Soc 7:731–742
14. Di Luzio NR (1976) Pharmacology of the reticuloendothelial system – accent on glucan. Adv Exp Med Biol 73:412–421
15. Ducluzeau R, Bensaada M (1982) Effet comparé de l'administration unique ou en continu de Saccharomyces boulardii sur l'établissement de diverses souches de Candida dans le tractus digestif de souris gnotoxéniques. Ann Microbiol (Inst Pasteur) 133B:491–501

16. Freter R (1970) Host defense mechanisms in the intestinal tract. Recent Adv Microbiol 10:333–339
17. Friedland T, Seifert J (1990) Untersuchungen zur In-vitro-Wechselwirkung zwischen Saccharomyces boulardii und Enterobakterien. In: Ottenjann R, Müller J, Seifert J (Hrsg.): Ökosystem Darm II. Springer-Verlag, Berlin Heidelberg New York London Tokyo Hong Kong Barcelona, S. 168–177
18. Friedland T, Seifert J, Krupp G (1994) Isolierung einer antibiotikaähnlichen Substanz aus Saccharomyces boulardii. In: Caspary WF, Kist M, Zeitz M (Hrsg.): Ökosystem Darm VI. Springer-Verlag, Berlin Heidelberg New York London Tokyo Hong Kong Barcelona Budapest, S. 178–186
19. Gedek BR (1989) Interaktionen zwischen lebenden Hefezellen und darmpathogenen Escherichia-coli-Keimen. In: Müller J, Ottenjann R, Seifert J (Hrsg.): Ökosystem Darm. Springer Verlag, Berlin Heidelberg New York London Tokyo Hong Kong, S. 135–139
20. Gedek BR, Amselgruber W (1990) Mikrobieller Antagonismus: Zur Eliminierung von enteropathogenen E.-coli-Keimen und Salmonellen aus dem Darm durch Saccharomyces boulardii. In. Ottenjann R, Müller J, Seifert J (Hrsg.): Ökosystem Darm II. Springer-Verlag, Berlin Heidelberg New York London Tokyo Hong Kong Barcelona, S. 180–185
21. Geiss HK (1998) Pilze im Gastrointestinaltrakt. Klinik der Gegenwart, Urban & Schwarzenberg, München Wien Baltimore IV, 8:1–8:14
22. Guilbaud JF (1975) Traitement des candidoses digestives et cutanéo-muqueuses par le Pérentérol® à haute dose. ars medici 30:1003–1009
23. Kokoshis PL, Williams DL, Cook JA, Di Luzio NR (1978) Increased resistance to Staphylococcus aureus infection and enhancement in serum lysozyme activity by glucan. Science 199:1340–1342
24. Machado Caetano JA, Paramés MT, Babo MJ, Bandera Ferreira A, Freitas AA, Clemente Coelho MR, Matthioli Mateus A (1986) Immunopharmacological effects of Saccharomyces boulardii in healthy human volunteers. Int J Immunopharmac 8:245–259
25. Magliani W, Conti S, Gerloni M, Bertolotti D, Polonelli L (1997) Yeast killer systems. Clin Microbiol Rev 10:369–400
26. Midtvedt T (1986) Intestinal microflora-associated characteristics. Microecology and Therapy 16:121–130
27. Müller J, Remus N, Harms KH (1995) Mycoserological study of the treatment of paediatric cystic fibrosis patients with Saccharomyces boulardii (Saccharomyces cerevisiae Hansen CBS 5926). Mycoses 38:119–123
28. Nicod-Bertin L, Panouse-Perrin J (1985) Propriétés activatrices de deux préparations de levures vis-a-vis du système complément humain. Revue de l'Institut Pasteur de Lyon 18:345–365
29. Ortlieb R (1974) Randomisierte Vergleichsprüfung eines neuen Medikaments bei kindlichen Darmstörungen. Therapie d Gegenw 113:76–92
30. Pecquet S, Guillaumin D, Tancrède C, Andremont A (1991) Kinetics of Saccharomyces cerevisiae elimination from the intestines of human volunteers and effect of this yeast on resistance to microbial colonization in gnotobiotic mice. Appl Environm Microbiol 57:3049–3051
31. Petzoldt K, Müller E (1986) Tierexperimentelle und zellbiologische Untersuchungen zur Wirkung von Saccharomyces cerevisiae Hansen CBS 5926 bei der unspezifischen Steigerung der Infektionsabwehr. Arzneim.-Forsch. 36:1085–1088
32. Polonelli L, Morace G (1986) Reevaluation of the yeast killer phenomenon. J Clin Microbiol 24:866–869
33. Riggi SJ, Di Luzio NR (1961) Identification of a reticuloendothelial stimulating agent in zymosan. Am J Physiol 200:297–300
34. Rodrigues ACP, Nardi RM, Bambirra EA, Vieira EC, Nicoli JR (1996) Effect of Saccharomyces boulardii against experimental oral infection with Salmonella typhimurium and Shigella flexneri in conventional and gnotobiotic mice. J Appl Bacteriol 81 (1996) 251–256
35. Salek A, Schnettler R, Zimmermann U (1990) Transmission of killer activity into laboratory and industrial strains of Saccharomyces cerevisiae by electroinjection. FEMS Microbiology Letters 70:67–72
36. Schmitt MJ, Compain P (1995) Killer-toxin-resistant kre12 mutants of Saccharomyces cerevisiae: genetic and biochemical evidence for a secondary K1 membrane receptor. Arch Microbiol 164:435–443

37. Schmitt M, Radler F (1988) Molecular structure of the cell wall receptor for killer toxin KT28 in Saccharomyces cerevisiae. J Bacteriol 170:2192–2196
38. Seguela JP, Massot J, Nesson J, Patte F (1978) Action d'un Saccharomyces lors d'une infestation expérimentale à Candida albicans chez le rat normal et le rat traité par antibiotiques. Bull Soc Myc Méd:199–202
39. Sinai Y, Kaplun A, Hai Y, Halperin B (1974) Enhancement of resistance to infectious diseases by oral administration of brewer's yeast. Inf Immunol 9:781–787
40. Sturley SL, Elliot Q, LeVitre JA, Tipper DJ, Bostian KA (1986) Mapping of functional domains within the Saccharomyces cerevisiae type 1 killer preprotoxin. EMBO Journal 5 (1986) 3381–3389
41. Wickner RB (1974) „Killer character" of Saccharomyces cerevisiae: curing by growth at elevated temperature. J Bacteriol 117:1356–1357
42. Winner HJ (1966) General features of Candida infections. In: Winner HJ, Hurley R (Hrsg.): Symposium on Candida infections. Livingstone, Edinburgh and London, S. 6–11

III. Molekular und zellbiologische Entwicklungen

(Herausgeber: B. Lembcke)

Die Expression humaner epithelialer Defensine in Zellkultur

R. Gropp

Einleitung

Zur Familie der Defensine gehören kleine, kationische Peptide mit großer antimikrobieller Aktivität gegen ein breites Spektrum von Bakterien, Pilzen und Viren [2]. Defensine wurden zunächst in Insekten identifiziert, deren immunologische Abwehr ausschließlich auf der Synthese antimikrobieller Substanzen beruht. Mittlerweile weiß man jedoch, daß auf Defensinen oder verwandten Proteinen basierende Abwehrmechanismen in der Evolution stark konserviert sind und in allen bisher untersuchten höheren Eukaryonten einen wesentlichen Beitrag zur angeborenen und unspezifischen Immunabwehr leisten [8].

In Vertebraten sind bisher zwei Zelltypen gefunden worden, die Defensine synthetisieren. Zunächst wurden Neutrophile untersucht, deren Funktion in der Phagozytose und im Abtöten von invasiven Mikroorganismen besteht. In diesen Zellen liegen die Defensine in hoher Konzentration in den Phagolysosomen vor. Defensine integrieren in die Membran der phagozytierten Mikroorganismen, durchlöchern sie durch Porenbildung und vollführen auf diese Weise den „coup de grace". Mikroorganismen verlieren ihr für die Biosynthese notwendiges Membranpotential und werden anfällig für den proteolytischen Abbau.

Auch Epithelzellen sind durch ihren Kontakt mit der Umwelt ständig Mikroorganismen ausgesetzt. Daher war es naheliegend, in Epithelzellen nach der Expression von Defensinen zu suchen. Tatsächlich konnten zunächst in der Zunge und in der Trachea des Rindes und im intestinalen Trakt von Mäusen Defensine nachgewiesen werden [3, 6, 7]. Das Verständnis epithelialer Zellfunktion wird durch diese Ergebnisse wesentlich erweitert, da durch die Synthese von antimikrobiellen Peptiden und Proteinen Epithelzellen zum wichtigen Bestandteil des Immunsystems werden.

Bislang ist noch nicht geklärt, wo die epithelialen Defensine ihre Aktivität entfalten. In Abb. 1 sind 3 verschiedene Modelle vorgestellt. Im Modell 1 werden in Analogie zum Mechanismus in Neutrophilen Mikroorganismen von Epithelzellen phagozytiert und in speziellen Kompartimenten abgebaut. Modell 2 zeigt die Lokalisation der Defensine an der Oberfläche der Epithelzelle. Hier bilden die Defensine einen Schutzschild für die Zelle. Im Modell 3 werden die Defensine in das extrazelluläre Medium abgegeben. Denkbar ist auch, daß Defensine in zellulären Kompartimenten gespeichert sind und auf ein Signal hin sezerniert werden.

T. Kirchner et al. (Hrsg.) Ökosystem Darm VIII
© Springer-Verlag Berlin Heidelberg 1999

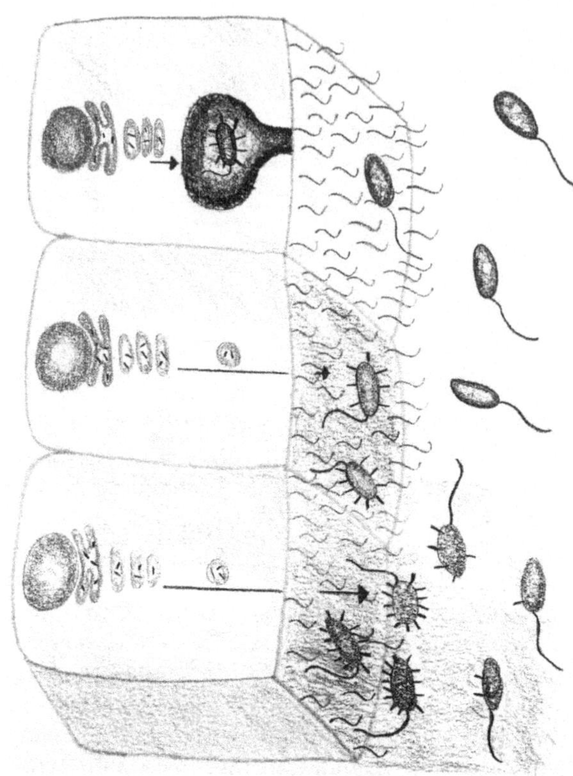

Abb. 1. Modelle des Wirkorts der epithelialen Defensine. Die *linke Epithelzelle* zeigt ein spezielles Kompartiment, in dem Defensine in hoher Konzentration vorliegen und phagozytierte Bakterien abtöten. In der *mittleren Epithelzelle* bilden die Defensine einen Schutzschild an der apikalen Membran. In der *rechten Epithelzelle* werden die Defensine sezerniert und entwickeln ihre Aktivität im extrazellulären Medium

Im menschlichen Organismus konnten bisher 4 verschiedene epitheliale Defensine nachgewiesen werden, die sich in ihrem Expressionsmuster stark voneinander unterscheiden ([1, 3–5, 7]; s. auch Beitrag Frye in diesem Band). Allen Defensinen gemeinsam ist die tertiäre Struktur, die durch 3 Disulfidbrücken stabilisiert wird (Abb. 2). Innerhalb dieses Cysteinrahmens tolerieren die Defensine eine hohe Variabilität der Aminosäuren. Aufgrund des Cysteinrahmens und der Disulfidverbrückung unterscheidet man zwei Gruppen, die α- und die β-Defensine. Die Disulfidbrücken sind für die Aktivität eine notwendige Voraussetzung. Reduzierte oder in-vitro synthetisierte Defensine sind inaktiv.

Die Idee, humane epitheliale Defensine als Antibiotika therapeutisch einzusetzen, ist bestechend und liegt auf der Hand; besonders bei Patienten mit zystischer Fibrose, deren Haupttodesursache die Destruktion der Lunge durch chronische Besiedlung durch Bakterien wie Pseudomonas aeruginosa, Staphylococcus aureus und Burkholderia cepacia ist. Bevor jedoch an eine Therapie mit Defensinen gedacht werden kann, muß die Biochemie der humanen epithelialen Defensine verstanden sein. Dies schließt die Analyse der Expressionsmuster, die Bestimmung der Konzentration der Defensine und die Mechanismen, die der Induktion ihrer Synthese zugrunde liegen, ein. Darüber hinaus muß man in der Lage sein, aktives Defensin in großen Mengen herzustellen.

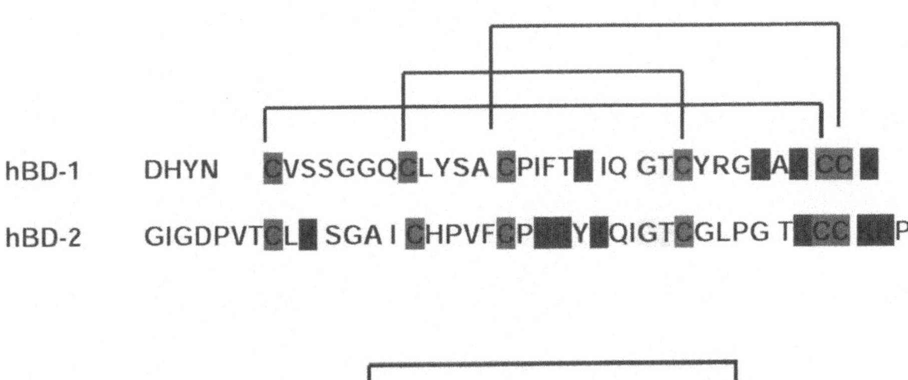

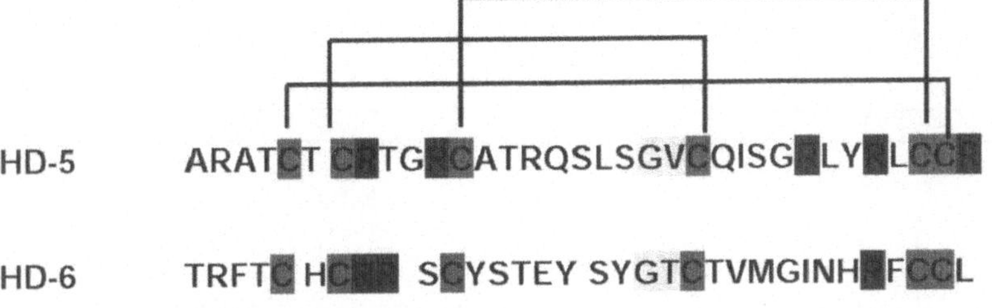

Abb. 2. Anordnung der humanen epithelialen Defensine. Die Cysteine sind rot, die konservierten Aminosäuren *gelb* und die kationischen Aminosäuren *blau* gefärbt, konservierte Aminosäuren *rot*. Die Verbindung der Cysteine stellt die Disulfidbrücken dar

M. Frye behandelt in ihrem Beitrag die Analyse der Expression von humanen epithelialen Defensinen. Er beschreibt die Synthese von Defensinen in Escherichia coli und eukaryonten Zellkulturen. Wir haben diese Expressionssysteme benutzt, da vorherige Versuche, große Mengen aktiven Defensins durch In-vitro-Synthese herzustellen, erfolglos blieben. In vitro synthetisierte Peptide haben den großen Nachteil, daß sie nach der Synthese in vitro gefaltet werden müssen. Dieser Prozeß ist jedoch zeitaufwendig und ineffizient. Daher liegt es nahe, bakterielle oder eukaryonte Expressionssysteme zur Synthese zu benutzen. In diesen Systemen wird die zelluläre Maschinerie zur Faltung und zur Disulfidverbrückung des Peptids genutzt.

Klonierungsstrategie am Beispiel von HD-5

Wir haben jeweils einen Vertreter der Untergruppe der α- und β-Defensine ausgewählt (hBD-1 und HD-5). Die Klonierungsstrategie ist anhand des Schemas am Beispiel von HD-5 in Abb. 3 dargestellt. Das HD-5-Gen setzt sich aus 2 Exons (174, 111 bp), die durch ein Intron von 980 kB unterbrochen werden, zusammen. Die cDNA kodiert das Vorläuferprotein des HD-5, das aus Prä-pro-Signalsequenz und dem reifen Peptid besteht. Die Prä-pro-Sequenz gewährleistet den Transport der naszierenden Kette an die Membran des endoplasmatischen Retikulums und den Transport via Golgi-Apparat zum Ort der Funktion. Im endoplasmatischen Retikulum wird das Protein gefaltet und werden die Disulfidbrücken geknüpft. Hier erfolgt auch die Prozessierung zum Pro-

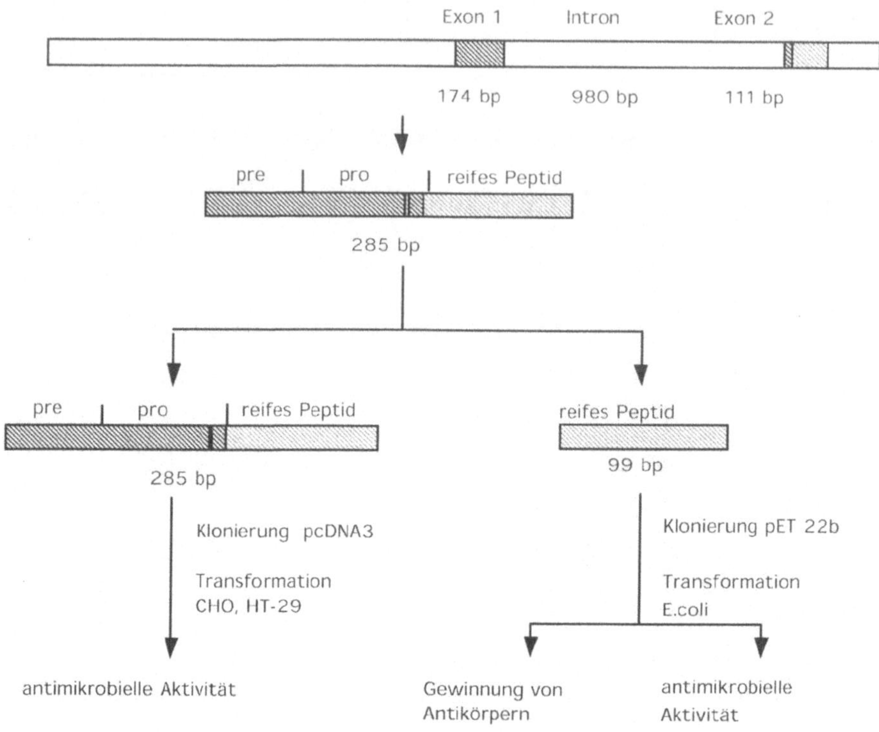

Abb. 3. Schematische Darstellung der Klonierungsstrategie

peptid. Im Golgi-Apparat wird die Prosequenz abgeschnitten. Da sich die Prä-sequenzen Escherichia coli von eukaryonten Präsequenzen leicht unterscheiden und man auch empirisch „gute" Signalsequenzen in Escherichia coli ermittelt hat, wurde zur Expression in Escherichia coli nur die Sequenz des reifen Peptids in einen Escherichia-coli-Expressionsvektor (pET 22b) mit einer starken Signalsequenz kloniert. In diesem Vektor ist der Promoter induzierbar. Zur Expression in Zellkultur benutzt man jedoch die zelluläre Transportmaschinerie, deshalb muß die cDNA auch die Sequenz der Prä-pro-Signalsequenz enthalten. Die cDNA wurde in den eukaryonten, stabilen Expressionsvektor pCDNA3 kloniert.

Expression in Escherichia coli

Die cDNA, die für das reife Peptid kodiert, wurde durch RT-PCR der aus Duodenum isolierten Gesamt-RNA gewonnen. Die genspezifischen Primer enthielten Restriktionsschnittstellen, die das Klonieren in den pET 22b-Vektor ermöglichten. Die Klonierung wurde durch Sequenzanalyse bestätigt. Das Plasmid wurde in den Expressionsstamm (BL 21(DE 3) pLysS) transformiert und die Synthese durch IPTG induziert. Die Expressionsanalyse im Protein-SDS-Acrylamid-Gel zeigte ein spezifisches Produkt mit der Größe von 3–4

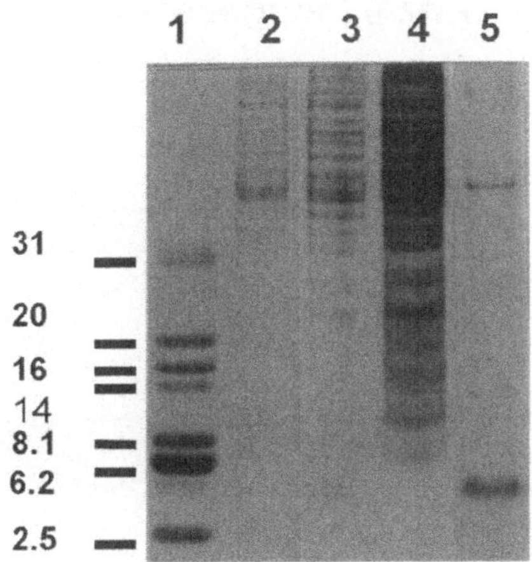

Abb. 4. Analyse der HD-5-Expression durch SDS-Polyacrylamid-Gelelektrophorese. *1* Molekulargewichtsmarker (kDa), *2* Zelllysat vor der Induktion, *3* Zelllysatz nach der Induktion, *4* Zellüberstand nach Zentrifugation, *5* Einschlußkörper

kDa (Abb. 4). Die Größe entspricht dem zu erwartenden Molekulargewicht des prozessierten Peptids. Weitere Analysen zeigten, daß das Peptid unlöslich in Einschlußkörpern vorlag. Dies ist ein starker Hinweis darauf, daß das Peptid denaturiert vorlag. Das Peptid ließ sich in 4 M Harnstoff lösen, war jedoch inaktiv. Schrittweise Dialyse gegen einen Puffer mit sinkender Harnstoffkonzentration brachte auch nicht das gewünschte Ergebnis. Das Peptid blieb inaktiv.

Da die Einschlußkörper nahezu sauberes Peptid in großer Konzentration enthielten, wurde das Peptid aus einem SDS-Gel quantitativ isoliert und zur Produktion von polyklonalen Antikörpern in Kaninchen injiziert. Der gewonnene Antikörper war hochspezifisch und war sogar in der Lage, natives Peptid zu erkennen (s. Beitrag Frye in diesem Band). Da jedoch das eigentliche Ziel, nämlich die Synthese aktiven Defensins, nicht erreicht wurde, verfolgten wir eine andere Strategie.

Expression in HT-29 und CHO-Zellen

Diesmal wurden die Primer so gewählt, daß die gesamte cDNA amplifiziert wurde. Das PCR-Fragment wurde in den eukaryonten Expressionsvektor kloniert (s. Abb. 3). In diesem Vektor steht das Genprodukt unter der Kontrolle des CMV-Promoters. Das Neomycingen ermöglicht die Herstellung von stabil transformierten Zellinien.

Analyse der Zellüberstände

Die Zellüberstände wurden auf antibakterielle Aktivität getestet. Dazu wurde eine definierte Bakterienzahl – üblicherweise 50–400 Bakterien – mit Zellüberständen bei 37 °C für 16 h inkubiert. Anschließend wurden die Zellen auspattiert. In Abb. 5 ist das Ergebnis eines solchen Versuchs mit Escherichia coli dargestellt. Auf die obere Platte wurden die Bakterien vor der Inkubation aus-

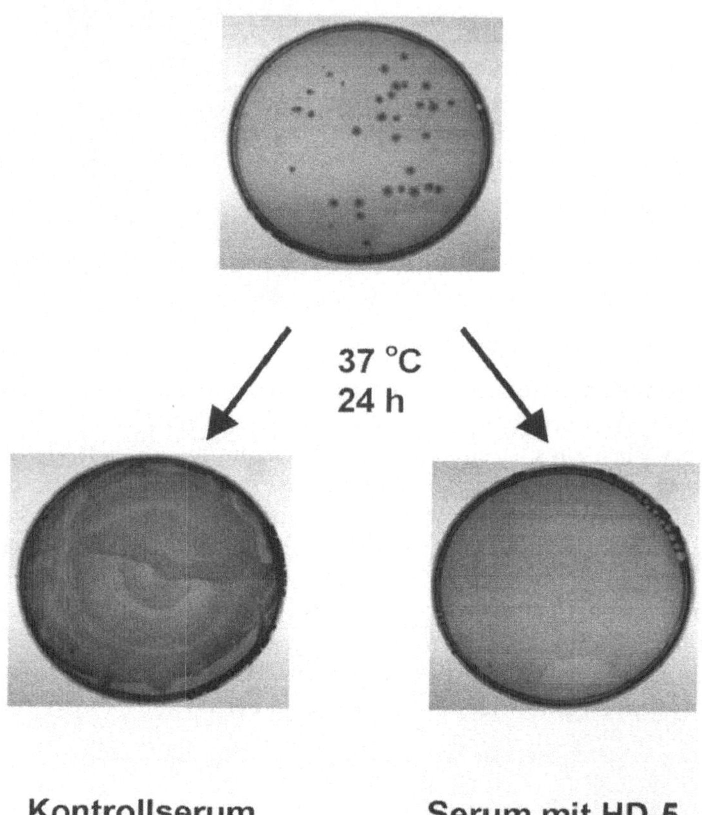

Abb. 5. Analyse der Defensinaktivität im Plattentest

plattiert. Sie zeigt an, wie viele Bakterien in den Versuch eingesetzt wurden. Die untere linke Platte zeigt die Anzahl der Bakterien nach der Inkubation im Kontrollserum. Die Platte zeigt einen Zellrasen. Auf der rechten Platte wurden die Überstände von HD-5-transformierten Zellen ausplattiert. In beiden Fällen war kein Bakterium mehr nachweisbar, d.h. die transformierten Zellinien exprimierten aktives HD-5.

Die gegen HD-5 gewonnenen Antikörper wurden benutzt, HD-5 in den Zellüberständen zu quantifizieren. Die Immuno-Dot-Blot-Analyse ergab eine Konzentration von 0,6–1 µg Defensin/ml Zellkulturüberstand.

Die Immunhistochemie der HD-5 exprimierenden HT-29-Zellen zeigt eine Lokalisation von HD-5 an der Plasmamembran (Abb. 6). Dieses Bild würde dem Modell 2 entsprechen (s. Abb. 1), in dem Defensine einen Schutzschild für die Zellen bilden. Andererseits haben die immunhistologischen Schnitte des Ileums das HD-5 in Panethzellen der Krypten lokalisiert. Dieser Widerspruch könnte bedeuten, daß undifferenzierte Zellen, wie sie HT-29-Zellen darstellen, nicht das geeignete Modell sind, den Wirkort der Defensine zu bestimmen.

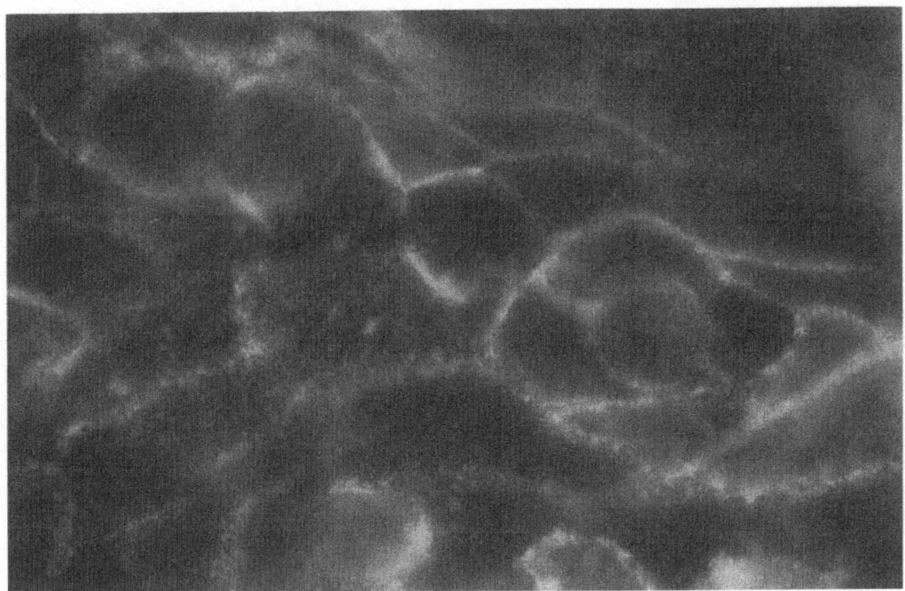

Abb. 6. Immunhistochemie von HD-5-exprimierenden HT-29-Zellen mit einem spezifischen Antikörper gegen HD-5

Zusammenfassung

Folgende Resultate lassen sich zusammenfassen:

1. Escherichia coli ist zumindest unter diesen Bedingungen nicht in der Lage, aktives Defensin zu exprimieren. Expression in Escherichia coli ermöglicht es jedoch, große Mengen von Defensin zur Herstellung von Antikörpern einfach zu gewinnen. Diese Antikörper erkennen auch das native Peptid, obwohl das eingesetzte Antigen selbst nicht nativ war.
2. Eukaryonte Zellkulturen produzieren 0,6–1 µg HD-5/ml Zellüberstand. Das auf diese Weise synthetisierte Defensin ist aktiv.
3. Unter diesen Bedingungen ist das synthetisierte Defensin nicht zytotoxisch.
4. Die Synthese in Zellkultur ist zu kostenaufwendig, um für die Produktion von Defensinen als Antibiotikum in Frage zu kommen. Da Hefe die Vorteile eines Mikroorganismus besitzt, andererseits aber die zellulären Prozessierungs- und Faltungsmechanismen denen der höheren Eukaryonten nah verwandt sind, muß die Expression in einem Hefestamm, z.B. Pichia pastoris, ausgetestet werden.

Literatur

1. Bensch KW, Raida M, Mägert HJ et al. (1995) hBD-1: a novel β-defensin from human plasma. FEBS 368:331–335
2. Boman HG (1995) Peptide antibiotics and their role in innate immunity. Annu Rev Immuno 13:61–92
3. Diamond G, Russell JP, Bevins CL (1996) Inducible expression of an antibiotic peptide gene in lipopolysaccharide-challenged tracheal epithelial cells. Proc Natl Acad Sci 93:5156–5160
4. Harder J, Bartels J, Christophers E, Schröder JM (1997) A peptide antibiotic from human skin. Nature 387:861
5. Mallow EB, Harris A, Salzman N et al. (1996) Human enteric defensins. J Biol Chem 271:4038–4045
6. Oulette AJ, Greco RM, James M et al. (1989) Development regulation of cryptdin, a corticostatin/defensin precursor mRNA in mouse small intestine crypt epithelium. J Cell Biol 108:1687–1695
7. Schonwetter BS, Stolzenberg ED, Zasloff MA (1995) Epithelial antibiotics induced at sites of inflammation. Science 267:1645–1648
8. Selsted M, Ouellette AJ (1995) Defensins in granules of phagocytic and non-phagocytic cells. Trends Cell Biology 5:114–119

Expression humaner Defensine in Epithelzellen

M. Frye

Einleitung

Der Mechanismus der unspezifischen Immunabwehr basiert auf einer großen Anzahl antibiotisch wirkender Peptide. Diese Peptide sind entweder kontinuierlich präsent, oder ihre Produktion wird erst durch die Anwesenheit von Mikroben induziert. Neuere Untersuchungen zeigen, daß nicht nur phagozytierende Zellen wie Makrophagen, Neutrophile etc. über solche antibiotischen Peptide verfügen, sondern daß auch Epithelien selbst antimikrobiell wirkende Substanzen herstellen. Definitionsgemäß unterscheidet man dabei Polypeptide, die größer als 10 kDa sind, wie Lactoferrin, Lysozym und Phospholipase A [4, 13, 20], und antimikrobielle Peptide, die kleiner als 10 kDa sind, wie Maiginin [2] und Defensine [1, 5, 7]. Defensine sind 3–4 kDa große kationische Peptide mit 6 hochkonservierten Cysteinen, die über 3 Disulfidbrücken miteinander verbunden sind. Über elektrostatische Wechselwirkungen binden Defensine an negativ geladene Membranen, multimerisieren und formen Poren, wodurch die Membranen permeabilisiert werden [41]. Die antimikrobielle Aktivität von Defensinen richtet sich gegen ein breites Spektrum verschiedenster Mikroben (z.B. [23]). Bisher konnten 4 humane Defensine in Epithelien detektiert werden. Die zu der Subfamilie der α-Defensine gehörenden Peptide HD5 und HD6 wurden erstmals in den Lieberkühn-Krypten des Dünndarms entdeckt [10, 11]. Die beiden bisher bekannten β-Defensine hBD1 und hBD2 wurden in verschiedenen Epithelien detektiert. HBD1 wurde ursprünglich aus dem Blutserum isoliert, kommt jedoch in großen Mengen v.a. in der Niere vor [1, 42]. HB2 wurde kürzlich in der Haut entdeckt und wird auch in der Lunge stark exprimiert [7]. Da Defensine sehr wirksame antibiotische Peptide sind, ist ihr Einsatz zur Infektbekämpfung und -prophylaxe bei Patienten denkbar. Es ist daher nicht nur notwendig, die gewebespezifische Verteilung der Defensine zu kennen, sondern auch die Menge, in der sie vorkommen, sowie die Mechanismen, die zu ihrer Induktion führen. Daher soll in diesem Beitrag die differentielle Expression der Defensin-mRNA und ihre jeweilige Menge in verschiedenen Epithelproben vergleichend dargestellt werden.

T. Kirchner et al. (Hrsg.) Ökosystem Darm VIII
© Springer-Verlag Berlin Heidelberg 1999

Defensine

Membranaktive, kleine antibiotische Peptide sind im gesamten Tier- und Pflanzenreich zu finden [6, 17]. Ihre Klassifikation ist daher schwierig und beruht im wesentlichen auf Merkmalen wie Konformation, Größe und speziellen, konservierten Aminosäuren. Auch Defensine sind bei Pflanzen, Insekten, Amphibien, Vögeln und Säugern vertreten. Bisher hat man insgesamt 8 definitionsgemäß verschiedene humane Defensine gefunden. Neben den 4 „myeloiden" Defensinen (HNP-1–4) sind inzwischen auch 4 humane epitheliale Defensine bekannt. In Abb. 1 sind einige exemplarisch ausgewählte Defensine in Form eines Peptidalignments dargestellt.

Die Familie der Defensine wird in die Subfamilien der α- und β-Defensine unterteilt. Die nur 30–40 Aminosäuren langen kationischen Peptide zeichnen sich durch eine sehr hohe Sequenzdivergenz sowohl auf Nukleotid- als auch auf Proteinebene aus. Nur 10 bzw. 11 dieser Aminosäuren sind hochkonser-

I. α-Defensine

```
                   1                                              38
      HD6          FTCHCRR S CYSTEYSY GTCTVMGINH RFCCL
      HD5          ATCYCRT GRCATRESLS GVCEISGRLY RLCCR
     HNP3           DCYCRI PACIAGERRY GTCIYQGRLW AFCC
     HNP4           VCSCRL VFCRRTELRV GNCLIGGVSF TYCCTRVD
   RatNP1           VTCYCRR TRCGFRERLS GACGYRGRIY RLCCR
   RatNP4           ACYCRI GACVSGERLT GACGLNGRIY RLCCR
   mCryp1        LRDLVCYCRS RGCKGRERMN GTCRKGHLLY TLCCR
 Consensus          C CR     C    E      G C    g       CC
```

II. ß-Defensine

```
                   1                                              41
     hBD1          HRSDHYNCVS SGGQCLYSAC PIFTKIQGTC YRGKAKCCK
     mBD1          RRTDQYKCLQ HGGFCLRSSC PSNTKLQGTC KPDKPNCCKS
     hBD2           DPVTCLK SGAICHPVFC PRRYKQIGTC GLPGTKCCKK P
     bnBD1          NRLSCHR NKGVCVPSRC PRHMRQIGTC RGPPVKCCRK K
      TAP           NPVSCVR NKGICVPIRC PGSMKQIGTC VGRAVKCCRK K
      LAP           NSQSCRR NKGICVPIRC PGSMRQIGTC LGAQVKCCRR K
     ebnBD          NPLSCRL NRGICVPIRC PGNLRQIGTC FTPSVKCCRW R
 Consensus            C      g C    C P      GTC      kCC
```

Abb. 1. Peptidalignment exemplarisch ausgewählter Defensine. Zu den α-Defensinen gehörend sind folgende Peptide aufgeführt: human defensins *HD5* und *HD6*, human neutrophil defensins *HNP3* und *HNP4*, rat neutrophil defensins *RatNP1* und *RatNP4*, mouse cryptdin *mCryp1*. Zur Subfamilie der β-Defensine zählen: human beta defensins *hBD1* und *hBD2*, mouse beta defensin mBD1, bovine neutrophile beta defensin *bnBD1*, tracheal antimicrobial peptide *TAP,* lingual antimicrobial peptide *LAP* und enteric bovine neutrophil beta defensin *ebnBD.* Der *Consensus* der Sequenzen beinhaltet 6 hochkonservierte Cysteine *(rot),* für die jeweilige Subfamilie spezifische Aminosäuren *(schwarz, Großbuchstaben),* und wenige konservierte Aminosäuren *(schwarz, Kleinbuchstaben)*

viert. Zu diesen hochkonservierten Aminosäuren gehören immer 6 Cysteine, welche die Peptidkette durch 3 intramolekulare Disulfidbrücken stabilisieren. Dadurch weisen alle Defensine die konservierte Tertiärstruktur eines dreistrangigen β-Faltblattes auf [22, 37]. Die Unterscheidung der α- von den β-Defensinen liegt in ihrem charakteristischen Cysteinrahmen begründet. Humane Defensine sind als Gen-Cluster auf Chromosom 8p23 codiert (*def.* locus) [8, 11, 14, 15, 38]. Diese gemeinsame genetische Lokalisation der strukturell sehr verschiedenen α- und β-Defensine läßt auf einen gemeinsamen Vorfahren schließen. Die hohe interspezifische Sequenzdivergenz der Defensine untereinander zeigt, daß diese antibiotischen Peptide sehr früh in der Evolution entstanden sein müssen.

Defensine in Paneth-Zellen

Paneth-Zellen sind in den Lieberkühn-Krypten des Dünndarms und des proximalen Kolons, am häufigsten jedoch im Ileum zu finden [9]. Die v.a. apikal stark granulierten Zellen wurden erstmals von Schwalbe (1872) und Paneth (1888) beschrieben [21, 34]. Wie alle epithelialen Zellinien des Intestinaltrakts, gehen auch die Paneth-Zellen aus den Stammzellen in den Krypten hervor. Anders als z.B. Enterozyten, die eine Lebenszeit von 2–3 Tagen haben, sind die Paneth-Zellen mit etwa 20 Tagen bei Mäusen langlebig [3]. Histochemische und biochemische Untersuchungen zeigen, daß es sich bei den sekretorischen Proteinen der Granula hauptsächlich um Peptide handelt, die an der unspezifischen Immunabwehr gegenüber pathogenen Mikroorganismen beteiligt

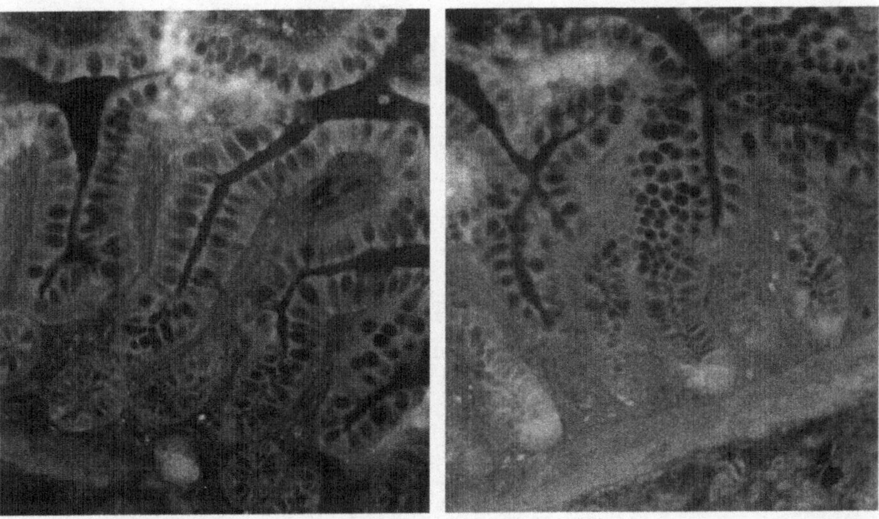

Abb. 2. Immunhistochemie mit Schnitten des Ileums. Die Negativkontrolle *(links),* mit Präimmunserum inkubiert, zeigt keine unspezifischen Anfärbungen in den Lieberkühn-Krypten. Immunhistochemie mit HD5 als Antikörper zeigt eindeutige Signale in der Krypten-Basis *(rechts)*

sind, wie Lysozym, Phospholipase A2, TNF-α, sekretorisches IgA und Defensine [12, 18, 24, 28, 32]. Mittels *In-situ*-Hybridisierung, Immunhistochemie und Immunogold-Markierung wurden verschiedene Cryptdine der Maus als Paneth-Zell-Produkte nachgewiesen [26, 35, 36]. Beim Menschen konnten bislang nur die 2 α-Defensine (HD5 und HD6) detektiert werden [10, 16]. Immunhistochemische Untersuchungen an Schnitten des Ileums mit HD5 als Antikörper zeigen ein deutliches Signal in den Lieberkühn-Krypten (s. Abb. 2).

Die Vergrößerung der Lieberkühn-Krypten in Abb. 3 zeigt, daß der HD5-Antikörper granuläre Strukturen in den Zellen angefärbt hat. Paneth-Zellen zeichnen sich durch ihre hohe Anzahl apikal lokalisierter Granula sowie ein weitverzweigtes Netzwerk des endoplasmatischen Reticulums und Golgis aus [34]. HD5 wurde kürzlich mittels Immunogold-Markierung als Bestandteil der Paneth-Zellen-Granula nachgewiesen [29]. HD5 ist demnach in den Paneth-Zellen gespeichert, um dann wahrscheinlich bei einer Stimulation über Mikroorganismen in das Lumen der Krypten entlassen zu werden. Verschiedene Arbeiten zeigen, daß Bakterien die Paneth-Zellen-Degranulation induzieren können [18, 29, 30]. Über die Stimulation der humanen α-Defensine auf RNA oder Proteinebene ist derzeit nichts bekannt.

Expression der Defensin-RNA in Epithelien

Während man die beiden α-Defensine HD5 und HD6 bisher ausschließlich in den Paneth-Zellen nachweisen konnte, ist das Vorkommen der β-Defensine hBD1 sehr viel weiter gestreut. HBD1 kommt wie bereits erwähnt u.a. in

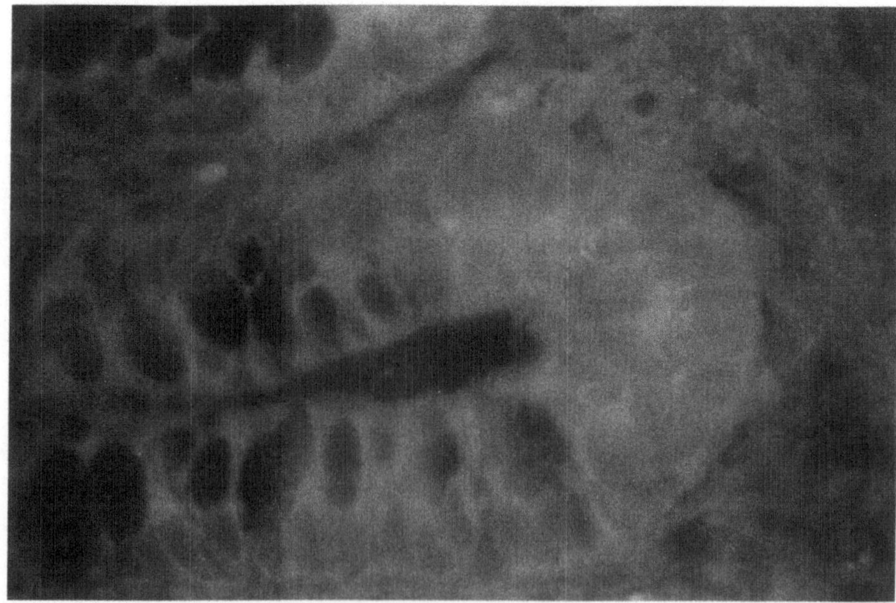

Abb. 3. Vergrößerte Darstellung der Lieberkühn-Krypte des Ileums. Der HD5-Antikörper hat apikal lokalisierte granuläre Strukturen in den Paneth-Zellen angefärbt

Tabelle 1. Nachweis der Defensin-mRNA mittels PCR. In die Analyse gingen die epithelialen Zellinien ΣCFTE29o- (Trachea), 16HBE14o- (Bronchus), HT29 (Colon), HT29Cl.19 (Colon), CFpac (zystische Fibrose Pankreas), HaCaT (Haut); Primärkulturen aus Melanozyten und dem Urothel sowie Bürstungen aus der Nase, Bronchus und Biopsate aus Duodenum, Jejunum, Ileum und Kolon ein. (+ bedeutet: es war nach 40 Zyklen PCR ein Amplifikat sichtbar; – bedeutet: das Fragment fehlte. * markiert die Gewebeproben, welche die Signale von HD5 und 6 aufwiesen)

| | β-Defensine | | α-Defensine | |
	hBD-1	hBD-2	HD5	HD6
ΣCFTE29o-	+	–	–	–
16HBE14o-	+	+	–	–
HT29	+	–	–	–
HT29Cl.19	+	–	–	–
CFpac	+	+	–	–
HaCaT	+	+	–	–
Melanozyten	–	–	–	–
Urothel	+	–	–	–
Nasalepithel	+	+	–	–
Bronchialepithel	+	+	–	–
Bronchialepithel*	+	+	+	+
Duodenum	+	–	+	+
Jejunum	+	–	+	+
Ileum	+	+	+	+
Kolon	+	+	+	+

großen Mengen in der Niere vor [42]. HBD2 wird in der Haut und Lunge stark exprimiert [7]. In Tabelle 1 ist vergleichend das Vorkommen aller 4 Defensine aufgelistet. Für diese Untersuchung wurden alle uns zur Verfügung stehenden Epithelzellen (Zellkultur, Primärkultur und Biopsien) hinsichtlich der Anwesenheit der Defensin-mRNA getestet. Dafür wurde aus den verschiedenen Gewebeproben (s. Tabelle) die RNA isoliert und mittels PT-PCR die cDNA synthetisiert. Der Nachweis der Defensin-cDNA erfolgte mittels PCR und genspezifischen Primern.

Aus Tabelle 1 wird ersichtlich, daß das Vorkommen von HD5 und HD6 identisch ist. Die beiden α-Defensine sind in allen Bereichen des Intestinaltrakts zu lokalisieren. Sie fehlen allerdings in den getesteten Zellkulturen und im Nasal- und Bronchialepithel. Nach diesen Ergebnissen werden HD5 und HD6 gewebespezifisch exprimiert. Das Fehlen in der Zellkultur läßt 3 Schlüsse zu:

- Die Synthese ist stimulierbar, und der entsprechende Faktor fehlt in den Zellkulturen.
- Die Zellen der untersuchten Zellinien können die Faktoren, die zu einer erhöhten Expression führen, nicht vermitteln.
- In den Zellinien sind die Paneth-Zellen nicht vertreten.

Interessanterweise waren auch bei einer von 4 Bronchialbiopsien sowie in einer Bronchialbürstung HD5 und HD6 meßbar. Weitere Untersuchungen müssen zeigen, mit welchen spezifischen Symptomen die Expression dieser Defensine korreliert. Bisher werden HD5 und HD6 in der Literatur nur den Paneth-Zellen zugesprochen. Allerdings handelt es sich bei den Paneth-Zellen nicht um physiologisch eindeutige Zellen [10]. Es ist nicht auszuschließen, daß auch eine sekretorische Zelle des Bronchus diese beiden Defensine synthetisieren kann. Zudem existiert ein Literaturhinweis, daß auch im weiblichen Geschlechtstrakt Signale von HD5 zu finden sind [40].

Die Verteilung hBD1- und hBD2-mRNA in den verschiedenen Gewebeproben ist unterschiedlich. HBD1 ist in allen Zellen nachweisbar, die in direktem Kontakt zur Umgebung stehen, außer in den Melanozyten, die tiefer in der Haut liegen. Nach diesem Ergebnis scheint hBD1 konstitutiv von allen Epithelzellen exprimiert zu werden. HBD2 scheint nach keinem offensichtlichen Muster exprimiert zu werden, d.h. hBD2 kann evtl. von allen Epithelzellen exprimiert werden, wenn ein geeigneter Stimulus vorhanden ist.

Quantifizierung der Defensin-mRNA

Die bisher aufgeführten Ergebnisse zeigen, welche Defensine in den verschiedenen Epithelzellen an- oder abwesend sind. Um auch Hinweise auf die jeweiligen mRNA-Mengen und damit auf die Stimulierbarkeit der Defensine zu erhalten, wurde die Quantität der Defensin-mRNA in allen verfügbaren klinischen Proben bestimmt. Dieser Test erfolgte mit Hilfe einer semiquantitativen PCR und GAP-DH als Standard.

In Abbildung 4 sind die Ergebnisse der semiquantitativen PCR für die α-Defensine (HD5, HD6) zusammengefaßt. Auch bei der Quantifizierung der RNA sind die Ergebnisse für HD5 und HD6 vergleichbar. Nur in den Gewebeproben (Biopsate) ist ausreichend Defensin-mRNA vorhanden, um sie mittels dieser Methode zu quantifizieren. Dabei sind die Werte für Jejunum, Ileum, Kolon und Bronchus annähernd gleich. Allerdings weist das Duodenum eine 3- bis 4-mal höhere Expression auf als die übrigen Proben. Nach diesem Expressionsprofil könnte man vermuten, daß die Defensin-Synthese stimulierbar ist, da HD5 und HD6 charakteristisch für Paneth-Zellen sind, die im Duodenum sehr viel seltener vorkommen als im Ileum und proximalen Kolon. Allerdings hatte dieser Patient Sprue. Da hier die Zottenstruktur zugunsten der Krypten aufgehoben ist und es Hinweise darauf gibt, daß die Zellpopulation der Paneth-Zellen in den Krypten dadurch erhöht ist, könnte der hohe Wert ebenso aus der Zottenatrophie resultieren [31]. Erst kürzlich von uns ausgewertete Duodenum-Biopsate aus „gesunden" Patienten weisen keine meßbaren Mengen von HD5 oder HD6 auf. Weitere Untersuchungen werden zeigen, ob eine mit einer Entzündung korrelierende Zottenatrophie generell mit hohen Defensin-Werten korreliert. Die Jejunum-, Ileum- und Kolon-Biopsien stammten aus makroskopisch nicht sichtbar entzündeten Bereichen.

hBD1 und hBD2 weisen sehr unterschiedliche Expressionsprofile auf (s. Abb. 5). hBD1 ist in nahezu jedem Gewebe (außer Jejunum) nachweisbar und scheint im Nasenepithel und in der Hautzellinie HaCaT am meisten exprimiert zu werden (s. Abb. 5 links). Diese stark schwankenden Werte könnten sowohl auf eine stimulierte als auch auf eine gewebespezifische Expression zurückzuführen sein. Eine quantitative Bestimmung von hBD2 war nur im Nasalepithel möglich (s. Abb. 5 rechts). Wahrscheinlich war in diesem Fall der geeignete Stimulus vorhanden, der die hBD2-Synthese erhöhte.

Abb. 4. Genexpressionsprofil der Defensine HD5 *(oben)* und HD6 *(unten)* der Biopsate von Bronchus, Duodenum, Jejunum, Ileum und Kolon. Die Gewebeproben *(Abszisse)* sind gegen die cDNA-Menge der Defensine zu GAP-DH als Standard *(Ordinate)* in % aufgetragen

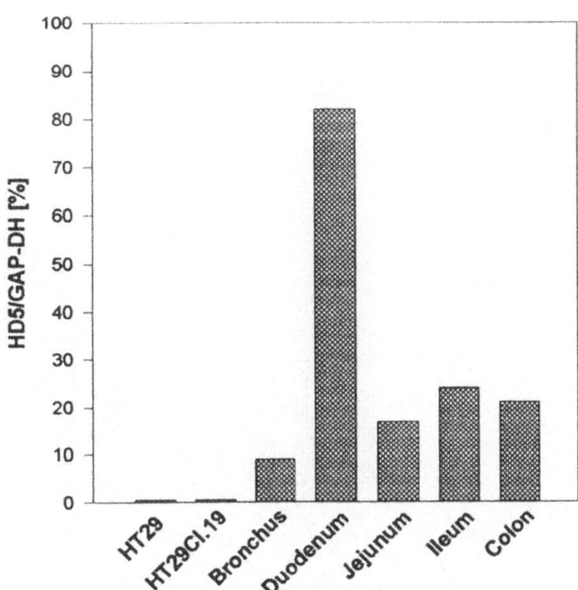

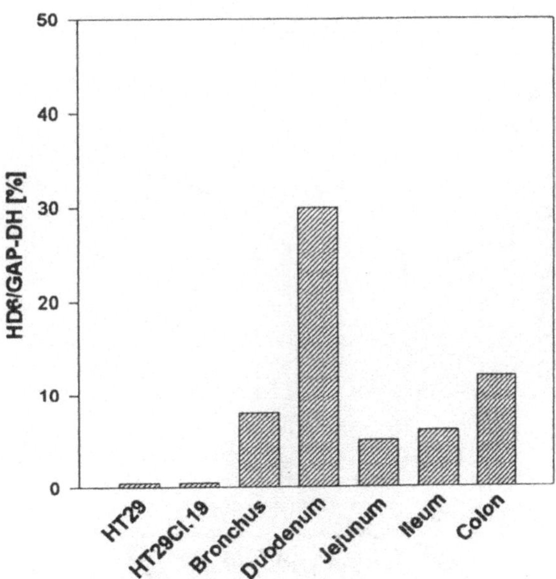

Expression von hBD1

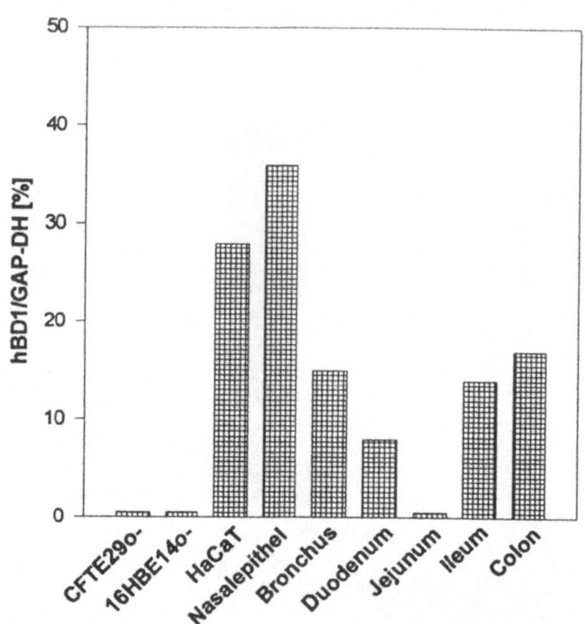

Expression von hBD2

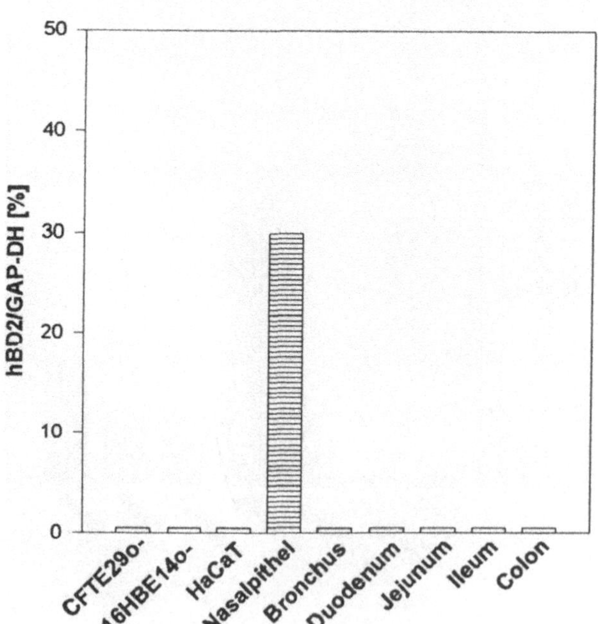

Abb. 5. Genexpressionsprofil der Defensine hBD1 *(oben)* und hBD2 *(unten)* der Zellkulturen ∑CFTE29o-, 16HBE14o- und HaCaT, des Nasalepithels sowie der Biopsate aus dem Bronchus, Duodenum, Jejunum, Ileum und Colon *(Abszisse)*. Auf der Ordinate ist die jeweilige cDNA-Menge von Defensin zu der des Standards GAD-DH in % angegeben

Induktion der Defensin-mRNA Expression

Nach den bisherigen Ergebnissen ist nicht eindeutig zwischen einer gewebe-spezifischen oder stimulierten Expression der Defensine zu unterscheiden. Daher wurden verschiedene potentielle Induktoren im Überstand von Zellkulturen inkubiert, um anschließend die mRNA-Synthese mittels semiquantitativer PCR und GAP-DH als Standard zu ermitteln. Dabei besteht das generelle Problem, daß die uns zur Verfügung stehenden Darm-Zellkulturen per se kein HD5 und HD6 exprimieren. Da diesen Zelllinien demnach sehr wahrscheinlich die Paneth-Zellen fehlen, war auch nach Stimulation mit verschiedenen grampositiven und gramnegativen kein Signal meßbar. Über die Stimulation der humanen epithelialen α-Defensine ist derzeit nichts bekannt.

Anders verhält sich das bei den beiden β-Defensinen hBD1 und hBD2. Beide Peptide sind u.a. in der Hautzellinie HaCaT zu finden. Im Überstand dieser Zellinie wurden verschiedene Faktoren, die für eine Stimulation in Frage kommen, inkubiert und die mRNA-Synthese quantifiziert. Zusammenfassend sind in Tabelle 2 die verschiedenen Stimuli und ihre Auswirkungen auf die Defensin-Expression dargestellt.

Die hBD1-mRNA-Synthese wurde durch keinen der eingesetzten Faktoren signifikant erhöht, was für eine konstitutive Expression von hBD1 spricht. Allerdings ist zu bedenken, daß alle Untersuchungen zur Stimulation von hBD1 an Zellkulturen getestet wurden. Zellkulturen könnten aber in diesem Fall die falschen Systeme darstellen, da nicht alle Zelltypen vertreten sind und essentielle Faktoren, die für eine Stimulation notwendig sind, fehlen könnten. Bisher konnte nur für die β-Defensine LAP und TAP des Rindes eine deutliche Stimulation durch LPS, TNF-α und chronische Infektionen gezeigt werden [5, 27, 33, 39]. LAP und TAP weisen jedoch eine extrem hohe Sequenzdivergenz zu dem humanen β-Defensin hBD1 auf (s. Abb. 1).

Die Expression der hBD2-mRNA ist ausschließlich durch gramnegative Bakterien induzierbar. Lipopolysaccharide (LPS) von Pseudonomas aueruginosa und Adenoviren (Av1CF2) führten zu keiner erhöhten Synthese von hBD2. Aus der Literatur ist bekannt, daß die hBD2-mRNA-Synthese durch hitzeinaktivierte Bakterien stimulierbar ist [7]. In unserem Fall wurden jedoch

Tabelle 2. Tabellarische Darstellung der für die Stimulation verwendeten Faktoren im Überstand der Hautzellinie HaCaT und der nachfolgend gemessenen cDNA-Menge der β-Defensine hBD1 und hBD2. Die RNA-Menge war entweder vor und nach der Induktion mit den verschiedenen Faktoren gleich (→) oder nach der Induktion erhöht (↑). Als Induktoren wurden gramnegative, grampositive Bakterien, der Adenovirus Av1CF1 und LPS verwendet

Stimulus	hBD1	hBD2
Burkholderia cepacia	→	↑
Pseudomonas aeruginosa	→	↑
Escherichia coli	→	↑
Staphylococcus aureus	→	→
Enterococcus ssp.	→	→
Av1CF2	→	→
LPS	→	→

lebende Bakterien verwendet. Dieses Ergebnis deutet auf sehr komplexe und hochinteressante Zell-Bakterium-Interaktionen hin.

Zusammenfassung

Obwohl die Defensine der Nomenklatur nach in eine Peptidfamilie gehören, weisen sie untereinander eine extreme Sequenzdivergenz auf. Dies und die Tatsache, daß sie sich in den verschiedenen untersuchten Systemen (Zellkultur, Gewebe, Infektionsversuche) so unterschiedlich verhalten, zeigt deutlich, daß ihre Wirkmechanismen und die Regulation derselben sehr komplex und wahrscheinlich distinkt sind. Einheitliche Erkenntnisse zur Expression und Stimulation der 4 Defensine gibt es daher nicht. Es kann dennoch festgehalten werden, daß die α-Defensine HD5 und HD6 gewebe- und zellspezifisch im gesamten intestinalen Trakt exprimiert werden. Die mRNA-Menge von HD5 und HD6 in den verschiedenen Gewebeproben war vergleichbar, kann aber bei einer Zottenatrophie (d.h. Sprue) stark erhöht sein. Die beiden β-Defensine hBD1 und hBD2 dagegen scheinen prinzipiell von allen Epithelzellen exprimiert werden zu können, die in direktem Kontakt zur Umwelt stehen. Die mRNA-Synthese von hBD1 erwies sich zumindest in Zellkultur als konstitutiv. Die mRNA-Synthese von hBD2 war durch vitale gramnegative Bakterien stimulierbar. Andere Faktoren reichten nicht aus, um die RNA-Menge signifikant zu erhöhen.

Literatur

1. Bensch KW, Raida M, Mägert H-J et al. (1995) hBD-1: a novel β-defensin from human plasma. FEBS 368:331–335
2. Bevins CL, Zasloff M (1990) Peptides from frog skin. Ann Rev Biochem 59:395–414
3. Cheng H, Leblond CP (1974) Origin, differentiation and renewal of the four main epithelial cell types in the mouse small intestine. V. Theory of the origin of the four epithelial cell types. Am J Anat 141:537–561
4. Clancy R, Pang G, Dunkley M et al. (1995) Acute on chronic bronchitis: a model of mucosal immunology Immunol Cell Biol 73:414–417
5. Diamond G, Russel JP, Bevins CL (1996) Inducible expression of an antibiotic peptide gene in lipopolysaccharide-challanged tracheal epithelial cells. Proc Natl Acad Sci 93:5156–5160
6. Ganz T, Weiss J (1997) Antimicrobial peptides of phagocytes and epithelia. S Hematol 34:343–354
7. Harder J, Bartels J, Christophers E, Schroeder M (1997) A peptide antibiotic from human skin. Nature 26:861
8. Harder J, Siebert R, Zhan Y et al. (1997) Mapping of the gene encoding human β-defensin-2 (DEFB2) to chromosome region 8p22-p23. 1. Genomics 46:472–475
9. Hertzog AJ (1937) Am J Pathol 13:351–358
10. Jones DE, Bevins CL (1992) Paneth cells of the human small intestine express an antimicrobial peptide gene. J Biol Chem 267:23216–23225
11. Jones DE, Bevins CL (1993) Defensin-6 mRNA in human paneth cells: implications for antimicrobial peptides in host defense of the human bowel. FEBS 315:187–192
12. Kiyohara H, Egami H, Shibata Y et al. (1992) Light microscopic immunhistochemical analysis of the distribution of group II phospholipase A2 in human digestive organs. J Histochem Cytochem 40:1659–1664

13. Levay PF, Viljoen M (1995) Lactoferrin: a general review. Haematologica 80:252–267
14. Linzmeier R, Michaelson D, Liu L et al. (1994) Structure and dynamics of the neutrophil defensins NP-2, NP-5 and HNP-1: NMR studies of amide hydrogen exchange kinetics. Proteins 20:52–60
15. Liu L, Zhao C, Heng HHQ, Ganz T (1997) The human β-defensin-1 and α-defensins are encoded by adjacent genes: two peptide families with differing disulfide topology share a common ancestry. Genomics 43:316–320
16. Mallow EB, Harris A, Salzman N et al. (1996) Human enteric defensins. J Biol Chem 271:4038–4045
17. Martin E, Ganz T, Lehrer RI (1995) Defensins and other endogenous peptide antibiotics of vertebrates. J Leuk Biol 58:128–136
18. Masty J, Stradley RP (1991) Paneth cell degranulation and lysozyme secretion during acute equine alimentary laminitis. Histochem 95:529–533
19. Mathan M, Hughes J, Whitehead R (1987) Histochem 87:91–96
20. Minami T, Tojo H, Shinomura Y et al. (1993) Purification and characterization of phospholipase A2 from human ileal mucosa. Biochim Biophys Acta 1170:125–130
21. Paneth J (1888) Über die sezernierenden Zellen des Dünndarm-Epithels. Arch Mikr Anat 31:113–191
22. Pardi A, Zhan XL, Selsted ME et al. (1992) NMR studies of defensin antimicrobial peptides. 2. Three-dimensional structures of rabbit NP-2 and human HNP-1. Biochem 31:11357–11364
23. Porter E, Van Damm E, Valore E, Ganz T (1997) Broad-spectrum antimicrobial activity of human intestinal defensin 5. Infect Immun 65:2396–2401
24. Porter EM, Liu L, Oren A et al. (1997) Localization of human intestinal defensin 5 in paneth cell granules. Infect Immun 65:2389–2395
25. Porter EM, Van Damm E, Valore EV, Ganz T (1997) Broad spectrum of antimicrobial activity of human intestinal defensin 5. Infect Immun 65:2396–2401
26. Ouelette AJ, Greco RM, James M et al. (1989) Developmental regulation of cryptdin, a corticostatin/defensin precursor mRNA in mouse small intestine crypt epithelium. J Cell Biol 108:1687–1695
27. Russell JP, Diamond G, Tarver AP et al. (1996) Coordinate induction of two antibiotic genes in tracheal epithelial cells exposed to the inflammatory mediators lipopolysaccharide and tumor necrosis factor alpha. Infect Immun 64:1565–1568
28. Satoh Y, Ishikawa K, Tanaka H, Ono K (1986) Immunhistochemical observations of immunoglobulin A in paneth cells of germ-free and formerly-germ-free rats. Histochem 85:197–201
29. Satoh Y (1988) Effect of live and heat-killed bacteria on the secretory activity of paneth cells in germ-free mice. Cell Tissue Res 251:87–93
30. Satoh Y, Ishikawa K, Oomori Y et al. (1992) Bethanechol and a G-protein activator, NaF/AlCl3, induce secretory response in paneth cells of mouse intestine. Cell Tissue Res 269:213–220
31. Savidge TC, Shmjokov AN, Walker-Smith JA, Phillips AD (1996) Epithelial antibiotics induced at sites of inflammation. Science 267:1645–1648
32. Schmauder-Chock EA, Chock SP, Patchen ML (1994) Ultrastructural localization of tumor necrosis factor-alpha. Histochem J 26:142–151
33. Schonwetter BS, Stolzenberg ED, Zasloff MA (1995) Epithelial antibiotics induced at sites of inflammation. Science 267:1645–1648
34. Schwalbe G (1872) Beiträge zur Kenntnis der Drüsen in Darmwandungen insbesondere der Brunner'schen Drüsen. Arch Mikr Anat 8:92–114
35. Selsted ME, Miller SI, Henschen AH, Ouellette AJ (1992) Enteric defensins: antibiotic peptide components of intestinal host defense. J Cell Biol 118:929–936
36. Selsted M, Ouellette AJ (1995) Defensins in granules of phagocytic and non-phagocytic cells. Trends in Cell Biology 5:114–119
37. Skalicky JJ, Selsted ME, Pardi A (1994) Structure and dynamics of the neutrophil defensins NP-2, NP-5 and HNP-1: NMR studies of amide hydrogen exchange kinetics. Proteins 20:52–60
38. Sparker RS, Kronenberg M, Heinzmann C et al. (1989) Assignment of defensin gene (s) to human chromosome 8p23. Genomics 5:240–244

39. Stolzenberg ED, Anderson GM, Ackermann MR et al. (1997) Epithelial antibiotic induced in states of disease. Proc Natl Acad Sci 94:8686
40. Svinarich DM, Wolf NA, Gomez R et al. (1997) Detection of human defensin 5 in reproductive tissues. Am J Obste Gynecol 176:470–475
41. White SH, Wimley WC, Selsted ME (1995) Structure, function, and membrane integration of defensins. Current Opinion in Structural Biology 5:521–527
42. Zhao C, Wang I, Lehrer RI (1996) Widespread expression of beta-defensin hBD-1 in human secretory glands and epithelial cells. FEBS 396:319–322

Bakteriell induzierte zelluläre Immunreaktion bei chronisch-entzündlichen Darmerkrankungen und Arthritiden

R. Duchmann

Die aktuelle Forschung hat das Verständnis bakteriell induzierter zellulärer Immunreaktionen in der Pathogenese von chronisch-entzündlichen Darmerkrankungen entscheidend erweitert und stellt u.a. die normale Darmflora als möglicherweise entscheidenden antigenen Immunstimulus in den Vordergrund. Darüber hinaus liefert sie neue faszinierende Einblicke darüber, wie das intestinale Immunsystem über die Achse Darm–Gelenke nicht nur Ausgangspunkt der CED-assoziierten, sondern auch anderer Formen von Spondarthritiden sein kann. Aufgabe dieses Beitrags soll es daher sein, einige dieser Aspekte darzustellen.

Bakteriell induzierte Immunreaktionen bei chronisch-entzündlichen Darmerkrankungen

Die chronisch entzündlichen Darmerkrankungen (CED) werden immunologisch vermittelt und durch genetische Faktoren beeinflußt. Als Auslöser der Erkrankung wurde ursprünglich eine permanente oder transiente Infektion mit pathogenen Bakterien und auch autoimmune Mechanismen angenommen. Bisher konnten mehrere pathogene Bakterien im Darmgewebe von Patienten mit CED nachgewiesen werden [10]. Eindeutige funktionelle Hinweise für eine gestörte zelluläre Immunantwort gegen diese Bakterien liegen bisher jedoch nicht vor. Dies gilt auch für die bisher am besten untersuchte Hypothese einer mykobakteriellen Infektion bei M. Crohn und schließt Untersuchungen zur Immunreaktion gegenüber mykobakteriellen Heat-shock-Proteinen (HSP) ein [4, 35].

Demgegenüber legen zahlreiche Untersuchungen der letzten Jahre nahe, daß eine Störung der Immunantwort gegenüber Bestandteilen der normalen Darmflora für die Krankheitsentwicklung in genetisch empfänglichen Individuen von besonderer pathogenetischer Bedeutung ist. So konnte in verschiedenen Tiermodellen für CED gezeigt werden (Tabelle 1), daß Tiere mit einer definierten immunologischen Störung in Gegenwart einer normalen Darmflora, nicht aber unter keimfreien Bedingungen, eine entzündliche Darmerkrankung entwickeln [1, 31, 36]. Zudem bestand eine gute Korrelation zwischen der Schwere der Darmerkrankungen und dem Grad der Keimbesiedelung des Darmes.

T. Kirchner et al. (Hrsg.) Ökosystem Darm VIII
© Springer-Verlag Berlin Heidelberg 1999

Tabelle 1. Beeinflussung von Kolitis und Arthritis durch die normale Darmflora im Tiermodell

Tiermodell	Spezies	SPF	Keimfreie Haltung	Antibiotika-gabe	Literatur
IL-2 –/–	Maus	Kolitis	Keine Kolitis	unbekannt	Sadlack et al. 1993 [31a] nicht publizierte Daten
IL-10 –/–	Maus	Kolitis	Keine Kolitis	Besserung	Kühn et al. 1993 [19] nicht publizierte Daten
TCRA –/–	Maus	Kolitis	Keine Kolitis	unbekannt	nicht publizierte Daten
CD45 RB^{high+} SCID	Maus	Kolitis	Keine Kolitis	Besserung	Aranda et al. 1997 [1] Morrissey et al. 1994 [25a]
HLA B27 transgen	Ratte	Kolitis, Arthritis	Keine Kolitis Keine Arthritis	Besserung	Taurog et al. 1994 [37] Rath et al. 1996 [31]

–/–: genetische Deletion des Gens (Knockout); *SCID* schwerer kombinierter Immundefekt.
SPF: specific pathogen free.

Eigene funktionelle Untersuchungen zeigten (Abb. 1), daß gesunde Individuen eine spezifische Immuntoleranz gegenüber der eigenen Darmflora besitzen, daß diese Toleranz in entzündetem Darmgewebe von Patienten mit CED jedoch entscheidend gestört ist [6]. Daß die immunstimulierende Wirkung hierbei von bakteriellen Antigenen ausgeht, belegt die MHC-Restriktion der Immunantwort und der auch auf klonaler T-Zellebene geführte Nachweis einer spezifischen Erkennung von Antigenen der Darmflora. Erste biochemi-

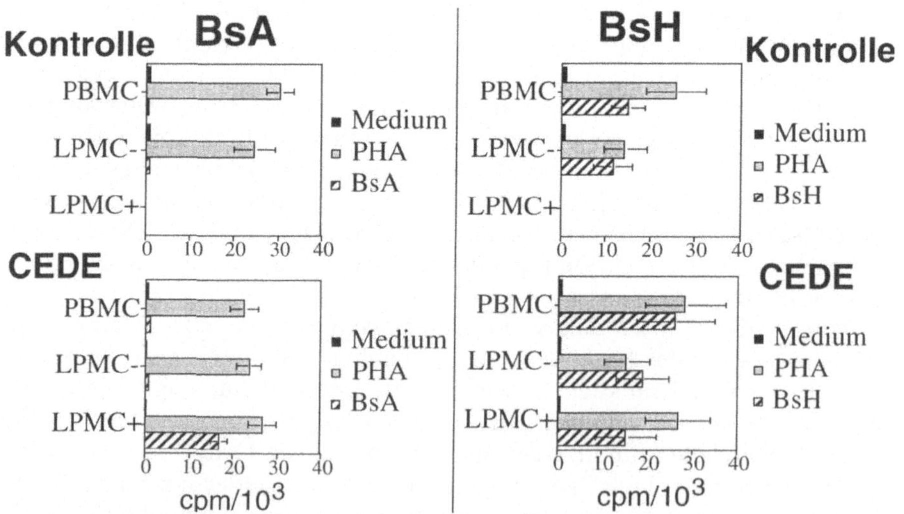

Abb. 1. Mononukleäre Zellen wurden aus dem peripheren Blut *(PBMC)* und nichtinvolvierter *(LPMC –)* und involvierter *(LPMC +)* Darmschleimhaut von Patienten mit chronisch-entzündlicher Darmerkrankung (CED) und Kontrollpatienten isoliert und mit Sonikaten von Bakterien der eigenen Darmflora (BsA) oder der Darmflora eines fremden Individuums *(BsH)* inkubiert. Anschließend wurde der H³-Thymidin-Einbau als Maß für die Zellproliferation bestimmt

sche Analysen der bakteriellen Antigene sprechen dafür, daß es sich um lösliche Antigene, wahrscheinlich Glykoproteine, handelt [7, 11].

Im Tiermodell der TNBS-induzierten Kolitis der Maus, die klinisch, histologisch und immunologisch Ähnlichkeiten mit dem Morbus Crohn aufweist, konnten wir in anschließenden Untersuchungen die bei Patienten gezeigte pathologische Reaktivität gegen die eigene Darmflora in genetisch verschiedenen Mäusen nachvollziehen. Behandlungen mit IL-10 oder Antikörpern gegen IL-12 führten in diesem Modell zu einer klinischen Remission der Kolitis und zu einer Wiederherstellung der Toleranz gegenüber der eigenen Darmflora [9]. Zusammen mit den Befunden anderer Arbeitsgruppen [1, 5, 20, 21] deuten diese Ergebnisse darauf hin, daß bei CED und verschiedenen experimentellen Kolitiden eine Störung regulatorischer T-Zellen vorliegt und zu einer Überreaktion gegen Bestandteile der eigenen Darmflora führt. Zusätzlich spielen Zytokine als Mediatoren der Immunregulation eine wichtige Rolle. Die bisherigen Daten heben u.a. die Bedeutung von IL-12, IFN-γ, IL-10 und TGF-β in der Immunregulation des Entzündungsprozesses hervor [9, 12, 19, 26–29].

Bakteriell induzierte Immunreaktionen bei CED-assoziierten Arthritiden und anderen Spondarthritiden

Arthritiden des Achsenskeletts und der peripheren Gelenke stellen die häufigste extraintestinale Manifestation der CED dar und können bereits vor der Darmerkrankung symptomatisch werden [30]. Die Ursache der Arthritiden bei CED, die mit der enteropathischen Spondarthritis bei M. Whipple, der Spondylitis ankylosans, der reaktiven Arthritis und der Arthritis psoriatica die Gruppe der häufig mit der Expression des MHC-Klasse-I-Moleküls HLA-B27 assoziierten seronegativen Spondarthritiden bilden, ist noch nicht gesichert. Tierexperimentelle Untersuchungen deuten jedoch darauf hin, daß auch für die CED-assoziierten Arthritiden pathogenetisch v.a. eine gestörte Immunreaktion gegen bakterielle Produkte der Darmflora in Frage kommt [14]. Als besonders interessantes Modell haben sich hierbei Ratten mit einem Transgen für HLA-B27/humanes β-2-Mikroglobulin erwiesen. Die sich bei diesen Ratten entwickelnde chronische Kolitis und Arthritis ist T-Zell-abhängig und wird unter keimfreien Bedingungen nicht beobachtet [3]. Die Rekonstitution keimfreier transgener Tiere mit unterschiedlichen Bakteriengemischen zeigte, daß Bacteroides ssp. in diesem Modell besonders entzündungsfördernd sind [31]. Das gemeinsame Auftreten von chronischen Darmentzündungen und Arthritiden wird jedoch nicht nur in transgenen Tiermodellen beobachtet, sondern kann auch in normalen, genetisch geeigneten Tieren durch Injektion bakterieller Zellwandbestandteile in die intestinale Subserosa induziert werden. Die Chronizität der Entzündung ist auch in diesem Modell T-Zell-abhängig [32]. Ein weiterer Hinweis dafür, daß intestinale Bakterien ein Potential zur Chronifizierung arthritogener Prozesse haben, ergibt sich aus einer Modifikation des Modells. Hier wird zunächst durch intraartikuläre Injektion der bakteriellen Zellbestandteile eine selbstlimitierende Arthritis erzeugt. Diese kann interessanterweise durch operativ angelegte selbstfüllende Darmschlingen mit nachfolgender bakterieller Überwucherung reaktiviert werden [32].

Für die Spondylitis ankylosans gibt es bisher noch keine sicheren Hinweise für einen Zusammenhang mit bakteriell bedingten Darmentzündungen. Ileokolonoskopische Untersuchungen zeigten jedoch, daß bei der Mehrzahl der Patienten mit Spondylitis ankylosans klinisch meist asymptomatische entzündliche Läsionen im Darm bestehen [25]. Umgekehrt läßt sich radiologisch bei Patienten mit CED häufig eine klinisch inapparente Spondylitis ankylosans nachweisen [24].

Bei der reaktiven Arthritis besteht ein klarer Zusammenhang zwischen der Arthritis und einer vorhergegangenen gastrointestinalen oder urogenitalen bakteriellen Infektion. Antigene des auslösenden Bakteriums [15] sowie dagegen gerichtete T-Zellen [16–18] konnten im Gelenk der Patienten nachgewiesen werden. Isolierungen von bakterienreaktiven T-Zellen aus der Synovia ergaben, daß die meisten dieser T-Zellen zur Subgruppe der $CD4^+$-$TCR^{\alpha\beta+}$-T-Zellen gehörten, MHC-Klasse-II-restringiert waren und Zytokine vom Typ TH-1 sezernierten [33, 34].

Darüber hinaus wurden auch zytotoxische, HLA-B27-restringierte $TCR^{\alpha\beta+}$-$CD8^+$-T-Zellen [17] und nicht-MHC restringierte $TCR^{\gamma\delta+}$-T-Zellen [28] mit Spezifität für das auslösende Bakterium oder Selbstantigene aus Gelenken von Patienten mit reaktiver Arthritis isoliert. Ein auffälliges immunologisches Merkmal der reaktiven Arthritis und anderer Spondarthropathien ist die hohe Assoziation mit der Expression des MHC-Klasse-I-Antigens HLA-B27. Da die Funktion des HLA-B27-Moleküls die Präsentation von Antigenen für $CD8^+$-T-Zellen ist, postulierte das klassische Modell des arthritogenen Peptids das Vorliegen einer molekularen Mimikri und nahm eine Kreuzreaktion von $CD8^+$-T-Zellen mit auf synovialen $HLA-B27^+$-Zellen präsentierten bakteriellen Antigenen und Selbst-Antigenen als pathogenetischen Mechanismus an [2]. Dem steht jedoch entgegen, daß solche kreuzreaktiven T-Zellen trotz intensiver Bemühungen bisher nicht isoliert werden konnten. Eigene Untersuchungen zeigten, daß synoviale $CD8^+$-autoreaktive und synoviale $CD8^+$-Yersinia-enterocolitica-reaktive zytotoxische T-Zellen eine Gruppe verwandter $TCRV\beta$-Ketten benutzen [8]. Dies deutet auf eine gemeinsame Bindungsstruktur dieser $TCRV\beta$-Ketten für das gemeinsame Restriktionsmolekül HLA-B27 hin. Gleichzeitig und im Gegensatz zu dem Befund, den man für kreuzreagierende T-Zellen erwarten würde, zeigten beide Gruppen von T-Zellklonen charakteristische Unterschiede innerhalb ihrer peptidbindenden TCRCDR3 [23]. Eine alternative Hypothese, welche mit diesen Daten vereinbar ist und auch die Rolle von $CD4^+$-T-Zellen in der Pathogenese der reaktiven Arthritis berücksichtigt, sieht vor, daß die primäre antibakterielle Immunantwort im Gelenk von $CD4^+$- und $CD8^+$-T-Zellen getragen wird. Die im Rahmen dieser Immunantwort induzierte Sekretion von Zytokinen wie IFN-γ könnte dann zur Hochregulation kryptischer und vorzugsweise HLA-B27 restringierter Selbst-Epitope und zur Induktion einer von autoreaktiven $CD8^+$-zytotoxischen T-Zellen getragenen Entzündung und chronischen Autoimmunität führen [13, 22].

Zusammenfassung

Intestinale Bakterien scheinen als permanente Quelle für eine antigene Stimulation des zellulären Immunsystems nicht nur bei chronischen Darmentzündungen, sondern auch bei CED-assoziierter Spondarthritis und anderen Spondarthritiden einen entscheidenden pathogenetischen Faktor darzustellen. Daß zwischen Darm und Gelenken eine wichtige immunologische Verbindung besteht, wird auch durch einen von uns zur Zeit analysierten Fall eines HLA-B27[+]-Patienten mit Kolitis und nachfolgender Arthritis hervorgehoben, bei dem es erstmals gelang, die Expansion von identischen T-Zellklonen im Kolon und der Synovia nachzuweisen.

Literatur

1. Aranda R, Sydora BC, McAllister PL et al. (1997) Analysis of intestinal lymphocytes in mouse colitis mediated by transfer of CD4[+], CD45RBhigh T cells to sCID recipients. J Immunol 158:3464–3473
2. Benjamin R, Parham P (1992) HLA-B27 and disease: A consequence of inadvertent antigen presentation. Rheumatic Disease Clinics of North America 18:11–21
3. Breban M, Fernandezsueiro JL, Hadavand RR et al. (1996) T cells, but not thymic exposure to HLA-B27, are required for the inflammatory disease of HLA-B27 transgenic rats J Immunol 156:794–803
4. Chiodini RF, Rositer CA (1995) Role of mycobacteria in Crohn's disease: immunological responses. In: Tytgat, Bartelsman, van Deventer (eds) Inflammatory Bowel Diseases. Kluwer Academic Publishers, Dordrecht, Boston, London, S. 437–450
5. Cong Y, McCabe RP, Seibold F et al. (1997) Clonal restriction of colitis-inducing, enteric bacterial antigen-specific CD4[+] T cells. Gastroenterology 112 A:951
6. Duchmann R, Kaiser I, Hermann E et al. (1995) Tolerance exists towards resident intestinal flora but is broken in active inflammatory bowel disease (IBD). Clin Exp Immunol 102:455
7. Duchmann R, Märker-Hermann E, Meyer zum Büschenfelde KH (1996) Bacteria-specific T-cell clones are selective in their reactivity towards different enterobacteria or H. pylori and increased in inflammatory bowel disease. Scand J Immunol 44:71–79
8. Duchmann R, May E, Ackermann B et al. (1996) HLA-B27-restricted cytotoxic T lymphocyte responses to arthritogenic enterobacteria or self-antigens are dominated by closely related TCRBV gene segments. A study in patients with reactive arthritis. Scand J Immunol 43:101–108
9. Duchmann R, Schmitt E, Knolle P et al. (1996) Tolerance towards resident intestinal flora in mice is abrogated in experimental colitis and restored by treatment with interleukin-10 or antibodies to interleukin-12. Eur J Immunol 26:934–938
10. Duchmann R, Neurath M, Märker-Hermann E, Meyer zum Büschenfeld KH (1997) Immune responses towards intestinal bacteria-current concepts and future perspectives. Z Gastroenterol 35:337–346
11. Duchmann R, May E, Heike M et al. (submitted) T cell specificity and crossreactivity towards enterobacteria, Bacteroides, Bifidobacterium and antigens from resident intestinal flora in man
12. Ehrhardt RO, Ludviksson BR, Gray B et al. (1997) Induction and prevention of colonic inflammation in IL-2-deficient mice. J Immunol 158:566–573
13. Gammon G, Sercarz EE, Benichou G (1991) The dominant self and the cryptic self: shaping the autoreactive T-cell repertoire. Immunol Today 12:19
14. Gaston JSH (1997) Pathogenic role of gut inflammation in the spondylarthropathies. Curr Opin Rheumatol 9:302–307
15. Granfors K, Jalkanen S, von Essen R et al. (1989) Yersinia antigens in synovial-fluid cells from patients with reactive arthritis. N Engl J Med 320:216–221

16. Hermann E, Fleischer B, Mayet W (1989) Response of synovial fluid T cell clones to Yersinia enterocolitica antigens in patients with yersinia arthritis. Clin exp Immunol 75:365–370

17. Hermann E, Yu DT, Meyer zum Büschenfelde K-H, Fleischer B (1993) HLA-B27-restricted CD8 T cells derived from synovial fluids of patients with reactive arthritis and ankylosing spondylitis. Lancet 34:646–650

18. Hermann E, Ackermann B, Duchmann R, Meyer zum Büschenfelde KH (1995) Synovial fluid MHC-unrestricted gamma delta-T lymphocytes contribute to antibacterial and anti-self cytotoxicity in the spondylarthropathies. Clin Exp Rheumatol 13:187–192

19. Kühn R, Löhler J, Rennick D et al. (1993) Interleukin-10-deficient mice develop chronic enterocolitis. Cell 75:263–274

20. Ludviksson BR, Gray B, Strober W, Ehrhardt RO (1997) Dysregulated intrathymic development in the IL-2-deficient mouse leads to colitis-inducing thymocytes. J Immunol 158:104–111

21. Ma A, Datta M, Margosian E et al. (1995) T cells, but not B cells, are required for bowel inflammation in Interleukin 2-deficient mice. J Exp Med 182:1567–1572

22. Märker-Hermann E, Duchmann R, May E et al. (1996) The T cell receptor (TCR) in HLA-B27-restricted T cell responses – an introduction. Clin Rheumatol 15 Suppl 1:86–90

23. May E, Duchmann R, Ackermann B et al. (1996) TCRB junctional regions from HLA-B27-restricted T cells and HLA-B27 binding peptides display conserved hydropathy profiles in the absence of primary sequence homology. Int Immunol 8:1815–1823

24. McEniff N, Eustace S, McCarthy C et al. (1996) Asymptomatic sacroiliitis in inflammatory bowel disease: assessment by computed tomography. Clin Imaging 19:258–262

25. Mielants H, Veys E, Cuvelier C et al. (1985) HLA-B27 related arthritis and bowel inflammation. Part 2: Ileocolonoscopy and bowel histology in patients with HLA-B27 related arthritis. J Rheumatol 12:294–298

25a. Morrissey PJ, Charrier K (1994) Induction of Wasting disease in SCiD mice by the transfer of normal CDh^4/CDh5RBh, T cells and the regulation of this autoreactivity by CDh^4/CDh5RBlo T cell, Res Immunol 145:357–362

26. Neurath M, Fuss I, Kelsall BL et al. (1995) Antibodies to IL-12 abrogate established granulomatous colitis in mice. J Exp Med 182:1281–1290

27. Neurath MF, Fuss I, Kelsall B et al. (1996) Experimental granulomatous colitis in mice is abrogated by induction of TGF-β-mediated oral tolerance. J Exp Med 183:2605–2616

28. Powrie F, Leach MW, Mauze S et al. (1994) Inhibition of Th1 responses prevents inflammatory bowel disease in scid mice reconstituted with CD45RBhi CD4$^+$ T cells. Immunity 1:553–562

29. Powrie F, Carlino J, Leach MW et al. (1996) A critical role for transforming growth factor-bbb but not interleukin-4 in the suppression of T helper type-1-mediated colitis by CD45RBlow CD4$^+$T cells. J Exp Med 183:2669–2674

30. Protzer U, Duchmann R, Hohler T et al. (1996) Enteropathic spondylarthritis in chronic inflammatory bowel diseases: prevalence, manifestation pattern and HLA association. Med Klin 91:330–335

31. Rath HC, Herfarth HH, Ikeda JS et al. (1996) Normal luminal bacteria, especially bacteroides species, mediate chronic colitis, gastritis, and arthritis in HLA-B27/human β2 microglobulin transgenic rats. J Clin Investigation 98:945–953

31a. Sadlack B, Merz H, Schorle H, Schimpl A, Feller AC, Horak I (1993) Ulcerative Colitis-like disease in mice with a disrupted Interleukin-2 Gene. Cell 75:253–261

32. Sartor R, Rath H, Lichtman S, van Tol E (1996) Animal models of intestinal and joint inflammation. Baillieres Clin Rheumatol 10:55–76

33. Schlaak J, Hermann E, Ringhoffer M, Probst P et al. (1992) Predominance of Th1-type T cells in synovial fluid of patients with Yersinia-induced reactive arthritis. Eur J Immunol 22:2771–2776

34. Simon AK, Seipelt E, Wu P (1993) Analysis of cytokine profiles in synovial T cell clones from chlamydial reactive arthritis patients: predominance of TH1 subset. Clin Exp Immunol 122–126

35. Spahn TW, Heimanns H, Duchmann R et al. (1997) Cellular and humoral immunity to the 60-kD heat-shock preotin in inflammatory bowel disease. Digestion 58:469–475

36. Strober W, Ehrhardt RO (1993) Chronic intestinal inflammation: an unexpected outcome in cytokine or T cell receptor mutant mice. Cell 75:203–205
37. Taurog JD, Richardson JA, Croft JT, Simmons WA, Zhou M, Fernandez-Sueiro JL, Balish E, Hammer RE (1994) The germfree state prevents development of gut and joint inflammatory disease in HLA-B27 transgenic rats. J Exp Med 180:2359–2364

Einfluß von Antibiotika und Saccharomyces boulardii auf den mikrobiellen Kolonstoffwechsel

G. Breves, K. Mendelin, A. Bender

Einleitung

Durchfallerkrankungen gehören zu den häufigsten Begleiterscheinungen von Antibiotikabehandlungen und werden bei bis zu 20–25% der betreffenden Patienten beobachtet. Sie können besonders dann auftreten, wenn die verwendeten Antibiotika durch eine unvollständige intestinale Absorptionsrate oder eine hohe biliäre Sekretionsrate gekennzeichnet sind und damit hohe antimikrobielle Wirkspiegel im Dickdarm erreicht werden können. Die Schwere der Antibiotika-assoziierten Diarrhö (AAD) kann unterschiedlich ausgebildet sein, und es kann zu schweren Komplikationen wie pseudomembranöser Kolitis oder toxischem Megakolon kommen. Die verschiedenen Konzepte zur Ätiologie der AAD beinhalten übermäßiges Wachstum, Vermehrung und Toxinproduktion von Clostridium difficile, das Freilegen von Toxinrezeptoren oder Anheftungsstellen infolge der Reduktion der normalen mikrobiellen Flora sowie die Verminderung mikrobieller Fermentationsprozesse und damit die Reduktion der Produktion von kurzkettigen Fettsäuren (SCFA), die eng mit der Na^+- und H_2O-Absorption korreliert sind und als trophische Faktoren für Kolonozyten essentiell sind [1, 5, 6, 8, 10].

Mögliche Behandlungen der AAD sind Absetzen der Antibiotika, unspezifische unterstützende Maßnahmen und der Einsatz solcher Antibiotika, die gegen spezifische pathogene Keime wie Clostridium difficile wirksam sind. Dazu zählen Vancomycin, Metronidazol oder Bacitracin. Vergleichende klinische Studien haben die therapeutische Wirksamkeit belegt, bei Absetzen dieser Antibiotika sind Rezidive jedoch nicht auszuschließen [8].

Die apathogene Hefe Saccharomyces boulardii (S.b.) wird seit längerer Zeit erfolgreich zur Behandlung von Durchfallerkrankungen unterschiedlicher Genese eingesetzt. In kontrollierten klinischen Studien wurde nachgewiesen, daß die Häufigkeit der AAD im Vergleich mit der Placebogruppe bei solchen Patienten halbiert wurde, denen S.b. prophylaktisch verabreicht wurde [7, 12]. Es wurde ferner nachgewiesen, daß die Rezidivhäufigkeit durch S.b. erheblich reduziert werden konnte. Zu den zellulären Prozessen, denen die klinische Wirksamkeit zugrunde liegt, gibt es bislang keine eindeutig belegten Konzepte. Zu den möglichen Mechanismen zählen trophische Effekte auf die intestinale Mukosa, Stimulationen des intestinalen Immunsystems und Wechselwirkungen mit Clostridium difficile bzw. den beteiligten Toxinen oder Toxinrezeptoren [3, 4, 9, 11].

T. Kirchner et al. (Hrsg.) Ökosystem Darm VIII
© Springer-Verlag Berlin Heidelberg 1999

Um die mögliche Bedeutung der infolge einer Antibiotikatherapie veränderten mikrobiellen Fermentationsleistungen als pathogenetische Faktoren der AAD näher zu charakterisieren, wurden mit der semikontinuierlichen Kolonsimulationstechnik („Cositec") verschiedene Antibiotika auf ihre depressiven Wirkungen auf den mikrobiellen Stoffwechsel geprüft. Dabei wurde auch untersucht, ob eine Absenkung des pH-Wertes in der Inkubationslösung, wie sie infolge einer Azidose eintreten kann, ebenfalls zu Veränderungen der mikrobiellen Fermentation führt. Als Antibiotika wurden in den vorliegenden Untersuchungen Clindamycin, Vancomycin, Metronidazol, Cephalexin und Ampicillin geprüft. An die alleinige Antibiotikaphase schloß sich jeweils eine Phase an, in der S.b. gemeinsam mit dem jeweiligen Antibiotikum appliziert wurde. Mit diesem Ansatz sollte untersucht werden, ob Antibiotikawirkungen durch Hefen beeinflußt werden können.

Prinzip der Kolonsimulationstechnik

Die Kolonsimulationstechnik wurde aus der Rumensimulationstechnik („Rusitec") entwickelt [2]. Ihr Prinzip besteht darin, daß Inhalt aus dem oberen Dickdarm, der von fistulierten Schweinen gewonnen wird, im gasdichten anaeroben Milieu inkubiert und dabei kontinuierlich mit einer in der ionalen Zusammensetzung der Ileumflüssigkeit entsprechenden isotonen Pufferlösung perfundiert wird. Als Substrat für mikrobielle Stoffwechselleistungen wird den Fermentationsgefäßen die Partikelphase des Dickdarminhalts in Nylonbeuteln zugesetzt. Die Partikel werden ebenfalls von den Spendertieren gewonnen. Damit steht den Dickdarmmikroorganismen in vitro dasselbe Substrat zur Verfügung, das auch unter In-vivo-Bedingungen umgesetzt werden kann. Die Verweilzeit des Substrates im Fermentationsgefäß beträgt 48 h, mit der Infusionsrate der Pufferlösung wird ein fünfmaliger Flüssigkeitsumsatz pro Tag eingestellt. Innerhalb jedes Versuchs dienen die ersten 7 Tage als Äquilibrierungsphase, ihnen folgen die einzelnen Versuchsphasen, wobei die Probenentnahme jeweils im 24-h-Intervall vorgenommen wird.

Als Parameter zur Beurteilung des mikrobiellen Stoffwechsels dienen pH, Redoxpotential, SCFA-Produktion. Verdaulichkeit der organischen Substanz, NH_3N-Umsatz sowie die mikrobielle Proteinsynthese. Es können ferner Proben zur Charakterisierung der mikrobiellen Population sowie deren Verteilung in Flüssigkeit und Partikelphase entnommen werden.

Da mit den vorliegenden Untersuchungen die mögliche pathogenetische Bedeutung eines veränderten Fermentationsmusters für die AAD charakterisiert werden sollte, werden im folgenden die Einflüsse einzelner Antibiotika sowie eines veränderten luminalen pH auf die Produktionsraten von SCFA und die prozentualen Anteile von Acetat, Propionat und Butyrat dargestellt. Dabei werden Mittelwerte der sechstägigen Kontrollperiode und die Ergebnisse des jeweils 4. Tages der betreffenden Applikationsperioden dargestellt.

SCFA-Produktion unter Kontrollbedingungen

Die unter In-vitro-Bedingungen zu messenden SCFA-Konzentrationen und Produktionsraten sind signifikant niedriger als entsprechende Daten aus In-vivo-Studien. Dies wird v.a. durch deutliche Unterschiede im Verhältnis zwischen Partikel- und Flüssigkeitsphase und der Substratkonzentration im Verteilungsraum erklärt. Entscheidend für die Aussagefähigkeit der in vitro gemessenen Fermentationsparameter ist ihre Reproduzierbarkeit unter Steady-state-Bedingungen sowie v.a. die prozentualen Anteile von Acetat, Propionat und Butyrat als physiologisch wichtigste Endprodukte der mikrobiellen Kohlenhydratfermentation. In den vorliegenden Untersuchungen betrug die SCFA-Produktion im Mittel aus den einzelnen Versuchsansätzen $4,72 \pm 0,64$ mmol/Tag. Davon entfielen auf Acetat, Propionat und Butyrat 55,35 bzw. 10%. Diese Ergebnisse bestätigen einerseits Daten aus früheren Untersuchungen und zeigen andererseits, daß die prozentualen Anteile der einzelnen SCFA auch in vitro in demselben Bereich liegen, der aus vielen In-vivo-Studien gut dokumentiert ist.

Clindamycin

Clindamycin wurde in die Untersuchungen einbezogen, da die Behandlung mit diesem Antibiotikum mit besonders hoher Häufigkeit zur AAD und in schweren Fällen zur pseudomembranösen Kolitis führt. Dabei ist unstrittig, daß in vielen Fällen übermäßiges Wachstum und Vermehrung von Clostridium difficile mit entsprechender Toxinproduktion Krankheitsursache sind, jedoch nicht alle Erkrankungen darauf zurückzuführen sind.

Durch Clindamycin wurde bei einer Dosis von 312,5 mg/Tag die SCFA-Produktion um etwa 30% reduziert. Die prozentual deutlichste Reduktion wurde dabei für die Butyratfermentation festgestellt, die fast vollständig gehemmt wurde (Tabelle 1).

Die Dosisabhängigkeit dieser Effekte ist eindeutig belegt, und es konnte ferner gezeigt werden, daß mit der Verminderung der SCFA-Produktion die Laktatbildung signifikant erhöht wurde, wobei das Verhältnis zwischen D- und L-Laktat zugunsten des D-Laktats verschoben wurde [13]. Wenn mit Clindamycin gleichzeitig Saccharomyces boulardii verabreicht wurde, waren am 4. Tag für Acetat und Propionat Werte erreicht, die im Mittel sogar geringfügig

Tabelle 1. Einfluß von Clindamycin (312,5 mg/Tag) bzw. Clindamycin und Saccharomyces boulardii (S.b., 400 mg/Tag) auf die SCFA-Produktion [mmol/Tag]. Angegeben ist jeweils Tag 4 der fünftägigen Applikation

	Kontrolle	Clindamycin	Clindamycin + S.b.
SCFA	$4,22 \pm 0,10$	$2,93 \pm 0,10$	$4,73 \pm 0,31$
Acetat	$2,42 \pm 0,18$	$1,86 \pm 0,06$	$2,87 \pm 0,18$
Propionat	$1,49 \pm 0,05$	$1,03 \pm 0,10$	$1,72 \pm 0,11$
Butyrat	$0,31 \pm 0,01$	$0,05 \pm 0,02$	$0,13 \pm 0,01$

über denen der Kontrollperiode lagen. Bei Butyrat wurde jedoch nur eine geringfügige Erhöhung auf etwa 30% der Kontrollwerte nachgewiesen (Tabelle 1).

Vancomycin und Metronidazol

Diese beiden Antibiotika wurden untersucht, da sie einerseits Antibiotika der Wahl bei der Behandlung Clostridium-difficile-bedingter Darmerkrankungen sind, aber andererseits nicht geklärt ist, ob und in welchem Umfang bei ihrer Verabreichung mikrobielle Fermentationsleistungen im Dickdarm beeinflußt werden und sie damit selbst pathogenetische Faktoren bei der Entstehung Antibiotika-assoziierter Erkrankungen sein können.

Bei einer Dosis von 12,5 mg Vancomycin/Tag wurde die Gesamt-SCFA-Produktion um etwa 23% reduziert; dies wurde v.a. durch entsprechende Verminderungen der Acetat- und Butyratfermentation vermittelt. Die Propionatfermentation wurde bei dieser Dosierung nicht beeinflußt. Bei Erhöhung der Vancomycindosis auf 156,3 mg/Tag erhöhte sich die Hemmung der Gesamt-SCFA-Produktion auf 40%, die Bildung der einzelnen Fettsäuren wurde dabei um 32% (Acetat), 35% (Butyrat) und 54% (Propionat) gehemmt. Der Einfluß von S.b. war bei beiden Antibiotikadosierungen unterschiedlich. Während bei der niedrigen Vancomycindosierung die gleichzeitige Applikation von S.b. zur Erhöhung der SCFA-Produktion bis auf das Kontrollniveau führte, wurde bei der hohen Vancomycindosierung im Mittel eine Erhöhung der SCFA-Produktion bis auf etwa 74% des Kontrollniveaus festgestellt (Tabelle 2).

Grundlegende Unterschiede wurden durch die Applikation von 31,25 mg Metronidazol/Tag festgestellt. Bei moderater Reduktion der Gesamt-SCFA sowie Acetat- und Propionatfermentation wurde die Butyratfermentation vollständig gehemmt und konnte auch durch S.b. nicht wieder rekonstituiert werden (Tabelle 3). Ähnlich ausgeprägte Effekte auf die Butyratfermentation konnten auch bereits bei erheblich niedrigeren Metronidazoldosierungen nachgewiesen werden.

Tabelle 2. Einfluß von Vancomycin (12,5 bzw. 156,3 mg/Tag) bzw. Vancomycin und Saccharomyces boulardii (S.b., 400 mg/Tag) auf die SCFA-Produktion [mmol/Tag]. Angegeben ist jeweils Tag 4 der sechstägigen Applikation

	Kontrolle	Vancomycin	Vancomycin + S.b.
12,5 mg/Tag:			
SCFA	5,43 ± 0,51	4,18 ± 0,28	5,36 ± 1,06
Acetat	2,97 ± 0,33	2,17 ± 0,14	2,68 ± 0,48
Propionat	1,87 ± 0,21	1,75 ± 0,16	2,21 ± 0,55
Butyrat	0,60 ± 0,07	0,26 ± 0,01	0,47 ± 0,06
156,3 mg/Tag:			
SCFA	5,43 ± 0,51	3,25 ± 0,20	4,21 ± 0,20
Acetat	2,97 ± 0,33	2,01 ± 0,10	2,32 ± 0,09
Propionat	1,87 ± 0,21	0,86 ± 0,12	1,53 ± 0,09
Butyrat	0,60 ± 0,07	0,39 ± 0,02	0,37 ± 0,02

Tabelle 3. Einfluß von Metronidazol (31,25 mg/Tag) bzw. von Metronidazol und Saccharomyces boulardii (S.b., 400 mg/Tag) auf die SCFA-Produktion [mmol/Tag]. Angegeben ist jeweils Tag 4 der sechstägigen Applikation

	Kontrolle	Metronidazol	Metronidazol + S.b.
SCFA	5,36 ± 0,11	3,47 ± 0,01	4,45 ± 0,07
Acetat	3,03 ± 0,13	2,46 ± 0,08	3,09 ± 0,05
Propionat	1,66 ± 0,04	0,95 ± 0,07	1,31 ± 0,01
Butyrat	0,67 ± 0,02	u.N.	u.N.

u.N. unterhalb der Nachweisgrenze

Cephalexin

Die Untersuchungen mit Cephalexin als einem charakteristischen Vertreter der Oralcephalosporine der 1. Generation haben zu dem Ergebnis geführt, daß die Gesamt-SCFA-Produktion über eine Reduktion der Propionatfermentation um mehr als 60% gegenüber den Kontrollwerten und eine vollständige Hemmung der Butyratfermentation deutlich eingeschränkt wurde (Tabelle 4). Die Applikation von S.b. führte zu einer deutlichen Erhöhung der Acetatbildung ohne Beeinflussung der Propionat- und der Butyratbildung. Infolge der ausgeprägten Stimulation der Acetatbildung erreichte die Gesamt-SCFA-Produktion wieder das Niveau der Kontrollwerte.

Luminale pH-Werte und Ampicillin

Im Zusammenhang mit den Versuchen zur Bestimmung der Effekte von Ampicillin auf mikrobielle Fermentationsleistungen wurde gleichzeitig der Einfluß eines verminderten luminalen pH-Wertes geprüft. Um zwischen Antibiotika- und pH-Einfluß differenzieren zu können, wurde zunächst der pH-Effekt getrennt ermittelt, indem der pH der infundierten Pufferlösung auf 5,5 reduziert und anschließend wieder auf 7,5 erhöht wurde. Infolge dieser Änderung wurde die Gesamt-SCFA-Produktion um etwa 27% gegenüber den Kontrollwerten vermindert, die prozentualen Reduktionen betrugen 37% für Acetat, 14% für Propionat und 20% für Butyrat. Die anschließende Wiedereinstel-

Tabelle 4. Einfluß von Cephalexin (31,25 mg/Tag) bzw. von Cephalexin und Saccharomyces boulardii (S.b., 400 mg/Tag) auf die SCFA-Produktion [mmol/Tag]. Angegeben ist jeweils Tag 4 der sechstägigen Applikation

	Kontrolle	Cephalexin	Cephalexin + S.b.
SCFA	4,34 ± 0,15	3,05 ± 0,14	4,31 ± 0,10
Acetat	2,30 ± 0,06	2,54 ± 0,07	4,15 ± 0,07
Propionat	1,69 ± 0,07	0,50 ± 0,19	0,17 ± 0,05
Butyrat	0,35 ± 0,07	u.N.	u.N.

u.N. unterhalb der Nachweisgrenze

Tabelle 5. Einfluß des pH-Wertes des Infusionspuffers auf die SCFA-Produktion [mmol/Tag]. Angegeben ist Tag 4 der jeweiligen pH-Änderung

	Kontrolle	pH 5,5	pH 7,5
SCFA	5,03 ± 0,23	3,65 ± 0,21	4,67 ± 0,31
Acetat	2,79 ± 0,13	1,75 ± 0,10	2,51 ± 0,17
Propionat	1,73 ± 0,09	1,49 ± 0,12	1,61 ± 0,08
Butyrat	0,51 ± 0,03	0,41 ± 0,01	0,54 ± 0,06

Tabelle 6. Einfluß von Azidose, Ampicillin (0,81 g/Tag) und Saccharomyces boulardii (S.b., 400 mg/Tag) auf die SCFA-Produktion [mmol/Tag]. Angegeben ist jeweils Tag 4 der betreffenden Versuchsperiode

	Kontrolle	+ Azidose	+ Ampicillin	+ S.b.
SCFA	3,92 ± 0,15	2,76 ± 0,62	1,84 ± 0,30	3,09 ± 1,04
Acetat	2,06 ± 0,10	1,50 ± 0,26	1,55 ± 0,17	1,64 ± 0,20
Propionat	1,41 ± 0,05	0,93 ± 0,26	0,26 ± 0,16	1,17 ± 0,78
Butyrat	0,46 ± 0,02	0,32 ± 0,15	0,17 ± 0,06	0,28 ± 0,07

lung des ursprünglichen pH der Pufferlösung auf 7,4 führte dazu, daß das Niveau der Kontrollperiode wieder erreicht wurde (Tabelle 5). Als mögliche Ursachen der pH-bedingten Fermentationsänderungen können metabolische Effekte und Änderungen in der Zusammensetzung der Mikroflora diskutiert werden. Da sich die pH-Effekte jedoch als rasch und praktisch vollständig reversibel erwiesen, dürfte eine veränderte Zusammensetzung der Mikroflora nicht in erster Linie für die gemessenen Veränderungen des mikrobiellen Stoffwechsels verantwortlich gewesen sein. Wenn sich in der Azidose die Phase der Ampicillinapplikation anschloß, führte dies im Vergleich mit der Kontrolle zu einer Reduktion der Gesamt-SCFA-Produktion um mehr als 50%, was v.a. durch entsprechende Verminderungen der Propionat- und Butyratfermentation vermittelt wurde (Tabelle 6). Durch Zugabe von S.b. wurden beide auf das Niveau der Azidosephase angehoben und blieben damit unterhalb der Werte aus der Kontrollperiode.

Schlußfolgerungen

Die Untersuchungen mit verschiedenen Antibiotika lassen eine spezifische Beeinflussung mikrobieller Fermentationsleistungen erkennen. Dies wird deutlich durch die unterschiedlich ausgeprägte Reduktion der Gesamt-SCFA-Produktion. Dabei ist jedoch hervorzuheben, daß es auch bei hier nicht näher beschriebenen Dosis-Wirkungsversuchen in keinem Fall möglich war, die SCFA-Produktion vollständig zu hemmen, was als Zeichen einer kompletten Hemmung der mikrobiellen Stoffwechselaktivität zu werten gewesen wäre. Die prozentualen Anteile der einzelnen kurzkettigen Fettsäuren und damit das Fermentationsmuster wurden durch verschiedene Antibiotika ebenfalls unterschiedlich beeinflußt. Als Extrembeispiele sind hier Vancomycin, Metronidazol und Cephalexin zu nennen. Während Vancomycin selbst bei hohen Dosierungen das Fermentationsmuster nur geringfügig beeinflußte, führten Cephalexin und Metronidazol zu einer vollständigen Hemmung der Butyratfermentation bei gleichzeitig deutlicher Reduktion der Propionatfermentation. Für die Pathogenese der AAD kommt der Veränderung des Fermentationsmusters zweifellos eine wichtigere Bedeutung zu als die Verminderung der Gesamt-SCFA-Produktion. Dies erklärt sich aus der Funktion von Butyrat als essentiellem trophischen Faktor für die morphologische und funktionelle Integrität des Dickdarmepithels, die aus zahlreichen Untersuchungen gut dokumentiert ist. Als relevante pathogenetische Faktoren für die Entstehung der AAD sind daher v.a. die Antibiotika anzusehen, die zu einer ausgeprägten Hemmung der Butyratfermentation führen.

Die gleichzeitige Applikation von S.b. führte bei allen Antibiotika zu einer Erhöhung der Fermentationsraten, ein Befund, dem unterschiedliche Ursachen zugrunde liegen können. Einerseits repräsentieren Hefen mit ihren komplexen Kohlenhydratstrukturen im Wandbereich ein gut verfügbares Substrat für mikrobielle Abbauprozesse, und andererseits können Hefen in ihrer nativen Form zumindest Acetat bilden. Beides ist durch vergleichende Studien mit nativen, autoklavierten und strahleninaktivierten Hefen nachgewiesen worden. Diese Befunde liefern damit eine mögliche physiologische Erklärung für die aus klinischen Studien gesicherte klinische Wirksamkeit von S.b. zur Behandlung der AAD.

Literatur

1. Anand A, Bashey B, Mir T et al. (1994) Epidemiology, clinical manifestations, and outcome of Clostridium difficile-associated diarrhea. Am J Gastroenterol 89:519–523
2. Breves G, Stück K (1994) Das künstliche Darmmodell – veterinärmedizinische Möglichkeiten. In: Ökosystem Darm VI, Caspary WF et al. (Hrsg) Springer, Berlin Heidelberg New York Tokyo, S 224–230
3. Buts JP, De Keyser N, De Raedemaeker L (1994) Saccharomyces boulardii enhances rat intestinal enzyme expression by endoluminal release of polyamines. Pediatr Res 36:522–527
4. Jahn HU, Ullrich R, Schneider T et al. (1996) Immunological and trophical effects of Saccharomyces boulardii on the small intestine in healthy human volunteers. Digestion 57:95–104
5. McFarland LV, Mulligan ME, Kwok RY et al. (1989) Nosocomial acquisition of Clostridium difficile infection [see comments]. N Engl J Med 320:204–210
6. McFarland LV, Surawicz CM, Stamm WE (1990) Risk factors for Clostridium difficile carriage and C. difficile-associated diarrhea in a cohort of hospitalized patients. J Infect Dis 162:678–684
7. McFarland LV, Surawicz CM, Greenberg RN et al. (1995) Prevention of beta-lactam-associated diarrhea by Saccharomyces boulardii compared with placebo. Am J Gastroenterol 90:439–448
8. Pothoulakis C, LaMont JT (1993) Clostridium difficile colitis and diarrhea. Gastroenterol Clin North Am 22:623–637
9. Pothoulakis C, Kelly CP, Joshi MA et al. (1993) Saccharomyces boulardii inhibits Clostridium difficile toxin A binding and enterotoxicity in rat ileum. Gastroenterology 104:1108–1115
10. Pothoulakis C (1996) Pathogenesis of Clostridium difficile-associated diarrhea. Eur J Gastroenterol Hepatol 8:1041–1047

11. Scheppach W, Sommer H, Kirchner T et al. (1992) Effect of butyrate enemas on the colonic mucosa in distal ulcerative colitis. Gastroenterology 103:51–56
12. Surawicz CM, Elmer GW, Speelman P et al. (1989) Prevention of antibiotic-associated diarrhea by Saccharomyces boulardii: a prospective study. Gastroenterology 96:981–988
13. Stück K, Faul K, Hylla S et al. (1995) The application of a semi-continuous colon simulation technique (Cositec) for studying the effects of clindamycin on microbial hindgut metabolism. Z Gastroenterol 33:241–246

Polyamine als neue Mediatoren therapeutischer Saccharomyces-boulardii-Wirkungen

J. Stein, L. Turhanowa, R. Bauske, V. Milovic

Der erfolgreiche Einsatz von Saccharomyces boulardii (S.b.) in der Therapie
und Prophylaxe von Diarrhöen unterschiedlicher Genese konnte durch zahlreiche kontrollierte Studien belegt werden. Mögliche Erklärungsansätze waren
direkte immunmodulatorische Effekte der Hefe und/oder eine ebenfalls im
Tierversuch gezeigte Bindung von Chlostridium Toxin A. In neueren Untersuchungen ließen sich anhand elektrophysiologischer Parameter eine verminderte sekretorische Antwort der Enterozyten auf sekretorische Stimuli nachweisen. Ionale Grundlage waren eine signifikant verminderte Nettosekretion
von Chloridionen, bei einer gleichzeitig gesteigerten Resorptionsleistung für
Natriumionen [8]; s. auch Beitrag Breves et al. in diesem Band). Buts et al. [4]
beschrieben bei Mensch und Ratte erstmals erhöhte Disaccharidase-Aktivitäten, die mit einer endoluminalen Freisetzung von Polyaminen in Verbindung
gebracht wurden (Abb. 1).

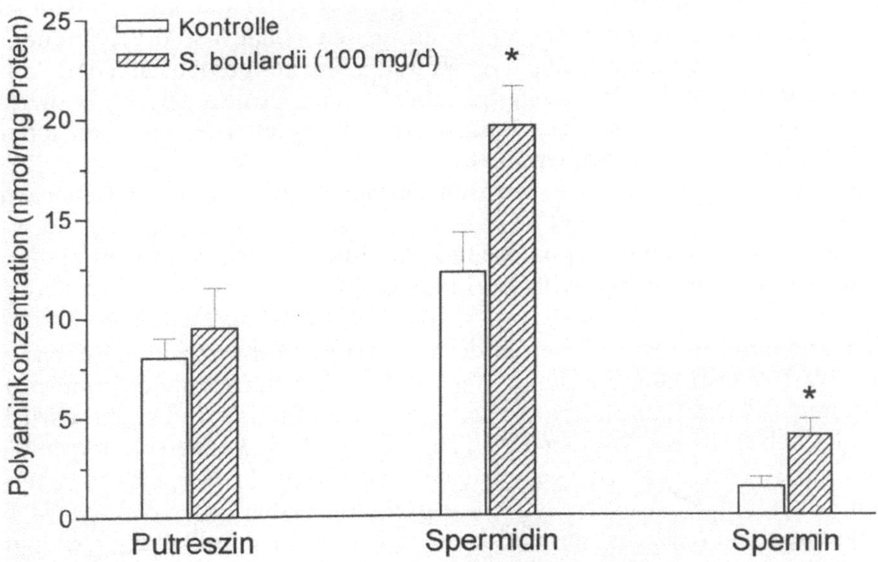

Abb. 1. Mukosale Polyaminkonzentrationen vor und nach Behandlung mit Saccharomyces boulardii. (Nach [4])

T. Kirchner et al. (Hrsg.) Ökosystem Darm VIII
© Springer-Verlag Berlin Heidelberg 1999

$NH_2CH_2CH_2CH_2CH_2NH_2$ — **Putreszin**

$NH_2CH_2CH_2CH_2NHCH_2CH_2CH_2CH_2NH_2$ — **Spermidin**

$NH_2CH_2CH_2CH_2NHCH_2CH_2CH_2NHCH_2CH_2CH_2NH_2$ — **Spermin**

Abb. 2. Polyaminstruktur

Polyamine

Bei Polyaminen (Putreszin, Spermidin und Spermin) handelt es sich um kleine aliphatische Amine mit zwei bzw. drei und vier Aminogruppen (Abb. 2).

Bei einem physiologischen pH-Wert tragen die Polyamine ihre gesamte Ladung. Ihre positive Ladung ist nicht fixiert wie in anderen Kationen, sondern entlang der Kohlenstoffkette verteilt. Aufgrund dieser einzigartigen Struktur können Polyamine selbst zwischen weit entfernten negativen Ladungen Brücken bauen und so an negativ geladene Moleküle in der Zelle binden (DNA, Proteine und Phospholipide). Daraus ergeben sich zahlreiche und spezifische Funktionen von Polyaminen in der Zelle:

- Polyamine stabilisieren die Doppelhelix, indem sie an die Phosphatgruppe der DNA binden [5].
- Polyamine schützen die Zellmembran gegen Lipidperoxidation, indem sie an die polaren Gruppen der Membran binden. Folglich sind Polyamine in der Lage, membrangebundene Enzyme, die Kalziumhomöostase, den Polyphospho-inositolstoffwechsel, die Proteinkinase-C-Aktivität, die Entwicklung des Zytoskeletts, Membranfusionen sowie den Transport von Ionen und Metaboliten zu regulieren [18].
- Polyamine regulieren die Expression von wachstumsverwandten Genen wie c-myc, c-fos und c-jun [22].
- Polyamine können die Apoptose in Zellkultursystemen verhindern, indem sie die Endonukleaseaktivität beeinflussen [3].

Eine Zunahme von Polyaminen in der Zelle ist die Antwort auf eine Vielzahl von Wachstumstimuli, die durch Wachstumsfaktoren, Hormone, Tumorpromotoren und Onkogene hervorgerufen werden. Polyamine sind unentbehrlich für das Zellwachstum. Werden die Zellen zum Wachstum angeregt, steigen die intrazellulären Polyaminspiegel um das 10- bis 15fache im Vergleich zu ruhenden Zellen [6, 7, 17]. Werden Polyamine proliferierenden Zellen entzogen, verlangsamt sich ihr Wachstum, und letztendlich wird die Zellteilung gestoppt. Nach Wiederherstellung normaler Polyaminspiegel nehmen die Zellen ihre vorherige Wachstumsrate wieder auf.

Biosynthese, Interkonversion und Aufnahme: Regulierung des intrazellulären Polyamingehalts

Der Polyamingehalt in der Zelle wird in Abhängigkeit vom zellulären Bedarf reguliert. Die sensible Regulierung der intrazellulären Polyaminkonzentrationen wird durch eine genau abgestimmte Biosynthese und Interkonvertierung der Polyamine ermöglicht.

Der Polyaminstoffwechsel beinhaltet die folgenden Schritte (Abb. 3):

- L-Ornithin ist das Substrat für das erste regulatorische Enzym im Polyaminstoffwechsel, die Ornithindecarboxylase (ODC).
- ODC decarboxyliert L-Ornithin zu Putreszin.
- Das Diamin Putreszin wird sukzessive in das Triamin Spermidin und Tetraamin Spermin durch Spermidin- bzw. Sperminsynthasen umgewandelt. Jede dieser beiden Synthasen überträgt eine Propylamingruppe an das Putreszinmolekül zur Spermidin- bzw. Sperminsynthese.
- Der limitierende Faktor dieser Reaktionen ist die Bioverfügbarkeit des Aminopropyldonators, S-Adenosylmethionindecarboxylase (SAMDC). ODC und SAMDC sind die geschwindigkeitsbestimmenden Enzyme (Schlüsselenzyme) in der Biosynthese der Polyamine.
- Obwohl der Biosyntheseweg im Grunde genommen irreversibel ist, kann Spermin in einem zweistufigen Abbau zu Putreszin und Spermidin katabolisiert werden. Geschwindigkeitsbestimmender Schritt ist die Aktivität der Spermin/Spermidinacetyltransferase (SSAT). SSAT überträgt eine Acetylgruppe vom Acetylkoenzym A zur N_1-Position von Spermidin und Spermin.
- Die acetylierte Form vom Spermidin und Spermin wird durch die Polyaminoxidase (PAO) zu Spermidin bzw. Putreszin katabolisiert.

Neben der Denovo-Synthese von Polyaminen ist die Zelle mit einem effizienten Transportsystem für die Aufnahme von extrazellulären Polyaminen ausgerüstet. Dieses System wird ebenfalls durch den intrazellulären Polyaminspiegel reguliert. Es konnte gezeigt werden, daß in Zellen, denen Polyamine entzogen wurden, die Aufnahme von extrazellulären Polyaminen stark anstieg bis zu dem Punkt, an dem durch die gesteigerte Aufnahme die intrazelluläre Polyaminkonzentration vollständig wiederhergestellt wurde. Es besteht Einigkeit darüber, daß der Prozeß der Polyaminaufnahme in intestinale Epithelzellen temperaturabhängig, natriumabhängig und sättigbar ist, wobei er durch strukturell und ladungsmäßig verwandte Substanzen gehemmt wird. Intestinale epitheliale Zellen besitzen unterschiedliche apikale und basolaterale Aufnahmesysteme für Polyamine mit verschiedenen Affinitäten und Kapazitäten für die apikalen und basolateralen Polyamintransporter [9, 11, 19]. Es konnte gezeigt werden, daß die Aufnahme von Polyaminen über die basolaterale Membran des Enterozyten durch einen hochaffinen Transporter erfolgt. Dieser ist wahrscheinlich auch für den aktiven Transport von Polyaminen, der in isolierten epithelialen Zellen des Darms beobachtet wurde, verantwortlich [13]. Das Polyamintransportsystem im Darm wird durch einen komplexen Mechanismus reguliert. Die Polyaminaufnahme in den Darm ist abhängig vom Zellzyklus und wird hochreguliert durch Wachstumsstimuli. Beispielsweise stimuliert EGF nicht nur die ODC-Aktivität, sondern auch die Polyaminaufnahme, wobei es bei diesem Mechanismus zu strukturellen Veränderungen im Transporter selbst kommt [10, 12, 20].

Polyamine und Wachstumsregulation im Intestinaltrakt

Im Gastrointestinaltrakt findet sich von proximal nach distal eine Abnahme der mukosalen Putreszin- und Sperminkonzentration, bei gleichzeitigem Abfall der ODC-Aktivität. Isoliert man Enterozyten von den Villusspitzen der mittleren und unteren Villusregion und den Krypten, verzeichnet man die höchste ODC-Aktivität nicht in den Krypten, dem Ort der Zellteilung, sondern überraschenderweise an der Villusspitze. Es gibt eine vergleichbare Abnahme der Diaminoxidase-(DAO-)Aktivität und der Putreszinkonzentration von der Villusspitze zur Krypte. Im Gegensatz zur ODC-Aktivität entspricht die Aktivität der SAMDC dem anatomischen Ort der Zellteilung: die höchste Aktivität findet sich in den Krypten [14].

Eine Wachstumsstimulierung induziert im Gastrointestinaltrakt einen Anstieg der Polyaminkonzentration, die sowohl durch eine vermehrte Synthese und Interkonversion als auch durch eine gesteigerte apikale und basolaterale Aufnahme hervorgerufen wird (Abb. 4). Ein Anstieg der ODC-mRNA ist eines der ersten Ereignisse, wenn die Zelle in die proliferative Phase eintritt,

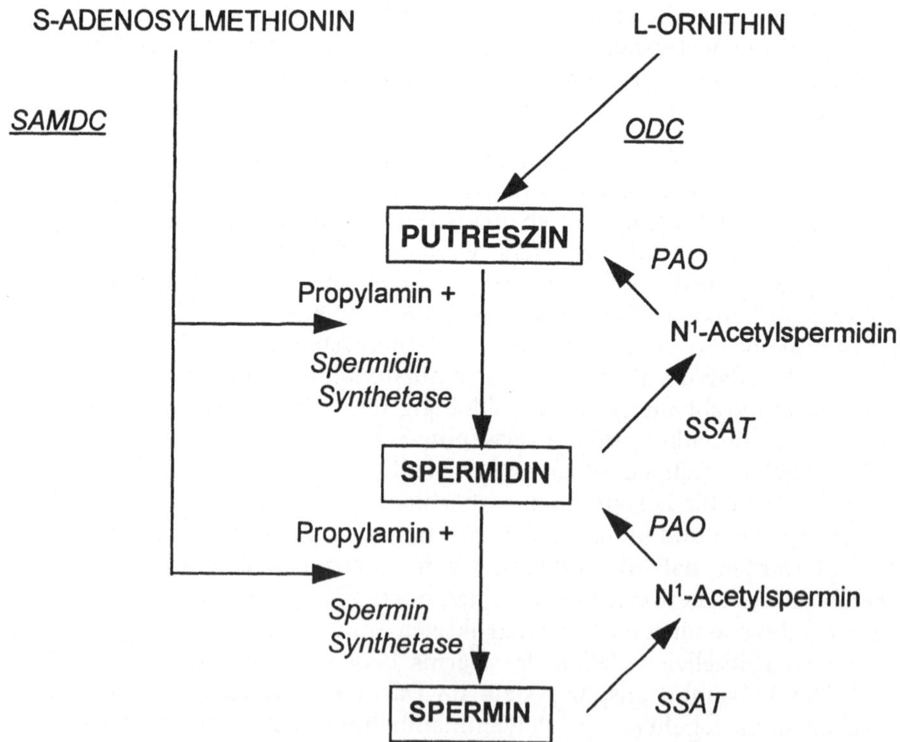

Abb. 3. Polyaminstoffwechselwege

gefolgt von einem Anstieg der ODC-Proteinmenge und Enzymaktivität [15, 16]. Ein nachweislicher Anstieg der DNA-Synthese korreliert mit der maximalen Akkumulation der Polyamine in der proliferierenden Zelle.

Bakterielle Synthese von Polyaminen im Intestinaltrakt unter dem Einfluß von Saccharomyces boulardii

Nach einer Mahlzeit steigt die Polyaminkonzentration im Duodenum und dem proximalen Jejunum auf Werte im millimolaren Bereich an [1]. Die meisten Polyamine im proximalen Jejunum werden entweder schnell absorbiert oder durch die DAO-Aktivität abgebaut. Trotzdem ist das Lumen im Kolon reich an Polyaminen, was wahrscheinlich auf die Synthese der Darmflora zurückzuführen ist.

Ziel eigener Untersuchungen war es, die trophischen Wirkungen von S.b. auf den Intestinaltrakt zu untersuchen. Als Arbeitshypothese galt eine direkte oder indirekte Beeinflussung des mikrobiellen Polyaminstoffwechsels durch die Hefe. Die Untersuchungen wurden mit einer weiterentwickelten Kolonsimulationstechnik (Cositec) durchgeführt, die sich von der von Czerkawski (1977) entwickelten „Rumen Simulation Technique" ableitet und sowohl eine qualitative als auch quantitative Erfassung mikrobieller Stoffwechselleistungen über einen längeren Zeitraum ermöglicht [21]. Die Hefe (400 mg/Tag) wurde sowohl in ihrer nativen Form als auch nach Inaktivierung durch g-Bestrahlung (1200 Gy, 15 h) oder Autoklavieren (2,2 bar, 40 min) eingesetzt. Die Bestimmung der Polyamine erfolgte mittels HPLC-gekoppelter Fluoreszenzdetektion. Unter Kontrollbedingungen kam es zu einer pH-abhängigen (pH 7,51 vs. 5,51) Bildung von Putreszin (273 ± 22 vs. 441 ± 29 µM*), Cadaverin (832 ± 32 vs. 3321 ± 128 µM*) und Spermidin (156 ± 18 vs. 259 ± 21 µM*). Native S.b. führte zu einer signifikanten Zunahme aller drei Polyamine (Putreszin: 2991 ± 124 µM*, Cadaverin: 4124 ± 218 µM* und Spermidin: 412 ± 31 µM*) (s. Abb. 4–6). Die Applikation inaktivierter S.b. führte dagegen zu keinerlei signifikanten Konzentrationsänderungen. Diese Daten unterstreichen die Hypothese, daß ein Teil der trophischen Wirkung von S.b. auf den Intestinaltrakt über eine gesteigerte mikrobielle Polyaminsynthese erklärbar scheint, die zumindest teilweise auf eine Eigenproduktion der Hefe zurückzuführen ist.

Abb. 4. Polyaminhäufung in proliferierenden Kolonkarzinomzellen

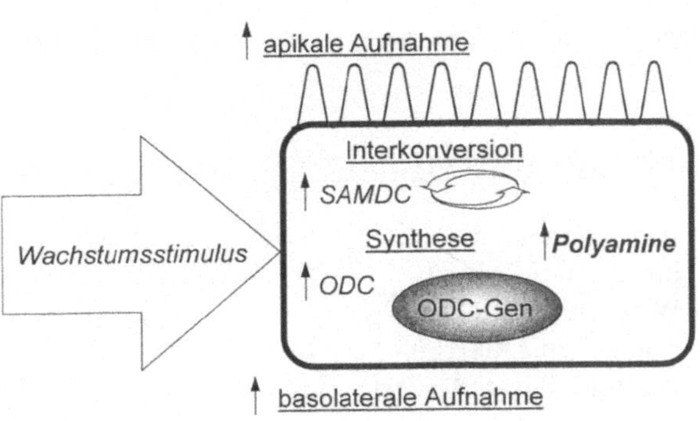

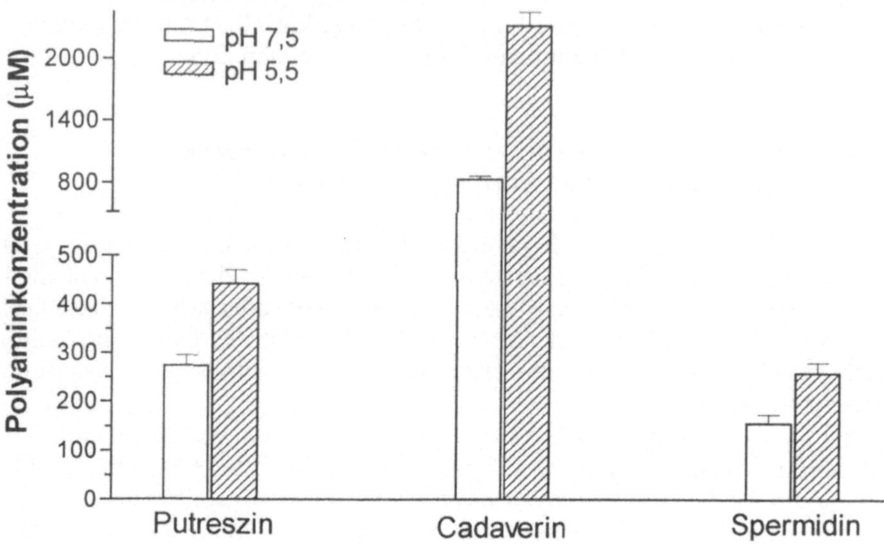

Abb. 5. pH-Abhängigkeit der mikrobiellen Polyaminsynthese

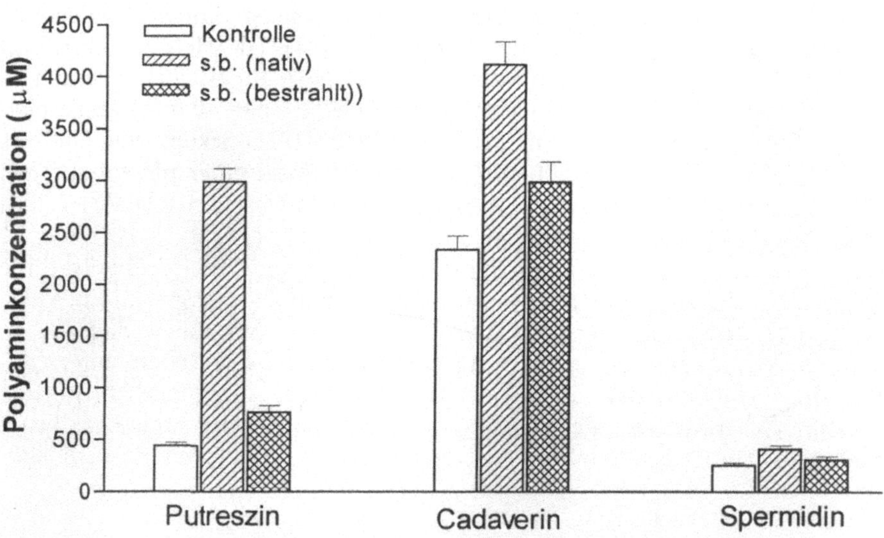

Abb. 6. Der Einfluß von S.b. (bestrahlt vs. nativ) auf die mikrobielle Polyaminsynthese

Wirkung von Polyaminen auf intestinale Transportprozesse

Insbesondere die von Breves et al. (s. Beitrag in diesem Band) an isolierten intestinalen Membranvesikeln (BBMV) gezeigten Daten zur trophischen Wirkung von S.b. auf die Na^+-gekoppelte Glukose- und Aminosäurenresorption gaben Anlaß zur Annahme, daß zumindest ein Teil dieser Effekte über die gezeigte S.b.-induzierte Zunahme der mikrobiellen Polyaminsynthese zustande kommen könnte. Ziel weiterer Untersuchungen war es daher, an einem intestinalen Zellkulturmodell die Wirkung von Polyaminen (Putreszin) auf die natriumabhängige Resorption von Glukose und Alanin zu untersuchen. Hierzu wurde die zelluläre Aufnahme und der transzelluläre Flux von 3-oxy-methyl-Glucose (3OMG) und Alanin an der intestinalen Epithelzellinie Caco-2 in Gegenwart unterschiedlicher Konzentrationen von Putreszin untersucht.

Die intestinale Zellinie Caco-2 entstammt ursprünglich einem humanen Kolon-Adenokarzinom und wurde 1974 von J. Fogh in Kultur gebracht. Von den bisher klassifizierten Zellinien ist sie die einzige, die spontan zu Entero-zyten-ähnlichen Zellen ausdifferenziert. Unter Standardkulturbedingungen bilden die Zellen Monolayer von polarisierten Enterozyten aus, die morpholo-gisch den Enterozyten des distalen Ileums entsprechen. Die Bürstensaum assoziierten Hydrolasen wie Sucrose-Isomaltase, alkalische Phosphatase, Lac-tase, Dipeptidylpeptidase IV und Aminopeptidase N zeigen dabei Aktivitäten, die eher denen von Dünndarmzellen als denen von Kolonozyten gleichkom-men. Die Polarisierung der Zellen erfolgt unter Ausbildung regulärer „tight junctions" und apikal regulärer Mikrovilli, die als typischer Bürstensaum organisiert sind. Die Mikrovilli sind über Mikrofilamente mit dem Zytoskelett verbunden und extrazellulär von einer gering ausgebildeten Glycokalyx über-zogen. Die Differenzierung von Caco-2-Zellen ist ein wachstumsbezogener Prozeß und weist verschiedene chronologische, morphologische und physio-

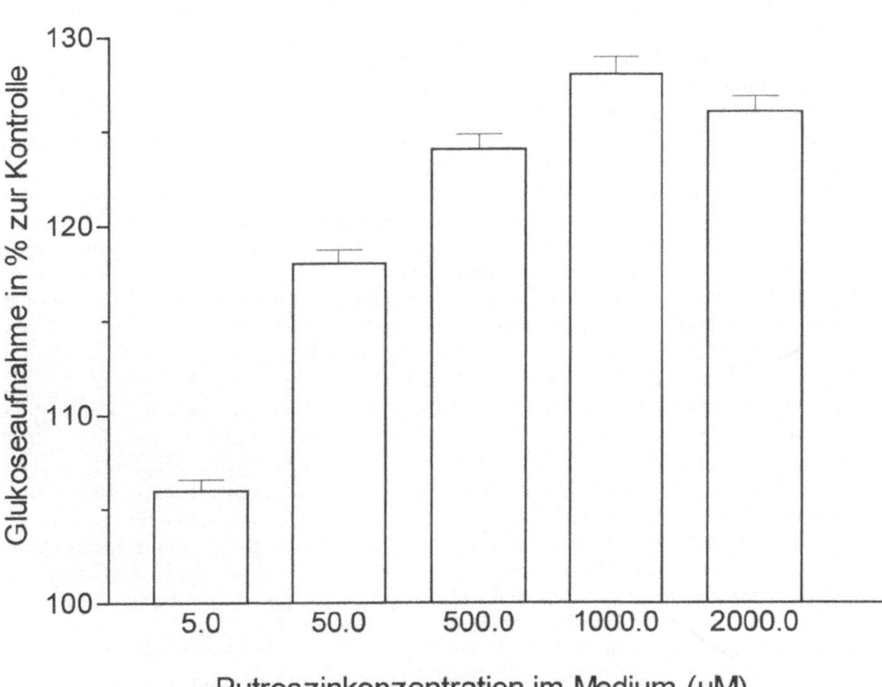

Abb. 7. Zunahme der epithelialen Na$^+$-abhängigen Glukoseaufnahme in intestinale Epithelzel-len (Caco-2)

logische Eigenschaften auf. Während der exponentiellen Wachstumsphase sind die Zellen undifferenziert und beginnen erst nach dem Erreichen der Konfluenz mit der Differenzierung, die nach ca. 20 Tagen funktionell abgeschlossen ist. Zur Messung der Transportraten wurden auf Polycarbonatfiltern gewachsene konfluente Zellmonolayer benutzt.

Bereits in einer Konzentration von 0,5 μM (Maximum 10 μM) führt Putreszin zu einer signifikanten Steigerung sowohl der zellulären als auch der transzellulären Aufnahme von 3-OMG und Alanin. Kinetische Analysen nach Lineweaver und Burk weisen auf eine Zunahme der V_{max} bei unveränderter K_m als zugrunde liegenden Mechanismus hin, was mit der bekannten proliferationsstimulierenden Wirkung von Putreszin vereinbar ist (Abb. 7).

Aufgrund der hier vorgestellten Daten kann davon ausgegangen werden, daß zumindest ein Teil der antidiarrhoischen Wirkung von Saccharomyces boulardii auf eine Stimulierung der mikrobiellen Polyaminsynthese zurückzuführen ist. Polyamine, insbesondere Putreszin, führen dann ihrerseits über eine Zunahme der Natrium-abhängigen Resorption von Glucose und Alanin zu einer gesteigerten intestinalen Flüssigkeitsresorption.

Literatur

1. Bardocz S, Grant G, Brown DS et al. (1993) Polyamines in food – implications for growth and health. J Nutr Biochem 4:66–71
2. Breves G, Faul K, Schröder B et al. (1998) Application of the colon simulation technique (cositec) for studying effects of saccharomyces boulardii on basic parameters of porcine caecal microbial metabolism as disturbed by clindamycin. Am J Gastroenterol (submitted)
3. Brüne B, Hartzell P, Nicotera P, Orrhenius S (1991) Spermine prevents endonuclease activation and apoptosis in thymocytes. Exp Cell Res 195:323–329
4. Buts JP, De Keyser N, De Raedemaeker L (1994) Saccharomyces boulardii enhances rat intestinal enzyme expression by endoluminal release of polyamines. Pediatr Res 36:522–527
5. Feuerstein BG, Williams LD, Basu HS, Marton LJ (1991) Implications and concepts of polyamine-nucleic acid interactions. J Cell Biochem 46:37–47
6. Higuchi CM, Wang W (1995) Comodulation of cellular polyamines and proliferation: biomarker application to colorectal mucosa. J Cell Biochem 57:256–261
7. Johnson LR, McCormack SA (1994) Regulation of gastrointestinal mucosal growth. In: Johnson LR (ed) Physiology of the Gastrointestinal Tract, 3rd edn. Raven, New York, pp 611–641
8. Karbach U, Krammer W (1992) Mögliche Mechanismen der antisekretorischen Wirkung von Saccharomyces boulardii auf den intestinalen Elektrolyttransport. In: Bockemühl J, Zeitz M, Lux G, Ottenjann R (Hrsg) Ökosystem Darm Band IV. Springer, Berlin Heidelberg, S. 74–80
9. Milovic V, Stein J, Gerhard R, Caspary WF (1994) Putrescine transport across the intestinal epithelium: evidence for two distinct transporters. Gastroenterology 106:A622
10. Milovic V, Caspary WF, Stein J (1994) Polyamine transport in the gastrointestinal tract. ZU Gastroenterol (Suppl. 2) 32:19–23
11. Milovic V, Stein J, Piiper A et al. (1995) Characterization of putrescine transport across the intestinal epithelium: study using isolated brush border and basolateral membrane vesicles of the enterocyte. Eur J Clin Invest 25:97–105
12. Milovic V, Deubner C, Zeuzem S et al. (1995) EGF stimulates polyamine uptake in Caco-2 cells. Biochem Biophys Res Commun 206:962–968
13. Milovic V, Caspary WF, Stein J (1998) Polyamine uptake across the basolateral membrane of the enterocyte is mediated by a high affinity carrier: a study using isolated basolateral membrane vesicles. Digestion 59:60–68

14. Milovic V, Stein J, Murphy GM, Dowling RH (1998) Deoxycholic acid (DCA), polyamines and colon cancer: low-dose DCA stimulates cell proliferation and putrescine uptake in cultured Caco-2 cells (submitted)
15. Mitchell JLA, Diveley RR, Bareyal-Leyser A (1992) Feedback repression of polyamine uptake into mammalian cells requires active protein synthesis. Biochem Biophys Res Commun 186:81–88
16. Pegg AE (1986) Recent advances in the biochemistry of polyamines in eukaryotes. Biochem J 234:240–262
17. Russell DH (1973) Polyamines in growth – normal and neoplastic. In: Russell DH (ed) Polyamines in normal and neoplastic growth. Raven, New York, pp 1–13
18. Schuber F (1989) Influence of polyamines on membrane functions. Biochem J 260:1–10
19. Stein J, Milovic V, Lembcke B, Caspary WF (1992) Putrescine transport in human intestinal brush border vesicles. Z Gastroenterol 30:841–845
20. Stein J, Milovic V, Deubner C, Caspary WF (1996) Characterisation of putrescine and spermidine transport systems in the intestinal cell line Caco-2. Biol Chem 377:30
21. Stück K, Faul K, Hylla S et al. (1995) The application of a semi-continous simulation technique (cositec) for studying the effects of clindamycin on microbial hindgut metabolism. Z Gastroenterol 33:241–246
22. Wang JY, McCormack SA, Viar MJ et al. (1993) Decreased expression of protooncogenes c-fos, c-myc and c-jun following polyamine depletion in IEC-6 cells. Am J Physiol 265:G331–G338

IV. *Helicobacter pylori*

(Herausgeber: M. Kist)

Molekulare Mikrobiologie von Helicobacter pylori: Die postgenomische Ära

C. Josenhans, S. Suerbaum

Der Gastritiserreger Helicobacter pylori (H. pylori) ist mittlerweile eines der meistuntersuchten humanpathogenen Bakterien. Dies gilt auch für das Gebiet der Molekularbiologie. Wesentliche Gründe für dieses große Interesse an H. pylori sind die weite Verbreitung der H.-pylori-Infektion (über 50% der Weltbevölkerung sind mit H. pylori infiziert) und die hohe Prävalenz der Folgeerkrankungen wie Ulkuskrankheit, Magenkarzinom und Magenlymphom. Ein weiterer Grund liegt in der Tatsache, daß die H.-pylori-Infektion einen neuen Prototyp einer Bakterium-Wirt-Interaktion darstellt: Sie ist charakterisiert durch die einzigartige ökologische Nische des Erregers in der menschlichen Magenschleimhaut und durch ihre außergewöhnliche Chronizität. Dieser Beitrag gibt eine Übersicht über wesentliche Entwicklungen auf dem Gebiet der molekularen Mikrobiologie von H. pylori in den Jahren 1996–1998, wobei die Publikation der Gesamtgenomsequenz von H. pylori und die Analyse der Auswirkungen, die die Verfügbarkeit dieser Sequenz für die Forschung über H. pylori hat, wichtige Schwerpunkte darstellen.

Die Genomsequenz von H. pylori

Im August 1997 wurde die vom amerikanischen „Institute for Genomic Research" (TIGR, Bethesda, Maryland) unter der Leitung von J. Craig Venter aufgeklärte und annotierte Gesamtgenomsequenz von H. pylori 26695, eines Mitte der 80er Jahre in England isolierten H.-pylori-Stammes, der wissenschaftlichen Öffentlichkeit zugänglich gemacht. Die Veröffentlichung erfolgte in der Zeitschrift *Nature* [70] und ist ebenfalls über das Internet zugänglich (http://www.tigr.org). Der Stamm 26695 ist „toxigen" (d.h. er produziert aktives vakuolisierendes Zytotoxin) und besitzt die komplette cag-Pathogenitätsinsel (s. unten). Das Genom von H. pylori ist mit 1.667.867 Basenpaaren relativ klein. Es konnten 1590 potentielle Gene identifiziert werden. Für etwa zwei Drittel (69%) dieser Genprodukte gibt es Homologe in anderen Bakterienspezies. Für 499 Genprodukte sind jedoch keine Homologe bei anderen Bakterien bekannt. Da mittlerweile die Genomsequenzen von über 10 Bakterienarten bekannt sind, ist dies ein starker Hinweis darauf, daß diese Proteine spezifisch für H. pylori sind. 16% der gesamten Genprodukte (266) können 95 Proteinfamilien mit jeweils mindestens 2 verwandten Proteinen zugeordnet werden.

T. Kirchner et al. (Hrsg.) Ökosystem Darm VIII
© Springer-Verlag Berlin Heidelberg 1999

Obwohl die Verfügbarkeit einer Gesamtgenomsequenz von wesentlicher Bedeutung für die weitere Forschungsarbeit an diesem Krankheitserreger ist, ist es wichtig, mit Verallgemeinerungen vorsichtig zu sein. Zahlreiche Untersuchungen mit verschiedenen Methoden wie Multilocusenzymelektrophorese (MLEE), RAPD-PCR, Pulsfeldgelelektrophorese und DNA-Sequenzierung einzelner Gene haben in den letzten Jahren gezeigt, daß eines der hervorstechendsten Merkmale von H. pylori die ungewöhnliche genetische Variabilität unterschiedlicher Isolate ist [2, 26, 38]. Bisher ist es nur in Familien bei wahrscheinlicher intrafamilialer Übertragung des Bakteriums gelungen, identische oder sehr ähnliche Stämme zu isolieren. Dabei unterschieden sich Stämme von verschiedenen Patienten nicht nur durch Punktmuationen in einzelnen Genen, sondern auch in der kompletten Umlagerung großer Genomabschnitte oder dem Vorhandensein/der Abwesenheit ganzer Gene oder Genomfragmente [68]. Dies wurde beispielsweise eindrucksvoll in einer rezenten Veröffentlichung von Akopyants et al. [1] gezeigt, die die Variabilität der Struktur der cag-Pathogenitätsinsel bei verschiedenen H.-pylori-Isolaten untersucht haben. Die Entstehungsmechanismen dieser Variabilität sind noch nicht geklärt. Im Lauf des Jahres 1998 wird sehr wahrscheinlich noch eine zweite H.-pylori-Gesamtgenomsequenz verfügbar gemacht werden. Es handelt sich um die Sequenz des Stammes J99, der von der Fa. Genome Therapeutics sequenziert wurde. Die Rechte an dieser Genomsequenz wurden von der Fa. ASTRA erworben, die jetzt angekündigt hat, daß sie die Daten der wissenschaftlichen Allgemeinheit zur Verfügung stellen wird (Dr. R. A. Alm, persönliche Mitteilung). Die Möglichkeit, die Genomsequenzen zweier H.-pylori-Stämme zu vergleichen, wird wesentliche Rückschlüsse auf variable und konservierte Genomregionen erlauben.

Funktionelle molekulare Untersuchungen

„Neue" und „alte" Virulenzfaktoren

Urease
Urease ist einer der wichtigsten Virulenzfaktoren von H. pylori und für seine Kolonisationsfähigkeit essentiell [4, 16]. Eine wichtige Funktion der Urease ist der Schutz der Bakterien vor kurzfristiger Säureeinwirkung durch Neutralisierung des pH-Wertes im periplasmatischen Raum [46]. In neuen Arbeiten konnte gezeigt werden, daß Urease nicht nur von wesentlicher Bedeutung für das Überleben der Bakterien im sauren Milieu, sondern auch für die Stickstoffversorgung des Bakteriums ist [72]. Die Urease ist auch an der Entzündungsreaktion der Magenschleimhaut beteiligt, indem sie die Bakterien vor Phagozytose schützt, den „oxidative burst" verstärkt, Apoptose induziert und möglicherweise eine direkte Bindung von H.-pylori-Zellen an MHC-Moleküle der Klasse II vermittelt [20, 44].
Die Urease enthält Nickelatome, die für die Enzymaktivität essentiell sind. Neben der Expression der beiden Struktureinheiten UreA und UreB müssen die Bakterien daher für eine effiziente Ureasebildung aktiv Nickel aufnehmen und dann in die Urease einbauen. Am Nickeltransport ist wesentlich das Pro-

tein NixA beteiligt [22, 47]. Dieses Zytoplasmamembranprotein besitzt mehrere Transmembrandomänen. Eine Reihe konservierter Aspartat-, Histidin- und Glutamatmoleküle ist für den Transport der Nickelionen (und anderer zweiwertiger Kationen, wie Kobalt, Kupfer und Zink) in das Zytoplasma verantwortlich. Neben NixA sind noch mehrere weitere Proteine am Nickeltransport beteiligt, darunter der ABC-Transporter AbcD und eine P-Typ-ATPase [28, 45]. Im Zytoplasma sind für den Einbau des Nickels in die Urease die sog. akzessorischen Ureaseproteine verantwortlich (Übersicht in [48]). Auch das Hitzeschockprotein HspA, das eine für die Familie der GroES-Hitzeschockproteine einzigartige C-terminale Nickelbindungsstelle besitzt, spielt wahrscheinlich eine Rolle bei der Ureasebiogenese [66].

Zur zellulären Lokalisation der Urease gibt es weiterhin kontroverse Ergebnisse. Während Urease bei anderen Bakterien ausschließlich im Zytoplasma gefunden wird, gibt H. pylori große Mengen von Urease in den Kulturüberstand ab, außerdem wird Urease auch in Assoziation mit der Zellhülle gefunden. Dieselbe Beobachtung wurde auch für andere typische Zytoplasmaproteine (z.B. Katalase, Hitzeschockproteine etc.) gemacht. Für dieses Phänomen wurden Autolysemechanismen, aber auch gerichtete und regulierte Prozesse der Freisetzung verantwortlich gemacht [58]. Kürzlich publizierte Arbeiten von Vanet et al. [71] stärken die Hypothese, daß Helicobacter-Urease und andere normalerweise nicht sezernierte Proteine, die jedoch bei H. pylori mit der äußeren Membran assoziiert vorliegen, durch einen aktiven Mechanismus, möglicherweise die Abspaltung von Membranvesikeln, exportiert werden.

Motilität

Die hohe Beweglichkeit von H. pylori in viskösen Medien ist eine der auffälligsten Eigenschaften des Bakteriums und bei klinischen Isolaten immer vorhanden. Motilität spielt sehr wahrscheinlich sowohl bei der initialen Besiedlung als auch bei der Persistenz der Organismen im Magenschleim eine zentrale Rolle. Die Erhaltung einer stabilen Population in der sich ständig erneuernden Mukusschicht und die laterale Ausbreitung der H.-pylori-Population im Magen erfordern Beweglichkeit und die Fähigkeit der Orientierung anhand von Substanzgradienten im Mukus (Chemotaxis).

Molekulargenetisch gehört das unipolare Bündel von Flagellen, denen H. pylori seine Beweglichkeit verdankt, zu den bestcharakterisierten Strukturen der Bakterien. Die Flagellen von Helicobacter spp. weisen in ihrer komplexen Struktur und der Regulation der Genexpression gegenüber den Flagellen anderer Bakterien zahlreiche Besonderheiten auf, die als Anpassungen des Flagellenapparats an die Erfordernisse des spezifischen Habitats dieser Krankheitserreger anzusehen sind (Übersicht in [64]). Die Flagellingene dreier Helicobacter-Spezies (neben H. pylori die der tierpathogenen Spezies H. mustelae und H. felis) und die Gene, die bei H. pylori und H. mustelae für das Hakenprotein FlgE kodieren, sind kloniert und sequenziert worden [35, 42, 53, 65]. Die Funktion der beiden Flagellinproteine wurde durch Untersuchung isogener Mutanten von H. pylori und H. mustelae charakterisiert [37]. Neben diesen Strukturproteinen der Geißel wurden auch einige Proteine, die an der Regulation der Flagellenexpression und/oder am Export von Flagellenbestandteilen beteiligt sind, molekular charakterisiert [33, 60]. In zwei verschiedenen Tiermodellen (H.-pylori-Infektion des gnotobiotischen Ferkels, H.-mustelae-Infektion des Frettchens) konnte in vivo eindeutig gezeigt werden, daß die Motilität und die Bildung von Flagellen für die Kolonisierung und Persistenz von Helicobacter im Magen absolut notwendig sind [3, 18]. Somit gehört die Motilität zu den wenigen Virulenzfaktoren, deren Bedeutung für die H.-pylori-Infektion in vivo eindeutig belegt werden konnte.

Mehr als 60 Gene des Genoms sind an der Bildung des Flagellenapparats, der Regulation der Flagellenbiogenese und der Chemotaxis beteiligt. Einige der bei Enterobakterien vorhandenen Regulationsmechanismen der Flagellenbiosynthese konnten jedoch im Genom von H. pylori nicht gefunden werden. So ist beispielsweise kein Homolog des Sigmafaktor-Antagonisten FlgM vorhanden, dessen Export durch die Flagellenbasalstruktur bei Escherichia coli und Salmonellen die Expression der späten Flagellengene kontrolliert.

Adhärenz

Adhärenz von H. pylori an Wirtszellen ist vermutlich ein weiterer wichtiger Kolonisationsfaktor des Bakteriums. H. pylori löst durch seine Bindung an Zellen in vivo und in vitro eine Zytoskelettumbildung der Zielzellen aus und beeinflußt die Signaltransduktion in der Zelle (Tyrosinphosphorylierung von Wirtszellproteinen [61]. Die Untersuchungen der Adhärenzeigenschaften werden jedoch durch hohe Variabilität des Adhärenz-Phänotyps verschiedener H.-pylori-Stämme und die offenbar hochgradige Redundanz von Adhärenzfaktoren erschwert. Es gibt auch weiterhin keine In-vivo-Studien im Tiermodell, die eine Bedeutung der Adhärenz im Infektionsprozeß beweisen. Nur zwei Adhäsintypen, das BabA-2-Adhäsin und die Adhäsine AlpA und AlpB, sind bisher auf molekularer Ebene charakterisiert worden. Das ursprünglich als Adhäsin beschriebene Lipoprotein HpaA [19] wird nicht mehr zu den Adhäsinen gezählt, nachdem eine Beteiligung von HpaA an der Adhärenz in zahlreichen Labors nicht reproduziert werden konnte [34, 52]. Eine der herausragenden Arbeiten der letzten Zeit war die Identifizierung des Adhäsins BabA-2 von H. pylori, das die Bindung von H. pylori an das Lewis$_b$-Blutgruppenantigen vermittelt. Diese Identifizierung gelang Ilver et al. [31] durch eine neue Methode, das „activity-directed affinity ReTagging". H.-pylori-Bakterien wurden mit Lewis$_b$-Antigen-Komplexen inkubiert, die mit einem multifunktionellen „crosslinker" verbunden waren. Bindung dieser aktivierbaren Le$_b$-Komplexe an den spezifischen H.-pylori-Rezeptor unter Aktivierungsbedingungen (UV-Bestrahlung) führte zu einer kovalenten Markierung des Adhäsins durch eine Biotingruppe. Mit Hilfe dieser Biotingruppe konnte das Adhäsin daraufhin durch Präzipitation mit Streptavidin isoliert werden.

Das BabA-Adhäsin ist bei etwa 65% der H.-pylori-Isolate vorhanden. Die Expression dieses Adhäsins unterliegt möglicherweise einer Phasenvariation, da sich eine zweite nichtaktive Kopie des babA-Gens auf dem H.-pylori-Genom befinden kann. Die bab-Gene gehören zu einer großen-Genfamilie von 21 (bzw. bei Anwendung weniger strenger Kriterien 32) Genen, die für Proteine der äußeren Membran („Helicobacter outer membrane proteins" oder Hop's) kodieren.

Zu dieser Hop-Proteinfamilie gehören auch die beiden Adhäsinproteine AlpA und AlpB. Diese von Odenbreit et al. [54] charakterisierten Lipoproteine wurden durch einen eleganten genetischen Ansatz identifiziert. Durch eine BlaM-Shuttle-Transposonmutagenese [55] wurden gezielt Gene identifiziert, die für sekretorische Proteine kodierten. Diese Transposonmutationen wurden durch natürliche Transformation in H. pylori eingebracht und der Adhärenzphänotyp dieser Mutanten untersucht. Dieser genetische Ansatz erlaubte die Identifizierung von zwei auf dem Chromosom nebeneinander lokalisierten Genen, die für stark homologe Proteine kodieren. BabA-2 und die Alp-Adhäsine scheinen zu kooperieren, möglicherweise durch Bildung eines in der äußeren Membran gelegenen Multikomponenten-Adhärenz-Komplexes. Ob außer den Alp-Proteinen und BabA-2 noch weitere (Hop-)Proteine an der Bildung dieses Komplexes mitwirken, ist noch nicht geklärt.

Vakuolisierendes Zytotoxin

Das vakuolisierende Zytotoxin VacA ist ein von etwa 50% der H.-pylori-Isolate produziertes Toxin, das durch einen aktiven Autoexportmechanismus sezerniert wird und Vakuolisierung in verschiedenen Zellinien hervorruft [12, 69]. Die Struktur des VacA-Toxins wurde in den letzten 2 Jahren weiter aufgeklärt. Hochauflösende elektronenmikroskopische Moleküldarstellungen und 3-D-Rekonstruktionen des Toxinmoleküls haben gezeigt, daß das Toxin als „blütenförmiges" Hexamer oder Heptamer vorliegt [13, 40, 43]. Die Strukturanalysen haben auch zu der Hypothese geführt, daß VacA zur Klasse der AB-Toxine gezählt werden kann. VacA wird durch die Einwirkung schwacher Säure aktiviert und ist dann außergewöhnlich resistent gegen Säure und Pepsin [15]. Die ungewöhnlichen physikochemischen Eigenschaften dieses Proteins, für das es keine Homologe bei anderen Bakterien gibt, legen nahe, daß das Toxin eine wichtige Funktion für H. pylori hat. Die Rolle von VacA im Krankheitsprozeß ist dennoch weiterhin unklar. Obwohl angenommen wird, daß VacA an der Ulkusentstehung beteiligt ist, steht ein Beweis hierfür noch aus. Die tierexperimentellen Befunde hierzu sind widersprüchlich [17, 24], und weitere Experimente in anderen Tiermodellen sind dringend erforderlich, um diese Widersprüche aufzulösen.

Die molekularen Wirkungsmechanismen der Zytotoxinwirkung wurden in den vergangenen 2 Jahren intensiv untersucht. Die Membranen der von VacA in eukaryontischen Zellen induzierten Vakuolen enthalten lysosomale und späte endosomale Marker wie das kleine G-Protein rab7. Wenn Zellen mit einem dominant negativen rab7-Allel transfiziert werden, bleibt in Gegenwart von VacA die Vakuolenbildung aus [57]. Diese Ergebnisse belegen, daß VacA wesentlich in den intrazellulären Membrantransport der eukaryontischen Zelle eingreift und die Umwandlung von späten Endosomen in Lysosomen behindern oder gar unterbinden kann. Der zelluläre Rezeptor für VacA ist noch nicht genau identifiziert. Durch Immunpräzipitation konnten Yahiro et al. [73] bei 2 Zellinien ein 140-kDa-Protein identifizieren, welches Affinität für VacA besitzt; dieses Protein konnte jedoch noch nicht näher charakterisiert werden. Garner u. Cover [23] zeigten, daß die Aufnahme von VacA bei 37 °C durch einen wahrscheinlich rezeptorvermittelten Prozeß erfolgt, der durch ein Antiserum gegen die 58-kDa-Domäne von VacA gehemmt werden kann. VacA akkumuliert nach Aufnahme in die Zelle perinukleär, ist jedoch nicht mit den induzierten Vakuolen kolokalisiert. Aufgrund von Untersuchungen mit Zellen, denen entweder VacA-Toxin injiziert wurde oder die mit VacA-kodierenden Plasmiden transfiziert wurden, postulieren auch De Bernard et al. [14] einen Wirkmechanismus im Zytoplasma, jedoch außerhalb der Vakuolen. Molinari et al. [49] konnten zeigen, daß VacA in CD4-positiven T-Zellen die Ii-abhängige Antigen-Präsentation durch neu gebildete MHCII-Moleküle selektiv inhibiert. Eine solche direkte Suppression der protektiven T-Zell-vermittelten Immunität durch Hemmung der Antigenpräsentation könnte eine wichtige Rolle in der Pathogenese spielen.

Atherton et al. [5] beschrieben zum ersten Mal eine Mosaikstruktur des vacA-Gens und schlugen die sog. s/m-Klassifikation der Toxingene vor. Die ursprüngliche Klassifikation der VacA-Allele ist mittlerweile um weitere Subtypen des vacA-Gens erweitert worden (z.B. m1a, ein bei deuten H.-pylori-Isolaten vorkommender vacA-Subtyp; [63]. Während die s/m-Klassifikation sich zur Typisierung von Stämmen eignet, ist die von Atherton beschriebene Korrelation von vacA-Genotyp mit dem ulzerogenen/kanzerogenen Potential eines Stammes bzw. der klinischen Prognose eines infizierten Patienten sehr umstritten. In japanischen und anderen asiatischen Studien konnte kein Hinweis auf Assoziation der verschiedenen vacA-Allele der dort isolierten Stämme mit der Ulkusentstehung gefunden werden [32, 56, 57].

Cag-Pathogenitätsinsel

Als „Pathogenitätsinseln" werden große Genomfragmente bezeichnet, die pathogene Bakterien durch horizontalen Gentransfer von anderen (meist nicht genau identifizierten) Spenderorganismen aufgenommen haben [27]. Die Akquisiton von Pathogenitätsinseln ermöglichte den Erwerb kompletter funktioneller Systeme (z.B. Eisenaufnahmesysteme, Typ-III-Sekretionssysteme) und somit „Quantensprünge" in der Evolution von Pathogenität. Etwa 70% der H.-pylori-Stämme tragen die sog. cag-Pathogenitätsinsel (cag-PAI). Während das cagA-Gen schon lange bekannt war und mit größerer Ulzerogenität assoziiert wurde [10], weiß man seit der Entdeckung der cag-PAI, daß die Anwesenheit des cagA-Gens nur ein Marker für das Vorhandensein der ganzen Pathogenitätsinsel (ca. 40 kb) ist. Die Funktion von cagA selbst ist noch immer unklar.

Einige der auf der cag-PAI lokalisierten Gene kodieren für Proteine mit Homologie zu den Vir-Proteinen des pflanzenpathogenen Bakteriums Agrobacterium tumefaciens, die an der Übertragung des tumorinduzierenden Ti-Virulenzplasmids beteiligt sind [11]. Die Vir-Proteine bilden einen Exportapparat, der gelegentlich als eine „molekulare Injektionsspritze" bezeichnet wird (Typ-IV-Sekretionssystem). Ob H. pylori auch einen solchen Sekretionsapparat bildet, was dieser Apparat exportiert und welche Wirkung die Bakterien dadurch auf die Wirtszelle ausüben, ist weiterhin unbekannt.

Zahlreiche experimentelle und klinische Studien haben mittlerweile bestätigt, daß sich cag-PAI-positive H.-pylori-Stämme von cag-PAI-negativen unterscheiden. cagA-positive H. pylori induzieren mehr Gastritis, stärkere

IL-8-Freisetzung und entwickeln häufiger Ulzera und Malignome. Die Ursachen für diese höhere Virulenz cag-positiver Stämme sind immer noch nicht vollständig aufgeklärt. Mindestens 6 der Proteine, die von Genen auf der cag-PAI kodiert werden, sind notwendig für die Freisetzung von IL-8 aus Magenepithelzellen [6, 25]. Der Prozeß der Wirtszellaktivierung wird durch Aktivierung des eukaryontischen Transkriptionsfaktors NFkB vermittelt [50]. Für diese Aktivierung ist kein direkter Kontakt zwischen Bakterien und der eukaryontischen Zelle notwendig. Im Gegensatz dazu scheint direkter Kontakt eines cag-positiven Bakteriums zur Wirtszelle für die von Segal et al. [61] erstmals beschriebene Umbildung des Wirtszellzytoskeletts nach Adhärenz und die damit assoziierte Tyrosinphosphorylierung von Wirtszellproteinen notwendig zu sein [62]. Den meisten weiteren Genen auf der cag-Pathogenitätsinsel kann weiterhin keine Funktion zugeordnet werden.

Akopyants et al. [1] haben kürzlich gezeigt, daß die Struktur der cag-PAI bei verschiedenen Stämmen variiert und daß der Nachweis des cagA-Gens in einem Stamm nicht in allen Fällen bedeutet, daß die komplette, funktionell aktive cag-PAI vorhanden ist. Sie konnten feststellen, daß es zahlreiche Stämme gibt, die nur einen Teil der Pathogenitätsinsel besitzen. Es wird daher in Zukunft notwendig sein, genau zu definieren, welche Elemente der PAI für die größere Virulenz mancher cagA-positiver Stämme verantwortlich sind. Möglicherweise kann es dann gelingen, zu klinisch verwertbaren Vorhersagen über das Risiko von Ulkusentwicklung oder maligner Entartung zu kommen.

Mechanismen zur Aufnahme von DNA/natürliche Kompetenz

Es ist seit langer Zeit bekannt, daß für die Spezies H. pylori eine außerordentlich große genetische Diversität charakteristisch ist. Eine Grundlage dieser Variabilität ist sehr wahrscheinlich die „natürliche Kompetenz" über Bakterien, die genetische Rekombination erleichtert [51]. Möglicherweise spielt bei der Rekombination zwischen verschiedenen H.-pylori-Stämmen zusätzlich ein Konjugationsmechanismus eine Rolle [39].

Hofreuter et al. [30] konnten kürzlich mit Hilfe von Transposon-Shuttlemutagenese (s. oben) isolierter isogener Mutanten eine Gruppe von H.-pylori-Genen (comB1-comB3) charakterisieren, die an der natürlichen Kompetenz von H. pylori beteiligt sind. Die identifizierten Gene waren bei allen untersuchten H.-pylori-Isolaten vorhanden, so daß nicht geklärt werden konnte, weswegen unterschiedliche Stämme in ihrer natürlichen Kompetenz stark variieren. Es erscheint wahrscheinlich, daß diese Unterschiede der natürlichen Kompetenz zwischen Stämmen ihre Ursache eher in Unterschieden der DNA-Restriktionssysteme (Endonukleasen und Restriktionsmodifikationsenzyme) haben.

„Kontigenzgene"
Bestimmte repetitive Nukleotidsequenzen prädestinieren zu Fehlern bei der DNA-Replikation. Diese Fehler, die zur Verlängerung oder Verkürzung der repetitiven Sequenzen führen, haben in der Regel eine Verschiebung des Leserasters zur Folge, die dazu führt, daß das betroffene Protein nicht mehr

gebildet werden kann. Solche repetitiven Sequenzen (z.B. lange Ketten von 9 oder mehr Cytidin-Basen) ermöglichen eine schnelle Abschaltung bzw. Anschaltung der Proteinexpression (Phasenvariation). Die Analyse der Gesamtgenomsequenz von H. pylori hat zur Identifizierung einer großen Zahl solcher potentiell phasenvariabler Gene geführt [59, 70]. Unter diesen sind besonders 2 Gruppen von besonderem Interesse: Fucosyltransferasen und DNA-Restriktionsmodifikationsenzyme. Das Vorkommen von Dinukleotid-Repeats in Fucosyltransferasen könnte die molekulare Ursache der Variabilität der Expression von Lewis-Blutgruppenantigenen (Le_x, Le_y) in den H.-pylori-Lipopolysacchariden („Lewis-Antigenmimikry") sein. Die zweite Gruppe von Genen, bei denen sich solche Sequenzmotive finden, sind DNA-Restriktions-und Modifikationsenzyme. Wenn sich solche Enzyme in vivo an- und abschalten lassen, könnte dies erklären, warum sich H. pylori-Stämme in ihrer natürlichen Kompetenz gravierend unterscheiden und warum sich die Kompetenz auch durch Veränderung der Kulturbedingungen beeinflussen läßt. Die Regulation der natürlichen Kompetenz hätte Auswirkungen auf die Wahrscheinlichkeit, daß 2 H.-pylori-Stämme DNA untereinander austauschen, und könnte somit für das Verständnis der Evolution der Erreger von großer Bedeutung sein.

Neue genetische Werkzeuge

E.-coli-H.-pylori-Shuttlevektoren

In den letzten 2 Jahren sind für die molekulargenetische Arbeit mit H. pylori einige neue genetische Werkzeuge entwickelt worden, die eine wesentliche Bereicherung des experimentellen Repertoires darstellen. Von besonderer Bedeutung ist die Entwicklung von sog. Shuttlevektoren. Shuttlevektoren sind Plasmide, die sich in E. coli und in mindestens einer anderen Bakterienspezies replizieren können. Die Entwicklung von E.-coli-H.-pylori-Shuttlevektoren hat es ermöglicht, klonierte Genfragmente in mehreren Kopien in einen H.-pylori-Stamm oder eine H.-pylori-Mutante einzuführen [29, 41]. Mit Hilfe solcher Shuttlevektoren ist es beispielsweise möglich, funktionelle Komplementationsexperimente durchzuführen und somit für ein untersuchtes Gen die „molekularen Koch-Postulate" zu erfüllen (z.B. führt die Einführung des flbA-Gens in eine unbewegliche flbA-Mutante zur Wiederherstellung der Beweglichkeit, was die zentrale Rolle des flbA-Gens in der koordinierten Regulation der Flagellengene beweist).

Unmarkierte Mutationen

Die seit 1990 verwendeten Systeme zur Konstruktion von H.-pylori-Mutanten beruhen auf der Allel-Disruptionstechnik [21]. Bei dieser Methode wird in das in E. coli klonierte Zielgen eine Antibiotikaresistenzkassette (oder ein geeignetes Transposon) eingeführt und dieses Konstrukt dann durch Elektroporation oder natürliche Transformation in H. pylori eingeführt. Durch homologe Rekombination und Doppel-Crossover wird das intakte Allel gegen das unterbrochene ausgetauscht. Die transformierten H. pylori werden dadurch resistent gegen das Antibiotikum (Kanamycin oder Chloramephenicol), und das

Zielgen wird inaktiviert. Seit 1996 steht eine elegante Technik zur Verfügung, mit der Mutationen (z.B. Punktmutationen im Bereich des aktiven Zentrums eines Enzyms) ohne gleichzeitige Einführung einer Antibiotikaresistenz in H. pylori transferiert werden können. Die von Copass et al. [8] entwickelte Methode beruht auf der Verwendung des Bacillus subtilits Levansucrase-Gens (sacB). Die genaue Beschreibung dieser Methode führt über den Rahmen dieser Übersicht hinaus, die Technik eröffnet jedoch zahlreiche experimentelle Möglichkeiten, die sich mit der Kassettenmutagenesetechnik bisher nicht realisieren ließen.

gfp als Reporter- und Markierungsgen bei H. pylori

Ein weiteres wichtiges Instrument für die Arbeit mit H. pylori ist das „green flurescent protein" (GFP). Dieses Protein wurde ursprünglich aus der fluoreszierenden Qualle Aequorea victoria isoliert. Das gfp-Gen läßt sich in vielen verschiedenen Wirtsorganismen exprimieren und als Reportergen zur Messung der Genexpression einsetzen [7]. Die Stärke eines zu untersuchenden Promotors läßt sich durch Messung der Fluoreszenzintensität eines einzelnen Bakteriums leicht quantifizieren. Im Gegensatz zu anderen Reportergenen erlaubt GFP die Untersuchung von Regulationsvorgängen an lebenden einzelnen Bakterien (beispielsweise nach Kontakt mit eukaryontischen Zellen). Die Etablierung der GFP-Technologie als Reportersystem bei H. pylori wurde dadurch kompliziert, daß die ersten „Versionen" des gfp-Gens nicht ausreichend stark fluoreszierten, um die Expression einer einzelnen chromosomalen Kopie des Gens nachzuweisen. Erst als verbesserte Versionen des gfp-Gens verfügbar wurden, bei denen durch gezielte Punktmutationen die Faltungseigenschaften verbessert und die Fluoreszenz verstärkt wurde, konnte GFP für Reportergenanalysen in H. pylori eingesetzt werden. Mit Hilfe der sog. gfpmut-Varianten des gfp-Gens [9] konnten wir H.-pylori-Stämme konstruieren, die GFP unter der Kontrolle von Flagellingen-Promotoren exprimieren [36]. Weiterhin eignet sich GFP zur Konstruktion von H.-pylori-Stämmen, die durch ihre starke Fluoreszenz leicht zu identifizieren sind [36]. Solche GFP-markierten H.-pylori-Stämme sollten ideal geeignet sein, um die zahlreichen offenen Fragen zur Transmission der H.-pylori-Infektion (z.B. Vorkommen in Speichel und Fäzes) in Tiermodellexperimenten zu beantworten.

Ausblick

Die Publikation der Gesamtgenomsequenz und die Entwicklung neuer molekulargenetischer Methoden haben erhebliche Auswirkungen auf die Durchführung von Forschungsarbeiten über H. pylori. Diese Auswirkungen erstrecken sich auf alle Bereiche: Grundlagenforschung, Entwicklung diagnostischer Methoden, Antibiotika- und Impfstoffentwicklung. Im Rahmen dieses Beitrags konnten nur einige Beispiele für die rasante Weiterentwicklung der Forschung auf diesem Gebiet gezeigt werden. H. pylori ist, 15 Jahre nach seiner Entdeckung, immer noch einer der jüngsten unter den wichtigen humanpathogenen Krankheitserregern. Mittlerweile kann H. pylori aber bereits zu den bestuntersuchten Krankheitserregern gezählt werden. Die Erforschung von H. pylori hat zu grundlegend neuen Erkenntnissen über die Biologie von Infektionserregern und ihre Interaktion mit dem Menschen geführt, und es ist damit zu rechnen, daß diese intensive Forschungsaktivität noch über viele Jahre anhält, sicherlich mindestens so lange, wie effiziente Therapieschemata und ein Impfstoff nicht zur Verfügung stehen und weltweit viele Millionen Menschen an den Komplikationen der H.-pylori-Infektion leiden und gar sterben.

Literatur

1. Akopyants NS, Clifton SW, Kersulyte D et al. (1998) Analyses of the cag pathogenicity island of Helicobacter pylori. Mol Microbiol 28:37–53
2. Akopyants N, Bukanov NO, Westblom TU, Berg DE (1992) PCR-based RFLP analysis of DNA sequence diversity in the gastric pathogen Helicobacter pylori. Nucleic Acids Res 20:6221–6225
3. Andrutis KA, Fox JG, Schauer DB et al. (1997) Infection of the ferret stomach by isogenic flagellar mutant strains of Helicobacter mustelae. Infect Immun 65:1962–1966
4. Andrutis KA, Fox JG, Schauer DB et al. (1995) Inability of an isogenic urease-negative mutant strain of Helicobacter mustelae to colonize the ferret stomach. Infect Immun 63:3722–3725
5. Atherton JC, Cao P, Peek RM et al. (1995) Mosaicism in vacuolating cytotoxin alleles of Helicobacter pylori. J Biol Chem 270:17771–17777
6. Censini S, Lange C, Xiang Z et al. (1996) cag, a pathogenicity island of Helicobacter pylori, encodes type I-specific and disease-associated virulence factors. Proc Natl Acad Sci USA93:14648–14653
7. Chalfie M, Tu Y, Euskirchen G et al. (1994) Green fluorescent protein as a marker for gene expression. Science 263:802–805
8. Copass M, Grandi G, Rappuoli R (1997) Introduction of unmarked mutations in the Helicobacter pylori vacA gene with a sucrose sensitivity marker. Infect Immun 65:1949–1952
9. Cormack BP, Valdivia R, Falkow S (1996) FACS-optimized mutants of the green fluorescent protein (GFP). Gene 173:33–38
10. Covacci A, Censini S, Bugnoli M et al. (1993) Molecular characterization of the 128-kDa immunodominant antigen of Helicobacter pylori associated with cytotoxicity and duodenal ulcer. Proc Natl Acad Sci USA90:5791–5795
11. Covacci A, Falkow S, Berg DE, Rappuoli R (1997) Did the inheritance of a pathogenicity island modify the virulence of Helicobacter pylori? Trends Microbiol 5:205–208
12. Cover TL, Blaser MJ (1992) Purification and characterization of the vacuolating toxin from Helicobacter pylori. J Biol Chem 267:10570–10575
13. Cover TL, Hanson PI, Heuser JE (1997) Acid-induced dissociation of VacA, the Helicobacter pylori vacuolating cytotoxin, reveals its pattern of assembly. J Cell Biol 138:759–769
14. De Bernard M, Arico B, Papini E et al. (1997) Helicobacter pylori toxin VacA induces vacuole formation by acting in the cell cytosol. Mol Microbiol 26:665–674
15. De Bernard M, Papini E, de Filippis V et al. (1995) Low pH activates the vacuolating toxin of Helicobacter pylori, which becomes acid and pepsin resistant. J Biol Chem 270:23973–23940
16. Eaton KA, Brooks CL, Morgan DR, Krakowka S (1991) Essential role of urease in pathogenesis of gastritis induced by Helicobacter pylori in gnotobiotic piglets. Infect Immun 59:2470–2475
17. Eaton KA, Cover TL, Tummuru MKR et al. (1997) Role of vacuolating cytotoxin in gastritis due to Helicobacter pylori in gnotobiotic piglets. Infect Immun 65:3462–3464
18. Eaton KA, Suerbaum S, Josenhans C, Krakowka S (1996) Colonization of gnotobiotic piglets by Helicobacter pylori deficient in two flagellin genes. Infect Immun 64:2445–2448
19. Evans DG, Karjalainen TK, Evans DJJ et al. (1993) Cloning, nucleotide sequence, and expression of a gene encoding an adhesin subunit protein of Helicobacter pylori. J Bacteriol 175:674–683

20. Fan X, Crowe SE, Behar S et al. (1998) The effect of class II major histocompatibility complex expression on adherence of Helicobacter pylori and induction of apoptosis in gastric epithelial cells: a mechanism for T helper cell type 1-mediated damage. J Exp Med 187:1659–1669
21. Ferrero RL, Cussac V, Courcoux P, Labigne A (1992) Construction of isogenic urease-negative mutants of Helicobacter pylori by allelic exchange. J Bacteriol 174:4214–4217
22. Fulkerson JF jr., Garner RM, Mobley HL (1998) Conserved residues and motifs in the NixA protein of Helicobacter pylori are critical for the high affinity transport of nickel ions. J Biol Chem 273:235–241
23. Garner JA, Cover TL (1996) Binding and internalization of the Helicobacter pylori vacuolating cytotoxin by epithelial cells. Infect Immun 64:4197–4203
24. Ghiara P, Marchetti M, Blaser MJ et al. (1995) Role of the Helicobacter pylori virulence factors vacuolating cytotoxin, CagA, and urease in a mouse model of disease. Infect Immun 63:4154–4160
25. Glocker E, Lange C, Covacci A et al. (1998) Proteins encoded by the cag pathogenicity island of Helicobacter pylori are required for NF-kappaB activation. Infect Immun 66:2346–2348
26. Go MF, Kapur V, Graham DY, Musser JM (1996) Population genetic analysis of Helicobacter pylori by multilocus enzyme electrophoresis: extensive allelic diversity and recombinational population structure. J Bacteriol 178:3934–3938
27. Hacker J, Blum-Oehler G, Mühldorfer I, Tschäge H (1997) Pathogenicity islands of virulent bacteria: structure, function and impact on microbial evolution. Mol Microbiol 23:1089–1097
28. Hendricks JK, Mobley HL (1997) Helicobacter pylori ABC transporter: effect of allelic exchange mutagenesis on urease activity. J Bacteriol 179:5892–5902
29. Heuermann D, Haas R (1998) A stable shuttle vector system for efficient genetic complementation of Helicobacter pylori strains by transformation and conjugation. Mol Gen Genet 257:519–528
30. Hofreuter D, Odenbreit S, Henke G, Haas R (1998) Natural competence for DNA transformation in Helicobacter pylori: identification and genetic characterization of the comB locus. Mol Microbiol 28:1027–1038
31. Ilver D, Arnquvist A, Ogren et al. (1998) Helicobacter pylori adhesin binding fuosylated histo-blood group antigens revealed by retagging. Science 279:373–377
32. Ito Y, Azuma T, Ito S et al. (1997) Analysis and typing of the vacA gene from cagA-positive strains of Helicobacter pylori isolated in Japan. J Clin Microbiol 35:1710–1714
33. Jenks PJ, Foynes S, Ward SJ et al. (1997) A flagellar-specific ATPase (FliI) is necessary for flagellar export in Helicobacter pylori. FEMS Microbiol Lett 152:205–211
34. Jones AC, Logan RP, Foynes S et al. (1997) A flagellar sheath protein of Helicobacter pylori is identical to HpaA, a putative N-acetylneuraminyllactose-binding hemagglutinin, but is not an adhesin for AGS cells. J Bacteriol 179:5643–5647
35. Josenhans C, Ferrero RL, Labigne A, Suerbaum S (1998) Cloning and characterization of the two flagellin genes, flaA and flaB, from Helicobacter felis (zur Publikation eingereicht)
36. Josenhans C, Friedrich S, Suerbaum S (1998) Green fluorescent protein as a novel marker and reporter system in Helicobacter sp. FEMS Microbiol Lett 161:264–273
37. Josenhans C, Labigne A, Suerbaum S (1995) Comparative ultrastructural and functional studies of Helicobacter pylori and Helicobacter mustelae flagellin mutants: Both flagellin subunits, FlaA and FlaB, are necessary for full motility in Helicobacter species. J Bacteriol 177:3010–3020
38. Kansau I, Raymond J, Bingen E et al. (1996) Genotyping of Helicobacter pylori isolates by sequencing of PCR products and comparison with the RAPD technique. Res Microbiol 147:661–669
39. Kuipers EJ, Israel DA, Kusters JG, Blaser MJ (1998) Evidence for a conjugation-like mechanism of DNA transfer in Helicobacter pylori. J Bacteriol 180:2901–2905
40. Lanzavecchia S, Bellon PL, Lupetti P et al. (1998) Three-dimensional reconstruction of metal replicas of the Helicobacter pylori vacuolating cytotoxin. J Struct Biol 121:9–18
41. Lee WK, An YS, Kim KH et al. (1997) Construction of a Helicobacter pylori-Escherichia coli shuttle vector for gene transfer in Helicobacter pylori. Appl Environ Microbiol 63:4866–4871
42. Leying H, Suerbaum S, Geis G, Haas R (1992) Cloning and genetic characterization of a Helicobacter pylori flagellin gene. Mol Microbiol 6:2863–2874

43. Lupetti P, Heuser JE, Manetti R et al. (1996) Oligomeric and subunit structure of the Helicobacter pylori vacuolating cytotoxin. J Cell Biol 133:801–807
44. Makristathis A, Rokita E, Labigne A et al. (1998) Highly significant role of Helicobacter pylori urease in phagocytosis and production of oxygen metabolites by human granulocytes. J Infect Dis 177:803–806
45. Melchers K, Weitzenegger T, Buhmann A et al. (1996) Cloning and membrane topology of a p type ATPase from Helicobacter pylori. J Biol Chem 271:446–457
46. Meyer Rosberg K, Scott DR, Rex D et al. (1996) The effect of environmental pH on the proton motive force of Helicobacter pylori. Gastroenterology 111:886–900
47. Mobley HLT, Garner RM, Bauerfeind P (1995) Helicobacter pylori nickel-transport gene nixA: synthesis of catalytically active urease in E. coli independent of growth conditions. Mol Microbiol 16:97–109
48. Mobley HLT, Island MD, Hausinger RP (1995) Molecular biology of microbial ureases. Microbiol Rev 59:451–480
49. Molinari M, Salio M, Galli C et al. (1998) Selective inhibition of Ii-dependent antigen presentation by Helicobacter pylori toxin vacA. J Exp Med 187:135–140
50. Münzenmaier A, Lange C, Glocker E et al. (1997) A secreted/shed product of Helicobacter pylori activates transcription factor nuclear factor-kappa. B J Immunol 159:6140–6147
51. Nedenskov-Sorensen P, Bukholm G, Bovre K (1990) Natural competence for genetic transformation in Campylobacter pylori. J Infect Dis 161:365–366
52. O'Toole PW, Kostrzynska M, Trust TJ (1994) Non-motile mutants of Helicobacter pylori and Helicobacter mustelae defective in flagellar hook production. Mol Microbiol 14:691–703
54. Odenbreit S, Till M, Haas R (1995) Identification of a Helicobacter pylori-specific protein involved in adherence to gastric epithelial cells. Gut 37:A1(Abstract)
55. Odenbreit S, Till M, Haas R (1996) Optimized BlaM-transposon shuttle mutagenesis of Helicobacter pylori allows the identification of novel genetic loci involved in bacterial virulence. Mol Microbiol 20:361–373
56. Ogura K, Kanai F, Maeda S et al. (1997) High prevalence of cytotoxin positive Helicobacter pylori in patients unrelated to the presence of peptic ulcers in Japan. Gut 41:463–468
57. Papini E, Satin B, Bucci D et al. (1997) The small GTP binding protein rab7 is essential for cellular vacuolation induced by Helicobacter pylori cytotoxin. EMBO J 16:15–24
58. Phadnis SH, Parlow MH, Levy M et al. (1996) Surface localization of Helicobacter pylori urease and a heat shock protein homolog requires bacterial autolysis. Infect Immun 64:905–912
59. Saunders NJ, Peden JF, Hood DW, Moxon ER (1998) Simple sequence repeats in the Helicobacter pylori genome. Mol Microbiol 27:1091–1098
60. Schmitz A, Josenhans C, Suerbaum S (1997) Cloning and characterization of the Helicobacter pylori flbA gene, which codes for a membrane protein involved in coordinated expression of flagellar genes. J Bacteriol 179:987–997
61. Segal ED, Falkow S, Tompkins LS (1996) Helicobacter pylori attachment to gastric cells induces cytoskeletal rearrangements and tyrosine phosphorylation of host cell proteins. Proc Natl Acad Sci USA93:1259–1264
62. Segal ED, Lange C, Covacci A et al. (1997) Induction of host signal transduction pathways by Helicobacter pylori. Proc Natl Acad Sci USA94:7595–7599
63. Strobel S, Bereswill S, Balig P et al. (1998) Identification and analysis of a new vacA genotype variant of Helicobacter pylori in different patient groups in Germany. J Clin Microbiol 36:1285–1289
64. Suerbaum S (1995) The complex flagella of gastric Helicobacter species. Trends Microbiol 3:16–170
65. Suerbaum S, Josenhans C, Labigne A (1993) Cloning and genetic characterization of the Helicobacter pylori and Helicobacter mustelae flaB flagellin genes and construction of H. pylori flaA- and flaB-negative mutants by electroporation-mediated allelic exchange. J Bacteriol 175:3278–3288
66. Suerbaum S, Thiberge J-M, Kansau I et al. (1994) Helicobacter pylori hspA-hspB heat shock gene cluster: nucleotide sequence, expression, putative function and immunogenicity. Mol Microbiol 14:959–974

67. Takata T, Fujimoto S, Anzai K et al. (1998) Analysis of the expression of CagA and VacA and the vacuolating activity in 167 isolates from patients with either peptic ulcers or non-ulcer dyspepsia. Am J Gastroenterol 93:30–34
68. Taylor DE, Eaton M, Chang N, Salama SM (1992) Construction of a Helicobacter pylori genome map and demonstration of diversity at the genome level. J Bacteriol 174:6800–6806
69. Telford JL, Ghiara P, Dell'Orco M et al. (1994) Gene structure of the Helicobacter pylori cytotoxin and evidence of its key role in gastric disease. J Exp Med 179:1653–1658
70. Tomb J-F, White O, Kerlavage AR et al. (1997) The complete genome sequence of the gastric pathogen Helicobacter pylori. Nature 388:539–547
71. Vanet A, Labigne A (1998) Evidence for specific secretion rather than autolysis in the release of some Helicobacter pylori proteins. Infect Immun 66:1023–1027
72. Williams CL, Preston T, Hossack M et al. (1996) Helicobacter pylori utilises urea for amino acid synthesis. FEMS Immunol Med Microbiol 13:87–94
73. Yahiro K, Niidome T, Hatakeyama T et al. (1997) Helicobacter pylori vacuolating cytotoxin binds to the 140-kDa protein in human gastric cancer cell lines, AZ-521 and AGS. Biochem Biophys Res Commun 238:29–632

Pathologie und Autoimmunpathogenese der Helicobacter pylori Gastritis

T. Kirchner, G. Faller

Einleitung

Die *Helicobacter pylori (H. pylori)* Gastritis kann sowohl eine asymptomatische, klinisch irrelevante Entzündungsreaktion als auch eine Hauptursache von schweren gastroduodenalen Erkrankungen – wie Ulcus duodeni, Ulcus ventriculi, Magenkarzinom und Magenlymphom – sein. Die unterschiedlichen Abläufe der Infektion werden von komplexen Interaktionen zwischen den Bakterien und dem Wirt bestimmt und schienen bislang schwer vorhersagbar zu sein. Inzwischen gibt es jedoch Hinweise, daß sich bestimmte Phänotypen der *H. pylori* Gastritis morphologisch definieren und unterscheiden lassen, die eine Bedeutung und einen Vorhersagewert für den Ausgang und die möglichen Komplikationen der *H. pylori* Infektion besitzen [31]. Für die Ausprägung dieser Gastritis-Phänotypen scheinen nicht nur die Virulenzfaktoren der verschiedenen Bakterienstämme, sondern vor allem immunologische Faktoren der Wirtsreaktion entscheidend zu sein.

Überraschenderweise zeigt sich hierbei, daß die bisherige strikte Trennung in eine bakterielle und eine autoimmune Ätiopathogenese der Gastritis nicht mehr aufrechterhalten werden kann. Vielmehr gibt es eine mit *H. pylori* Infektion assoziierte antigastrale Autoimmunität, die durch Serum-Autoantikörper mit ähnlichen Spezifitäten wie bei der klassischen Autoimmungastritis gekennzeichnet ist und eine pathogenetische Überlappung von bakterieller und autoimmuner Gastritis wahrscheinlich macht [5, 21, 22].

Phänotypen der *H. pylori* Gastritis

Die wesentlichen Grundlagen für eine Definition von klinisch und prognostisch relevanten Phänotypen der *H. pylori* Gastritis sind das histotopographische Verteilungsmuster der entzündlichen Zellinfiltrate, der Atrophie und der intestinalen Metaplasie im Magen – vor allem auf die beiden anatomischen Regionen Antrum und Korpus [25, 26, 30, 31]. Diese topographischen Verteilungsmuster spiegeln die vielfältige Wechselwirkung zwischen der bakteriell induzierten Entzündungsreaktion und der gastralen Säuresekretion wider, die als Parameter die unterschiedlichen Gastritisverläufe wesentlich bestimmen [23, 24]. So verursacht die *H. pylori* Gastritis bei einer prädominanten Ausprägung im Antrum einen Anstieg der Gastrinfreisetzung und der Säuresekre-

T. Kirchner et al. (Hrsg.) Ökosystem Darm VIII
© Springer-Verlag Berlin Heidelberg 1999

tion. Diese Hypersekretion und erhöhte Säureproduktion behindert die Ausbreitung der *H. pylori* Kolonisation und Gastritis in das Korpus, so daß die Antrumprädominanz und der hypersekretorische Status fortdauern und langfristig zu einem erhöhten Risiko für Ulcera duodeni führen [23, 24].

Im Gegensatz hierzu bewirkt eine Reduktion der Säuresekretion eine mehr proximale Ausdehnung und Ausprägung der *H. pylori* Gastritis in den Korpusbereich. Dadurch kommt es zu einer Verschlechterung der Parietalzellfunktion und zu einem Verlust von Drüsen, die über einen zunehmenden Abfall der Säureproduktion die Korpusgastritis weiter begünstigen und durch die Entwicklung einer progredienten Atrophie und damit einhergehenden intestinalen Metaplasie letztlich ein permanent hypazides Milieu im Magen schaffen [23]. In einer bestimmten Phase dieses Ablaufs bildet sich die intestinale Metaplasie unter einer zeitweilig verminderten, aber noch stimulierbaren Säuresekretion aus, so daß in den hypersekretorischen Intervallen auf dem Boden der wenig säureresistenten intestinalen Metaplasieherde gehäuft Ulcera ventriculi auftreten können [23]. Die langfristige Folge der Pangastritis oder Korpus-prädominanten Gastritis sind jedoch multifokale Atrophien, ausgebreitete intestinale Metaplasien und eine Hypochlorhydrie mit dem erhöhten Risiko für die Entwicklung eines Magenkarzinoms [9, 10, 23].

Wichtig ist, daß sich diese Risikophänotypen und komplizierten Verläufe der Gastritis nur bei einem Teil der *H. pylori* Infizierten entwickeln. Den Risikofällen steht also in den westlichen Industrieländern eine Mehrheit von infizierten Personen gegenüber, die nur eine leichte, unkomplizierte und möglicherweise asymptomatische Antrum- und Korpusgastritis ohne Änderungen der Säuresekretion zeigen [24].

Diese pathophysiologischen Beobachtungen finden ein passendes histomorphologisches Korrelat in dem Konzept zur Gastritis-Typisierung von Correa [9, 10] und einem neueren Vorschlag zur Gastritisklassifikation von Rubin [29]. Danach scheint es sinnvoll zu sein, folgende Phänotypen der *H. pylori* Gastritis mit klinischer Relevanz zu unterscheiden [12]:

- Eine Antrum-prädominante, nicht atrophische *H. pylori* Gastritis, die zur Entwicklung eines Ulcus duodeni prädisponiert (Abb. 1a).
- Eine nicht-atrophische *H. pylori* Pangastritis meist leichter Ausprägung, die offenbar keine Alteration der Säuresekretion aufweist, weder zur Ulkuskrankheit noch zur Atrophie und intestinalen Metaplasie neigt und offenbar bei einer Mehrheit von *H. pylori* Infizierten unkompliziert und asymptomatisch verläuft (Abb. 1b).
- Eine multifokale atrophische *H. pylori* Gastritis, die in einer bestimmten Phase Ulcera ventriculi begünstigt und mit einem erhöhten Risiko für das Auftreten von Magenkarzinomen einhergeht (Abb. 1c). Mit dieser Form ist möglicherweise ein weiterer von El-Omar et al. 1997 beschriebener Phänotyp der *H. pylori* Gastritis verwandt:
- Eine Korpus-prädominante atrophische *H. pylori* Gastritis, die das Antrum weitgehend ausspart, eine ausgeprägte Hypochlorhydrie zeigt und insgesamt der klassischen Autoimmungastritis ähnelt, jedoch keine mit den bisherigen Routinemethoden meßbare Antikörper gegen Parietalzellen oder Intrinsic-Factor zeigt (Abb. 1d).

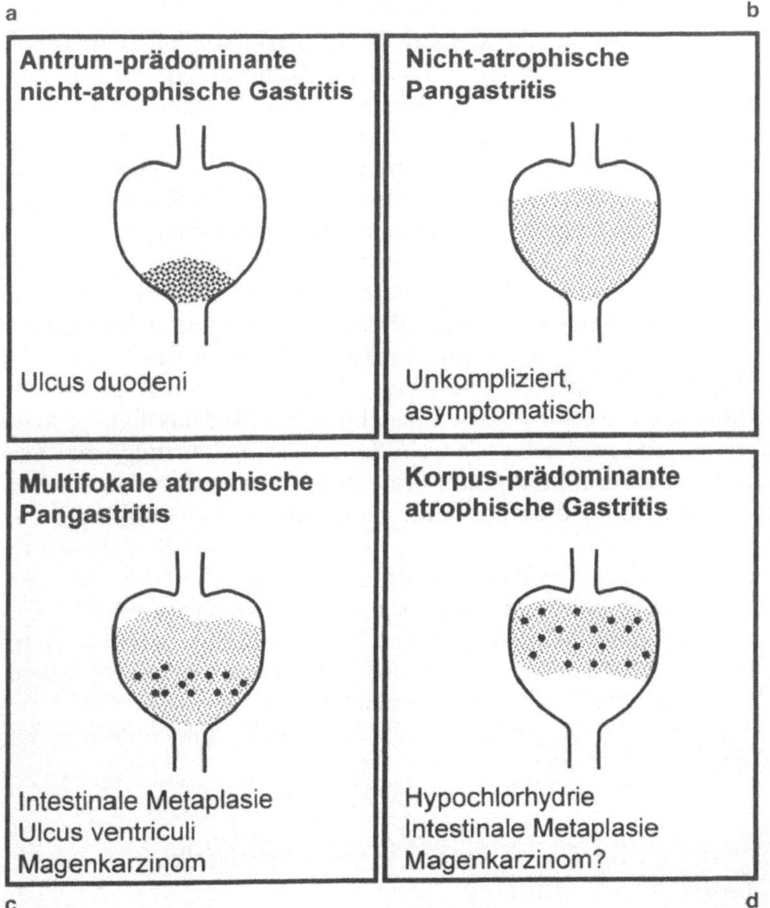

Abb. 1a–d. Phänotypen der *H. pylori* Gastritis und ihre klinisch relevanten Komplikationsmöglichkeiten

Antigastrale Autoimmunität bei der *H. pylori* Gastritis: Vorkommen und klinische Relevanz

Das Auftreten und die Verteilung von Atrophie und intestinaler Metaplasie sind entscheidende Faktoren für die Charakterisierung der Gastritis-Phänotypen. Als Risikofaktoren für die Atrophieentstehung werden dabei sowohl Virulenzfaktoren von *H. pylori* – wie CagA-Positivität [32, 34] – als auch Wirtsfaktoren – beispielsweise eine Beziehung zu bestimmten HLA-Antigenen [5] – diskutiert. Neue und eigene Untersuchungsbefunde deuten darauf hin, daß das Auftreten von antigastraler Autoimmunität bei der *H. pylori* Infektion ein entscheidender Faktor für die pathogenetische Trias von verstärkter Korpusgastritis, reduzierter Säuresekretion und Atrophie sein kann [15, 16].

Zusammen mit Negrini et al. konnten wir zeigen, daß etwa bei der Hälfte der Patienten mit einer *H. pylori* Infektion antigastrale Autoantikörper auftreten. Sie sind gegen die luminalen Membranen foveolärer Epithelzellen (antiluminale Autoantikörper) oder die Canaliculi von Parietalzellen (anti-canaliculäre Autoantikörper) gerichtet [8, 14, 15, 27, 28]. Klinisch relevant sind nach bisherigen Befunden vor allem die anti-canaliculären Autoantikörper. So ist das Vorkommen dieser anti-canaliculären Autoantikörper im Serum von *H. pylori* Infizierten signifikant mit höheren Schweregraden einer Korpusgastritis, mit einer Atrophie der Magenschleimhaut, mit erhöhten Nüchternwerten des Serumgastrins und mit einem erniedrigten Pepsinogen I/Pepsinogen II-Verhältnis korreliert [15]. Auch zeigen Patienten mit den anti-canaliculären Autoantikörpern eine reduzierte Säuresekretion [16]. Darüber hinaus haben die *H. pylori* Infizierten mit der anti-canaliculären Autoreaktivität seltener ein Ulcus duodeni als *H. pylori* Infizierte ohne diese Autoantikörper [15]. Die Ausbildung der anti-canaliculären Autoreaktivität bei den *H. pylori* Infizierten scheint also ein Faktor für die Entstehung der atrophischen Gastritis mit Hyposekretion und reduzierter Säurebildung zu sein. Eine mögliche Ursache der Atrophie ist die erhöhte Apoptoserate in den Korpusdrüsenepithelien, die signifikant mit dem Auftreten der anti-canaliculären Autoantikörper einhergeht [33].

Kürzlich konnten wir zeigen, daß die Hälfte der Patienten mit der anti-canaliculären Autoreaktivität besondere Antikörper-Spezifitäten gegen Peptid-Epitope der α- und β-Untereinheit der gastralen Protonenpumpe zeigt [8]. Somit finden sich hier die gleichen Autoantikörper-Spezifitäten wie bei der klassischen Autoimmungastritis, so daß eine ursächliche Beziehung zwischen den bisher getrennt betrachteten Entitäten von bakterieller und autoimmuner Gastritis anzunehmen ist [5, 22].

Unabhängigkeit der anti-canaliculären Autoreaktivität von einem molekularen Mimikry

Die genaue Entstehung der antigastralen Autoreaktivität bei der *H. pylori* Infektion ist ungeklärt. Als eine Ursache wurde ein molekulares Mimikry zwischen *H. pylori* und der Magenschleimhaut postuliert [2, 3, 28]. In der Tat konnte gezeigt werden, daß Lewis-X- und Lewis-Y-Blutgruppenantigene sowohl in den Lipopolysacchariden von *H. pylori* als auch an den Magenepithelzellen vorkommen. Speziell kommen Lewis-Determinanten in der glykosylierten β-Kette der gastralen Protonenpumpe vor [2, 3].

Dieses molekulare Mimikry zwischen *H. pylori* und Wirts-Antigenen spielt eine Rolle bei der Entstehung von antigastraler Autoimmunität in verschiedenen Tiermodellen. So bewirkt die Immunisierung von BALB/c-Mäusen mit *H. pylori* die Produktion von Anti-Lewis-X- und Anti-Lewis-Y-monoklonalen Antikörpern, die an Magenepithelzellen binden [3, 28]. Bei transgenen Mäusen und bei Schweinen entstehen durch die *H. pylori* Infektion Anti-Parietalzell-Autoantikörper, die durch Lewis-X- und Lewis-Y-positive *H. pylori* Stämme und synthetische Lewis-X-Albumin-Konjugate absorbiert werden können [4, 18].

Beim Menschen ist jedoch die Immunreaktion gegen Lewis-X- und Lewis-Y-Antigene unabhängig von der *H. pylori* Infektion [1, 8]. Auch lassen sich die anti-canaliculären Autoantikörper beim Menschen nicht durch Lewis-X- oder

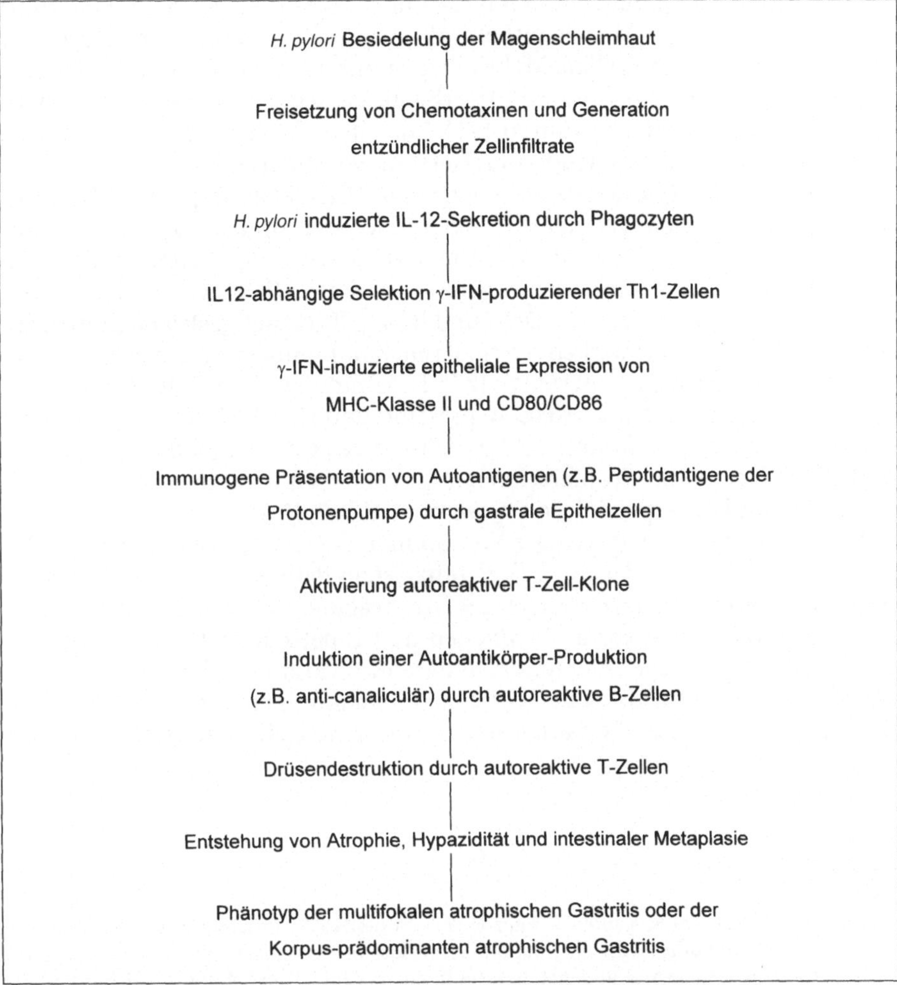

Abb. 2. Modell der Autoimmunpathogenese bei der H.-pylori-Gastritis [5]

Lewis-Y-positive *H. pylori* Stämme absorbieren [17]. Zudem reagieren die anti-canaliculären Serum-Autoantikörper der *H. pylori* Infizierten mit Peptid-Antigenen der α- und β-Untereinheit der Protonenpumpe [4, 8], aber nicht mit Carbohydrat-Antigenen, wie sie die Blutgruppen-Antigene kennzeichnen. Dies deutet darauf hin, daß die Anti-Lewis-Reaktion durch eine *H. pylori* Infektion bei den Tiermodellen speziesabhängig ist und vielleicht nur den für ein Bakterium inadäquaten Wirt betrifft.

Voraussetzungen für eine antigastrale Autoimmunität bei der H. pylori Gastritis

Auch ohne die Mimikry-Hypothese läßt sich die Entstehung einer antigastralen Autoimmunität bei der *H. pylori* Infektion klären, da viele Voraussetzungen für die Autoimmunpathogenese im Zuge der Gastritis gegeben sind. So führt die Kolonisierung des Magenepithels mit *H. pylori* zur Expression zahlreicher Zytokine durch Epithelzellen, Makrophagen und Lymphozyten in der Magenschleimhaut [11, 13, 20], die zum Erwerb eines mucosa-assoziierten lymphatischen Gewebes im Magen führen [21]. Vor allem führt die Infektion mit H. pylori zu einer vorherrschenden Freisetzung von Interleukin 12 (IL-12) [19]. IL-12 bewirkt eine überwiegende Reaktion des Th1-Phänotyps von CD4-positiven Helfer-T-Zellen [7], die vor allem bei der organspezifischen Autoimmunreaktion eine Rolle spielen. Die Th1-Zellen produzieren γ-Interferon (γ-IFN), das eine De-novo-Expression von Klasse-II-MHC-Molekülen und eine Koexpression von B7-1 (CD80) und B7-2 (CD86) auf gastralen Epithelzellen verursacht. Dies ermöglicht erstmals auch immunogene Antigen-Präsentationen durch gastrale Epithelzellen [35]. Die Bindung von T-Zellen an gastrale Epithelzellen mit Klasse-II-MHC-Expression und CD80/CD86-Expression bei der *H. pylori* Gastritis könnte schließlich autoreaktive T-Zellklone aktivieren und im weiteren die Proliferation antigastraler autoreaktiver B-Zellen mit einer Autoantikörperproduktion bewirken (Abb. 2; [5]).

Die Folge ist das nachweisbare Vorkommen der antigastralen Autoantikörper auch im Serum der *H. pylori* infizierten Patienten. Wie bei anderen Autoimmunerkrankungen dürfte die Ausprägung der antigastralen Autoimmunreaktion dabei von individuellen und genetisch bestimmten Dispositionen abhängen. Die hieraus resultierende Variation der Wirtsreaktion könnte ein Grund für die unterschiedlichen Phänotypen der *H. pylori* Gastritis mit ihren variablen Verläufen und *H. pylori* assoziierten Komplikationen sein.

Literatur

1. Amano K-I, Hayashi S, Kubota T, Fujii N, Yokota S-I (1997) Reactivities of Lewis antigen monoclonal antibodies with the lipopolysaccharides of Helicobacter pylori strains isolated from patients with gastroduodenal diseases in Japan. Clin Diagn Lab Immunol 4:540–544
2. Appelmelk BJ, Simoons-Smith I, Negrini R, Moran AP, Aspinall GO, Forte JG, De Vries T, Quan H, Verboom T, Maaskant JJ, Ghiara P, Kuipers EJ, Bloemena E, Tadema TM, Townsend RR, Tyagarajan K, Crothers JM, Monteiro MA, Savio A, De Graaf J (1996) Potential role of molecular mimicry between Helicobacter pylori lipopolysaccharide and host Lewis blood group antigens in autoimmunity. Infect Immun 64:2031–2040
3. Appelmelk BJ, Negrini R, Moran AP, Kuipers EJ (1997) Molecular mimicry between Helicobacter pylori and the host. Trends Microbiol 5:70–73
4. Appelmelk BJ, Straver S, Claeys D, Faller G, Kirchner T, Negrini R, Krakowka S, Eaton K, Vandenbroucke-Grauls CMJE: Helicobacter pylori associated autoantibodies recognize Lewis antigens and peptide epitopes of gastric H+, K+-ATPase and intrinsic factor. Gut 41 Suppl 1:A17
5. Appelmelk BJ, Faller G, Claeys D, Kirchner T, Vandenbroucke-Grauls CMJE (1998) Bugs on trial: the case of Helicobacter pylori and gastric autoimmunity. Immunol Today 19:296–299
6. Azuma T, Ito S, Sato F, Yamazaki Y, Miyaji H, Ito Y, Suto H, Kuriyama M, Kato T, Kohli Y: The role of the HLA-DQA1 gene in resistance to atrophic gastritis and gastric adenocarcinoma induced by Helicobacter pylori infection. Cancer 82:1013–1018
7. Bamford KB, Fan X, Crow SE, Leary JF, Gourley WK, Luthra GK, Brooks EG, Graham DY, Reyes VE, Ernst PB (1998) Lymphocytes in the human gastric mucosa during Helicobacter pylori have a T helper cell 1 phenotype. Gastroenterology 114:482–492

8. Cleys D, Faller G, Appelmelk B, Negrini R, Kirchner T (1998) The gastric H+, K+ATPase is a major autoantigen in chronic H. pylori gastritis with body mucosa atrophy. Gastroenterology 115:340–342
9. Correa P (1980) The epidemiology and pathogenesis of chronic gastritis. Three etiologic entities. Front Gastroenterol Res 6:98–108
10. Correa P (1988) Chronic gastritis: a clinico-pathological classification. Am J Gastroenterol 83:504–509
11. Czinn SJ, Nedrud JG (1997) Immunopathology of Helicobacter pylori infection and disease. Springer Semin Immunopathol 18:495–513
12. El-Omar EM, Oien K, El-Nujumi A, Gillen D, Wirz A, Dahill S, Williams C, Ardill JES, McColl KEL (1997) Helicobacter pylori infection and chronic gastric acid hyposecretion. Gastroenterology 113:15–24
13. Ernst PB, Crowe SE, Reyes VE (1997) How does Helicobacter pylori cause mucosal damage? The inflammatory response. Gastroenterology 113:35–42
14. Faller G, Steininger H, Eck M, Hensen J, Hahn EG, Kirchner T (1996) Antigastric autoantibodies in Helicobacter pylori gastritis: prevalence, in-situ binding sites and clues for clinical relevance. Virchows Arch 427:483–486
15. Faller G, Steininger H, Kränzlein J, Maul H, Kerkau T, Hensen J, Hahn EG, Kirchner T (1997) Antigastric autoantibodies in Helicobacter pylori infection: implications of histological and clinical parameters of gastritis. Gut 41:619–623
16. Faller G, Winter M, Steininger H, Konturek P, Konturek SJ, Kirchner T (1998) Antigastric Autoantibodies and gastric secretory function in Helicobacter pylori-infected patients with duodenal ulcer and non-ulcer dyspepsia. Scand J Gastroenterol 33:276–282
17. Faller G, Steininger H, Appelmelk B, Kirchner T (1998) Evidence of novel pathogenic pathways for the formation of antigastric autoantibodies in Helicobacter pylori gastritis. J Clin Pathol 51:244–245
18. Guruge JL, Falk PG, Lorenz RG, Dans M, Wirth H-P, Blaser MJ, Berg DE, Gordon JI (1998) Epithelial attachment alters the outcome of Helicobacter pylori infection. Proc Natl Acad Sci USA95:3925–3930
19. Haeberle HA, Kubin M, Bamford KB, Garofalo R, Graham DY, El-Zaatari F, Karttunen R, Crowe SE, Reyes VE, Ernst PB (1997) Differential stimulation of interleukin-12 (IL-12) and IL-10 by live and killed Helicobacter pylori in vitro and association of IL-12 production with gamma interferon-producing T cells in the human gastric mucosa. Infect Immun 65:4229–4235
20. Kelleher D, Windle H, Fan X (1997) Human immune responses to Helicobacter pylori infection. In: Moran AP, O'Morain CA (eds) Pathogenesis and Host Response in Helicobacter pylori infections. Normed Verlag 1:48–157
21. Kirchner T, Steininger H, Faller G (1997) Immunopathology of Helicobacter pylori gastritis. Digestion 58 (suppl 1):14–16
22. Kirchner T, Faller G, Price A (1998) The year in Helicobacter pylori 1998: Pathology and autoimmunity. Curr Opin Gastroenterol 14 (suppl 1):S35–S39
23. Kuipers EJ (1997) Helicobacter pylori and the risk and management of associated diseases: gastritis, ulcer disease, atrophic gastritis and gastric cancer. Aliment Pharmacol Ther 11 (Suppl 1):71–88
24. McColl KEL (1997) Helicobacter pylori and acid secretion: where are we now? Europ J Gastroenterol Hepatol 9:333–335
25. Meining A, Stolte M, Hatz R, Lehn N, Miehlke S, Morgner A, Bayerdörffer E (1997) Differing degree and distribution of gastritis in Helicobacter pylori-associated diseases. Virchows Arch 431:11–15
26. Meining A, Bayerdörffer E, Müller P, Miehlke S, Lehn N, Hölzel D, Hatz R, Stolte M (1998) Gastric carcinoma risk index in patients infected with Helicobacter pylori. Virchows Arch 432:311–314
27. Negrini R, Lisato L, Zanella I. Cavazzini L, Gullini S, Villanacci V, Poiesi C, Albertini A, Ghielmi S (1991) Helicobacter pylori infection induces antibodies cross-reacting with human gastric mucosa. Gastroenterology 101:437–445

28. Negrini R, Savio A, Poiesi C, Appelmelk BJ, Buffoli F, Paterlini A, Cesari P, Graffeo M, Vaira D, Franzin G (1996) Antigenic mimicry between Helicobacter pylori and gastric mucosa in the pathogenesis of body gastritis. Gastroenterology 111:655–665
29. Rubin CE (1997) Are there three types of Helicobacter pylori gastritis? Gastroenterology 112:2108–2110
30. Schultze V, Hackelsberger A, Günther T, Miehlke S, Roessner A, Malfertheiner P (1998) Differing patterns of Helicobacter pylori gastritis in patients with duodenal, prepyloric, and gastric ulcer disease. Scand J Gastroenterol 33:137–142
31. Sipponen P, Stolte M (1997) Clinical impact of routine biopsies of the gastric antrum and body. Endoscopy 29:671–678
32. Sozzi M, Valentini M, Figura N, De Paoli P, Tedeschi RM, Gloghini A, Serraino D, Poletti M, Carbone A (1998) Atrophic gastritis and intestinal metaplasia in Helicobacter pylori infection: The role of CagA status. Am J Gastroenterol 93:375–379
33. Steininger H, Faller G, Dewald E, Brabletz T, Jung A, Kirchner T (1998) Rate of apoptosis in chronic gastritis and its correlation with antigastric autoantibodies. Virchows Arch 433:13–18
34. Van der Hulst RWM, van der Ende A, Dekker FW, Ten Kate FJW, Weel JFL, Keller JJ, Kruizinga SP, Dankert J, Tytgat GNJ (1997) Effect of Helicobacter pylori eradication on gastritis in relation to CagA: A prospective 1-year follow-up study. Gastroenterology 113:25–30
35. Ye G, Barrera C, Fan X, Gourley WK, Crow SE, Ernst PB, Reyes VE (1997) Expression of B7-1 and B7-2 costimulatory molecules by human gastric epithelial cells. J Clin Invest 99:1628–1636

Helicobacter pylori – Säuresekretion und Entzündung

J. W. Konturek, W. Domschke

Einführung

Die sekretorische Potenz des Magens ermöglicht die Erfüllung seiner digestiven Aufgaben und umfaßt die luminale Freisetzung von Schleim, Elektrolyten,
Säure, der Pepsinogene, von Hormonen wie Histamin, Gastrin und Somatostatin, wobei die Säuresekretion das Paradigma der gastralen sekretorischen
Funktionen darstellt. Die Säuresekretion des Magens beruht auf einem komplexen Zusammenspiel vieler stimulatorischer und inhibitorischer Einflüsse,
wobei diese vom ZNS und vom Gastrointestinaltrakt ausgehen (Abb. 1). Es
resultiert ein Verlauf der Säuresekretion, der sich in eine kephale, gastrale und
intestinale Phase gliedern läßt, wobei das Gastrin als der wichtigste Mediator

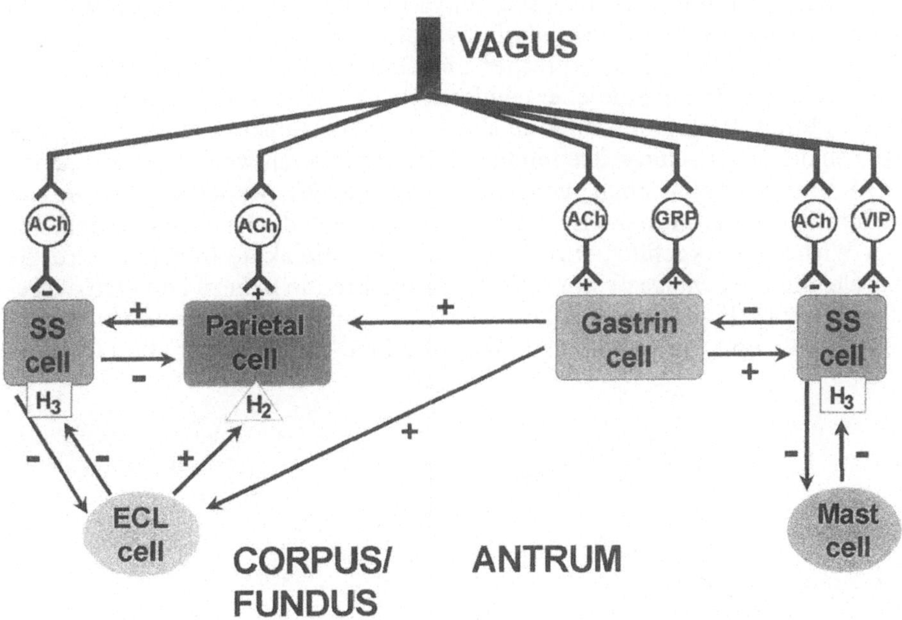

Abb. 1. Schematische Darstellung möglicher Interaktionen zwischen vagaler Innervation,
Histamin, Somatostatin, Gastrin und Parietalzellen bei der Regulation der Magensäuresekretion. *SS* Somatostatin-produzierende D-Zelle; H_2/H_3 Histaminrezeptoren

T. Kirchner et al. (Hrsg.) Ökosystem Darm VIII
© Springer-Verlag Berlin Heidelberg 1999

der nahrungsinduzierten Säuresekretion identifiziert wurde [1–3]. Bereits 1910 postulierte Schwartz [4], daß die Magensäure der kausale Hauptfaktor für die Entstehung peptischer Ulzera sei. Diese Hypothese – durch neuere Erkenntnisse, z.B. über die potektiven Fähigkeiten der Magenschleimhaut modifiziert, stand über Jahrzehnte im Zentrum des wissenschaftlichen Interesses bezüglich der Pathogenese der Ulkuskrankheit.

1983 haben Warren u. Marshall [5] nach Wiederentdeckung des Helicobacter pylori (H. pylori) eine infektiöse Genese der chronischen Gastritis und der Ulkuskrankheit postuliert. Die in diesem Zusammenhang gewonnenen Erkenntnisse haben in den letzten Jahren zu einer explosionsartigen Entwicklung unseres Wissens über zahlreiche gastroduodenale Erkrankungen geführt. Auch die Ansichten über die physiologischen Abläufe der Magensäuresekretion wurden revidiert, insbesondere nachdem 1989 eine Assoziation zwischen H.-pylori-Infektion und Gastrinfreisetzung dokumentiert worden war [6, 7]. Zahlreiche klinische und tierexperimentelle Studien haben sich mit dem Einfluß der H.-pylori-Infektion auf die sekretorischen Funktionen des Magens beschäftigt, wobei die Ergebnisse dieser Studien häufig widersprüchlich schienen.

Akute H.-pylori-Gastritis

Die erste Beschreibung einer akuten Gastritis, die möglicherweise einer H.-pylori-Infektion entspricht, stammt von Sir William Osler [8], der auf sehr eloquente Weise über akute klinische Symptome mit abdominalen Schmerzen, Kopfschmerzen, Übelkeit, Erbrechen und Halitosis berichtete. Diese Beschreibung ist den späteren Studienergebnissen [9, 10] sehr ähnlich. Als erste berichteten Morris et al. [10], daß eine akute H.-pylori-Infektion zum passageren Ausfall der Magensäuresekretion führt. Die dafür verantwortlichen Mechanismen sind bis heute noch nicht vollständig geklärt, wobei die Genese der Achlorhydrie v.a. auf bakterielle Faktoren und auch die Reaktion des infizierten Wirtes zurückgeführt wird (Abb. 2). Durch die akute Infektion wird die basale und die pentagastrininduzierte Säuresekretion nahezu komplett ausgeschaltet [11]. Eine akute Achlorhydrie wird auch nach einer Infektion mit E. coli [12] und Pseudomonas [13] beobachtet, wobei bakterielle Lipopoly-

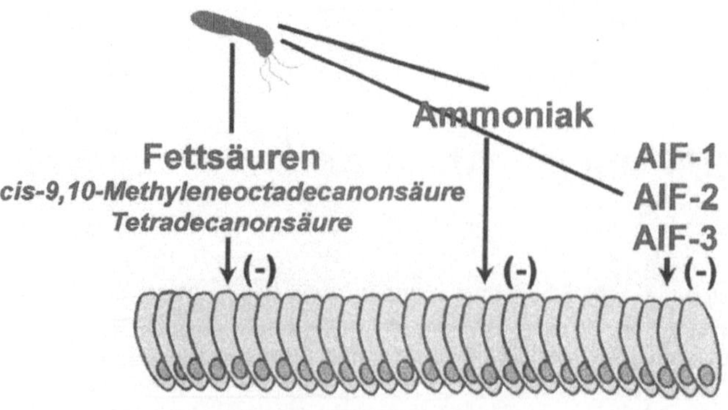

Abb. 2. H.-pylori-Infektion und akute Achlorhydrie

saccharide eine Rolle spielen sollen. Bei der H.-pylori-Infektion wurden mehrere Mechanismen vorgeschlagen, die für die Achlorhydrie verantwortlich sein könnten. Einer der möglichen Faktoren ist Ammoniak, das von allen bekannten H.-pylori-Stämmen in großen Mengen freigesetzt wird. Es wird aber diskutiert, ob die Menge des freigesetzten Ammoniaks ausreichend ist, um die bereits sezernierte Magensäure komplett zu neutralisieren. Beil et al. [14] haben zeigen können, daß cis-9,10-Methylenoctadecansäure und Tetradecansäure, Bestandteile der H.-pylori-Zellmembran, die H^+/K^+-ATPase der aus Meerschweinchenmagen isolierten Parietalzellen effektiv hemmen. Des weiteren hat die Arbeitsgruppe um Cave aus Boston [15–17] mehrere sog. „acid inhibitory factors" (AIF) aus dem H.-pylori-Bakterium isoliert und AIF1 bis AIF3 genannt. Diese wasserlöslichen Proteine hemmen in vitro effektiv die sekretorische Funktion der Parietalzellen und könnten auch in vivo für die akute postinfektiöse Achlorhydrie verantwortlich sein.

Außerdem wird die akute postinfektiöse Achlorhydrie lokal freigesetzten proinflammatorischen Zytokinen, wie Interleukin(IL-)1β, IL-8 und TNF-α, zugeschrieben [18, 19]. Diese Hypothese erscheint allerdings weniger wahrscheinlich, weil es trotz persistierender Freisetzung dieser Zytokine wenige Wochen nach der Infektion zur nahezu vollständigen Normalisierung der sekretorischen Funktion des Magens kommt [10, 11].

Chronische H.-pylori-Gastritis

Die chronische Infektion der Magenschleimhaut mit H. pylori kann die gastroduodenale Physiologie auf verschiedene Weise beeinflussen. Nach der initialen Achlorhydrie, die möglicherweise die Kolonisation des Keimes begünstigen kann, kehrt die Säuresekretion wieder zurück. Zahlreiche klinische und tierexperimentelle Studien haben sich mit dem Einfluß der H.-pylori-Infektion auf die sekretorische Funktion des Magens beschäftigt, wobei die Ergebnisse häufig widersprüchlich waren und diesbezüglich kein Konsens besteht. Patienten mit Ulcus duodeni weisen oft höhere Säuresekretionsraten im Vergleich zu gesunden Kontrollen auf. Einige Studien haben gezeigt, daß die Säureproduktion durch Eradikation des Keimes gesenkt wird [20, 21], andere Untersuchungen konnten dieses nicht bestätigen [22, 23]. Die beiden letztgenannten Studien wurden allerdings bereits einen Monat nach H.-pylori-Eradikation durchgeführt, während die erstgenannten auf Untersuchungen 6 bis 12 Monate nach Eradikation basieren. Patienten mit Magenkarzinom und H.-pylori-Infektion weisen eine verminderte Säuresekretion auf [24], ebenso Patienten mit atrophischer Gastritis [25]. Warum eine H.-pylori-Infektion auf unterschiedliche Weise die sekretorische Funktion des Magens beeinflussen kann, bleibt unklar. Es gibt zur Zeit keine konkreten Beweise, daß ein bestimmter H.-pylori-Stamm im Endeffekt zu erhöhter oder verminderter Säureproduktion führt. Es wurde gezeigt, daß H.-pylori-Stämme, die das cag-A-Protein exprimieren, häufiger bei Patienten mit Ulcus duodeni [26], atrophischer Gastritis [25] und Magenkarzinom [24] auftreten, wobei diese Patientengruppen unterschiedliche Magensäuresekretionsraten aufweisen.

Zu den wichtigsten Faktoren, die an der physiologischen Regulation der Säuresekretion beteiligt sind, gehören Gastrinzellen, Somatostatinzellen, Enterochromaffinzellen (ECL) und die Parietalzellen. Die Auswirkungen der H.-pylori-Infektion auf die hormonelle Regulation der Säuresekretion wurden durch zahlreiche Studien belegt. Jeder der oben genannten Faktoren kann auf unterschiedliche Weise beeinflußt werden, was schließlich zu veränderter Stimulation bzw. Inhibition der Säuresekretion führt.

Gastrin

Gastrin wird aus den antralen und duodenalen G-Zellen in die Blutbahn freigesetzt und induziert eine Steigerung der Säuresekretion entweder durch direkte Stimulation der Parietalzellen [27] oder indirekt durch Freisetzung von Histamin aus den ECL-Zellen [28]. Eine H.-pylori-Infektion führt unumstritten zur Hypergastrinämie, und zwar sowohl während der Nüchternperiode als auch postprandial und nach Gabe von „gastrin-releasing peptide" (GRP): Die Hypergastrinämie betrifft v.a. das Gastrin-17, das aus dem Antrum freigesetzt wird [29], wo auch am häufigsten die Kolonisation durch H. pylori vorkommt [30]. Eradikation des Keimes führt zur Normalisierung des basalen und postprandialen Gastrinspiegels und zur Wiederherstellung der gestörten, durch Cholezystokinin vermittelten Hemmechanismen der Gastrinfreisetzung und der Säuresekretion [31]. Das Bakterium selbst kann einerseits möglicherweise durch lokale Ammoniakfreisetzung zur pH-Erhöhung führen, was die G-Zellen stimuliert [7]; andererseits wurde gezeigt, daß H. pylori das Histamin-Analogon N-α-Methylhistamin das durch Stimulation von H_3-Rezeptoren ebenfalls die Gastrinfreisetzung erhöhen kann ([32;] Abb. 3).

Bekanntermaßen kommt es während der H.-pylori-Infektion zur Freisetzung von zahlreichen proentzündlichen Mediatoren wie z.B. Interleukin IL-1β, IL-6, IL-8, TNF-α, Interferon-γ und PAF [33], deren Einfluß auf die sekretorische Funktion des Magens in größerem Umfang untersucht wurde. In-vitro-Untersuchungen haben ergeben, daß TNF-α, IL-1β und Interferon-γ bei Kaninchen und Hunden sowie beim Menschen zur Gastrinfreisetzung direkt aus den Gastrinzellen führen [34–36]. In einer anderen Studie an Hunden

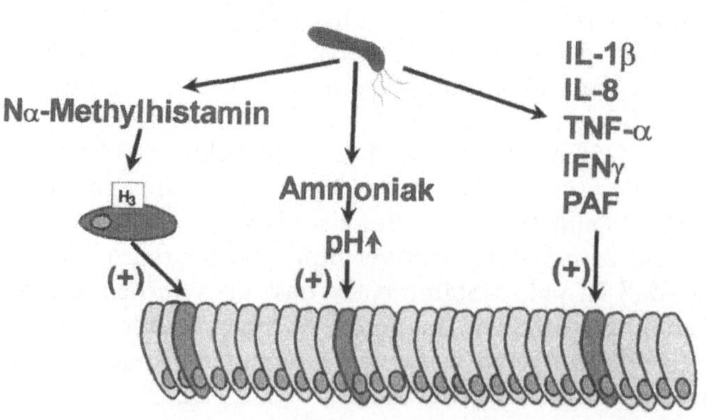

Abb. 3. Effekte der chronischen H.-pylori-Infektion auf die Gastrinfreisetzung

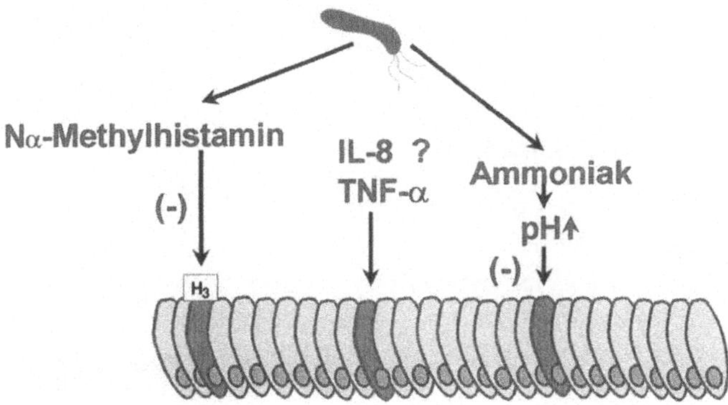

Abb. 4. Potentielle Faktoren für die Suppression der Somatostatinzellen

konnte eine synergistische Wirkung von H.-pylori-Homogenaten und IL-8 auf die Gastrinfreisetzung nachgewiesen werden [37].

Somatostatin

Das Somatostatin wird aus sog. D-Zellen von Antrum und Korpus freigesetzt und führt auf parakrinem Wege zur Hemmung der Gastrinfreisetzung und der Säuresekretion. Die Zahl der D-Zellen in der Magenschleimhaut und die Menge des luminal freigesetzten Somatostatins sind bei chronischer H.-pylori-Gastritis vermindert [38–41]. Diese Daten, die von mehreren Arbeitsgruppen präsentiert wurden, erklären einerseits die erhöhte Gastrinfreisetzung und gesteigerte Magensäuresekretion und andererseits die Störung der CCK-vermittelten Hemmung der Säuresekretion bei Patienten mit H.-pylori-Gastritis. Zu den möglichen Mechanismen, die für eine verminderte Somatostatinfreisetzung verantwortlich sein könnten, gehören der infolge Ammoniakfreisetzung lokal erhöhte pH [11] und auch das N-α-Methylhistamin [32]. Unter den Entzündungsmediatoren kann TNF-α die CCK-induzierte Somatostatinfreisetzung effektiv hemmen ([42]; Abb. 4).

Histamin

Histamin wird von den ECL-Zellen und auch von Mastzellen synthetisiert und führt auf endokrinem Wege über die Aktivierung von H_2-Rezeptoren zur Stimulation der Parietalzellen. Die Freisetzung von Histamin wird durch Gastrin induziert. Bei H.-pylori-Gastritis ist die Konzentration von Histamin in der Magenschleimhaut vermindert [43]. Dieses resultiert wahrscheinlich aus reduzierter Histaminsynthese infolge schwächerer Expression des dafür verantwortlichen Enzyms, der Histidindekarboxylase. Zur verminderten Histaminaktivität bei H.-pylori-Infektion tragen möglicherweise das entzündungsbedingte IL-1β [44] und das N-α-Methylhistamin bei ([32, 45]; Abb. 5).

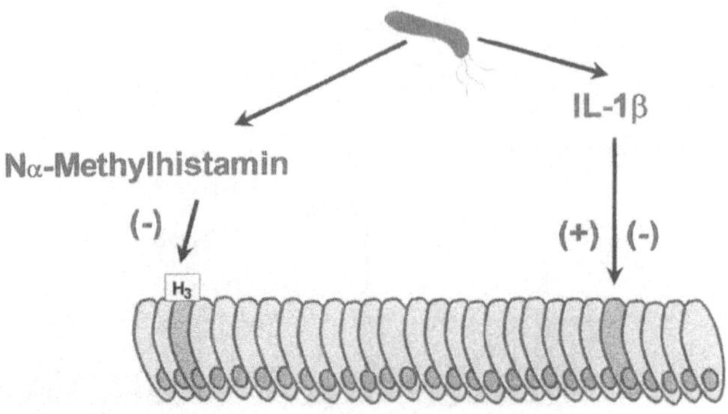

Abb. 5. Auswirkungen der chronischen H.-pylori-Infektion auf die Enterochromaffinzellen und Histaminfreisetzung

Parietalzellen

Die Interaktionen zwischen den 3 gastrointestinalen Hormonen Gastrin, Somatostatin und Histamin führen im Endeffekt zur Steigerung bzw. Hemmung der Säuresekretion aus Belegzellen des Magens. Wie bereits erwähnt, variiert der Nettoeffekt der H.-pylori-Gastritis auf die Säureproduktion bei unterschiedlichen Patientenkollektiven. Auf direktem Wege können H.-pylori-Keime die Parietalzellfunktion hemmen (AIF1–3, Fettsäure der bakteriellen Zellmembran) [14–17] wie auch stimulieren (Abb. 6). Zu den Stimulatoren gehören das N-α-Methylhistamin [46] und möglicherweise das von den Bakterien synthetisierte PAF [47, 48].

Atrophische, H.-pylori-assoziierte Gastritis

H.-pylori-Infektion kann, insbesondere bei Befall des Magenkorpus, die Entwicklung der Schleimhautatrophie begünstigen [49, 50]. Behandlung der H.-pylori-Gastritis mit Protonenpumpenhemmern scheint diesen Prozeß zu beschleunigen [51]. Dabei spielen möglicherweise auch Autoimmunphänomene [52], genetische Faktoren [53] und die Umwelt [54] eine wichtige Rolle. Warum es bei einem Teil der H.-pylori-Infizierten zur Besiedlung der Korpusschleimhaut mit konsekutiver Atrophie kommt, bleibt unklar. Möglicherweise

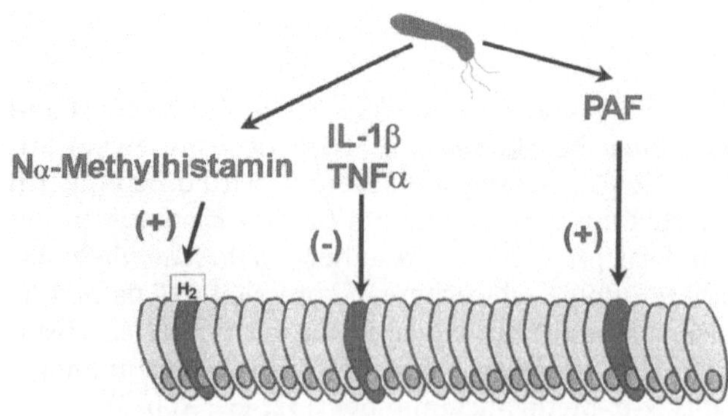

Abb. 6. Einflüsse von H.-pylori-Produkten auf die Funktion von Parietalzellen

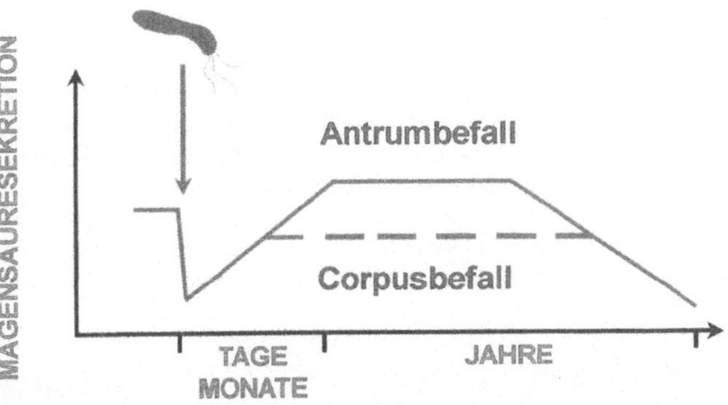

Abb. 7. Hypothetische Entwicklung der Magensekretionsleistung bei H.-pylori-Infektion. Erhöhung der Säureproduktion bei Antrumbefall und verminderte Sekretion bei Korpusbefall

ist dafür eine genetisch bedingte verminderte Säuresekretionsleistung verantwortlich. Diese Hypothese wird durch Untersuchungen zur Ausbreitung der H.-pylori-Kolonisierung auf der Korpusschleimhaut unter Säuresuppression unterstützt [51]. Die verminderte Magensäuresekretion im Rahmen der atrophischen Gastritis wird als Risikofaktor für die Entwicklung des Magenkarzinoms angesehen [55, 56] und ist durch die Eradikation des Keimes partiell zu reversibilisieren [50].

Zusammenfassung

Im Anfangsstadium resultiert die H.-pylori-Infektion in einer passageren gastralen Achlorhydrie. Bei chronischer Besiedlung der Magenschleimhaut durch die H.-pylori-Keime wird entweder vorwiegend das Antrum befallen, oder die Entzündung betrifft Antrum und Korpus gleichermaßen. Dieses hat zur Folge, daß bei exklusiver Antrumgastritis, die am häufigsten bei Ulcusduodeni-Patienten beobachtet wird, eine gesteigerte Gastrinfreisetzung und gestörte Hemmechanismen zu gastraler Hypersekretion führen. Dagegen findet sich bei Patienten mit einer H.-pylori-assoziierten Pangastritis eine verminderte Säuresekretion. Chronische H.-pylori-Infektion kann schließlich zur Atrophie der Magenschleimhaut mit konsekutiver hochgradiger Verminderung der Magensäuresekretion führen (Abb. 7). Ist es noch nicht zur Atrophie gekommen, lassen sich durch Eradikation des Keimes die oben dargestellten Störungen der Säuresekretion weitgehend normalisieren.

Literatur

1. Feldman W, Walsh JH, Wong HG, Richardson CT (1978) Role of gastrin heptadecapeptide in the acid secretory response to amino acids in man. Gastroenterology 61:303–313
2. Walsh JH, Richardson CT, Fordtran JS (1975) pH dependence of acid secretion and gastrin release in normal and ulcer subjects. J Clin Invest 55:462–468
3. Eysselein VE, Kovacs TOG, Kleibeuker JH et al. (1992) Regulation of gastric acid secretion by gastrin in duodenal ulcer patients and healthy subjects. Gastroenterology 102:1142–1148
4. Schwarz K (1910) Über penetrierende Magen- und Jejunalgeschwüre. Beitr Klin Chir 67:96–128
5. Marshall BJ, Warren JR (1983) Unidentified curved bacilli in the stomach of patients with gastritis and peptic ulceration. Lancet I:1311–1315
6. Odera G, Holton J, Altare F et al. (1989) Amoxycillin plus tinidazole for Campylobacter pylori gastritis in children: assessment by serum IgG antibody, pepsinogen 1 and gastrin level. Lancet I:690–692
7. Levi S, Bearshall K, Haddad G et al. (1989) Campylobacter pylori and duodenal ulcers: the gastrin link. Lancet I:1167–1168
8. Osler W (1920) The Principles and Practice of Medicine. Appleton, New York
9. Morris A, Nicholson G (1987) Ingestion of Campylobacter pylori causes gastritis and raises fasting pH. Am J Gastroenterol 82:192–199
10. Morris AJ, Ali R, Nicholson GI et al. (1991) Longterm follow-up of voluntary ingestion of Helicobacter pylori. Ann Int Med 114:662–663
11. Ramsey EJ, Carey KV, Peterson WL et al. (1979)Epidemic gastritis with hypochlorhydria. Gastroenterology 76:1449–1457
12. Baume PE, Nicholls A, Baxter CH (1967) Inhibition of gastric secretion by a purified bacterial lipopolysaccharide. Nature 215:59–60
13. Wyllie JH, Limbosch JM, Nyphus LM (1967) Inhibition of gastric secretion by bacterial lipopolysaccharide. Nature 215:879
14. Beil W, Birkholz C, Wagner S, Sewing KF (1995) Interaction of Helicobacter pylori and its fatty acids with parietal cells and gastric H^+/K^+-ATP-ase. Gut 35:1176–1180
15. Cave DR, King WW, Hoffman JS (1995) Production of two chemically distinct acid-inhibitory factors by Helicobacter pylori. Eur J Gastroenterol Hepatol 5:23–27
16. Huang LL, Cave DR, Kane AV (1995) Purification and characterization of an acid inhibitory protein from Helicobacter pylori. Gastroenterology 108:A989
17. Cave DR (1996) Helicobacter pylori and its interaction with chief and parietal cells. Yale J Biol Med 69:91–98
18. Noach LA, Bosma NB, Jansen J et al. (1994) Mucosal tumor necrosis factor alpha, interleukin-1beta and interleukin-8 production in patients with Helicobacter pylori infection. Scand J Gastroenterol 29:425–429
19. Saperas ES, Yang H, Rivier C, Tache Y (1990) Central action of recombinant interleukin-1 to inhibit acid secretion in rats. Gastroenterology 99:1599–1606
20. Jacobson K, Chiba N, James C, Armstrong D, Barrientos M, Hunt RH (1995) Protracted gastric acid secretion in H. pylori positive DU patients following eradication. Gastroenterology 108:A122
21. Harris AW, Gummett PA, Misiewicz JJ, Baron JH (1996) Eradication of Helicobacter pylori in patients with duodenal ulcers lowers basal and peak acid outputs in response to gastrin releasing peptide and pentagastrin. Gut 38:663–667
22. Moss SF, Calam J (1993) Acid secretion and sensitivity to gastrin in patients with duodenal ulcer: effect of eradication of Helicobacter pylori. Gut 34:888–892
23. Chittajallu RS, Howie CA, McColl KE (1992) Effect of Helicobacter pylori on parietal cell sensitivity to pentagastrin in duodenal ulcer subjects. Scand J Gastroenterol 27:857–862
24. Blaser MJ, Perez-Perez GI, Kleanthous H, Cover TL, Peek RM, Chyou PH, Stemmermann GN, Nomura A (1995) Infection with Helicobacter pylori strains possessing cag-A is associated with an increased risk of developing adenocarcinoma of the stomach. Cancer Res 55:2111–2115

25. Beales ILP, Crabtree JE, Scunes D, Covacci A, Calam J (1996) Antibodies to cag-A protein are associated with atrophic gastritis in Helicobacter pylori infection. Eur J Gastroenterol Hepatol 8:645–649
26. Crabtree JE, Taylor JD, Wyatt JI (1991) Mucosal IgA recognition of Helicobacter pylori 120 kDa protein, peptic ulceration, and gastric pathology. Lancet 338:332–335
27. Kopin AS, Lee YM, McBride EW et al. (1992) Expression, cloning and characterization of the canine parietal cell receptor. Proc Natl Acad Sci USA 89:3605–3609
28. Waldum HL, Sandvik AK, Brenna E, Petersen H (1991) Gastrinhistamine sequence in the regulation of gastric acid secretion. Gut 32:698–701
29. Mulholland G, Ardill JE, Fillmore D et al. (1993) Helicobacter pylori related hypergastrinemia is the result of a selective increase in gastrin 17. Gut 34:757–761
30. Calam J, Dockray GJ, Walker RJ, Owens D (1990) Molecular forms of gastrin in peptic ulcer: a comparison of serum and tissue concentrations of G17 and G34 in gastric and duodenal ulcer subjects. Eur J Clin Invest 10:241–247
31. Konturek JW, Gillessen A, Konturek SJ, Domschke W (1995) Eradication of Helicobacter pylori release in duodenal ulcer patients. Gut 37:482–487
32. Courillon-Mallet A, Launay JM, Roucayrol AM et al. (1995) Helicobacter pylori infection: physiopathologic implication of N-α-methyl histamine. Gastroenterology 108:959–966
33. Blaser MJ (1992) Hypotheses on the pathogenesis and natural history of Helicobacter pylori-induced inflammation. Gastroenterology 102:720–725
34. Weigert N, Schaffer K, Schusdziarra V et al. (1996) Gastrin secretion from primary cultures of rabbit antral G cells: stimulation by inflammatory cytokines. Gastroenterology 110:147–154
35. Lehmann FS, Golodner EH, Wang J et al. (1996) Mononuclear cells and cytokines stimulate gastrin release from canine antral cells in primary culture. Am J Physiol 270:G783–78
36. Beales ILP, Calam J (1997) Helicobacter pylori infection and tumour necrosis factor alpha increase gastrin release from human gastric antral fragments. Eur J Gastroenterol Hepatol 9:773–777
37. Beales ILP, Srinivasan S, Calam J et al. (1997) Effect of Helicobacter pylori products and recombinant cytokines on gastrin release from cultured canine G-cells. Gastroenterology 113:465–471
38. Moss SF, Legon S, Bishop AE et al. (1992) Effect of Helicobacter pylori on gastric somatostatin in duodenal ulcer disease. Lancet 340:930–932
39. Odum L, Petersen HD, Andersen IB (1994) Gastrin and somatostatin in Helicobacter pylori infected antral mucosa. Gut 35:615–618
40. Konturek JW, Bielanski W, Konturek SJ, Domschke W (1996) Eradication of Helicobacter pylori and gastrin-somatostatin link in duodenal ulcer patients. J Pyhsiol Pharmacol 47:161–175
41. Queiroz DM, Moura SB, Mendes EN et al. (1994) Effect of Helicobacter pylori eradication on G-cell and D-cell density in children. Lancet 343:1191–1193
42. Belaes ILP, Calam J, Post L et al. (1997) Effect of tumor necrosis factor alpha and interleukin 8 on somatostatin release from canine fundic D-cells. Gastroenterology 112:136–143
43. Queiroz DM, Mendes EN, Rocha GA et al. (1991) Histamine concentration of gastric mucosa in Helicobacter positive and negative children. Gut 32:464–466
44. Prinz C, Neumayer N, Mahr S et al. (1997) Functional impairment of rat enterochromaffin-like cells by interleukin 1bbb. Gastroenterology 112:364–375
45. Prinz C, Kajimura M, Scott DR et al. (1993) Histamine secretion from rat enterochromaffine-like cells. Gastroenterology 105:449–461
46. Beales ILP, Calam J (1997) Effect of N-alpha-methyl histamine on acid secretion in isolated cultured rabbit parietal cells: implications for Helicobacter pylori associated gastritis and gastric physiology. Gut 40:14–19
47. Denizot Y, Sobhani I, Rambaud JC et al. (1990) PAF-acether synthesis by Helicobacter pylori.
48. Sobhani I, Bado A, Moizo L et al. (1995) Platelet-activating factor stimulates gastric acid secretion in isolated rabbit gastric glands. Am J Physiol 268:G889–G894
49. Kuipers EJ, Uyterlinde AM, Pena AS et al. (1995) Long-term sequelae of Helicobacter pylori gastritis. Lancet 345:1525–1528

50. El-Omar EM, Oien K, El-Nujumi A et al. (1997) Helicobacter pylori infection and chronic gastric acid hyposecretion. Gastroenterology 113:15–24
51. Kuipers EJ, Lundell L, Klinkenberg Knol EC et al. (1996) Atrophic gastritis and Helicobacter pylori infection in patients with reflux esophagitis treated with omeprazole of fundoplication. N Engl J Med 334:1018–1022
52. Banerjee S, Ardill JES, Beattie AD, McColl KEL (1995) Effect of omeprazole and feeding on plasma gastrin in patients with achlorhydria. Aliment Pharmacol Ther 9:507–512
53. Beales IL, Davey NJ, Pusey CD et al. (1995) Long-term sequelae of Helicobacter pylori gastritis. Lancet 346:381–382
54. Fontham ET, Ruiz B, Perez A et al. (1995) Determinants of Helicobacter pylori infection and chronic gastritis. Am J Gastroenterol 90:1094–1101
55. Hastrup Svendsen J, Dahl C, Bo Svendsen L, Christiansen PM (1986) Gastric cancer risk in achlorhydric patients: a long-term follow up study. Scand J Gastroenterol 21:16–20
56. Haruma K, Yoshihara M, Sumii K (1993) Gastric acid secretion, serum pepsinogen I, and serum gastrin in Japanese with gastric hyperplastic polyps or polypoid-type early gastric carcinoma. Scand J Gastroenterol 28:633–637

Helicobacter-pylori-Diagnostik aus klinischer Sicht

U. Peitz, P. Malfertheiner

Helicobacter-pylori-assoziierte Erkrankungen und Indikationen zur Therapie

Die persistierende Infektion mit Helicobacter pylori (HP) führt obligat zu einer chronischen, mehr oder weniger aktiven Gastritis. Die HP-assoziierte chronisch-aktive Gastritis, auch HP-Gastritis, ist der wichtigste ursächliche Faktor in der Entstehung des peptischen gastroduodenalen Ulkusleidens. Von HP unabhängige Ulkus-Ursachen können u.a. sein: nichtsteroidale Antirheumatika (NSAR), Zollinger-Ellison-Syndrom oder Morbus Crohn. Das HP-assoziierte gastroduodenale Ulkus ist spätestens seit 1994 eine unbestrittene Therapieindikation zur HP-Eradikation [66], gleichgültig ob es sich um die erste oder eine wiederholte Manifestation handelt. Auch das derzeit inaktive Ulkusleiden, d.h. nach Abheilung des Ulkus, stellt wegen der hohen Ulkusrezidivrate eine sichere Indikation dar. Für das Magen-Karzinom und das MALT-Lymphom des Magens gilt die HP-Gastritis ebenfalls als Risikofaktor. Die Eradikation von HP bietet in etwa 60–70% der Fälle mit frühem MALT-Lymphom, d.h. im Stadium IE_1, die Chance einer definitiven Heilung [2]. Wegen der erforderlichen kurzfristigen Nachkontrollen einschließlich molekularer Untersuchungen sollte dies jedoch nur in kontrollierten Studien durchgeführt werden. Ob eine Prophylaxe des Magenkarzinoms möglich ist, muß erst noch durch laufende Studien geklärt werden. Dagegen gibt es erste klinische Hinweise, daß bei nur partieller Magenresektion wegen eines Karzinoms die HP-Therapie der Entwicklung von Zweitkarzinomen vorbeugt [61]. Weitere von der Maastricht Consensus Conference der European Helicobacter Study Group [36] empfohlene, jedoch wissenschaftlich noch nicht unumstrittene prophylaktische Indikationen sind eine Familienanamnese für ein Magenkarzinom, eine bestehende oder geplante NSAR-Therapie, der Resektionsmagen sowie die Dauertherapie mit Protonenpumpenhemmern. Letztere Indikation ist durch jüngere Berichte herausgefordert worden, daß es zum einen nach HP-Eradikation bei Ulcus-duodeni-Patienten zu einem vermehrten Auftreten von Refluxösophagitis kommen kann [25], zum anderen, daß Protonenpumpenhemmer nach HP-Eradikation teilweise an pH-anhebender Wirksamkeit verlieren [28]. Welchen Anteil die HP-Gastritis an der Genese der funktionellen Dyspepsie hat, ist wegen des sehr heterogenen Krankheitsbildes derzeit nicht zu beantworten. Hierbei wird von der European Helicobacter Study Group [36] und auch von der American Gastroenterological Association (AGA; [57])

T. Kirchner et al. (Hrsg.) Ökosystem Darm VIII
© Springer-Verlag Berlin Heidelberg 1999

eine HP-Behandlung empfohlen, wenn sich nach kompletter Untersuchung keine organische Ursache gefunden hat und der Patient nach Aufklärung auch über die Grenzen und Nebenwirkungen einer solchen Behandlung diese wünscht. Es wird von beiden Institutionen darauf hingewiesen, daß die Notwendigkeit zur Endoskopie des oberen Verdauungstrakts u.a. vom Alter abhängig gemacht werden kann (s. auch Abschn. „Prätherapeutische Diagnostik – nichtinvasiv; [36, 57]).

Diagnostische Methoden

Unterschieden werden invasive und nichtinvasive diagnostische Tests. Invasive Tests bedürfen endoskopisch gewonnener Magenbiopsien. Etabliert sind als nicht-invasive Methoden der Harnstoff-Atemtest und die IgG-Serologie (ELISA), als invasive Methoden der Urease-Schnell-Test (RUT), die Histologie und die Kultur. Diese 5 Tests können alle eine brauchbare Sensitivität und Spezifität von über 90% aufweisen. Kein Test kann für sich als Goldstandard angesehen werden [8, 34, 58]. Es ist eine Validierung der jeweiligen Methoden unter den lokalen Bedingungen notwendig. Insbesondere die Kultur und die Histologie erweisen sich als untersucherabhängig. Durch Kombination mehrerer diagnostischer Tests kann die Treffsicherheit gesteigert werden.

Die Vorteile und methodischen Anforderungen der einzelnen Testverfahren sind im folgenden und in Tabelle 1 dargestellt. Die Vorteile der einen sind gleichzeitig die Nachteile der anderen Methoden.

Invasive Tests

Da die bioptischen Methoden HP direkt nachweisen, erlauben sie eine Aussage über die aktuelle Infektion, sind jedoch abhängig in ihrer Sensitivität von der HP-Dichte am Biopsie-Ort. Die auch unter physiologischen Bedingungen fleckige Verteilung der HP-Dichte bedingt somit eine gewisse, wenn auch geringe Zufallsvariabilität. Bei normaler oder hoher Magensäureproduktion ist die HP-Dichte am höchsten im Magenantrum. Bei Verminderung der Säureproduktion nimmt die HP-Dichte im Magenantrum wesentlich stärker ab als im Korpus. Eine solche Situation findet sich v.a. bei Therapie mit Säuresekretionshemmern [18, 25, 55] und bei Atrophie der Magenkorpus- und -fundusschleimhaut [14]. Unter Protonenpumpenhemmern konnte sogar eine Zunahme der HP-Dichte im Magenfundus gefunden werden [35]. Dagegen führt eine fortgeschrittene Atrophie mit Achlorhydrie meist zur spontanen Elimination von HP.

Es empfiehlt sich daher immer eine getrennte Biopsieentnahme aus dem Antrum und dem Korpus für alle 3 Testmethoden. Für den RUT (Rapid-Urease-Test) und die Kultur genügen jeweils eine Biopsie, für die Histologie jeweils 2 Biopsien. Für die Histologie sollten die Biopsien aus entgegengesetzten Lokalisationen entnommen werden; ob Vorder- und Hinterwand oder kleine und große Kurvatur scheint dabei unerheblich. Letztere Variation wird im überarbeiteten Sydney-System empfohlen [12]. Die geeigneten Biopsie-

Tabelle 1. Vorteile der verschiedenen diagnostischen Tests zur HP-Infektion

Test	Vorteil
Bioptische Tests allgemein	– Endoskopisch-makroskopische Beurteilung möglich – Aussage über aktuelle Infektionen – Kombination mehrerer Methoden möglich
– Urease-Schnelltest	– Hohe Spezifität – Schnelles Ergebnis – Unabhängig vom Untersucher – Kostengünstig
– Histologie	– Höchste Sensitivität – Histologische Beurteilung der Mukosa, z.B. bzgl. Malignität, Grad und Aktivität der Gastritis und Sonderformen der Gastritis
– Kultur	– 100% Spezifität, – Resistenzbestimmung möglich
Nichtinvasive Tests allgemein	– Unabhängig von Endoskopie – In der Allgemeinpraxis durchführbar – Relativ untersucherunabhängig
– Harnstoff-Atemtest	– Hohe Sensitivität und Spezifität – Unabhängig von der fleckigen Verteilung der HP-Dichte – Aussage über aktuelle Infektion
– Serologie (IgE-ELISA)	– Kostengünstig – Unabhängig von HP-Dichte – Proben lagerbar

höhen sind jeweils das mittlere Magenkorpus und 3 cm präpylorisch im Magenantrum. Geringere HP-Dichten sind im Pylorus und im Bereich der Inzisur wegen gehäufter intestinaler Metaplasie zu erwarten.

RUT (Rapid-Urease-Test)

Der RUT basiert auf dem Nachweis der Urease-Aktivität. Er besitzt eine sehr hohe Spezifität, falls nur komplette Farbumschläge als positives Ergebnis gewertet werden und die Zeiten zum Ablesen eingehalten werden, die für die unterschiedlichen kommerziellen Tests teilweise unterschiedlich lang sind. Selten kann eine bakterielle Überwucherung der Magenschleimhaut mit anderen Urease-bildenden Bakterien zu falsch-positiven Befunden führen. Die Sensitivität liegt dagegen niedriger, bei etwa 90% [8, 58].

Histologie

Die Histologie bietet als einzelne Methode die höchste Sensitivität mit überwiegend mehr als 95%. Die Spezifität ist ähnlich hoch. Neben dem mikroskopischen Nachweis der HP-Bakterien kommt dem Nachweis einer chronisch-aktiven Gastritis ein eigener Aussagewert bezüglich der HP-Infektion zu [8]. So fand sich bei posttherapeutischer Persistenz der Gastritis trotz offensichtlicher Beseitigung der HP-Bakterien 6 Wochen nach Therapieende vermehrt im weiteren Verlauf eines Jahres ein Wiederauftreten der HP-Infektion nach 1 Jahr [41, 65]. Molekularbiologische Untersuchungen belegen, daß in solchen

Fällen HP persistierte und zum Zeitpunkt 4 oder 6 Wochen lediglich unter die Nachweisgrenze supprimiert war [64, 65].

Auch bei makroskopisch unauffälliger Schleimhaut kann die Histologie differentialdiagnostische Hinweise z.B. auf die Einnahme von NSAR, eine Crohn-Gastritis oder andere Sonderformen der Gastritis geben. Allerdings ist die Diagnose eines Malignoms aus makroskopisch unauffälliger Schleimhaut äußerst selten, so daß sich von daher nicht die zwingende Notwendigkeit ergibt, bei jeder Endoskopie routinemäßig Biopsien für die Histologie einzusenden [7].

Wenn es nur um die HP-Besiedlung, nicht um die komplette histologische Aufarbeitung geht, kann ein mikroskopisches Abtupf- bzw. Ausstrichpräparat der Biopsie eine preiswerte Alternative sein [60]. Jedoch sind die Validierungsdaten hierzu sehr inkonsistent [27].

Die mit einer Prävalenz von unter 1% seltene Gastritis durch Infektion mit Helicobacter heilmanii wird bislang nur histologisch gestellt. Die Anzucht gelingt kaum [21]. Wegen der geringeren Kolonisationsdichte bleiben die Urease-abhängigen Methoden, RUT und Harnstoff-Atemtest meist negativ [54].

Kultur

Die Kultur zeichnet sich durch die höchste Spezifität aus. Bei vollständiger mikrobiologischer Aufarbeitung sind falsch-positive Befunde nicht denkbar. Die Sensitivität ist jedoch durch die nicht immer erfolgreiche Anzucht eingeschränkt. Die Transportdauer, das Transportmedium und die Erfahrung des Labors sind entscheidend. (s. Beitrag M. Kist) Zusätzlich bietet die Kultur den Vorteil der zusätzlich möglichen Resistenzbestimmung.

Nichtinvasive Tests

Die nichtinvasiven Tests, Harnstoff-Atemtest und Serologie, haben einige grundlegende Unterschiede.

Harnstoff-Atemtest

Der Harnstoff-Atemtest beruht wie der RUT auf der Urease-Aktivität. Er weist lebende HP-Bakterien nach, somit die aktuelle Infektion. Dabei hat er gegenüber den Biopsie-Methoden den Vorteil, daß er von der fleckigen Verteilung der HP-Dichte unabhängig ist. So wurde er durchaus schon als sensitiver als die Histologie gefunden, ohne daß sich das verallgemeinern ließe [15]. Jedoch ist er ebenso abhängig von der HP-Dichte insgesamt, so daß er gleich den Biopsie-Methoden durch eine HP-supprimierende Vortherapie, z.B. mit Protonenpumpenhemmern oder Antibiotika falsch-negativ ausfallen kann [11, 56]. Verschiedene Durchführungsvorschriften betreffen insbesondere die Testmahlzeiten, die einen optimalen Harnstoffumsatz, eine Verzögerung der Magenentleerung [32] und eine gleichmäßige Verteilung des Harnstoffs im gesamten Magen [1] bewirken müssen. Unterschiedlich wird auch der Cut-off für den Delta-over-baseline-Wert (DOB-Wert) angegeben. Recht einheitlich gehandhabt werden dagegen inzwischen die Menge des verabreichten Harnstoffs und die Probenabnahmezeiten. Als Optimum hat sich in unserer Klinik folgende Modifikation erwiesen: 200 ml 0,1 normale Zitronensäure mit Süßstoff als Testmahlzeit, Probennahme vor und 30 min nach Einnahme von 75 mg gelöstem ^{13}C-Harnstoff, Cut-off DOB 4‰ [13, 32]. Höhere Harnstoffmengen bieten keine höhere Treffsicherheit. Sie würden eine Erhöhung des Cut-off erforderlich machen [23]. Nahrungskarenz ist nicht unbedingt notwendig, empfiehlt sich aber dennoch für ein optimales Ergebnis [4].

Der noch teure Harnstoff-Atemtest könnte durch eine weitere Verbreitung preiswerter werden. Der Test mit radioaktivem ^{14}C-Harnstoff ist billiger, jedoch wegen der wenn auch geringen Strahlenbelastung gegenüber dem nichtstrahlenden ^{13}C-Harnstoff nicht zukunftsträchtig. Die leichten methodenbedingten Unterschiede in der Genauigkeit der Analysegeräte, z.B. zwischen Atommassenspektrometer und Infrarotspektroskopie, schlagen sich nicht wesentlich in den Ergebnissen zum HP-Status nieder [5].

Für wissenschaftliche Untersuchungen wird gelegentlich der Delta-over-Baseline-Wert (DOB) als Maß für die HP-Dichte genommen [3, 42]. Zwar korreliert der DOB-Wert sowohl mit der HP-Dichte wie auch mit dem Grad und der Aktivität der Entzündung. Der Determinationskoeffizient ist jedoch so gering, daß eine Bestimmung der histologischen Parameter über den DOB-Wert nicht zulässig ist [24, 27].

Serologie

Serologisch bestimmt werden in der Regel IgG-Globuline, meist mittels ELISA-Technik. Die Prävalenz von meßbaren IgA-Antikörpern liegt in vielen Untersuchungskollektiven um 10% unter der der IgG. Durch zusätzliche Bestimmung der IgA-Antikörper kann die Sensitivität erhöht werden, da ein kleiner Anteil von Patienten nicht ausreichend hohe IgG-Titer erreicht [38]. Inwieweit durch die Vereinigung von IgG- und IgA-positiven Fällen die Spezifität gemindert wird, scheint noch nicht ganz klar [63].

Die Serologie weist eine stattgehabte, nicht notwendigerweise eine aktuelle Infektion nach. Nach Elimination der HP-Infektion, sei es spontan z.B. durch Achlorhydrie oder durch Medikamente, z.B. durch Antibiotika, persistieren die Antikörper. Vor allem IgG-Globuline können noch über Monate oder Jahre nachweisbar bleiben. Eine weitere Ursache „falsch-positiver" Serologiebefunde hinsichtlich einer aktuellen HP-Infektion können unspezifische Kreuzreaktionen sein. Die enorme genetische Heterogenität von HP macht es verständlich, daß kaum Einzelantigene, sondern gemischte Antigenpräparationen Verwendung finden (s. auch Beitrag Kist). Geographische Unterschiede in der Treffsicherheit ein- und desselben Test-Kits unterstreichen die Notwendigkeit einer lokalen Validierung. Für Deutschland existieren kaum publizierte Validierungsstudien, so daß eine gewisse Zurückhaltung in der Bewertung notwendig erscheint. Nach eigenen Erfahrungen liegen die Sensitivität und Spezifität eher zwischen 80 und 90% als darüber. Auch wenn in 2 großen Studien [8, 58] zum Vergleich 7 bzw. 6 verschiedene Methoden die Gleichwertigkeit der Serologie zu den Methoden des direkten HP-Nachweises betont wird, so sind doch Zweifel an der hohen Treffsicherheit, verglichen mit den direkten Methoden, nicht ausgeräumt. In der Studie von Cutler et al. [8] war die Einnahme von HP-supprimierenden Medikamenten kein Auschlußkriterium, was die Sensitivität der direkten Tests gegenüber der Serologie mindern könnte. In der Untersuchung von Thijs et al. [58] waren 5% der Serologie-Resultate nicht interpretierbar und wurden nicht mitberechnet.

Der geringe Preis der Serologie prädisponiert diese Methode als Suchtest. Die Lagerbarkeit der Proben ermöglicht epidemiologische Studien auch im Längsschnitt.

Verfügbar sind und propagiert werden bereits sog. „Office-Tests", die ohne Laboreinrichtung nur mit einem Test-Kit eine Antikörperbestimmung im Serum oder Fingerbeerenblut innerhalb weniger Minuten erlauben. Die bisherigen Validierungsstudien in Deutschland haben jedoch allesamt unzureichende Qualitätsparameter erbracht mit Sensitivität und Spezifität von teilweise unter 80% [19, 33]. Wesentlich bessere Ergebnisse in England oder den USA sind wegen der genetischen Heterogenität von HP mit unterschiedlichem geographischen Muster nicht zu übertragen.

Auswahl der Test-Methoden

Die Auswahl des Tests oder ihrer Kombinationen wird einerseits durch die klinische Fragestellung und die Begleitumstände, insbesondere die Begleitmedikation bestimmt. Andererseits wird der notwendige diagnostische Aufwand eingeschränkt durch die Zumutbarkeit an Invasivität für den Patienten sowie durch ökonomische Grenzen. So wird man beispielsweise bei einem blutenden Ulkus die höchstmögliche Treffsicherheit anstreben. Liegen Gerinnungsstörungen vor, muß andererseits auf die Biopsie-Verfahren verzichtet werden. Aus klinischer Sicht sind somit zunächst 3 Fragen zu klären (s. Tabelle 2):

- Geht es um die Bestimmung des HP-Status vor Einleitung einer Therapie oder um die Therapiekontrolle?
- Ist gleichzeitig eine endoskopische Untersuchung notwendig, oder genügt ein nicht-invasiver Test?
- Liegen Problemsituationen vor, wie Gerinnungsstörungen, Vormedikation mit HP-supprimierender Therapie oder ein Resektionsmagen?

Prätherapeutische Diagnostik – nichtinvasiv

In der prätherapeutischen Situation geht es meist um die Abklärung von Oberbauchbeschwerden, d.h. einer Dyspepsie. Seit langem ist umstritten, welche technischen Untersuchungen zur Abklärung der Dyspepsie notwendig sind [57]. Bevor die ursächliche Bedeutung von HP für die Gastritis und das gastroduodenale Ulkusleiden erkannt wurde, bestand das konventionelle Management der Dyspepsie in einem ein- bis zweiwöchigen Therapie-Versuch mit einer empirischen Therapie, in erster Linie H_2-Rezeptoren-Blockern [57]. Eine Endoskopie sollte durchgeführt werden bei Nichtansprechen auf die empirische Therapie, bei malignomsuspekten Symptomen und großzügig auch bei Patienten älter als 45 Jahre. Daten aus einer dänischen Arbeitsgruppe stellten dieses Konzept in Frage, da sich eine höhere Patienten-Zufriedenheit und geringere Kosten mit sofortiger Ösophagogastroduodenoskopie gegenüber einer empirischen Therapie zeigten [6]. Nicht-invasive HP-Tests bieten heute

Tabelle 2. Auswahl der Tests

Problemstellung		Test
Prätherapeutisch:		
– Routinesituation (meist Dyspepsie)	– Nichtinvasive Diagnostik ausreichend (Dyspepsie, Alter <45 Jahre, keine Alarmsymptome	Harnstoff-Atemtest oder Serologie
	– Endoskopisch	RUT, wenn negative Histologie
– Problemsituation	– Vorbehandlung mit HP-supprimierender Therapie	Mindestens 2 Wochen Karenz, wenn nicht möglich: Kombination mehrerer Methoden einschließlich Histologie und Serologie
	– Nicht korrigierbare Gerinnungsstörung	Harnstoff-Atemtest und Serologie, RUT und Histologie auch aus Magenfundus
	– Magenresektion	
Posttherapeutisch:		
	– Symptomfreiheit bei unkompliziertem Ulcus duodeni oder funktioneller Dyspepsie	Klinische Entscheidung, evtl. Harnstoff-Atemtest
	– Beschwerdepersistenz oder Ulcus ventriculi oder MALT-Lymphom	RUT, Histologie, Kultur mit Resistenzbestimmung

die Möglichkeit, Patienten auszuwählen, die eine höhere Wahrscheinlichkeit für einen pathologisch relevanten Befund bei der Endoskopie haben. Wiederholt konnte in europäischen Studien übereinstimmend gezeigt werden, daß dyspeptische Patienten, jünger als 45 Jahre, ohne Alarmsymptome und ohne Einnahme von NSAR kaum relevante endoskopische Befunde erwarten lassen, insbesondere keine Malignome. Lediglich Refluxösophagitiden würden der Diagnostik entgehen [40, 44, 51]. Das errechnete Einsparpotential liegt zwischen 30 und 60% der Endoskopien. Die reale Umsetzung dieses Konzepts erbrachte prospektiv eine Einsparung von 37% [43].

Der darüber hinausgehende Schritt, HP-positive junge Dyspepsie-Patienten ohne Alarmsymptome einer HP-Therapie ohne Endoskopie zuzuführen, erwies sich in US-amerikanischen Rechenmodellen als kostengünstig [17, 49, 52]. In einer ersten prospektiven randomisierten Studie derselben erwähnten dänischen Arbeitsgruppe wurde mit dem sogenannten „Test-and-treat"-Konzept eine 63%ige Einsparung an Endoskopien bei Nachverfolgung über ein Jahr erzielt, jedoch war die Zufriedenheit der endoskopierten Patienten größer [31]. Ziel des „Test-and-treat"-Konzeptes ist nicht, die Zahl der Endoskopien absolut zu reduzieren, sondern Endoskopien zu konzentrieren auf die Patienten, bei denen relevante Befunde, insbesondere mit therapeutischen Konsequenzen, also vor allem Magenfrühkarzinome zu erwarten sind. Zumindest in England und Deutschland werden Magenkarzinome verglichen mit Japan zu häufig in einem späten Stadium erkannt, nachdem im Schnitt bereits 30 Wochen Symptome bestehen [37, 48].

Prätherapeutische Diagnostik – endoskopisch
Routinesituation. Bei Endoskopien empfiehlt es sich, Biopsien zu entnehmen für den RUT und die Histologie. Die Spezifität eines positiven RUT ist so groß, daß allein aufgrund dieses Befundes eine HP-Therapie eingeleitet werden kann. Bei negativem RUT sollten die Biopsien zur histologischen Untersuchung gesandt werden, da die Histologie sensitiver ist als der RUT und Informationen zur Gastritis liefert. Eine HP-Kultur mit Resistenzbestimmung vor Therapie wäre im Prinzip wünschenswert, jedoch werden relevante Resistenzen noch nicht in einem solchen Umfang beobachtet [22, 59], daß eine generelle Resistenzbestimmung ökonomisch zu vertreten wäre.

Problemsituationen: Keimsupprimierende Vorbehandlung. Bei zweifelhaften Befunden der Biopsien kann durch den Harnstoff-Atemtest und die Serologie noch im nachhinein die Diagnostik erweitert werden. Zweifelhafte oder nicht übereinstimmende Befunde sind insbesondere zu erwarten bei geringer Keimdichte, in der Praxis am häufigsten infolge Vorbehandlung mit Antibiotika, Protonenpumpenhemmern, Wismut oder Sucralfat. Nach Möglichkeit sollte für diese Medikamente eine Karenz von mindestens zwei, besser vier Wochen vor einer HP-Diagnostik eingehalten werden. Falls dies nicht möglich ist, bietet die Serologie eine sinnvolle Ergänzung.

Eine Standarddosierung von H_2-Rezeptor-Antagonisten mindert nicht die Treffsicherheit des Harnstoffatemtests [34], führte sogar in einer Studie bei HP-positiven Probanden zu einer Erhöhung der DOB-Werte [53]. Dagegen kann die Sensitivität des RUT durch H_2-Rezeptor-Antagonisten vermindert werden [34].

Problemsituation: Gerinnungsstörungen, akute obere gastrointestinale Blutungen. Bei Gerinnungsstörungen, wie z.B. therapeutischer Antikoagulation, ruht die Diagnostik auf nichtinvasiven Tests allein, falls die Störung nicht aufgehoben werden kann. Bei Ulkusblutungen sollte möglichst bald eine HP-Diagnostik angestrebt werden; wenn vertretbar; schon bei der Notfallendoskopie. Blut beeinträchtigt nicht die Ergebnisse der Tests, auch nicht des RUT [29]. Die Keimsuppression durch Protonenpumpenhemmer hängt von der Dosis und der Dauer der Therapie ab und macht sich bei Gesunden trotz sehr hoher Dosis erst nach 5 Tagen im Harnstoff-Atemtest bemerkbar [56]. Bei Multimorbidität und alten Patienten ist jedoch häufig vorbestehend mit einer geringen Keimdichte zu rechnen, so daß besonders bei diesen Blutungspatienten die HP-Diagnostik früh und möglichst umfassend stattfinden sollte.

Problemsituation: Resektionsmagen. Nach partieller Magenresektion nach Billroth I bzw. II ist die Prävalenz der HP-Infektion deutlich erniedrigt. Offensichtlich führt die verminderte Säureproduktion, möglicherweise auch der Kontakt mit Galle zu einem Rückzug der HP-Bakterien in den Fundus. Biopsien empfehlen sich daher sowohl hoch aus dem Magenfundus als auch getrennt aus Magenschleimhaut ca. 2 cm proximal der Anastomose. Auf die zusätzlichen histologischen Biopsien zur Früherkennung eines Anastomosen-Karzinoms wird hier nicht eingegangen. Der Harnstoff-Atemtest ist meist reduziert in seiner Sensitivität abhängig vom Ausmaß der Resektion (eigene noch unpublizierte Daten).

Posttherapeutische Diagnostik
Der posttherapeutische HP-Nachweis zur Therapiekontrolle ist für die bioptischen Methoden und den Harnstoffatemtest frühestens 4 Wochen nach Therapieende sinnvoll. Therapie meint hier auch eine evtl. fortgesetzte säuresupprimierende Medikation, so daß nach dieser 4 Wochen zu warten ist. Das Ulcus ventriculi, das MALT-Lymphom und das komplizierte Ulkus bedürfen immer einer endoskopischen Kontrolle mit entsprechenden Kontrollbiopsien. Neben oben genannten prätherapeutischen Biopsien sollte auch eine Kultur angelegt werden, um bei Therapieversagen eine Resistenz-Testung anzuschließen. Außerdem ist die Kombination mehrerer Methoden sinnvoll, da die Sensitivität aller Tests posttherapeutisch geringer ist [47], besonders des RUT [30], vermutlich auch der Kultur [22]. Für die Indikationen „funktionelle Dyspepsie" und „unkompliziertes Ulcus duodeni" kann bei vollkommener Beschwerdefreiheit auf die Bestimmung des HP-Eradikationserfolgs verzichtet werden, da wiederholt gezeigt werden konnte, daß Beschwerdefreiheit ein brauchbarer Ersatzparameter für eine erfolgreiche HP-Eradikation ist [39, 46]. Bei Beschwerdepersistenz sollte endoskopiert werden, insbesondere wenn die Therapie aufgrund einer nichtinvasiven Diagnostik eingeleitet wurde. Bei funktioneller Dyspepsie sind jedoch wiederholte Endoskopien zu vermeiden, so daß hierbei als nichtinvasiver Test der Harnstoff-Atemtest eingesetzt werden kann. Dieser weist posttherapeutische Qualitätsparameter auf, die überwiegend nicht schlechter sind als die prätherapeutischen [10, 26, 50, 62].

Die Serologie ist posttherapeutisch nur sehr eingeschränkt verwertbar. Ein Antikörper-Befall unter den Grenzwert ist häufig erst nach Monaten oder Jahren zu erwarten. Ein 50%iger Befall ist in den meisten Fällen mit erfolgreicher Eradikation nach einem halben Jahr erreicht, so daß frühestens zu diesem Zeitpunkt eine Kontrolle der Serologie sinnvoll ist [9, 16, 20]. Voraussetzung ist allerdings, daß prä- und posttherapeutische Probe in einem Testansatz gemessen werden.

Perspektiven

Die PCR zum Nachweis bakterieller DNA oder RNA wird die Nachweisbarkeit von HP erhöhen. Jedoch sind ungelöste Probleme noch: die Differenzierung von vitalen und avitalen Bakterien, Kontaminationen und auch Inhibitoren der PCR insbesondere bei Stuhluntersuchungen, PCR-Methoden werden möglicherweise auch die Resistenz-Testung gegen Makrolide beschleunigen; dagegen ist der molekulare Mechanismus der Resistenz gegen Nitroimidazole noch nicht endgültig aufgeklärt. Die Gewinnung von HP-Bakterien mittels eines geschluckten Fadens ohne Endoskopie kann der Verbreitung der Resistenztestung weitere Verbreitung ermöglichen [45].

Molekulare Methoden erlauben eine differenziertere Einteilung verschiedener HP-Stämme bezüglich der Virulenz. Klinische Konsequenzen für die Praxis haben sich bislang hieraus noch nicht ergeben. Die Entschlüsselung des gesamten Genoms von HP wird die Entwicklung vorantreiben.

Die Möglichkeit, den HP-Status mittels immunologischer Stuhluntersuchungen (ELISA) zu finden, stellt einen neuen nichtinvasiven Test in Aussicht. Speicheltests scheinen demgegenüber weniger zuverlässig.

Literatur

1. Atherton JC, Washington N, Blackshaw PE et al. (1995) Effect of a test meal on the intragastric distribution of urea in the ^{13}C-urea breath test for Helicobacter pylori. Gut 36:337–340
2. Bayerdorffer E, Miehlke S, Neubauer A, Stolte M (1997) Gastric MALT-lymphoma and Helicobacter pylori infection. Aliment Pharmacol Ther 11 (Suppl 1):89–94
3. Braden B, Caspary WF, Lembcke B (1997) Density of gastric Helicobacter pylori colonisation is not associated with occurrence of dyspeptic symptoms. Dig Dis Sci 42:2120–2123
4. Braden B, Duan LP, Caspary WF, Lembcke B (1994) More convenient 13C-urea breath test modifications still meet the criteria for valid diagnosis of Helicobacter pylori infection. Z Gastroenterol 32:198–202
5. Braden B, Schafer F, Caspary WF, Lembcke B (1996) Nondispersive isotope-selective infrared spectroscopy: a new analytical method for ^{13}C-urea breath tests. Scand J. Gastroenterol 31:442–445
6. Bytzer P, Hansen JM, Schaffalitzky de Muckadell OB (1994) Empirical H_2-blocker therapy or prompt endoscopy in management of dyspepsia [see comments]. Lancet 343:811–816
7. Cadman B, Dixon MF, Wyatt JI (1997) Value of routine, non-targeted biopsies in the diagnosis of gastric neoplasia. J Clin Pathol 50:832–834
8. Cutler AF, Havstad S, Ma CK et al. (1995) Accuracy of invasive and noninvasive tests to diagnose Helicobacter pylori infection. Gastroenterology 109 (1):136–141
9. Cutler AF, Prasad VM (1996) Long-term follow-up of H. pylori serology after successful eradication. Am J Gastroenterol 91:85–88
10. Desroches JJ, Lahaie RG, Picard M et al. (1997) Methodological validation and clinical usefulness of carbon-14-urea breath test for documentation of presence and eradication of Helicobacter pylori infection. J Nucl Med 38 (7):1141–1145
11. Dickey W, Kenny BD, McConnell JB (1996) Effect of proton pump inhibitors on the detection of Helicobacter pylori in gastric biopsies. Aliment Pharmacol Ther 10:289–293
12. Dixon MF, Genta RM, Yardley JH, Correa P (1996) Classification and grading of gastritis. The updated Sydney System. International Workshop on the Histopathology of Gastritis, Houston 1994. Am J Surg Pathol 20 (10):1161–1181
13. Dominguez-Monoz JE, Leodolter A, Sauerbruch T, Malfertheiner P (1997) A citric acid solution is an optimal test drink in the ^{13}C-urea breath test for the diagnosis of Helicobacter pylori infection. Gut 40:459–462
14. el-Omar EM, Olen K, el-Nujumi A et al (1997) Helicobacter pylori infection and chronic gastric acid hyposecretion. Gastroenterology 113:15–24
15. Epple HJ, Kirstein FW, Bojarski C et al. (1997) ^{13}C-urea breath test in Helicobacter pylori diagnosis and eradication. Correlation to histology, origin of „false" results, and influence of food intake. Scand J Gastroenterol 32 (4):308–314
16. Fallone CA, Loo VG, Barkun AN (1998) Utility of serology in determining Helicobacter pylori eradication after therapy. Can J Gastroenterol 12:117–124
17. Fendrick AM, Chernew ME, Hirth RA, Bloom BS (1995) Alternative management strategies for patients with suspected peptic ulcer disease [see comments]. Ann Intern Med 123:260–268
18. Graham DY, Genta R, Evans DG et al. (1996) Helicobacter pylori does not migrate from the antrum to the corpus in response to omeprazole [see comments]. Am J Gastroenterol 91:2120–2124
19. Hackerlsberger A, Schultze V, Peitz U et al. (1998) Performance of a rapid whole blood test for Helicobacter pylori in primary care: a German multicenter study. Helicobacter 3 (Im Druck)
20. Hirschl AM, Rotter ML (1996) Serological tests for monitoring Helicobacter pylori eradication treatment. J Gastroenterol 31 (Suppl 9):33–36

21. Holck S, Ingeholm P, Blom J et al. (1997) The histopathology of human gastric mucosa inhabited by Helicobacter heilmannii-like (Gastrospirillum hominis) organisms, including the first culturable case. APMIS 105:746–756
22. Kist M, Strobel S et al. (1997) Prospective assessment of the impact of primary antimicrobial resistances on cure rates of Helicobacter pylori infections. Gut 41 (Suppl 1):A90
23. Klein PD, Malaty HM, Martin RF et al. (1996) Noninvasive detection of Helicobacter pylori infection in clinical practice: the ^{13}C-urea breath test. Am J Gastroenterol 91 (4):690–694
24. Labenz J, Brasch G, Peitz U (1996) Validity of a novel biopsy urease test (HUT) and a simplified ^{13}C-urea breath test for diagnosis of Helicobacter pylori infection and estimation of the severity of gastritis. Digestion 57:391–397
25. Labenz J, Blum AL, Bayerdorffer E et al. (1997) Curing Helicobacter pylori infection in patients with duodenal ulcer may provoke reflux esophagitis. Gastroenterology 112 (5):1442–1447
26. Labenz J, Peitz U, Aygen S, Stolte M (1997) Accuracy of rapid urease test and urea breath test for diagnosis of Helicobacter pylori infection after treatment – an investigator-blind multicenter study. Gastroenterology 112 (4 Suppl):A 188
27. Labenz J, Stolte M, Aygen S et al. (1993) Qualitative and semiquantitative invasive and noninvasive diagnosis of Helicobacter pylori colonization of gastric mucosa. Z Gastroenterol 31:437–443
28. Labenz J, Tillenburg B, Peitz U et al. (1996) Helicobacter pylori augments the pH-increasing effect of omeprazole in patients with duodenal ulcer. Gastroenterology 110 (3):725–732
29. Laine L, Sidhom O, Emami S et al. (1998) Effect of blood on rapid urease testing of gastric mucosal biopsy specimens [In Process Citation]. Gastrointest Endosc 47:141–143
30. Laine L, Suchower L, Johnson E et al. (1998) Accuracy of CLOtest after Helicobacter pylori therapy. Gastrointest Endosc 47:250–253
31. Lassen AT, Pedersen FM, Bytzer P, Scahffalitzky de Muckadell OB (1998) H. pylori „test and Treat" or prompt endoscopy for dyspeptic patients in primary care. A randomized controlled trial of two management strategies: one year follow-up. Gastroenterology 112 (4 Suppl):A196
32. Leodolter A, Dominguez-Munoz JE, von Arnim U et al. (1998) ^{13}C-urea breath test for the diagnosis of Helicobacter pylori infection. A further simplification for clinical practice. Scand J Gastroenterol 33:267–270
33. Leodolter A, Labenz J, Nilius M et al. (1997) Low accuracy of a new rapid whole blood test for diagnosis of H. pylori infection. Gut 41 (Suppl 1):A82
34. Lerang F, Moum B, Mowinckel P et al. (1998) Accuracy of seven different tests for the diagnosis of Helicobacter pylori infection and the impact of H2-receptor antagonists on test results. Scand J Gastroenterol 33:364–369
35. Logan RP, Walker MM, Misiewicz JJ et al. (1995) Changes in the intragastric distribution of Helicobacter pylori during treatment with omeprazole. Gut 36 (1):12–16
36. Malfertheiner P, Megraud F, O'Norain C et al. (1997) Current European concepts in the management of Helicobacter pylori infection – The Maastricht Consensus Report. The European Helicbacter Pylori Study Group (EHPSG). Eur J Gastroenterol Hepatol 9(1):1–2
37. Martin IG, Young S, Sue-Ling H, Johnston D (1997) Delays in the diagnosis of oesophago-gastric cancer: a consecutive case series. BMJ 314:467–470
38. Martin de Argila C, Boixeda D, Canton R et al. (1997) Usefulness of the combined IgG and IgA antibody determinations for serodiagnosis of Helicobacter pylori infection. Eur J Gastroenterol Hepatol 9:1191–1196
39. McColl EEL, el-Nujumi A, Murray IS et al. (1998) Assessment of symptomatic response as predictor of Helicobacter pylori status following eradication therapy in patients with ulcer. Gut 42:618–622
40. Mendall MA, Jazrawi RP, Marrero JM et al. (1995) Serology for Helicobacter pylori compared with symptom questionnaires in screening before direct access endoscopy. Gut 36:330–333
31. Miehlke S, Bayerdorffer E, Lehn N et al. (1996) Severity of Helicobacter pylori gastritis predicts duodenal ulcer recurrence. Scand J. Gastroenterol 31 (9):865–862
42. Moshkowitz M, Konikoff FM, Peled Y et al. (1995) High Helicobacter pylori numbers are associated with low eradication rate after triple therapy [see comments]. Gut 36 (6):845–847
43. Patel P, Khulusi S, Mendall MA (1995) Prospective screening of dyspeptic patients by Helicobacter pylori serology [see comments]. Lancet 346:1315–1318

44. Peitz U, Aygen S, Hennemann O et al. (1995) Helicobacter pylori infection in young dyspeptic patients referred for upper gastrointestinal endoscopy. Endoscopy 7:S6
45. Perez-Trallero E, Montes M, Alcorta M et al. (1995) Non-endoscopic method to obtain Helicobacter pylori for culture. Lancet 345:622–623
46. Phull PS, Halliday D, Price AB, Jacyna MR (1996) Absence of dyspeptic symptoms as a test of Helicobacter pylori eradication. BMJ 312:349–350
47. Shimoyama T, Fukuda Y, Fukuda S et al. (1996) Validity of various diagnostic tests to evaluate cure of Helicobacter pylori infection. J Gastroenterol 31 (2):171–174
48. Siewert JR, Fink U (1997) Delays in the diagnosis of oesophagogastric cancer: a consecutive case series. Commentary: Britain does better than Germany before patients reach hospital. BMJ 314:471
49. Silverstein MD, Petterson T, Talley NJ (1996) Initial endoscopy or empirical therapy with or without testing for Helicobacter pylori for dyspepsia: a decision analysis. Gastroenterology 110 (1):72–83
50. Slomainski A, Schubert T, Cutler AF (1995) [^{13}C]urea breath test to confirm eradication of Helicobacter pylori. Am J Gastroenterol 90:224–226
51. Sobala GM, Crabtree JE, Pentith JA et al. (1991) Screening dyspepsia by serology to Helicobacter pylori. Lancet 338:94–96
52. Sonnenberg A (1996) Cost-benefit analysis of testing for Helicobacter pylori in dyspeptic subjects. Am J Gastroenterol 91:1773–1777
53. Stermer E, Tabak M, Potasman I et al. (1997) Effect of ranitidine on the urea breath test: a controlled trial. J Clin Gastroenterol 25:323–327
54. Stolte M, Kroher G, Meining A et al. (1997) A comparison of Helicobacter pylori and H. heilmannii gastritis. A matched control study involving 404 patients. Scand J Gastroenterol 32:28–33
55. Stolte M, Meining A, Schmitz JM et al. (1998) Changes in Helicobacter pylori omeprazole and lansoprazole in patients with gastro-oesophageal reflux disease. Aliment Pharmacol Ther 12:247–253
56. Stoschus B, Dominguez-Munoz JE, Kalhori N et al. (1996) Effect of omeprazole on Helicobacter pylori urease activity in vivo. Eur J Gastroenterol Hepatol 8:811–813
57. Talley NJ, Silverstein MD, Agreus L et al. (1998) American Gastroenterological Association Medical Position Statement: Evaluation of Dyspepsia. Gastroenterology 114 (3):579–595
58. Thijs JC, van Zwet AA, Thijs WJ et al. (1996) Diagnostic tests for Helicobacter pylori: a prospective evaluation of their accuracy, without selecting a single test as the gold standard [see comments]. Am J Gastroenterol 91:2125–2129
59. Tillenburg B, Siehoff S, Becker T et al. (1997) [Helicobacter pylori: pretherapeutic resistance status in Germany (Ruhr area)]. Z Gastroenterol 35:165–169
60. Trevisani L, Sartori S, Ruina M et al. (1997) Touch cytology. A reliable and cost-effective method for diagnosis of Helicobacter pylori infection. Dig Dis Sci 42:2299–2303
61. Uemura N, Mukai T, Okamoto S et al. (1997) Effect of Helicobacter pylori eradication on subsequent development of cancer after endoscopic resection of early gastric cancer. Cancer Epidemiol Biomarkers Prev 6:639–642
62. van de Wouw BA, de Boer WA, Hermsen HW et al. (1997) Usefulness of the ^{14}C urea breath test as a semi-quantitative monitoring instrument after therapy for Helicobacter pylori infection. Scand J Gastroenterol 32 (2):112–117
63. van de Wouw BA, de Boer WA, Jansz AR et al. (1996) Comparison of three commercially available enzyme-linked immunosorbent assays and biopsy-dependent diagnosis for detecting Helicobacter pylori infection. J Clin Microbiol 34:94–97
64. van der Hulst RW, Rauws EA, Koycu B et al. (1997) Helicobacter pylori reinfection is virtually absent after successful eradication. J Infect Dis 176 (1):196–200
65. Xia HX, Talley NJ, Keane CT, O'Morain CA (1997) Recurrence of Helicobacter pylori infection after successful eradication: nature and possible causes. Dig Dis Sci 42 (9):1821–1834
66. Yamada TD, Ahnen D, Alpers DH (1994) NIH. Consensus conference: Helicobacter pylori in peptic ulcer disease. JAMA 272 (1):65–69

Helicobacter-pylori-Diagnostik aus mikrobiologischer Sicht

M. Kist

Eine Helicobacter-pylori-Infektion kann mikrobiologisch sowohl mit der invasiven Methode des kulturellen Erregernachweises aus Biopsiematerial als auch mit der nichtinvasiven Methode der Serologie diagnostiziert werden [21]. Letztere basiert auf der nahezu regelmäßigen Bildung von Antikörpern bei Infizierten, die im Serum, aber auch in Urin und Speichel nachgewiesen werden können [4, 28, 47].

Serologie

Patienten mit H.-pylori-Infektion bilden regelmäßig erregerspezifische Antikörper der IgG- und – etwas seltener – der IgA-Klasse aus. IgM-Antikörper werden nur vereinzelt gefunden und sind von fraglicher Spezifität. Der Antikörpernachweis aus Serum erfolgt meist mit dem ELISA-Verfahren oder im Immunblot. Mit dem ELISA können quantitative Titerverläufe, mit dem Immunblot antigenspezifische Immunreaktionen bestimmt werden [22, 25, 45]. Die Serologie mit der ELISA-Technik erlaubt eine schnelle und relativ preisgünstige Screening-Diagnostik mit einer Sensitivität, die bei etablierten Verfahren mit der des Harnstoff-Atemtests vergleichbar ist [14, 29].

Die diagnostische Wertigkeit der Serologie unterliegt gewissen Einschränkungen: Die Antikörperbildung gegen verschiedene Helicobacter-pylori-Antigene zeigt individuelle Schwankungen [2, 32], so daß in der Regel mehrere immunogene Antigene in der Testpräparation vorhanden sein müssen, um eine ausreichende Sensitivität des serologischen Testverfahrens zu gewährleisten. Weiterhin scheinen für die Serodiagnostik im Kindesalter in manchen Fällen Modifikationen der Cut-off-Werte erforderlich zu sein [40]. Die Abnahme der Spezifität serologischer Verfahren bei älteren Patienten [48] beruht am ehesten auf der Serumnarbe einer abgelaufenen Infektion, möglicherweise aber auch auf einer reduzierten Sensitivität von Referenzverfahren, die auf dem Nachweis des Erregers aus der Biopsie basieren, da H. pylori wahrscheinlich aufgrund zunehmender atrophischer Veränderungen der senilen Magenschleimhaut bei schlechteren Überlebensbedingungen eine reduzierte Kolonisationsdichte aufweist [4]. Ein ähnliches Problem ist bei Patienten zu erwarten, die im Vorfeld der serologischen Testung Antibiotika erhalten haben. Deshalb sollte vor der Durchführung einer serologischen Diagnostik stets eine entsprechende Anamnese erhoben werden.

T. Kirchner et al. (Hrsg.) Ökosystem Darm VIII
© Springer-Verlag Berlin Heidelberg 1999

Die Testcharakteristika einer serologischen Methode (Sensitivität und Spezifität, positiver und negativer Vorhersagewert) werden zusätzlich von der Prävalenz einer Infektion in der untersuchten Population, möglicherweise aber auch durch antigenetische Unterschiede der jeweils endemischen Erregerpopulation beeinflußt, so daß serologische Testverfahren primär nicht beliebig zwischen geographischen Regionen sowie zwischen Populationen mit hoher bzw. niedriger Prävalenz austauschbar sind [4], sondern im jeweiligen Einsatzbereich evaluiert sein sollten.

Heute wird meist für die Erstuntersuchung ein ELISA-Test als Screeningverfahren eingesetzt. Der Immunblot kann bei fraglichen Reaktionen als Bestätigungstest oder zum gezielten Nachweis von spezifischen Antikörpern gegen einzelne pathogeneseassoziierte Antigene wie z.B. die Proteine CagA und VacA verwendet werden. Fällt die Serologie positiv aus, erscheint es sinnvoll, für die weitere Abklärung der Therapiebedürftigkeit des Krankheitsbildes eine Gastroskopie anzuschließen. Zur Therapiekontrolle nach einem Eradikationsversuch ist die Serologie ungeeignet, da signifikante Titerabfälle nicht vor 3–6 Monaten nach erfolgreicher Therapie beobachtet werden [20, 25]. Das völlige Verschwinden spezifischer Antikörper kann allerdings als Zeichen einer vollständigen Eradikation des Erregers angesehen werden [25].

Anzucht des Erregers aus Biopsiematerial und Antibiogramm

Warum ist der kulturelle Erregernachweis sinnvoll?

Die Anzucht des Erregers in der mikrobiologischen Kultur ermöglicht im Gegensatz zu allen anderen diagnostischen Verfahren eine Resistenztestung gegenüber Chemotherapeutika sowie den direkten Nachweis und die Genotypisierung von Virulenzfaktoren.

Die Bestimmung des Antibiogramms gewinnt durch eine zunehmende Resistenzentwicklung von H. pylori gegen essentielle Therapeutika kontinuierlich an Bedeutung. Die primäre Resistenzquote gegen Imidazole, insbesondere Metronidazol, liegt derzeit in Europa zwischen 25 und 60% (Tabelle 1), die gegen Makrolide zwischen 2 und 13% (Tabelle 2), wobei Indizien für eine weitere Zunahme resistenter Stämme vorliegen (Tabelle 3). Die Häufigkeit

Tabelle 1. Internationaler Vergleich der primären Resistenz von H. pylori gegen Metronidazol

Land	Jahr	Resistent [%]	Referenzen
Frankreich	1991–1994	25–60,2	[17, 30]
England	1990–1994	19–60	[6, 15, 33, 46]
Belgien	1990–1995	27–48,3	[16, 18]
Deutschland	1995–1996	21–42	[1, 24, 37, 39, 44]
Niederlande	1990–1996	6,4–41	[7, 36, 43]
Schweiz	1994	31	[41]
Irland	1993	27,5	[49]
Finnland	1992	26	[38]
Spanien	1994	25	[27]

Tabelle 2. Internationaler Vergleich der primären Resistenz von H. pylori gegen Makrolide

Land	Jahr	Resistent [%]	Referenzen
Spanien	1994	12,5	[27]
Frankreich	1994–1997	9,8–10	[30 31]
Belgien	>1992	10,5	[18]
Belgien	≤1992	1,7	[18]
Irland	1994	3,5	[50]
England	1994	3,0	[15, 33]
Niederlande	1993	3,0	[35]
Schweiz	1994	3,0	[41]
Deutschland	1995–1996	2–3	[1, 24]

Tabelle 3. Zunahme von Primärresistenzen (PR) von H. pylori gegen Metronidazol und gegen Makrolide

Land	Jahr	PR [%]	Jahr	PR [%]	Referenz
Metronidazol:					
Frankreich	1991	25	1994	60,2	[17, 30]
Belgien	≤1992	30	>1992	48,3	[18]
Niederlande	1990	6,4	1994	41,0	[7, 36]
Schweiz	1992	30	1996	42,0	[19]
Makrolide:					
Belgien	≤1992	1,7	>1992	10,5	[18]
Schweiz	1992	3,0	1996	9,5	[19]

primär Metronidazol-resistenter Stämme liegt zur Zeit in Deutschland bei etwa 30% [23], die Clarithromycin-resistenter Stämme bei etwa 2–3% [23].

Nach mißglückten Eradikationsversuchen ist bei einem sehr hohen Prozentsatz von Stämmen mit einer sekundären Multiresistenz gegen die verwendeten Antibiotika zu rechnen [8, 24]. Die statistische Wahrscheinlichkeit einer Resistenzentwicklung von Erregern unter dem Selektionsdruck einer antimikrobiellen Therapie kann durch die Verwendung von Antibiotikakombinationen reduziert werden. Diese Strategie wird z.B. bei der Therapie der Tuberkulose erfolgreich eingesetzt. Das Risiko einer kalkulierten, ausschließlich an Therapieschemata orientierten Chemotherapie einer H.-pylori-Infektion, kann darin bestehen, daß bei einer primären Resistenz gegen eines der verwendeten Chemotherapeutika keine „echte" Kombinationstherapie, sondern faktisch eine antimikrobielle Monotherapie mit der erhöhten Wahrscheinlichkeit einer vermehrten sekundären Resistenzentwicklung durchgeführt wird [8]. Das tatsächliche Problem einer empirischen Therapie ohne Testung der Erreger-Resistenz beruht also weniger in einer signifikanten Reduktion des Eradikationserfolgs im Einzelfall [1, 8, 24, 36, 37, 38, 41, 43, 50] als vielmehr in der Begünstigung einer Zunahme multiresistenter H.-pylori-Stämme, deren definitive Eradikation dann schwierig wird [8]. Dem Problem der Selektion mehrfach resistenter Stämme könnte u.a. durch Anzucht und Resistenzbestimmung der Erreger bereits vor dem ersten Therapieversuch effektiv begegnet werden.

Tabelle 4. Verteilung der vacA-Allele bei H.-pylori-Isolaten von Patienten mit Ulcus duodeni bzw. Gastritis (Nach [42])

	Patienten mit		
vacA-Allele	Ulcus duodeni	Gastritis	p-Wert
s1a	95	30	<0,001
s1b	6	6	n.s.
s2	4	16	n.s.
m1	30	19	n.s.
m1a	23	6	n.s.
m2	52	27	n.s.

n.s. nicht signifikant

Neben der für die Praxis bereits heute relevanten Resistenztestung bietet die Anzucht der Erreger darüber hinaus die Möglichkeit, bestimmte Virulenzfaktoren, wie das vakuolisierende Cytotoxin (VacA) und das Cytotoxin-assoziierte Protein (CagA) weitergehend zu analysieren, um daraus möglicherweise therapeutische und prognostische Konsequenzen herzuleiten: Etwa 50% der H.-pylori-Stämme sezernieren ein toxisches Protein, das mit einer charakteristischen Vakuolisierung von Epithelzellen einhergeht [12]. Das Toxin wird deshalb als „vakuolisierendes Zytotoxin" oder VacA bezeichnet. Die molekulare Charakterisierung ergab, daß das vacA-Gen eine große Variabilität aufweist und in den phänotypisch Zytotoxin-negativen Stämmen anders aufgebaut ist als in den Toxinproduzenten [3, 5, 11]. Die Signalsequenz am N-Terminus kann in 3 (s1a, s1b, s2) und die Mittelregion 2 (m1, m2) gut definierbare Subtypen unterteilt werden, die in jedem Stamm unterschiedlich kombiniert sind. Kürzlich konnte bei einer deutschen Multicenter-Studie ein charakteristischer weiterer Mittelregiontyp (m1a) identifiziert werden, der möglicherweise vorwiegend in Mitteleuropa gefunden wird [42]. Der vacA-Genotyp s1 korreliert mit einer starken Toxizität des gebildeten Proteins und mit der Entstehung der Ulkuskrankheit, während der Genotyp s2 mit einer geringen zytotoxischen Aktivität und mit der Ausbildung der Gastritis assoziiert ist (Tabelle 4). Die unterschiedlichen Genotypen können durch PCR-Analyse bestimmt werden [3, 5, 42].

Die Produktion des VacA-Toxins korreliert mit der Expression eines 120–130 kDa großen immunogenen Proteins, das deshalb als Zytotoxin-assoziiertes Protein oder CagA bezeichnet wurde (Tabelle 5). Durch den Nachweis von CagA und VacA können H.-pylori-Stämme in einen aggressiveren Typ I, der Toxin produziert und CagA exprimiert, und in einen weniger virulenten Typ II, der kein Toxin produziert und der CagA nicht exprimiert, eingeteilt werden [10]. Das CagA-Protein scheint selbst nicht ursächlich an der Synthese von Zytotoxin beteiligt zu sein, markiert aber das Vorhandensein von Genabschnitten einer sog. Pathogenitätsinsel (PAI) in der Nachbarschaft des cagA-Gens [10], die als cagI und cagII bezeichnet werden.

Mehrere Gene der PAI sind anscheinend über eine NF-κB-vermittelte Induktion von Interleukin-8 (IL-8) in Magenepithelzellen in die Wechselwirkung von H. pylori mit dem Immunsystem involviert [10, 13, 34].

Tabelle 5. Assoziation von cag-Status und vacA-Genotyp bei 155 klinischen H.-pylori-Isolaten (Nach [42])

vacA-Allele	cagA-positiv	cagA-negativ	p-Wert
s1a	117	6	<0,001
s1b	10	2	n.s.
s2	3	19	<0,001
m1	51	1	n.s.
m1a	28	2	n.s.
m2	54	21	<0,001

n.s. nicht signifikant

Der Nachweis des cagA-Gens sowie dessen molekulargenetische Charakterisierung kann wie bei vacA ebenfalls mit PCR-Methoden aus dem Isolat erfolgen [26]; seine ggf. therapeutische und prognostische Bedeutung ist jedoch gegenwärtig noch unklar.

Voraussetzungen und Durchführung des kulturellen Nachweises von Helicobacter pylori

Indikationen

Eine kulturelle Untersuchung von Magenbiopsien zum direkten Nachweis von H. pylori ist nach jedem ersten, erfolglosen Eradikationsversuch indiziert. Eine Kultur mit Antibiogramm bereits vor dem ersten Therapieversuch ist empfehlenswert, falls der Patient aus einer Region stammt, in der hohe Resistenzquoten beobachtet werden (s. Tabellen 1 und 2). Da auch bei einheimischen Patienten Resistenzquoten von über 30% gegen Metronidazol und um 3% gegen Makrolide zu erwarten sind, erscheint auch hier die kulturelle Untersuchung bereits vor dem ersten Therapieversuch naheliegend, jedoch nicht zwingend erforderlich.

Materialgewinnung und Transport

Für die mikrobiologische Untersuchung wird die Entnahme je einer (nicht zu kleinen) Antrum- und Corpusbiopsie empfohlen. Zur Therapie-Erfolgskontrolle sollten ggf. 2 Corpusbiopsien untersucht werden, da dort mit einer höheren Nachweisquote gerechnet werden kann. Der Patient sollte zum Zeitpunkt der mikrobiologischen Untersuchung nicht mehr unter Antibiose stehen. Weiterhin ist ein sorgfältig gespültes Endoskop erforderlich, um Desinfektionsmittelrückstände nach Dekontamination des Endoskops auszuschließen. Nach der Entnahme sollte die Biopsie unmittelbar in ein geeignetes Transportgefäß mit Transportmedium (z.B. Portagerm Pylori) überführt und oberflächlich in das halbfeste Medium eingesenkt werden. Die Transportmedien sind bis zum

Gebrauch bei 4 °C zu lagern. Bei kurzen Transportzeiten zum mikrobiologischen Labor (<4 h) kann auch physiologische Kochsalzlösung (0,5 ml pro Biopsie) verwendet werden. Die Versandzeit bis zur Untersuchung im mikrobiologischen Labor sollte in einem geeigneten Transportmedium und ohne Kühlung 24 h nicht überschreiten.

Anzucht

Zur Kultivierung wird Biopsiematerial direkt auf spezielle Nährböden (ggf. mit Antibiotikasupplement) ausgestrichen und unter mikroaeroben Bedingungen (5% O_2) inkubiert. H. pylori bildet nach 2 bis maximal 10 Tagen kleine, glänzende Kolonien, die für weitere Untersuchungen zur Reinkultur subkultiviert werden. Ein Agar auf Hefeextrakt-Cystein-Blut-Basis [9], mit Zusatz von 10% Humanerythrozyten-Konzentrat und 10% inaktiviertem Pferdeserum, hat sich als gut geeignet erwiesen.

Antibiogramm

Zur Prüfung der Antibiotika-Sensitivität wird der Epsilometer-Test (E-Test) oder alternativ der Agardilutionstest verwendet. Der Agardiffusionstest ist für langsam wachsende, mikroaerobe Bakterienarten eher ungeeignet. Es sollten 5–10 Kolonien zur Testung entnommen werden. Als Nährboden ist z.B. Isosensitest-Agar mit 5% lysiertem Pferdeblut verwendbar. Die MHK-Werte können frühestens nach 2 Tagen Inkubation abgelesen werden. Routinemäßig getestet werden sollten Clarithromycin/Azithromycin, Metronidazol und ggf. Tetracyclin. Bei speziellen Fragestellungen können auch andere Antibiotika geprüft werden. Gegen Amoxycillin sind bisher keine resistenten Stämme beobachtet worden.

Probleme der Anzucht von Helicobacter pylori

Die Sensitivität der Kultur ist stark abhängig von geeigneten Transportbedingungen, erreicht aber bei Versand im Transportmedium und einer mikrobiologischen Anlage innerhalb von 24 h nach Entnahme über 90% Sensitivität im Vergleich zur Histologie [24]. Bei Kontrolluntersuchungen nach antimikrobieller Therapie zeigt insbesondere die Kultur, wie auch andere diagnostische Verfahren, die auf stoffwechselaktive Erreger angewiesen sind (CLO-Test, Harnstoff-Atemtest), eine vorübergehende Einschränkung der Sensitivität. Ein weiterer Hinderungsgrund der routinemäßigen kulturellen Untersuchung von Biopsaten besteht teilweise noch darin, daß die notwendigen Kenntnisse und Erfahrungen zur Anzucht von H. pylori bisher noch nicht flächendeckend in allen mikrobiologischen Laboratorien gewährleistet sind. Es ist jedoch zu erwarten, daß nach der Publikation entsprechender mikrobiologischer Qualitätsrichtlinien eine flächendeckende Diagnostik ohne längere Transportwege in absehbarer Zeit verfügbar sein wird.

Alternative Nachweisverfahren

Molekularbiologische Nachweisverfahren wie die PCR, die In-situ-Hybridisierung, die Koloniehybridisierung oder auch immunhistochemische Nachweismethoden wie die Immunfluoreszenzdetektion wurden entwickelt. Diese bieten aber gegenüber den etablierten diagnostischen Verfahren aus Biopsiematerial keine entscheidenden Vorteile und haben deshalb bisher keinen Eingang in die Routinediagnostik gefunden.

Literatur

1. Adamek RJ, Suerbaum S, Paffenbach B, Wegener M (1996) Influence of H. pylori resistance to antibiotics on eradication outcome. Gut 39 (Suppl 2):5
2. Andersen LP, Espersen F (1992) Immunoglobulin G antibodies to Helicobacter pylori in patients with dyspeptic symptoms investigated by the immunoblot technique. J Clin Microbiol 30:1743–1751
3. Atherton JC, Cao P, Peek RM et al. (1995) Mosaicism in vacuolating cytotoxin alleles of Helicobacter pylori. J Biol Chem 270:17771–17777
4. Atherton JC (1997) Non-endoscopic tests in the diagnosis of Helicobacter pylori infection. Aliment Pharmacol Ther 11 (suppl 2):11–20
5. Atherton JC, Peek RM, Tham KT et al. (1997) Clinical and pathological importance of heterogeneity in vacA, the vacuolating cytotoxin gene of Helicobacter pylori. Gastroenterology 112:92–99
6. Banatvala N, Davies GR, Abdi Y et al. (1994) High prevalence of Helicobacter pylori metronidazole resistance in migrants to east London: relation with previous nitroimidazole exposure and gastroduodenal disease. Gut 35:1562–1566
7. Becx MCJM, Janssen AJHM, Clasener HAL, de Koning RW (1990) Metronidazole-resistant Helicobacter pylori. Lancet 335:538–539
8. Buckley MJM, Xia HX, Hyde DM et al. (1997) Metronidazole resistance reduces efficacy of triple therapy and leads to secondary clarithromycin resistance. Dig Dis Sciences 42:2111–2115
9. Burckhardt F (Hrsg) (1992) Mikrobiologische Diagnostik. Thieme, Stuttgart New York, S 630
10. Censini S, Lange C, Xiang Z et al. (1996) Cag, a pathogenicity island of Helicobacter pylori, encodes type I-specific and disease-associated virulence factors. Proc Natl Acad Sci USA93:14648–14653
11. Cover TL, Tummuru MKR, Cao P et al. (1994) Divergence of genetic sequences for the vacuolating cytotoxin among Helicobacter pylori strains. J Biol Chem 269:10566–10573
12. Cover TL (1996) The vacuolating cytotoxin of Helicobacter pylori. Mol Micorbiol 20:241–246
13. Crabtree JE (1996) Immune and inflammatory responses to Helicobacter pylori infection. Scand J. Gastroenterol (Suppl) 215:3–10
14. Cutler AF, Havstad S, Ma CK et al. (1995) Accuracy of invasive and non-invasive tests to diagnose Helicobacter pylori infection. Gastroenterol 109:136–141
15. Ghoneim AT, Langdale P, Green R (1994) Clarithromycin in duodenal ulcer (DU) treatment. Am J Gastroenterol 89:1372
16. Glupczynski Y, Burette A, de Koster E et al. (1990) Metronidazole resistance in Helicobacter pylori. Lancet 335:975–976
17. Glupczynski Y (1992) Results of a multicenter European survey in 1991 of metronidazole resistance in Helicobacter pylori. Eur J Clin Microbiol Infect Dis 11:777–781
18. Glupczynski Y, Gouttier S, Van den Borre C et al. (1995) Surveillance of Helicobacter pylori resistance to antimicrobial agents in Belgium from 1989 to 1994. Gut 37 (Suppl 1):A56
19. Heuss LT, Sieber CC, Frei R et al. (1997) Increasing Helicobacter pylori resistance to macrolides and imidazoles within 4 years. Gut 41 (suppl 3):A213

20. Hirschl AM, Brandstätter G, Dragosics B et al. (1993) Kinetics of specific IgG antibodies for monitoring the effect of anti Helicobacter pylori chemotherapy. J Infect Dis 168:763–766
21. Kist M (1990) Epidemiologie und Diagnostik der Helicobacter pylori-Infektion. Z Gastroenterol Verh 26:286–289
22. Kist M (1991) Immunology of Helicobacter pylori. In: Marshall B, McCallum RW, Guerrant RL (eds) Helicobacter pylori in peptic ulceration and gastritis. Blackwell, Oxford, pp 92–118
23. Kist M, Bereswill S (1997) Helicobacter pylori – Teil 2: Epidemiologie, Diagnostik und Therapie. Mikrobiologie 7:209–212
24. Kist M, Strobel S, Fölsch UR et al. (1997) Prospective assessment of the impact of primary antimicrobial resistances on cure rates of Helicobacter pylori infections. Gut 41 (Suppl 1):A90
25. Kosunen TU, Seppala K, Sarna S et al. (1992) Diagnostic value of decreasing IgG, IgA, and IgM antibody titers after eradication of Helicobacter pylori. Lancet 339:839–895
26. Lage AP, Godfroid E, Fauconnier A et al. (1995) Diagnosis of Helicobacter pylori infection by PCR: comparison with other invasive techniques and detection of cagA gene in gastric biopsy specimens. J Clin Microbiol 33:2752–2756
27. López-Brea M, Martinez MJ, Domingo D et al. (1995) Evolution of the resistance to several antibiotics in H. pylori over a 4 year period. Gut 37 (Suppl 1):A97
28. Luzza F, Maletta M, Imeneo M et al. (1995) Salivary specific immunoglobulin G in the diagnosis of Helicobacter pylori infection in dyspeptic patients. Am J Gastroenterol 90:1820–1823
29. Marchildon PA, Ciota LM, Zamaniyan FZ et al. (1996) Evaluation of three commercial immunoassays compared with the C-13 urea breath test for detection of Helicobacter pylori. J Clin Microbiol 34:1147–1152
30. Mégraud F, Cayla R, Lamouliatte H et al. (1994) Surveillance of Helicobacter pylori resistance to macrolides and nitroimidazole compounds at a national level. Am J Gastroenterol 89:1994
31. Mégraud F (1997) Resistance of Helicobacter pylori to antibiotics. Aliment Pharmacol Ther 11 (Suppl 1):43–53
32. Mitchell HM, Hazell SL, Kolenikow T et al. (1996) Antigen recognition during progression from acute to chronic infection with a CagA-positive strain of Helicobacter pylori. Infect Immun 64:1166–1172
33. Moayyedi P, Sahay P, Tompkins DS, Axon ATR (1995) Efficacy and optimum dose of omeprazole in a new 1-week triple therapy regimen to eradicate Helicobacter pylori. Eur J Gastroenterol Hepatol 7:835–840
34. Münzenmaier A, Lange C, Glocker E et al. (1997) A secreted/shed product of Helicobacter pylori activates transcription factor-κB. J Immunol 159:6140–6147
35. Noach LA, Bosma NB, Tytgat GNJ (1993) Clarithromycin resistance and Helicobacter pylori infection. European United Gastroenterology Week, Barcelona 1993:A103
36. Noach LA, Langenberg WL, Bertola MA et al. (1994) Impact of metronidazole resistance on the eradication of Helicobacter pylori. Scand J Inf Dis 26:321–327
37. Peitz U, Nusch A, Tillenburg B et al. (1996) Frequent metronidazole resistance without significant impact on the high cure rate of Helicobacter pylori (Hp) infection by triple therapy with omeprazole (OME), metronidazole (MET), and clarithromycin (CLA). Gastroenterology 110:A226
38. Rautelin H, Seppälä K, Renkonen OV et al. (1992) Role of metronidazole resistance in therapy of Helicobacter pylori infections. Antimicrobial Agents Chemother 36:163–166
39. Recklinghausen von G, Ansorg G (1995) Metronidazole susceptivility testing of Helicobacter pylori with the PDM Epsilometer Test (E Test). Zbl Bakt 282:82–85
40. Rigura N, Oderda G, Verdiani S (1994) Evaluation of a commercial ELISA kit for the serological diagnosis of Helicobacter pylori infection. Microbiologica 17:319–325
41. Sieber CC, Frei R, Beglinger C et al. (1994) Resistenz von Helicobacter pylori gegen Metronidazol in der Schweiz: Implikationen für die Eradikationstherapie? Schweiz Med Wochenschr 124:1381–1384
42. Strobel S, Bereswill S, Balig P et al. (1998) Identification and analysis of a new vacA genotype variant of Helicobacter pylori in different patient groups in Germany. J Clin Microbiol 36:1285–1289

43. Thijs JC, Van Zwet AA, Thijs WJ et al. (1997) One-week triple therapy with omeprazole, amoxycillin and tinidazole for Helicobacter pylori infection: the significance of imidazole resistance. Aliment Pharmacol Ther 11:305–309
44. Tillenburg B, Siehoff S, Becker T et al. (1997) Helicobacter pylori: Prätherapeutische Resistenzlage in Deutschland (Ruhrgebiet). Z Gastroenterol 35:165–169
45. Von Wulffen H (1992) An assessment of serological tests for detection of Helicobacter pylori. Eur J Clin Micobiol Infect Dis 11:577–582
46. Weil J, Bell GD, Powell K et al. (1990) Helicobacter pylori and metronidazole resistance. Lancet 336:1445
47. Weston AP, Campell DR, Bartholomew W et al. (1995) Urine IgG serology to detect gastric Helicobacter pylori – comparison to serum IgG and IgA serology and Giemsa stained gastric biopsies. Gastroenterol 108:A257
48. Wilcox MH, Dent THS, Hunter JQ et al. (1996) Accuracy of serology for the diagnosis of Helicobacter pylori infection – a comparison of 8 kits. J Clin Pathol 49:373–376
49. Xia HX, Daw MA, Beattie S et al. (1993) Prevalence of metronidazole-resistant Helicobacter pylori in dyspeptic patients. Irish J Med Sci 162:91–94
50. Xia HX, Buckley M, Hyde D et al. (1995) Effects of antibiotic-resistance on clarithromycin-combined triple therapy for Helicobacter pylori. Gut 37 (Suppl 1):A55

Die Antibiotikaresistenz und ihre Folgen für die Therapie von Helicobacter pylori

W. Opferkuch

Einleitung

Die Möglichkeit einer Eradikation der Helicobacter-pylori-Infektion hat die Behandlung v.a. der Ulkus-Krankheit und des Magenlymphoms entscheidend verbessert. Als das z.Z. beste Therapieregime wird die sog. Kurzzeit-Triple-Therapie, wie sie von Bazzoli et al. [2] empfohlen wurde, angesehen. Mit dieser Therapie werden, wie in vielen Studien nachgewiesen wurde (eine übersichtliche Zusammenstellung der verschiedenen Studien findet sich u.a. bei van der Hulst et al. [33], Penston et al. [27]), Eradikationsraten im Durchschnitt von ca. 90–92% erzielt. Das Therapieregime besteht aus der Kombination eines Protonenpumpenhemmers (Omeprazol oder Pantoprazol) mit den Antibiotika Clarithromycin und einem Imidazol (Metronidazol oder Tinidazol). Ersatzweise kann statt des Imidazols auch Amoxicillin verwendet werden. Die Antibiotika werden neben dem Protonenpumpenhemmer 7 Tage lang 2mal täglich in einer Dosierung von 250 mg Clarithromycin und 400 mg Metronidazol bzw. ersatzweise 1000 mg Amoxicillin verabreicht. Auch die Deutsche Gesellschaft für Verdauungs- und Stoffwechselkrankheiten (Caspary et al. [5]) empfiehlt diese Therapie. Alle Therapieformen der Helicobacter-Infektion wurden rein empirisch entwickelt, wobei die einzigen Kriterien die Eradikationsrate, die Nebenwirkungen und der Preis waren.

Seit einiger Zeit führen Berichte über eine Zunahme der Resistenz von Helicobacter pylori (H.p.) gegenüber Clarithromycin bzw. Metronidazol zu der Sorge, daß sich damit auch die Therapieerfolge deutlich verschlechtern könnten. Ziel dieses Beitrags ist es deshalb, die bekannten Fakten zum Problem der Resistenz von H.p. gegenüber Clarithromycin, Metronidazol und Amoxicillin zusammenzustellen, zu analysieren und zu interpretieren.

Die Resistenzsituation von Helicobacter pylori

Zum besseren Verständnis der folgenden Ausführungen ist eine Definition der verwendeten Begriffe notwendig. Zuallererst muß der häufig verwendete Begriff eines „resistenten" Bakteriums erläutert werden. Die Tatsache, ob ein Bakterium „sensibel", d.h. mit einem bestimmten Antibiotikum therapierbar, oder „resistent", also nicht therapierbar ist, wird durch die Bestimmung der minimalen Hemmkonzentration (MHK) festgelegt. Man versteht darunter die

T. Kirchner et al. (Hrsg.) Ökosystem Darm VIII
© Springer-Verlag Berlin Heidelberg 1999

Antibiotikakonzentration, die zu einer Wachstumshemmung des Bakteriums führt. Liegt dieser Wert nun unter der in vivo erreichbaren Konzentration, wird dieser Keim als „sensibel" bezeichnet. Die Schwierigkeit dabei ist die, daß man die Antibiotikakonzentration in den verschiedenen Geweben nur näherungsweise bestimmen kann und verschiedene Keimspezies eine unterschiedliche MHK haben. Man hat sich deshalb geeinigt, einen sog. „Breakpoint" festzulegen, der generell angibt, bis zu welcher MHK man mit einem Therapieerfolg rechnen kann. Demnach werden Bakterien, die eine niedrigere MHK haben, als der Breakpoint angibt, als sensibel bezeichnet und solche mit einer höheren MHK als resistent. Nach diesen Ausführungen dürfte es klar sein, daß die Bezeichnung „sensibel" oder „resistent" eine relative Angabe ist und nur einen Anhaltspunkt für den Therapieerfolg geben kann. Trotz dieser Limitationen haben wir z.Z. keine bessere Methode, als durch die Bestimmung der MHK die Brauchbarkeit eines Antibiotikums in einer bestimmten Infektionssituation vorauszusagen.

Wie stellt sich nun die Resistenzsituation für H.p. dar? In einer eigenen Studie wurde die MHK bei 353 frischen klinischen Isolaten bestimmt [6]. Die Ergebnisse sind in Tabelle 1 zusammengefaßt. Daraus ergibt sich, daß bei einem angenommenen Breakpoint für Amoxicillin von 0,5 mg/l, für Clarithromycin von 4 mg/l und für Metronidazol von 8 mg/l die Resistenzquote gegen Amoxicillin 0%, gegen Clarithromycin 2,2% und gegen Metronidazol 23% beträgt. Diese Zahlen sind in guter Übereinstimmung mit den Angaben von Tillenburg et al. [31] sowie Lopes-Brea et al. [21]. Anders sieht hingegen die Resistenzsituation in Frankreich [22], England [24] oder Belgien [10] aus. In diesen Ländern sind Resistenzquoten für Clarithromycin von bis zu 10,5% und für Metronidazol von bis zu 60,2% beschrieben. In bezug auf die Metronidazolresistenz liegt auch der Bericht einer European Study Group vor [9]. Dieser zeigt die gravierenden Differenzen in den verschiedenen Ländern. Gegen Amoxicillin wurden bisher in keinem dieser Länder resistente Stämme gefunden.

Umfassende Statistiken, die eine kontinuierliche Zunahme der Resistenzquoten belegen, gibt es aus verschiedenen Ländern. Glupczynski et al. [10] berichten aus Belgien eine Zunahme der Clarithromycinresistenz von 1,7% vor 1992 auf 10,5% nach 1992 sowie der Metronidazolresistenz von 27,5 auf 48,3%. Eine ähnliche Aufstellung von Xia et al. [37] aus Irland weist für 1993 eine Clarithromycinresistenz von 5,3% für das Jahr 1994 und von 8,6% für 1995 aus. 1991 wurden nach dieser Statistik 31,8% metronidazolresistente H.p.-Stämme gefunden, während es 1995 bereits 46,3% resistente Stämme waren. Erschreckend ist ein Bericht aus Hongkong [18]. Dort ist die Anzahl metronidazolresistenter Isolate von 22% im Jahre 1991 auf 73,2% im Jahre 1995 angestiegen. Eine Arbeit aus Spanien [20] findet zwischen 1991 und 1995

Tabelle 1. Minimale Hemmkonzentration gegen H. pylori [mg/l]

	Bereich	MHK 50	MHK 90
Amoxicillin	0,008– 0,125	0,016	0,064
Clarithromycin	0,004– >8,0	0,016	0,128
Metronidazol	0,25 –>128	1,0	8,0

nur eine leichte Resistenzzunahme, für Metronidazol auf 21,6% und für Clarithromycin auf 4,4%. Auch eigene nicht publizierte Daten sprechen für einen kontinuierlichen, leichten Anstieg der Resistenzquote für beide Antibiotika. Diese Daten belegen eindringlich, daß die Sorge um die Ausbreitung resistenter Stämme berechtigt ist.

Einfluß resistenter Stämme auf den Therapieerfolg

Die entscheidende Frage ist nun, inwieweit die Resistenz von H.p.-Stämmen das Ergebnis einer Eradikationstherapie beeinflußt, d.h. ob die Resistenzbestimmung in vitro eine relevante Aussage im Hinblick auf den Therapieerfolg ermöglicht. Dazu gibt es zahlreiche Arbeiten.

Die Clarithromycinresistenz

Schon 1993 wiesen Burette et al. [4] in einer begrenzten Studie darauf hin, daß in 5 von 7 Fällen eines Behandlungsmißerfolgs auch eine Clarithromycinresistenz vorlag. Die Autoren schlossen daraus, daß eine Clarithromycinresistenz zu Behandlungsmißerfolgen führt. Im Gegensatz dazu berichten 1994 Logan et al. [19], daß in ihrer Studie beide Fälle mit einer primären Clarithromycinresistenz mit einer dualen Clarithromycin-Omeprazol-Gabe eradiziert werden konnten. Xia et al. [36] fanden in ihrer 1995 veröffentlichten Studie, daß in 66,7% der nach Therapieende isolierten H.p.-Stämme – also der Therapieversager – eine Clarithromycinresistenz nachgewiesen werden konnte. In den letzten beiden Jahren wurde intensiv der Frage nachgegangen, ob es sich bei diesen clarithromycinresistenten Stämmen um eine primäre, d.h. schon vor der Behandlung bestehende Resistenz handelt, oder ob diese während der Behandlung erworben wurde. Dieser Frage ging Labenz 1996 [17] nach. Bei einer Kurzzeit-Triple-Therapie mit Clarithromycin und Metronidazol als Antibiotika wurden von 152 Patienten 142 mit Erfolg behandelt. Von den 10 Therapieversagern waren 3 schon vor der Therapie clarithromycinresistent, während 3 unter der Therapie resistent wurden; 4 der Therapieversager blieben clarithromycinsensibel. Alle Therapieversager waren nach der Behandlung auch metronidazolresistent. Ein ähnliches Ergebnis berichten Tompkins et al. [32] nach einer dualen Clarithromycin-Omeprazol-Behandlung sowie Adamek et al. [1] bei 78 Patienten nach einer Triple-Therapie mit Clarithromycin, Metronidazol und verschiedenen Säurehemmern (Pantoprazol, Omeprazol, Lanzoprazol oder Ranitidin). Eine kürzlich erschienene Studie (Moayyedi et al. [25]), die 141 Patienten mit der klassischen Kurzzeit-Triple-Therapie behandelte, brachte folgende Ergebnisse: Bei 119 Patienten konnte vor der Therapie H.p. angezüchtet werden. 106 von ihnen konnten erfolgreich behandelt werden. Von diesen hatten 42 einen metronidazolresistenten, 1 einen clarithromycinresistenten und 1 einen gegen beide Antibiotika resistenten H.p.-Stamm. Bei den 13 Patienten mit einem Therapieversager war der H.p.-Stamm vor der Therapie in 7 Fällen gegen beide Antibiotika sensibel, in 3 Fällen metronidazolresistent und in 3 Fällen gegen beide Antibiotika resistent. Über die Resistenzsituation nach der Eradikation wurde nicht berichtet. Diese wenigen Studien lassen im Hinblick auf die Clarithromycinresistenz erkennen, daß diese bei ca. 60% der Therapieversager ursächlich verantwortlich ist, wobei es offenbar keine Rolle spielt, ob die Clarithromycinresistenz schon vor Therapiebeginn bestand oder erst während der Therapie erworben wurde.

Die Metronidazolresistenz

Die Beeinträchtigung des Therapieerfolgs durch eine Metronidazolresistenz ist vielfach beschrieben. Eine erste größere Studie wurde von Rautelin et al. [9] vorgestellt. Von 86 in die Studie aufgenommenen Patienten konnten 70 durch eine Triple-Therapie mit Amoxicillin, Metronidazol und Wismut-Subcitrat erfolgreich behandelt werden, 16 Patienten blieben H.p.-positiv. Von den Respondern hatten 27% und von den Nichtrespondern 69% einen metronidazolresistenten Helicobacter-Stamm (als Breakpoint wurde eine MHK von >32 mg/l angenommen). Ein identisches Ergebnis wird von Moayyedi [25] berichtet, in dessen Studie 30% (3/10) der metronidazolresistenten Stämme eradiziert werden konnten.

In weiteren Publikationen finden sich große Unterschiede in den Erfolgsquoten bei der Eradizierung metronidazolresistenter Keime. Bei Thijs et al. [30] beträgt diese Rate 69% und bei Buckley et al. [3] 57,1%. In beiden Arbeiten wird allerdings der gewählte Breakpoint für die Feststellung eines resistenten Isolats nicht angegeben. Andere Ergebnisse erzielten Midolo et al. [23], bei deren Untersuchungen nur 17% der metronidazolresistenten Keime eradiziert werden konnten (Breakpoint >8,0 mg/l). Diese Auswahl von Arbeiten zeigt deutlich, daß offensichtlich in der Resistenzbestimmung von H.p. gegen Metronidazol noch erhebliche methodische und interpretatorische Schwierigkeiten bestehen. Außerdem geht aus den Arbeiten nicht hervor, ob und wieviele Stämme während der Therapie metronidazolresistent wurden. Die Vergleichbarkeit der Studien wird auch durch die unterschiedlich eingesetzten Therapieregime erschwert. Übereinstimmend wird aber die Meinung vertreten, daß eine gleichzeitige Clarithromycin- und Metronidazolresistenz immer zu einem therapeutischen Mißerfolg führt.

Der Einfluß von Amoxicillin auf den Therapieerfolg

Bis heute sind im klinischen Alltag, wie bereits berichtet, keine amoxicillinresistenten H.p.-Isolate gefunden worden. Welche Bedeutung die Kombination von Amoxicillin mit Metronidazol oder Clarithromycin auf die Resistenzentstehung hat, kann bisher aus Mangel an geeigneten Studien nicht beurteilt werden.

Weitere Überlegungen zur Resistenzsituation

Das Resistentwerden und die Ausbreitung resistenter Bakterien während der Therapie ist immer an einen Selektionsdruck gebunden, d.h. niedrige Antibiotikakonzentrationen am Infektionsort ermöglichen es, neu entstandenen bzw. in geringer Zahl schon vorhandenen Bakterien sich durch Mutation auszubreiten. Diese resistenten Bakterien werden dann in die Infektionskette eingeschleust und führen zu einer flächenhaften Ausbreitung.

In bezug auf die Helicobacter-Therapie gibt es nun eine Reihe von bisher vernachlässigten Fragen bzw. Problemen. Diese beginnen bereits mit der Resistenzbestimmung von H.p. Es gibt bis dato keine Standardisierung, so daß jede Resistenzbestimmung sozusagen eine „individuelle" ist und die Ergebnisse nur bedingt vergleichbar sind. Auch die vier z.Z. gebräuchlichen Methoden, Agar-Diffusion, Agar-Dilution, Mikro-Reihenverdünnungs-Test und E-Test, führen zu unterschiedlichen Ergebnissen (Hirschl et al. [15], DeCross et al. [8], Hachem et al. [14] und Piccolomini et al. [28]). Zu diesem Fragenkomplex gehört auch die Festsetzung des Breakpoints. Vor allem bei Metronidazol ist evident, daß der von der DIN-Kommission vorgegebene, für andere Bakterien sicher richtige Breakpoint von 7 mg/l für Helicobacter nicht zutreffend ist. Ein Breakpoint von 32 oder sogar 64 mg/l würde bei der Helicobacter-Infektion das klinische Resultat der Behandlung wahrscheinlich besser vorhersagen.

Der besondere Infektionsort auf der Oberfläche der Magenschleimhaut, im Magenschleim oder vielleicht sogar im Schleimhautgewebe läßt die Frage nach dem Einfluß verschiedener pH-Werte auf die Aktivität der einzelnen Antibiotika aufkommen.

Es steht fest, daß unterschiedliche pH-Werte die Wirksamkeit von Antibiotika, mit Ausnahme von Metronidazol, beeinflussen (Grayson et al. [12]).

Falls die Abtötung von Helicobacter auf der Schleimhautoberfläche oder im Magenschleim für die Eradikation wesentlich ist, muß davon ausgegangen werden, daß die Keimabtötung nicht durch die körpereigene Infektabwehr unterstützt wird. Für diese Hypothese spricht auch die lebenslange Persistenz des Keims. Dies bedeutet aber, daß das Erreichen der minimalen inhibitorischen Antibiotikakonzentration am Infektionsort nicht ausreichen würde, diesen auf Dauer zu eliminieren. Vielmehr müßte die minimale bakterizide Konzentration erreicht werden, die i.allg. um den Faktor 4–5 höher ist.

Damit ist natürlich die Frage, welche Gewebekonzentrationen, Konzentrationen an der Schleimhautoberfläche bzw. im Magenschleim bei den heute gebräuchlichen Therapieschemata erreicht werden, von eminenter Bedeutung. Die wenigen vorliegenden Studien zeigen eindeutig, daß sich die heute üblichen Dosierungen an der Grenze der Wirksamkeit befinden (Veldhuysen van Zanten et al. [35], Chu et al. [6], Cooreman et al. [7].

Ein weiteres Problem betrifft die Dreifachkombination und die damit gegebene gegenseitige Beeinflussung. Gustavson et al. [3] konnten einen positiven Effekt von Omeprazol auf den Clarithromycinspiegel, sowohl im Plasma als auch in der Magenschleimhaut, mit einer Erhöhung um das ca. 2fache feststellen. Goddard et al. [11] hingegen sahen im Plasma bei der gleichzeitigen Verabreichung von Omeprazol und Amoxicillin bzw. Clarithromycin oder Metronidazol keinen signfikanten Einfluß. Die Konzentration im Magenschleim war aber für Metronidazol signifikant erniedrigt, für Clarithromycin unbeeinflußt und für Amoxicillin deutlich erhöht (p = 0,06). Legt man diese Gewebespiegel der MHK von Metronidazol und Clarithromycin zugrunde, so ist klar, daß die heutigen Dosierungen sich scharf an der Grenze der therapeutisch wirksamen

Konzentration bewegen und damit eine Resistenzentstehung begünstigen. Es ist also dringend notwendig, die Basis der heutigen Therapien besser zu erforschen und so die Grundlage für künftige sicherere Therapieschemata zu legen.

Mit den heute doch recht kritiklos angewandten Therapieregimen wird sich die Resistenzsituation von H.p. in den kommenden Jahren weiter verschlechtern, und die Zahl der Therapieversager wird deutlich ansteigen.

Literatur

1. Adamek RJ, Suerbaum S, Pfaffenbach B, Opferkuch W (1998) Primary and acquired Helicobacter pylori resistance to clarithromycin, metronidazol, and amoxicillin – influence on treatment outcome. Am J Gastroenterol 93:386–389
2. Bazzoli F, Zagari RM, Fossi P et al. (1994) Short-term low-dose triple therapy for the eradication of Helicobacter pylori. Eur J Gastroenterol Hepatol 6:773–777
3. Buckley M, Xia HX, Hyde DM et al. (1997) Metronidazole resistance reduces efficacy of triple therapy and leads to secondary clarithromycin resistance. Dig Dis Sci 42:2111–2115
4. Burette A, Glupczynski Y, Dpres C et al. (1993) Omeprazole alone or in combination with clarithromycin for eradication of Helicobacter pylori: results of a randomized double blind controlled study. Gastroenterology 104:A49
5. Caspary WF et al. (1996) Diagnostik und Therapie der Helicobacter-pylori-Infektion, Leitlinien der Deutschen Gesellschaft für Verdauungs- und Stoffwechselerkrankungen. Z Gastroenterol 1996; 34:392–401
6. Chu SY, Deaton R, Cavanaugh J (1992) Absolute bioavailability of clarithromycin after oral administration in humans. Antimicrob Agents Chemother 36:1147–1150
7. Cooreman MP, Krausgril P, Hengels KJ (1993) Local gastric and serum amoxicillin concentrations after different oral application forms. Antimicrob Agents Chemother 37:1506–1509
8. DeCross AJ, Marshall BJ, McCalum RW et al. (1993) Metronidazole suseptibility testing for Helicobacter pylori: Comparison of disk, broth, and agar dilution methods and their clinical relevance. J Clin Microbiol 31:1971–1974
9. European Study Group on antibiotic susceptibility of Helicobacter pylori (1992) Results of a multicentre European survey in 1991 of metronidazole resistance in Helicobacter pylori. Eur J Clin Microbiol Infect Dis 11:777–781
10. Glupczynski Y, Gouttier S, vanden Borre C et al. (1995) Surveillance of Helicobacter pylori resistance to antimicrobial agents in Belgium from 1989 to 1994. Gut 37 (Suppl 1):A56 (Abstract)
11. Goddard AF, Jesse MJ, Barrett DA et al. (1996) The effect of omeprazole on the distribution of metronidazole, amoxicillin and clarithromycin in human gastric juice. Gastroenterol 111:358–367
12. Grayson ML, Eliopoulos GM, Ferrano MJ, Moellering RC jr. (1989) Effect of arying pH on the susceptibility of Campylobacter pylori to antimicrobial agents. Eur J Clin Microbiol Infect Dis 8:888–889
13. Gustavson LE, Kaiser JF, Edmonds AL et al. (1995) Effect of omeprazole on concentrations of clarithromycin in plasma and gastric tissue at steady state. Antimicrob Agents Chemother 39:2078–2083
14. Hachem CY, Clarridge JE, Reddy R et al. (1996) Antimicrobial susceptibility testing of Helicobacter pylori: Comparison of E-test, broth Microdilution, and disk diffusion for ampicillin, clarithromycin, and metronidazole. Diagn Microbiol Infect Dis 24:37–41
15. Hirschl AM, Hirschl MM, Rotter ML (1993) Comparison of three methods for the determination of the sensitivity of Helicobacter pylori to metronidazole. J Antimicrob Chemother 32:45–49
16. Kist M, Bereswill St (1997) Helicobacter pylori: Teil 2: Epidemiologie, Diagnose und Therapie. Mikrobiologe 7:209–212
17. Labenz J (1997) Persönliche Mitteilung

18. Ling TKW, Cheng AFB, Sung JJY et al. (1996) An increase in Helicobacter pylori strains resistant to metronidazole: A fife-year study. Helicobacter 1:57–61
19. Logan RPH, Gummett RA, Schaufelberger HD et al. (1994) Eradication of Helicobacter pylori with clarithromycin and omeprazole. Gut 35:323–326
20. Loo VG, Fallone CA, DeSouza E et al. (1997) In vitro susceptibility of Helicobacter pylori to ampicillin, clarithromycin, metronidazole and omeprazole. J Antimicrob Chemother 40:881–883
21. Lopes-Brea M, Domingo D, Sanchez J, Alarcon T (1997) Evolution of resistance to metronidazole and clarithromycin in Helicobacter pylori clinical isolates from Spain. J Antimicrob Chemother 40:279–281
22. Mégraud F, Cayla R, Lamouliatte H et al. (1994) Surveillance of Helicobacter pylori resistance to macrolides and nitroimidazole compounds at a nation level. Am J Gastroenterol 89:1368, A334
23. Midolo PD, Lambert JR, Turnidge J (1996) Metronidazole resistance: A predictor of failure of Helicobacter pylori eradication by triple therapy. J Gastroenterol Hepatol 22:290–292
24. Moayyedi P, Sahay P, Tompkins DS, Axon ATR (1995) Efficacy and optimum dose of omeprazole in a new 1-week triple therapy regime to eradicate Helicobacter pylori. Eur J Gastroenterol Hepatol 7:835–840
25. Moayyedi P, Ragunattan PL, Mapstone N et al. (1998) Relevance of antibiotic sentivities in predicting failure of omeprazole, clarithromycin, and tinidazole to eradicate Helicobacter pylori. J Gastroenterol 33:160–163
26. Opferkuch W (1998) Unveröffentlichte Befunde
27. Penston JG, McColl KEL (1997) Eradication of Helicobacter pylori: An objective assessment of current therapies. Br J Clin Pharmacol 43:223–2243
28. Piccolomini R, di Bonaventura G, Catamo G et al. (1997) Comparative evaluation of the E-test, agar dilution, and broth microdilution for testing susceptibilities of Helicobacter pylori strains to 20 antimicrobial agents. J Clin Microbiol 35:1842–1846
29. Rautelin H, Seppala K, Renkonen OV et al. (1992) Role of metronidazole resistance in therapy of Helicobacter pylori infections. Antimicrob Agents Chemother 36:163–166
30. Thiys JC, vanZwet A, Thiys WJ et al. (1997) One week triple therapy with omeprazole, amoxicillin and tinidazole for Helicobacter pylori infection: the significance of imidazole resistance. Aliment Pharmacol Ther 11:305–309
31. Tillenburg B, Siehoff S, Becker T et al. (1997) Helicobacter pylori: Prätherapeutische Resistenzlage in Deutschland (Ruhrgebiet). Z Gastroenterol 35:165–168
32. Tompkins DS, Perkin J, Smith C (1997) Failed treatment of Helicobacter pylori infection associated with resistance to clarithromycin. Helicobacter 2:185–187
33. van der Hulst RWM, Keller JJ, Raus EAJ, Tytgat GNJ (1996) Treatment of Helicobacter pylori infection: A review of the word literature. Helicobacter 1:6–19
34. van Zwet A, Thijs JC, Oom JAJ et al. (1993) Failure to eradicate Helicobacter pylori in patients with metronidazole-resistant strains. Europ J Gastroenterol Hepatolo 5:185–186
35. Veldhuyzen van Zanten SJO, Goldie J, Hollingsworth et al. (1992) Secretion of intravenously administered antibiotics in gastic juice: Implications for management of Helicobacter pylori. J Clin Pathol 45:225–227
36. Xia HX, Buckley M, Hyde D et al. (1995) Effects of antibiotic resistance on clarithromycin – combined triple-therapy for Helicobacter pylori. Gut 37 (Suppl 1):A55
37. Xia HX, Buckley M, Keane CT, O'Morain CA (1996) Clarithromycin resistance in Helicobacter pylori: prevalence in untreated dyspeptic patients and stability in vitro. J Antimicrobial Chemother 37:473–481

V. Neurogastroenterologie

(Herausgeber: B. Lembcke)

Cajal-Zellen als Schrittmacher und Vermittler der Neurotransmission im Gastrointestinaltrakt

S. Katsoulis

Historie

Die interstitiellen Zellen von Cajal (ICC) sind erstmalig von dem spanischen Neuroanatomen Santiago Ramón y Cajal 1893 beschrieben worden [1]. Er identifizierte diese Zellen durch Anwendung von Silberfärbung und Methylenblau. Cajal fand diese Zellen zwischen den Acini der Speicheldrüsen, im Bindegewebe des Pankreas, zwischen den Lieberkühnschen-Drüsen im Bereich der Lamina propria des Dünn- und Dickdarmes, in den intestinalen Villi, an der luminalen Seite der zirkulären Muskelschicht und im Bereich des Plexus myentericus [2–5]. Er beschrieb sie im Vergleich zu Nervenzellen als schmaler und von variabler, fusiformer, sternförmiger oder auch dreieckiger Gestalt. Er nahm an, daß es sich um spezielle Neurone handelte, die zwischen enterischen Nervenzellen und glatten Muskelzellen interponiert sind. Es folgte eine lange Periode der Kontroverse über ihre anatomische Klassifikation. Daher blieb letztlich auch ihre physiologische Funktion bis in die jüngste Zeit im Dunkeln. Taxi konnte in den fünfziger Jahren mit verschiedenen Färbetechniken und der Elektronenmikroskopie eindeutig zeigen, daß es sich bei diesen Zellen weder um Neurone noch um Schwannsche Zellen handelt [6]. Interessanterweise wurde bereits 1925 bzw. 1928 von einem australischen und einem deutschen Anatomen gemutmaßt, daß die ICC Schrittmacherfunktion im Darm haben [7, 8]. Die erste ultrastrukturelle Charakterisierung dieser Zellen erfolgte 1958 durch Richardson [9]. Dem dänischen Anatomen Thuneberg ist es zu verdanken, daß die ICC aufgrund seiner umfassenden morphologischen Untersuchungen am Darm der Maus für die (Motilitäts)forschung wiederentdeckt wurden [10, 11]. Er zeigte, daß die Cajal-Zellen zwischen dem Plexus submucosus und der zirkulären Muskelschicht lokalisiert sind sowie im Bereich des Plexus myentericus. Durch „gap junctions" sind sie miteinander gekoppelt und bilden ein Netzwerk. Sie sind aber nicht nur untereinander verbunden, sondern besitzen auch „gap junctions" zu den Muskel- und Nervenzellen. Thuneberg vertrat aufgrund seiner morphologischen Studien die Auffassung, daß die ICC für die Bildung von „slow waves" verantwortlich sind und somit die Schrittmacherzellen des Darmes darstellen. Auch Faussone-Pellegrini schloß anhand ihrer Untersuchungen, daß ICC eine Schrittmacherfunktion im Darm haben müßten [12]. Sie fand, daß ICC Ähnlichkeiten mit den glatten Muskelzellen aufweisen, insbesondere auch mit den kardialen Schrittmacherzellen.

T. Kirchner et al. (Hrsg.) Ökosystem Darm VIII
© Springer-Verlag Berlin Heidelberg 1999

Forschungsergebnisse aus den letzten 10 Jahren, insbesondere elektrophysiologische Untersuchungen, haben substanziell die These unterstützt, daß die interstitiellen Zellen von Cajal tatsächlich die lange gesuchten Schrittmacherzellen des Darmes sind, die die „slow waves" generieren.

Lokalisation und Morphologie der ICC

Cajal und Thuneberg benutzten beide die Methylenblau-Färbung, um die ICC darzustellen. Der Goldstandard für die Identifizierung von ICC ist heute die Elektronenmikroskopie. Obwohl die ICC verschiedener Säuger und aus unterschiedlichen Regionen des GI-Traktes einige strukturelle Unterschiede aufweisen, ist die Ultrastruktur der ICC durch eine Kombination von Merkmalen charakterisiert [13–17]:

- Zahlreiche große, oft auch elongierte Mitochondrien, auch in den Ausläufern der Zellen;
- lange Bündel von intermediären Filamenten;
- Fehlen von dicken Filamenten;
- Vorhandensein von Caveolen an der Zelloberfläche;
- variabel entwickelte Basallamina;
- Synapsen-ähnliche Verbindungen zwischen ICCs und tertiären Nervenfasern;
- enger Kontakt mit den Muskelzellen oder durch gap junctions Verbindungen mit den glatten Muskelzellen.

ICC können auch mit Antikörpern gegen den c-Kit-Rezeptor identifiziert werden. Im Gegensatz zu Muskel- und enterischen Nervenzellen exprimieren ICC den c-Kit-Rezeptor [18, 19].

ICC sind mesenchymalen Ursprungs und zeigen myoide, der glatten Muskulatur ähnliche Merkmale [20, 21]. Man findet sie als eine Schicht von Zellen, die in den meisten neuralen Plexi ein loses Netzwerk bilden, assoziiert mit der gastrointestinalen Muskulatur und als dreidimensionales Netzwerk innerhalb der Muskelschichten. ICC sind bisher im Magen-Darm-Trakt bei verschiedenen Säugern nachgewiesen worden:

1) im intermuskulären Raum zwischen der zirkulären und longitudinalen Muskelschicht (myenterische Region) des Magens, Dünndarmes und Kolons;
2) entlang der submucosalen Oberfläche der zirkulären Muskelschicht des Kolons;
3) innerhalb der Region des tiefen muskulären Plexus des Dünndarmes;
4) intramuskulär im Ösophagus, Magen und Kolon.

Schrittmacherfunktion von Cajal-Zellen

Aktivierung des Magens, Dünndarms und Kolons durch aufgenommene Nahrung oder neurale Stimulation löst lokale, einige Sekunden andauernde Kontraktionen aus. Jeder Kontraktion folgt eine Relaxation mit einer regulären Periodizität. Bei maximaler Stimulation ist die Frequenz dieser Kontraktionen charakteristisch für jede GI-Region bei jeder Spezies. Beim Menschen zeigt der Magen eine Frequenz von 3/min und der Dünndarm 12/min. Diese Kontraktionen verursachen lokal eine rhythmische Segmentation und wandern nach aboral, was eine Verschiebung des Darminhalts nach distal gewährleistet. Die Frequenz und Ausbreitung dieser Kontraktionen werden durch die langsamen Potentialwellen („slow waves") gesteuert. Slow waves translatieren exzitatorische, in der Regel neurale Stimuli in peristaltische Kontraktionen und stellen somit die Schrittmacheraktivität der gastrointestinalen motorischen Aktivität dar. Die Magen-Darm-Muskulatur generiert elektrische „slow waves", denen sich Aktionspotentiale aufsetzen [22]. Die „slow wave" repräsentiert die periodische Oszillation des Potentials der Zellmembran. Slow waves werden kontinuierlich gebildet, unabhängig von der neuralen Aktivität oder anderen Stimuli, obwohl bestimmte Stimuli die Frequenz und/oder Dauer bis zu einem bestimmten Ausmaß beeinträchtigen können. Nach heutigem Kenntnisstand ist die Hypothese der oszillierenden Natriumpumpe am wahrscheinlichsten für die Bildung von „slow waves" [23]. Es besteht somit ein Zusammenhang zwischen Energieproduktion und elektrischer Aktivität der GI-Muskulatur, da es sich um einen Energie-abhängigen Prozeß handelt.

Eine Reihe von Arbeiten haben in den letzten Jahren eindrucksvoll dokumentieren können, daß ICC die „slow waves" generieren. ICC verfügen über eine abundante Anzahl an Mitochondrien, die einen hohen Energiebedarf bereitstellen können, der für die elektrische Aktivität erforderlich ist [10]. In den Schrittmacherregionen des Verdauungstrakts, die durch Dissektionsexperimente lokalisiert wurden, findet sich eine dichte Besiedlung mit ICC. Daß es sich hierbei nicht um eine völlig unabhängige Koinzidenz handelt, konnte in mehreren Arbeiten belegt werden. Der Verlust von ICC in diesen Regionen führt auch zu einem Verlust der Schrittmacheraktivität [24, 25].

Im Magen beginnen die „slow waves" im proximalen Corpus und breiten sich distalwärts in Richtung Pylorus aus [26]. Mit Ausnahme vom Fundus können in jedem Teil des Magens „slow waves" gebildet werden [27]. An isolierten Muskelstreifen konnte in vitro gezeigt werden, daß die Schrittmacheraktivität des Magens ihren Ursprung in der myenterischen Region, zwischen der zirkulären und longitudinalen Muskelschicht, hat [28] und von Tetrodotoxin, einem Inhibitor der Nervenleitfähigkeit, nicht gehemmt wird, implizierend, daß sie nicht-neuronalen Ursprungs ist. In der Schrittmacherregion befindet sich ein dichtes Netzwerk von ICC, deren Anzahl vom Corpus zum Antrum steigt [29]. Muskelstreifen, bei denen diese Region durch Dissektion entfernt wurde, können keine „slow waves" mehr bilden [28].

Im Dünndarm nehmen die Amplituden der „slow waves" mit Entfernung vom Plexus myentericus in Richtung Zirkulärmuskulatur ab [25]. Die Frequenz der „slow waves" ist aber in der Zirkulärmuskulatur identisch zur myenterischen Region, so daß anzunehmen ist, daß analog zum Magen die „slow waves" in der myenterischen Region, zwischen der zirkulären und longitudinalen Muskelschicht ihren Ursprung haben und sich von dort weiter ausbreiten. Daß die myenterische Schrittmacherregion im Dünndarm dominant ist, wird unterstrichen durch die Tatsache, daß in dieser Region ein dichtes dreidimensionales Netzwerk von ICC zu finden ist [30, 31, 32].

Isolierte Muskelstreifen aus Dünndärmen von Mäusen, die post partum mit c-Kit-Rezeptor neutralisierenden Antikörpern behandelt wurden, was zu einem Verlust von ICC in der myenterischen Region führt, oder von transgenen, W Locus-mutierten embryonalen Mäusen, die keinen c-Kit-Rezeptor exprimieren, zeigen keine elektrischen Schrittmacherpotentiale [18, 33]. Obwohl diese Gewebe keine „slow waves" zu generieren vermögen, auch nicht nach Stimulation, kann die glatte Muskulatur Aktionspotentiale auslösen und ist in ihrer Kontraktilität nicht beeinträchtigt [18, 33].

Anders als im Magen und Dünndarm ist im Kolon die dominante Schrittmacherregion nicht im Bereich des Plexus myentericus lokalisiert, wie Untersuchungen bei Hunden und Katzen zeigen [34, 35]. Im Kolon scheinen die „slow waves" ihren Ursprung in der Zirkulärmuskulatur zu haben [36, 37]. Die größte Amplitude der „slow waves" ist an der submukosal gelegenen Oberfläche der Zirkulärmuskulatur zu registrieren und nimmt mit Abstand hiervon an Intensität ab [38]. Entfernung dieses submukosalen Areals führt zum Verlust der Slow-waves-Aktivität in der Zirkulärmuskulatur, während im dissektionierten, schmalen Gewebe regelrechte „slow waves" vorhanden sind [34, 37]. Morphologische Untersuchungen bestätigen das reichliche Vorkommen von ICC in dieser Region. Hinsichtlich der Anzahl und Dichte der ICC bestehen Speziesunterschiede [39]. Während beim Menschen die Cajal-Zellen nur im proximalen Kolon gefunden wurden [40], waren sie beim Hund sowohl im proximalen als auch distalen Kolon nachweisbar [41, 42].

Im Kolon scheint auch ein zweites Schrittmacherzentrum vorhanden zu sein, das in der myenterischen Region lokalisiert ist, dies trifft zumindest beim Hund zu [43, 44]. Ob dieses auch bei anderen Spezies Gültigkeit hat, ist bisher nicht experimentell verifiziert worden. Morphologisch findet sich in dieser Region bei verschiedenen Spezies, einschließlich Hund [45] und Mensch [46], ein Netzwerk von ICC. Die myenterische Schrittmacherregion produziert kleine Oszillationen des Membranpotentials, die sich sowohl zur longitudinalen als auch zur zirkulären Muskelschicht hin ausbreiten. In der Längsmuskelschicht können diese Membranpotentialoszillationen Aktionspotentiale auslösen [47]. In der Zirkulärmuskelschicht entsteht beim Aufeinandertreffen der Membranpotentialoszillationen und der „slow waves" eine Summation, die ein kompliziertes elektrisches Profil entstehen lassen kann, das durch Aktivierung von L-Typ-Ca^{2+}-Kanälen phasische Kontraktionen auslöst [44, 45].

Elektrophysiologische Eigenschaften von ICC

Die Eigenschaften der ICC wurden an isolierten ICC untersucht, die durch enzymatische Verdauung aus dem Gewebsverband gelöst wurden, denn durch die elektrische Koppelung der ICC mit den Muskelzellen ist es schwierig, deren funktionelle Eigenschaften in situ zu bestimmen. Die Untersuchungen sind bisher ausschließlich an isolierten ICC von der Schrittmacherregion des Hundekolons durchgeführt worden. Phasenkontrastmikroskopisch lassen sich die ICC eindeutig von glatten Muskelzellen unterscheiden, sie weisen einen prominenten Zellkern sowie multiple Ausläufer von variabler Länge auf.

Erste Untersuchungen in Spannungsklemme-Experimenten („voltage clamp") an isolierten ICC aus der submukosalen Oberfläche der Zirkulärmuskulatur des Hundekolons zeigten das Vorhandensein von

- spannungsabhängigem Ca^{2+}-Strom,
- Ca^{2+}-abhängigem K^+-Strom und
- spannungsabhängigem K^+-Strom.

Diese Ströme finden sich aber auch in kolonischen glatten Muskelzellen. Bei Postulierung, daß ICC Schrittmacherzellen sind, müßten ICC im Vergleich zu Muskelzellen spezifische Ionenströme aufweisen. Tatsächlich konnte die Arbeitsgruppe von Sanders zeigen, daß ICC im Vergleich zu Muskelzellen einen unterschiedlichen Strom-Spannungs-Kurvenverlauf im Bereich negativer Spannung zeigen [48]. Der Einstrom wird in ICC bei negativeren Potentialen aktiviert [48], welches ein typisches Merkmal für den niedrig-schwelligen oder T-Typ Ca^{2+}-Strom ist. Niedrig-schwelliger Ca^{2+}-Strom ist charakteristisch für Schrittmacheraktivität und ist in einer Reihe von Schrittmacherzellen beobachtet worden [49]. Niedrig-schwelliger Ca^{2+}-Strom inaktiviert nicht vollständig bei kleinen Depolarisationen. ICC in den Schrittmacherregionen weisen in situ ein Ruhemembranpotential von –80 mV auf. In der Nähe dieses Ruhemembranpotentials können niedrig-schwellige Ca^{2+}-Kanäle einen anhaltenden Einstrom hervorrufen, der die ICC dieser Region in Richtung Schwelle depolarisiert. Bei diesen negativen Membranpotentialen führt das Einwärtsströmen des niedrig-schwelligen Ca^{2+}-Stromes nicht zu einer Aktivierung von spannungsabhängigen Auswärtsströmen. Im Gegenteil, die Depolarisation verursacht einen positiven Feedbackmechanismus, der weitere Einwärtsströme aktiviert. Durch den hohen Eingangswiderstand der ICC (mindestens 1 GΩ) wird nur wenig Strom benötigt, um eine signifikante Depolarisation zu induzieren. Weniger als 10 pA Einwärtsstrom depolarisiert die ICC um mindestens 10 mV. Bei fortschreitender Depolarisation werden zunehmend auch Ca^{2+}-Kanäle vom L-Typ aktiviert, die den Ca^{2+}-Einwärtsstrom verstärken. Der Schrittmacherstrom strömt von den ICC auf die durch „gap junctions" elektrisch gekoppelten Muskelzellen. In den Muskelzellen werden dann Ca^{2+}-Kanäle vom L-Typ aktiviert, die wichtig für die elektromechanische Koppelung sind.

Auch K^+-Kanäle, die zur Gruppe der Ca^{2+}-abhängigen K^+-Kanäle mit großer Leitfähigkeit (sog. maxi-K-Kanäle) gehören, werden auf ICC exprimiert [50]. Diese Kanäle spielen aber für die Bildung von „slow waves" keine Rolle, da spezifische Inhibitoren, wie das Charybdotoxin keinen Einfluß auf die spontane Rhythmizität haben [51]. Nach Blockierung der Ca^{2+}-abhängigen K^+-Kanäle wird auch ein spannungsabhängiger K^+-Kanal offensichtlich. Im Gegensatz zu glatten Muskelzellen wird dieser Kaliumstrom in ICC bei etwa 20 mV negativerem Spannungsbereich inaktiviert. Ferner ist dieser Kaliumstrom in ICC relativ resistent gegenüber dem Kaliumkanalblocker 4-Aminopyridin. Ein negativer inaktivierender Kaliumstrom könnte zu erhöhter Exzitabilität von ICC beitragen [30].

Ins(1,4,5)P_3 induzierte Ca^{2+}-Freisetzung aus dem sarkoplasmatischen Retikulum triggert die durch Ionenkanäle initiierte „slow wave" [52]. Nichtspezifische Aktivatoren des Ins(1,4,5)P$_3$, wie Carbachol und Coffeine können die Frequenz der „slow waves" erheblich modifizieren [52, 53]. Das cAMP senkt beim Hundekolon die Frequenz der „slow waves" erheblich, unabhängig von den Änderungen des Membranpotentials [54].

Interaktionen zwischen dem enterischen Nevensystem (ENS) und ICC

ICC stehen immer in enger struktureller Assoziation mit variкösen Ausläufern der enterischen Nervenfasern. Bei den ICC mit Schrittmacherfunktion könnte diese Innervation die Schrittmacheraktivität modulieren, denn bekannterweise können Neurotransmitter die Slow-waves-Aktivität modifizieren. In Organen, die keine Slow-waves-Aktivität zeigen, so wie z.B. im Ösophagus, obwohl auch hier ein Netzwerk von ICC innerhalb der Zirkulärmuskulatur eingebettet ist, könnte ihre Hauptfunktion darin liegen, als Vermittler zwischen ENS und glatten Muskelzellen zu fungieren [10]. Außer Zweifel findet aber die Neurotransmission nicht exklusiv durch die ICC statt, es besteht auch eine direkte Innervation zu den glatten Muskelzellen. An isolierten und kultivierten ICC vom Hundekolon konnte experimentell der Beweis erbracht werden, daß ICC die Fähigkeit besitzen, neuronale Inputs, insbesondere inhibitorische, zu empfangen und weiter an Muskelzellen zu vermitteln. Publicover et al. demonstrierten eindrucksvoll, daß ICC NO-mediierte neurale Signale amplifizieren können [55].

Rezeptoren auf ICC

Der c-Kit-Rezeptor stellt bisher den einzigen Rezeptor dar, der ICC-Spezifität in bezug auf die Darmmuskulatur aufweist. c-Kit ist ein Protoonkogen, das einen transmembranären Tyrosinkinase-Rezeptor kodiert, der Sequenzhomologien zu den Rezeptoren von Wachstumsfaktoren zeigt, insbesondere zu dem CSF-1-Rezeptor und PDGF-Rezeptor. Das Protein besteht aus einer intrazellulären Tyrosinkinase-Domäne, einer singulären hydrophoben transmembranären Domäne und einer extrazellulären Donäme für die Ligandenbindung. Als endogener Ligand wurde der Stammzellfaktor identifiziert, der auch als Mastzell-Wachstumsfaktor bezeichnet wird und von den Stromazellen des Knochenmarkes und von Fibroblasten gebildet wird. Das c-Kit Protoonkogen wird am W Locus des Chromosoms 5 der Maus kodiert. Mutationen am dominanten W Locus der Maus führen neben den Zelldefekten und Störungen in der Hämatopoese, Melanogenese und Gametogenese auch zu einem Verlust von bestimmten Populationen von ICC im GI-Trakt [18, 56, 57].

Der erste Rezeptor, der anhand von funktionellen Experimenten auf den ICC postuliert wurde, war der des Vasoaktiven Intestinalen Polypeptids (VIP). An ICC aus dem submuskulären Plexus des Hundekolons verursacht VIP eine Hyperpolarisation [58]. Carbachol und Substanz P bewirken an frisch dispergierten und kultivierten ICC des Hundekolons einen transienten Anstieg des intrazellulären Ca^{2+} [59]. Substanz P hemmt dann nachfolgend die spontanen

Oszillationen. ATP und Calcitonin gene-related Peptide führen zu einer Frequenzzunahme der Spontanaktivität der ICC [59].

Basierend auf immunhistochemischen Untersuchungen an Ratten und Meerschweinchen scheinen Neurokinin 1 (NK_1)-Rezeptoren auf den ICC lokalisiert zu sein [60, 61].

ICC aus dem Hundekolon exprimieren die konstitutive Form der NO-Synthetase [62]. NO führt durch Freisetzung aus den intrazellulären Speichern zu einem Anstieg des intrazellulären Ca^{2+} in den ICC, was eine NO-Bildung und -Freisetzung zur Folge hat [55]. Die NO-abhängige Neurotransmission im unteren Ösophagussphinkter, Magen und Pylorus war in Abwesenheiten von ICC bei transgenen, W Locus-mutierten Mäusen drastisch reduziert [63, 64].

Bei Hund und Meerschweinchen exhibieren ICC cGMP-spezifische Immunoreaktivität [65, 66].

Zusammenfassung

Die zum gegenwärtigen Zeitpunkt vorliegenden Daten verdeutlichen, daß die ICC die Schrittmacherzellen der kontraktilen Aktivität des GI-Traktes sind. Diese Zellen generieren die elektrische Slow-waves-Aktivität, welche die charakteristische Frequenz der phasischen Kontraktionen des Magens, Dünndarms und Kolons determiniert. Slow waves bestimmen, im Konzert mit dem ENS, auch die Richtung und Geschwindigkeit, mit der die peristaltische Aktivität propagiert wird. Ferner spielen ICC in einigen Regionen des GI-Traktes als Vermittler der Neurotransmission, insbesondere der inhibitorischen, zu den glatten Muskelzellen eine wichtige Rolle.

Literatur

1. Cajal SR (1891) Nuevas aplicaciones del metodo de colaration de Golgi. Sobre la red nerviosa ganglionarde las vellosidades intestinales. Gaceta medica catalana 12:614–616
2. Cajal SR (1893) El plexo de Auerbach de los batracios. Trab Lab Histol Fac med Barcelona:23–28
3. Cajal SR (1893) Los ganglios y plexos nerviosos del intestino de los mamiferos. Moya, ed. Madrid, 37
4. Cajal SR (1893) Sur les ganglios nerveux de l'intestine. C R Soc Biol V (Paris) 45:217–223
5. Cajal SR (1911) Histologie du systéme nerveux de l'homme et des vertèbres, Maloine (in French)
6. Taxi J (1965) Contribution a l'etude des connexions des neurones moteur du systeme nerveux autonome. Thèse pour le docteur in sciences naturelles. Paris, L'Université de Paris
7. Tiegs OW (1928) Studies on plain muscle and its relation to autonomic rhythmic movements. Austr J Exp Biol Med Sci 2:156–166
8. van Esveld LW (1928) Über die nervösen Elemente in der Darmwand. Z Mikrosk Anat Forsch 15:1–42
9. Richardson KC (1958) Electronmicroscopic observations on Auerbach's plexus in the rabbit, with special reference to the problem of smooth muscle innervation. Am J Anat 103:99–136
10. Thuneberg L (1982) Interstitial cells of Cajal: intestinal pacemaker cells? Adv Anat Embryol Cell Biol 71:1–130
11. Thuneberg L (1989) Interstitial cells of Cajal. In: Wood JD (ed) Handbook of physiology; the gastrointestinal system, vol 1. Bethesda, MD. American Physiological Society:349–386

12. Faussone-Pelegrini MS, Cortesini C, Romagnoli P (1977) Sull'ultrastructura della tunica serosa della prozione cardiale dell'esofago e dello stomaco umano con particolare riferimento alle cosiddette cellule interstiziali di Cajal. Arch Ial Anat Embriol 82:157–177

13. Christensen J (1992) A commentary on the morphological identification of intestial cells of Cajal in the gut. J Auton Nerv Syst 37:75–88

14. Berezin I, Huizinga JD, Daniel EE (1988) Interstitial cells of Cajal in the canine colon: a special communication network at the inner border of the circular muscle. J Comp Neurol 273:42–51

15. Faussone-Pellegrini MS (1985) Cytodifferentiation of the interstitial cells of Cajal related to the myenteric plexus of mouse intestinal muscle coat. Anat Embryol 122:187–192

16. Rasmussen JJ, Thuneberg L (1996) Pacemaker cells in the gastrointestinal tract: interstitial cells of Cajal. Scand J Gastroenterol 216 (Suppl.):82–94

17. Komuro T, Tokui K, Zhou DS (1996) Identification of the interstitial cells of Cajal. Histol Histopathol 11:769–786

18. Huizinga JD, Thuneberg L, Kluppel M et al. (1995) Bernstein A. w/kit gene required for interstitial cells of Cajal and for intestinal pacemaker activity. Nature 373:347–349

19. Ward SM, Burns AJ, Torihashi S, Sanders KM (1994) Mutation of the proto-oncogene c-kit blocks development of interstitial cells and electrical rhythmicity in murine intestine. J Physiol 480:91–97

20. Lecoin L, Gabella G, Le Douarin N (1996) Origin of the c-kit-positive interstitial cells in the avian bovel. Development 122:725–733

21. Young HM, Ciampoli D, Southwell BR and Newgreen DF (1996) Origin of interstitial cells of Cajal in the mouse intestine. Dev Biol 96:97–107

22. Huizinga JD, Chang G, Diamant NE, El-Sharkawy TY (1984) The electrophysiological basis of excitation of canine colonic circular muscle by cholinergic agents and substance P. J Pharmacol Exp Ther 231:692–699

23. Connor JA, Prosser CL, Weems WA (1974) A study of pacemaker activity in intestinal smooth muscle. J Physiol 240:671–701

24. Suzuki N, Prosser CL, Dahms V (1986) Boundary cells between longitudinal and circular muscle layers: essential for electric slow waves in cat intestine. Am J Physiol 250:G287–G294

25. Hara Y, Kubota M, Szurszewski JH (1986) Electrophysiology of smooth muscle of the small intestine of some mammals. J Physiol 372:501–520

26. Kelly KA, Code CF (1971) Canine gastric pacemaker. Am J Physiol 220:112–118

27. El-Sharkawy TY, Morgan KG, Szurszewski JH (1978) Intracellular electrical activity of canine and human gastric smooth muscle. J Physiol 279:291–307

28. Bauer AJ, Publicover NG, Sanders KM (1985) Origin and spread of slow waves in canine gastric antral circular muscle. Am J Physiol 249:G800–G806

29. Faussone-Pellegrini MS, Pantalone D, Cortesini C (1989) An ultrastructural study of the interstitial cells of Cajal of the human stomach. J Submicrosc Cytol Pathol 21:439–460

30. Sanders KM (1996) A case for interstitial cells of Cajal as pacemakers and mediators of neurotransmission in the gastrointestinal tract. Gastroenterology 11:492–515

31. Rumessen JJ, Thuneberg L (1991) Interstitial cells of Cajal in human small intestine. Ultrastructural identification and organization between the main smooth muscle layers. Gastroenterology 100:1417–1431

32. Faussone-Pellegrini MS, Cortesini C (1983) Some ultrastructural features of the muscular coat of human small intestine. Acta Anat 115:47–68

33. Torihashi S, Ward SM, Nishikawa S-I. Nishi K, Kobayashi S, Sanders KM (1995) c-kit-dependent development of interstitial cells and electrical activity in the murine gastrointestinal tract. Cell Tissue Res 280:97–111

34. Smith TK, Reed JB, Sanders KM (1987) Origin and propagation of electrical slow waves in circular muscle of the canine proximal colon. Am J Physiol 252:C215–C224

35. Du C, Conklin JL (1989) Origin of slow waves in the isolated proximal colon of the cat. J Auton Nerv Syst 28:167–178

36. Christensen J, Caprilli R, Lind GF (1969) Electrical slow waves in the circular muscle of the cat colon. Am J Physiol 217:771–776

37. Durdle NG, Kingma YJ, Bowes KL, Chambers MM (1983) Origin of slow waves in the canine colon. Gastroenterology 84:375–382
38. Chow E, Huizinga JD (1987) Myogenic electrical control activity in longitudinal muscle of human and dog colon. J Physiol 392:21–34
39. Christensen J, Rick GA (1987) Intrinsic nerves in the mammalian colon: conformation of a plexus at the circular muscle-submucosal interface. J Auton Nerv Syst 21:223–231
40. Faussone-Pellegrini MS, Cortesini C, Pantalone D (1990) Neuromuscular structures specific to the submucosal border of the human colonic circular muscle. Can J Physiol Pharmacol 68:1437–1446
41. Ward SM, Keller R, Sanders KM (1991) Structure and organization of the electrical activity of the canine distal colon. Am J Physiol 260:C724–C735
42. Berezin I, Huizinga JD, Daniel EE (1988) Structural characterization of interstitial cells of Cajal in the canine colon: a special communication network at the inner border of the circular muscle. J Comp Neurol 273:42–51
43. Smith TK, Reed JB, Sanders KM (1987) Interaction of two electrical pacemakers in the muscularis of the canine proximal colon and propagation of electrical slow waves in circular muscle of the canine proximal colon. Am J Physiol 252:C290–C299
44. Barajas-Lopez C, Huizinga JD, Daniel EE (1989) Different mechanisms of contraction generation in circular muscle of canine colon. Am J Physiol 256:G570–G580
45. Torihashi S, Gerthofer WT, Kabayashi S, Sanders KM (1994) Identification and classification of interstitial cells in the canine proximal colon by ultrastructure and immunocytochemistry. Histochemistry 101:169–183
46. Faussone-Pellegrini MS, Pantalone D, Cortesini C (1990) Smooth muscle cells, interstitial cells of Cajal and myenteric plexus interrelationships in the human colon. Acta Anat 139:31–44
47. Barajas-Lopez C, Huizinga JD, Daniel EE (1990) Different mechanisms of contraction generation in circular muscle of canine colon. Can J Physiol 68:1419–1431
48. Lee HK, Sanders KM (1993) Comparison of ionic currents from interstitial cells and smooth muscle cells of canine colon. J Physiol 460:135–152
49. Bean BP (1989) Classes of calcium channels in vertebrate cells. Annu Rev Physiol 51:367–384
50. Langton P, Ward SM, Carl A, Norell MA, Sanders KM (1989) Spontaneous electrical activity of interstitial cells of Cajal from canine proximal colon. Proc Natl Acad Sci 86:7280–7284
51. Carl A, Bayguinov O, Shutleworth CWR, Ward SM, Sanders KM (1995) Role of Ca^{2+}-activated K^+ channels in electrical activity of longitudinal and circular muscle layers of canine colon. Am J Physiol 268:C619–C627
52. Liu LWC, Thuneberg L, Huizinga JD (1995) Cyclopiazonic acid, inhibiting the endoplasmatic reticulum calcium pump, reduces the canine colon pacemaker frequency. J Pharmacol Exp Ther 275:1058–1068
53. Huizinga JD, Thuneberg L, Vanderwinden J-M, Rumessen JJ (1997) Interstitial cells of Cajal as targets for pharmacological intervention in gastrointestinal motor disorders. Trends Pharmacol Sci 18:393–403
54. Huizinga JD, Farraway L, den Hertog A (1991) Effect of voltage and cyclic AMP on frequency of slow wave-type action potentials in canine colon smooth muscle. J Physiol 442:31–45
55. Publicover NG, Hammond EM, Sanders KM (1993) Amplification of nitric oxide signaling by interstitial cells isolated from canine colon. Proc Natl Acad Sci 90:2087–2091
56. Katsoulis S, Schmidt WE (1997) Onkogene und Motilität – der c-kit-Tyrosinkinase-Rezeptor auf intestinalen Cajal-Zellen. Z Gastroenterol 35:53–55
57. Burns AJ, Torihashi S, Harney SC, Sanders KM, Ward SM (1995) The effect of the c-kit mutation on development of the interstitial cell network in the murine stomach (abstr). Neurogastroenterol Motil 7:249
58. Berezin I, Huizinga JD, Farraway L, Daniel EE (1990) Structural characterization of interstitial cells of Cajal in myenteric plexus and muscle layers of canine colon. Can J Physiol Pharmacol 68:922–932
59. Publicover NG, Hammond EM, Sanders KM (1992) Calcium oscillations in freshly dispersed and cultured interstitial cells from canine colon. Am J Physiol 268:C589–C597

60. Portbury AL, Furness JB, Young HM, Southwell BR, Vigna SR J (1996) Localisation of NK1 receptors immunoreactivity to neurons and interstitial cells of the guinea-pig gastrointestinal tract. Comp Neurol 367:342–351
61. Sternini C, Su D, Gamp PD, Bunnett NW (1995) Cellular sites of expression of the neurokinin-1 receptor in the rat gastrointestinal tract. J Comp Neurol 358:531–540
62. Xue C, Pollock J, Schmidt HHHW, Ward SM, Sanders KM (1994) Expression of nitric oxide synthase by interstitial cells of the canine proximal colon. J Auton Nerv Syst 49:1–14
63. Burns AJ, Lomax AEJ, Torihashi S, Sanders KM (1993) Interstitial cells of Cajal mediate inhibitory neurotransmission in the stomach. Proc Natl Acad Sci 93:12008–12013
64. Ward SM, Morris G, Reese L, Wang X-Y, Sanders KM (1998) Interstitial cells of Cajal mediate inhibitory neurotransmission in the lower esophageal and pyloric sphincter. Gastroenterology 115:314–329
65. Young HM, McConalogue K, Furness JB, de Vente J (1993) Nitric oxide targets in the guinea-pig intestine identified by induction of cyclic GMP immunoreactivity. Neuroscience 55:583–596
66. Shuttleworth CW, Sanders KM (1996) Involvement of nitric oxide in neuromuscular transmission in canine proximal colon. Proc Soc Exp Biol Med 211:16–23

Kolorektale Innervation und Innervationsstörungen – von der Morphologie zur Molekulargenetik*

H.-J. Krammer, T. Wedel, M. V. Singer

Einleitung

Der Gastrointestinaltrakt verfügt über ein ausgedehntes und komplexes intramurales Nervensystem, das enterische Nervensystem (ENS). Es koordiniert und kontrolliert wesentliche gastrointestinale Funktionen, wie Motilität, Resorption, Sekretion. Über diese Funktionen im Rahmen der Verdauung hinaus beeinflußt das ENS endokrine und immunologische Vorgänge des Magen-Darm-Kanals.

Es wird vermutet, daß die Ursache für eine Reihe von Magen-Darm-Erkrankungen (z.B. von funktionellen gastrointestinalen Erkrankungen) in pathologischen Veränderungen der Dünn- und Dickdarminnervation zu suchen ist [65]. „Abdominalbeschwerden unklarer Genese" [38] sind in unserem Kulturkreis häufig (ca. 20% der Gesamtbevölkerung) und besitzen somit eine große sozioökonomische Bedeutung. Nachweislich können Abnormalitäten des ENS zu signifikanten Störungen der intestinalen Motilität führen; Diarrhö, chronische Obstipation und akute Obstruktion sind mögliche Folgen. Bisher kennen wir derartige gesicherte neuropathologische Ursachen allerdings nur bei wenigen Erkrankungen, beispielsweise beim kongenitalen Megakolon (Morbus Hirschsprung) oder bei der Achalasia cardiae. Die Diagnostik von Innervationsstörungen des Gastrointestinaltrakts gilt als schwierig [15b, 20]. Neben klinischen, radiologischen und manometrischen Untersuchungen tragen traditionelle histologische, histochemische, modernere immunhistochemische und seit kurzem auch molekulargenetische Methoden zur Diagnosestellung und Pathogeneseforschung wesentlich bei.

Das enterische Nervensystem (ENS) – ein eigenständiger Teil des autonomen Nervensystems

Zum ENS gehören alle neuronalen Elemente innerhalb des gastrointestinalen Traktes, vom Ösophagus bis zum Sphincter ani internus, und es schließt neuronale Elemente in der Gallenblase, in den extrahepatischen Gallengängen sowie im Pankreas ein [10]. Langley (1900, 1921) benutzte als erster den Terminus „enteric nervous system" und betrachtete es neben dem sympathischen

---

* Prof. Dr. Dr. h.c. W. Kühnel anläßlich seines 65. Geburtstages gewidmet.

und parasympathischen Nervensystem als eigenständigen Teil des autonomen Nervensystems. 1899 erkannten Bayliss und Starling die Autonomie des ENS; sie stellten fest, daß die peristaltischen Kontraktionen koordinierte Reflexe sind, die durch mechanische Stimulation des Darms ausgelöst und durch einen lokalen nervösen Mechanismus ausgeführt werden. Diese Reflexe sind unabhängig von der Verbindung des Darms mit dem Zentralnervensystem (ZNS). Heute weiß man, daß neuronale Kreisläufe die Grundlage dieser Autonomie darstellen. Wie andere integrative Systeme besitzt das ENS die 3 funktionellen Komponenten: sensorischer Input – Interneuron – motorischer Output [14]. Dabei empfangen sensorische Rezeptoren (Nozizeptoren, Mechano-, Osmo- und Chemorezeptoren) Informationen über die Funktionszustände des gastrointestinalen Traktes. Interneurone verarbeiten diese sensorischen Informationen und kontrollieren die Aktivität von motorischen (exzitatorischen oder inhibitorischen) Neuronen. Diese wiederum sind in der Lage, Reaktionsmuster der unterschiedlichen Effektorsysteme auszulösen, zu erhalten oder zu hemmen [66]. Zu den Haupteffektorsystemen zählt man die Muskelzellen, Blutgefäße, exkretorisches und absorptives Epithel, enteroendokrine Zellen sowie immunkompetente Zellen [9, 13].

Trotz der erwähnten funktionellen Unabhängigkeit des ENS ist diese nur relativ, denn das ENS ist über das sympathische und parasympathische Nervensystem auch mit dem ZNS verbunden. Diese Verbindungen ermöglichen eine extrinsische Modulation der gastrointestinalen Funktionen. Umgekehrt ist das ENS in der Lage, direkt afferente Informationen bis zu den prävertebralen Ganglien und zum ZNS zurückzumelden. Dieses Arrangement sorgt für eine Integration gastrointestinaler Funktionen auf verschiedenen Ebenen des Nervensystems.

Quantitative Untersuchungen unterstützen die Theorie von der relativen Unabhängigkeit des Darmwandnervensystems. Sie ergaben 10–100 Mio. Nervenzellen in den Plexus der Darmwand und damit eine Anzahl, die mit der Neuronenzahl des Rückenmarks vergleichbar ist. Die Anzahl der efferenten Fasern im menschlichen N. vagus beträgt dagegen nur 2000 [17]. Trotz einer möglichen divergenten nervalen Versorgung wird eine sinnvolle, allein zentrale, d.h. über efferente Nervenfasern gesteuerte Koordinierung der Darmfunktion bezweifelt [14].

Die Eigenschaften des ENS veranlaßten einige Autoren, es gar als ein lokales Gehirn zu betrachten, das die gastrointestinalen Funktionen koordiniert und kontrolliert [66]. Der evolutionäre Gewinn einer unabhängigen Organisation des ENS besteht in der größeren Effizienz bei der Kontrolle des Magen-Darm-Kanals mit seinen vielen Effektorfunktionen. Die adaptive Bedeutung besteht in der Reduzierung des Raums im ZNS, der ansonsten für Steuerungszentren der gastrointestinalen Funktion erforderlich wäre.

Strukturelle Ähnlichkeiten
zwischen enterischem und zentralem Nervensystem

Bemerkenswert sind die neurohistologischen Besonderheiten des ENS gegenüber anderen autonomen Ganglien und die erstaunliche ultrastrukturelle

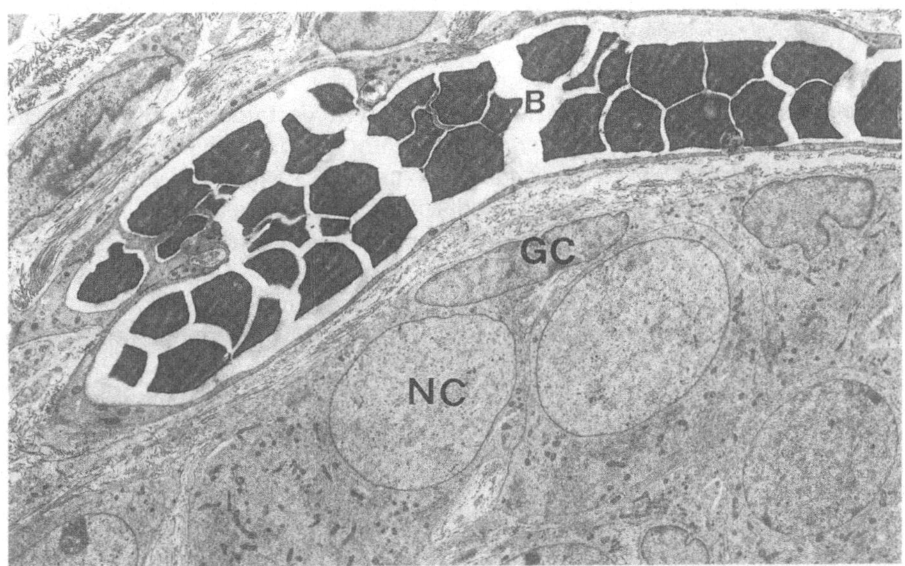

Abb. 1. Eine Randzone eines Ganglions in der Darmwand im elektronenmikroskopischen Bild. Nervenzellen *(NC)* und Gliazellen *(GC)* sind die zellulären Elemente des ENS. Zwischen Blutgefäßen *(B)* und Nervenzellen besteht eine Blut-Ganglien-Schranke

Ähnlichkeit mit dem ZNS [2]. Sowohl in den Ganglien des ZNS als auch in den Darmwandganglien existiert ein dichtes synaptisches Neuropil, bestehend aus neuronalen und glialen Elementen (Abb. 1).

Erstaunlich ist auch die strukturelle Ähnlichkeit zwischen den Gliazellen des ENS und der Astroglia im ZNS. Das „fibrillary acidic protein" ist sowohl für Astrozyten im ZNS als auch für die Gliazellen des ENS spezifisch (s. Abb. 4b; [19]). Innerhalb der Ganglien des ENS sind kaum kollagene Fasern und Blutgefäße zu finden. Gliazellen und Basalmembran trennen die in Ganglien lokalisierten Nervenzellen fast vollständig vom umgebenden Bindegewebe und von den sie versorgenden Gefäßen (Abb. 1; [15]). Hinzu kommt, daß diese Kapillaren dickwandig und ungefenstert sind und damit, ähnlich den Hirngefäßen, relativ impermeabel [4]. Die mögliche Existenz einer Blut-Ganglien-Schranke, vergleichbar der Blut-Hirn-Schranke, wird durch die Bildung von impermeablen Junktionen im Gefäßendothel [15] und durch ein den versorgenden Kapillaren nachgeschaltetes Phagozytensystem gegenüber Makromolekülen bekräftigt [14].

Bemerkenswert ist die hohe morphologische Heterogenität der Neuronen sowohl im ZNS als auch im ENS [8]. Schließlich ist zu erwähnen, daß eine breite Palette von Neurotransmittern bzw. Neuromodulatoren in beiden Systemen zu finden ist.

Günstige Voraussetzungen, wie z.B. die relativ einfache Zugänglichkeit, die Aufrechterhaltung wesentlicher Funktionen auch unter In-vitro-Bedingungen und die Ähnlichkeiten mit dem ZNS, machen das ENS zu einem bevorzugten Objekt der neurobiologischen Forschung.

Histologie des enterischen Nervensystems

Die enterischen Nervenzellen, bestehend aus Soma, Axon und Dendriten sind die eigentlichen erregungsleitenden Strukturen. Sie bilden die Ganglien an den Knotenpunkten des Netzwerks gemeinsam mit den Gliazellen. Gliazellen dienen wie eine Art Ammenzelle als Nähr- und Stützzellen und verfügen über eine Immunkompetenz. Die dritte Zellart ist die interstitielle Zelle nach Cajal, eine nicht neuronale Zelle, der eine Funktion als Schrittmacherzelle der gastrointestinalen Motilität zugesprochen wird. Sie ist verantwortlich für die rhythmisch elektrisch exzitatorische Aktivität der Muskelzelle. Weiterhin dient sie als Kommunikationsstelle zwischen Nervenzelle und glatter Muskelzelle [5, 57].

Das enterische Nervensystem besteht aus mehreren Plexus, die in den verschiedenen Schichten der Darmwand lokalisiert sind. Ihr Arrangement wurde in den letzten 120 Jahren an verschiedenen Tierspezies intensiv untersucht. Trotz Unterschieden in der Prominenz der verschiedenen Plexus, ferner in Größe und Form der Ganglien in den verschiedenen Darmabschnitten und bei verschiedenen Spezies, ist ein ähnliches Anordnungs- und Verteilungsmuster des ENS entlang des tubulären Verdauungstrakts zu erkennen ([21]; Abb. 2). Die Nervenzellen liegen hauptsächlich in den 3 ganglionären Plexus: Plexus myentericus [1], Plexus submucosus externus [46] und Plexus submucosus internus ([36]; Abb. 2–4). Widersprüchliche Auffassungen gibt es über die Existenz zweier separater submuköser Plexus. Viele Autoren beschreiben nur den Plexus submucosus (Meissner [12a, 49a]), andere unterscheiden aufgrund von Lage, Architektur und Dichte des Maschenwerkes und aufgrund von Anzahl, Form und Größe der Ganglien 2 submuköse Plexus ([15a, 40, 46, 48, 51, 53]; s. Abb. 2 und 4b). Diese unterschiedlichen Auffassungen sind vermutlich auch dadurch bedingt, daß es bei zahlreichen, v.a. kleinen Laboratoriumstieren schwierig ist, zwischen den beiden submukösen Plexus aufgrund ihrer anatomischen Konfiguration Unterscheidungen zu treffen [10]. Trotz ihrer topographischen Trennung werden alle Plexus innerhalb der Darmwand durch vertikal verlaufende Verbindungsstränge eng miteinander verbunden. Die Perikaryen sind überwiegend in Ganglien lokalisiert, die an den Knotenpunkten des Netzwerkes liegen. Im gedehnten Zustand der Darmwand breiten sich die Plexus flächenhaft aus. Neben den drei ganglionären Plexus befinden sich in der Darmwand auch noch unterschiedlich ausgeprägte nervenzellfreie Plexus, die häufig als Nebenaggregationen von Nervenzellfortsätzen der ganglionären Hauptplexus aufgefaßt werden [14, 21, 25]. Nervenzellfreie Plexus sind der Plexus mucosus, der Plexus muscularis mucosae in der Lamina muscularis mucosae, der Plexus muscularis profundus im Stratum circulare der Tunica muscularis und der Plexus muscularis superficialis im Stratum longitudinale der Tunica muscularis [5, 11, 37] (s. Abb. 2).

In gewissen Darmabschnitten einiger Spezies, einschließlich des Menschen, ist ein weiteres Nervengeflecht in der Tunica submucosa, der Plexus submucosus extremus, abgrenzbar [52]. Er liegt der inneren Ringmuskelschicht direkt auf und befindet sich damit unmittelbar zwischen Plexus submucosus externus und Plexus muscularis profundus. Es handelt sich um ein äußerst dichtes Nervengeflecht mit eingestreuten Ganglien, das u.a. für die Innervation der

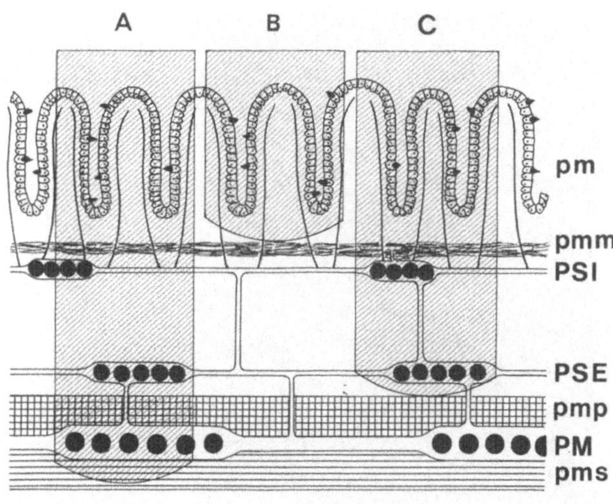

Abb. 2. Schematische Darstellung der Plexus des enterischen Nervensystems *(ENS)* sowie der Möglichkeiten der bioptischen Erfassung von Teilen des ENS. Eine Biopsie der Schleimhaut *(B)* ermöglicht nur eine Aussage über die Nervenfasern des Plexus mucosus. Wenn die Biopsie Teile der Tunica submucosa mit erfaßt *(C)*, können Aussagen zu Ganglien und Nervenzellen der submukösen Plexus getroffen werden. Eine Untersuchung des Plexus myentericus erfordert einen Schnitt durch die gesamte Darmwand *(A)*. (*PM* Plexus myentericus, *PSE* Plexus submucosus externus, *PSI* Plexus submucosus internus, *pms* Plexus muscularis superficialis, *pmp* Plexus muscularis profundus, *pmm* Plexus muscularis mucosae, *pm* Plexus mucosae)

interstitiellen Zellen verantwortlich sein soll, zumal diese mit den langsamen Erregungswellen der glatten Muskulatur in Verbindung gebracht werden [52]. Ein bestimmendes Merkmal des ENS ist die Vielgestaltigkeit der Neuronen. Sie ist offenbar Ausdruck seiner funktionellen Komplexität. Innerhalb dieser morphologischen Heterogenität lassen sich jedoch Ordnungsprinzipien erkennen. Dogiel hat diese vor fast hundert Jahren erkannt und die enterischen Neuronen drei Typen zugeordnet [10a]. Diese noch heute allgemein anerkannte Klassifikation wurde durch Stach weiterentwickelt [25, 53]. Es handelt sich um die bislang ausführlichste morphologische Neuronentypisierung des ENS, die an silberimprägnierten Häutchenpräparaten [6a] des Schweinedünndarms vorgenommen wurde und sechs Neuronentypen unterscheidet. Diese Differenzierung basiert auf morphologischen Kriterien wie Form des Zellkörpers, Anzahl, Länge und Verzweigungsgrad der Fortsätze, Neuritenverlaufsrichtung, Vorkommen, Organisation und Topographie der Neuronen.

Kolorektale Innervationsstörungen (Dysganglionosen)

Innervationsstörungen des Magen-Darm-Kanals können *erworben* sein, z.B. Folge von tropischen Parasitosen (Chagas-Infektion), Stoffwechselerkrankungen (Diabetes mellitus), von Ischämien des Darms, schweren nekrotisierenden Kolitidien und Medikamenten [16, 61].

In der histopathologischen Diagnostik spielen die *angeborenen* Innervationsstörungen eine größere Rolle. Hirschsprung beschrieb 1888 zum erstenmal zwei Patienten mit schweren Obstipationen aufgrund eines kongenitalen Megakolons. Die eigentliche Ursache, die Aganglionose, erkannte er nicht, da

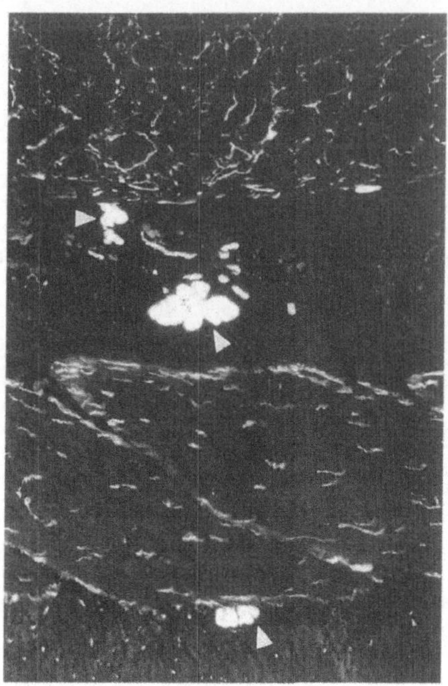

Abb. 3. Das ENS im Schnitt der Darmwand. Immunfluoreszenzreaktion mit Anti-PGP 9.5. (▶) Ganglien der Plexus

er seine Aufmerksamkeit auf den dilatierten und hypertrophierten Kolonabschnitt oral vom aganglionären Segment richtete. Es dauerte jedoch noch mehrere Jahrzehnte, bis sich die Erkenntnis durchsetzte, daß der proximale dilatierte Darm primär funktionell intakt und der Ort der Erkrankung die distale Stenose mit der kongenitalen Aganglionose ist [67]. Um die Diagnose „Morbus Hirschsprung" stellen zu können, wurde nun die Existenz des Plexus myentericus überprüft; dazu waren aufwendige und risikobehaftete Ganzwandbiopsien erforderlich. Als man später feststellte, daß sich die Aganglionose bis in die Submukosa und Mukosa erstreckt, setzte sich die histopathologische Diagnostik der Schleimhaut- und Unterschleimhautbiopsie durch. Die Darstellung des enterischen Nervensystems erfolgte jedoch mittels einfacher Färbemethoden an Schnittpräparaten, wodurch die Diagnosestellung auch für den erfahrenen Pathologen zeitaufwendig und problematisch war. 1972 publizierten Meier-Ruge et al. [35] eine histochemische Studie über die veränderte Azetycholinesterasereaktivität in Schleimhautbiopsien des Dickdarms bei Morbus Hirschsprung. Seitdem wuchs die Bedeutung des Nachweises der intestinaler Innervationsstörungen erheblich infolge verbesserter diagnostischer und therapeutischer Möglichkeiten, so daß es gelang, über den Morbus Hirschsprung hinaus weitere Innervationsstörungen des Magen-Darm-Kanals zu erkennen.

Insgesamt besteht Einigkeit darüber, daß neben der Aganglionose weitere kolorektale Innervationsstörungen existieren. Entsprechend der Verlautbarung einer aktuellen Konsensustagung [3] werden folgende Dysganglionosen des Magen-Darm-Kanals unterschieden: Aganglionose (Morbus Hirschsprung), Hypoganglionose und intestinale neuronale Dysplasie (IND).

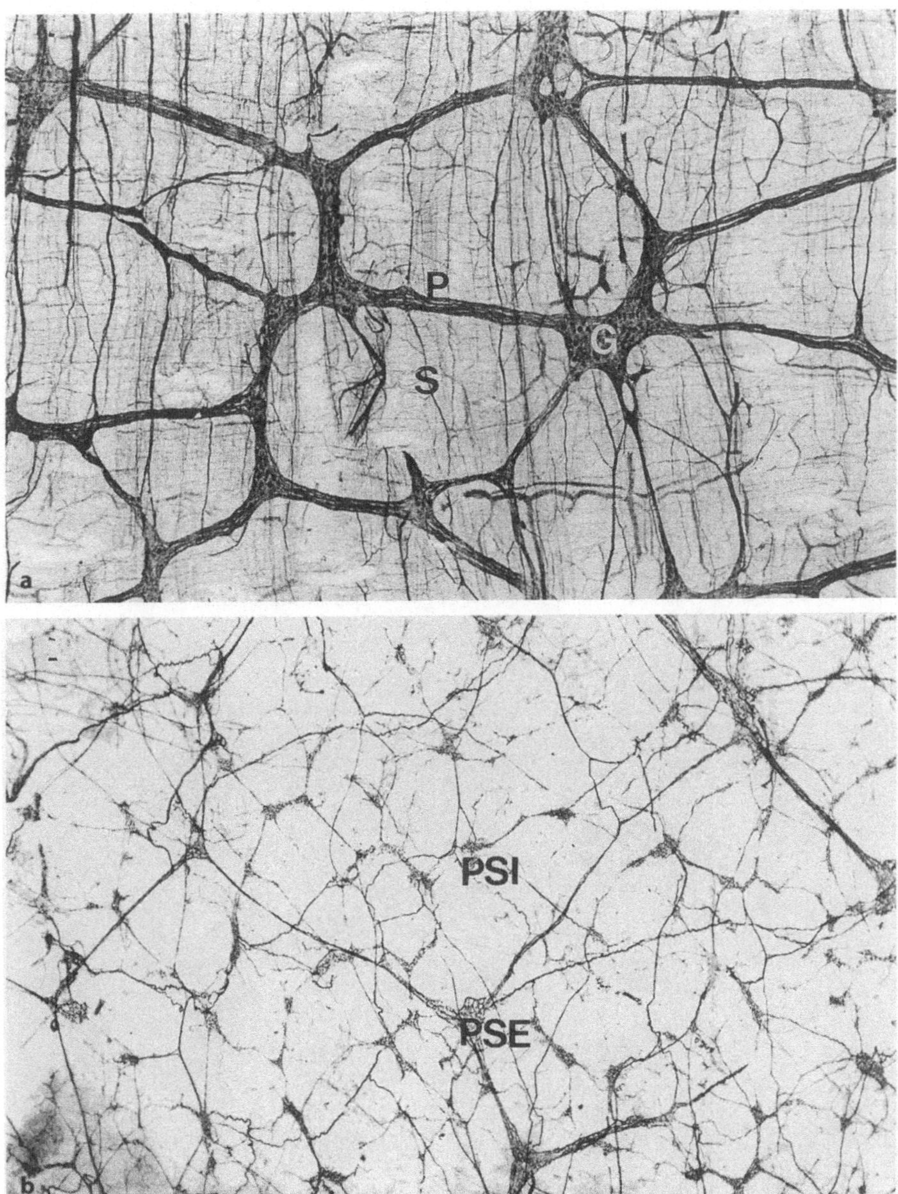

Abb. 4. Die Plexus des ENS im Häutchenpräparat der Darmwand. **a** Plexus myentericus mit Ganglien *(G)*, Primärsträngen *(P)* und Sekundärsträngen *(S).* **b** Die beiden submukösen Plexus: Plexus submucosus externus *(PSE)* und internus *(PSI).* Immunperoxidasereaktion mit Anti-PGP 9.5 **(a)** und Anti-GFAP **(b)**

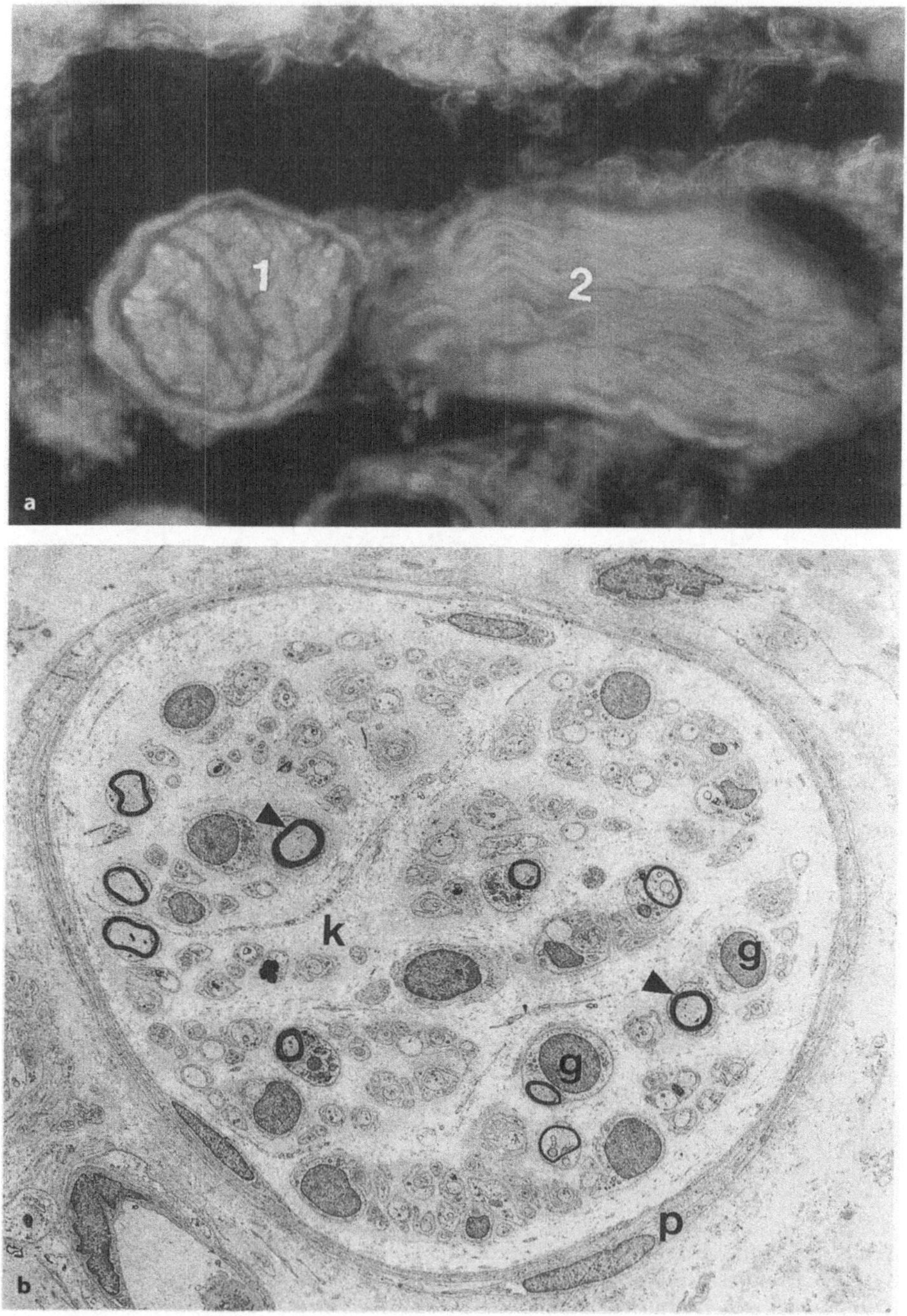

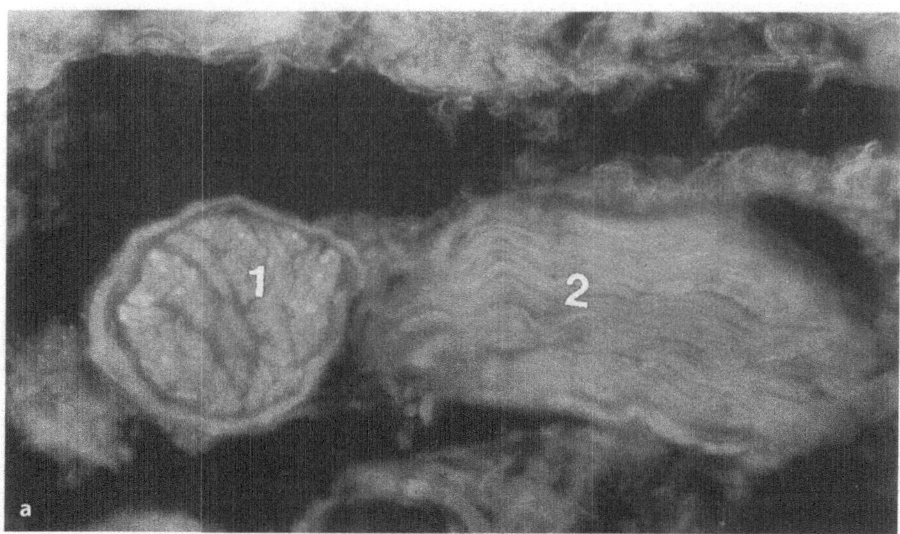

Abb. 5a, b. Aganglionose. Lichtmikroskopische (**a**) und elektronenmikroskopische (**b**) Darstellung von hypertrophierten Nervenfasern in der Darmwand bei der Aganlionose. **a** Immunfluoreszenzreaktion mit Anti-PGP, hypertrophierter Nervenstrang im Querschnitt *(1)* und Längsschnitt *(2)*. **b** Der Nervenstrang wird umgeben von einer Perineuralscheide *(P)*. *G* Gliazellkerne, (►) myelinisierte Nervenfasern, *k* kollagenes endoneuronales Bindegewebe

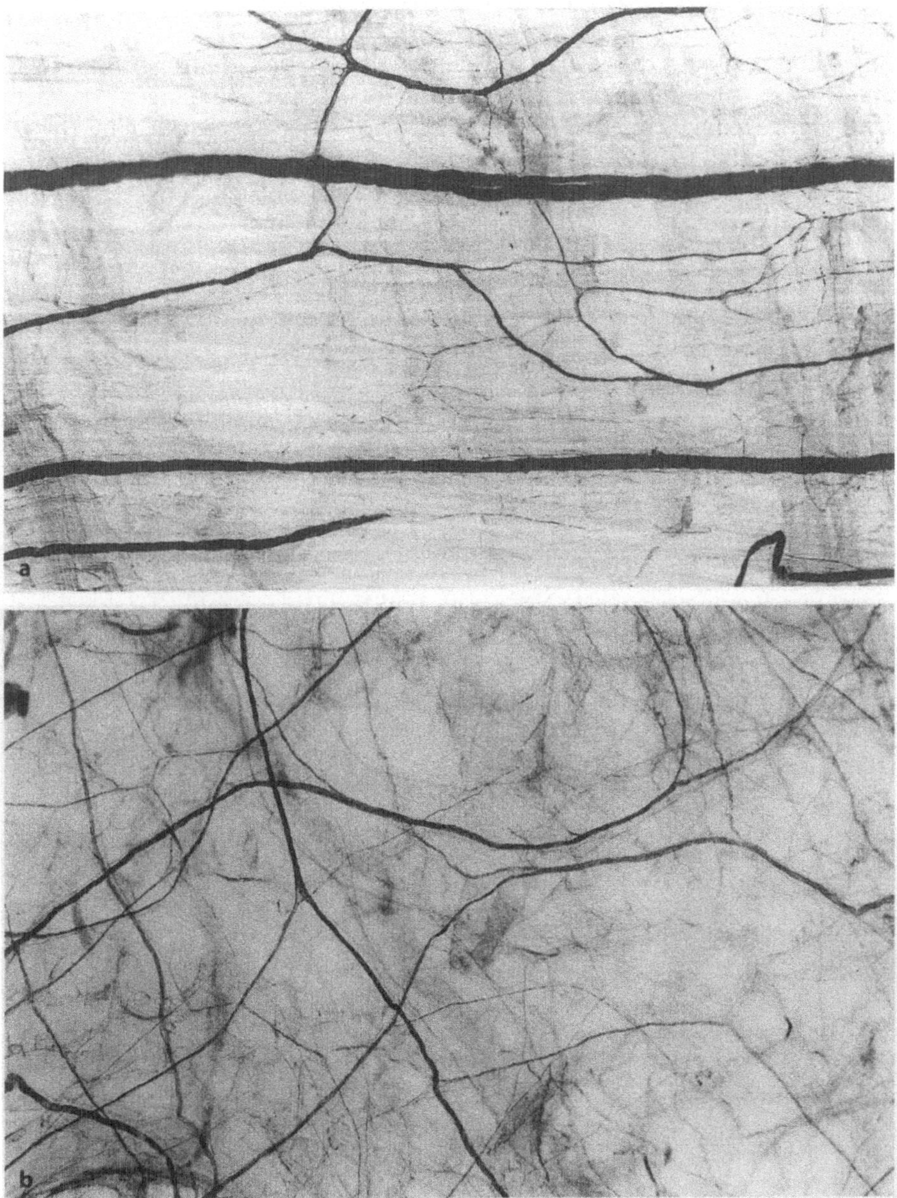

Abb. 6a, b. Aganglionose: Die Nervengeflechte in der Muskularis (**a**) und in der Submukosa (**b**) im Häutchenpräparat eines aganglionären Segments bei Morbus Hirschsprung. NADPH-dia-phorase-Reaktion

Aganglionose (Morbus Hirschsprung)

Aganglionosen sind durch das vollständige Fehlen von Neuronen im Plexus myentericus und Plexus submucosus in unterschiedlich langen Darmabschnitten gekennzeichnet (Abb. 5 und 6) [63a]. Zusätzlich wurde eine Hyperplasie der Acetylcholinesterase-reaktiven Nervenfasern im aganglionären Segment beschrieben [7, 32, 49]. Entsprechend der Ausdehnung des aganglionären Segments kann man ultrakurze, kurze und lange Unterformen unterscheiden. Bei der ultrakurzen Form reicht das aganglionäre Segment vom Anus bis maximal 3 cm oberhalb der Anokutangrenze [33]. Die kurze Unterform ist klassisch und erstreckt sich vom Anus bis zum Rektum und Colon sigmoideum. Ist der Darm über das Colon descendens hinaus befallen, handelt es sich um die lange Unterform [43]. Darüber hinaus wurden extreme Varianten beschrieben, bei denen sich die Aganglionosis auf das gesamte Kolon [35, 67], den Dünndarm oder gar auf den gesamten Verdauungskanal erstreckt [44].

Hypoganglionose

Sie ist durch eine verringerte Nevenzell- und Nervenfaserzahl charakterisiert. Die Nervenzellen kommen selten und nur vereinzelt vor. Die Ganglien sind rarifiziert und klein (Abb. 7). Die Hypoganglionose tritt selten isoliert auf, sondern eher in einer Übergangszone zwischen einem aganglionären Segment und dem regelrecht innervierten Darm [62].

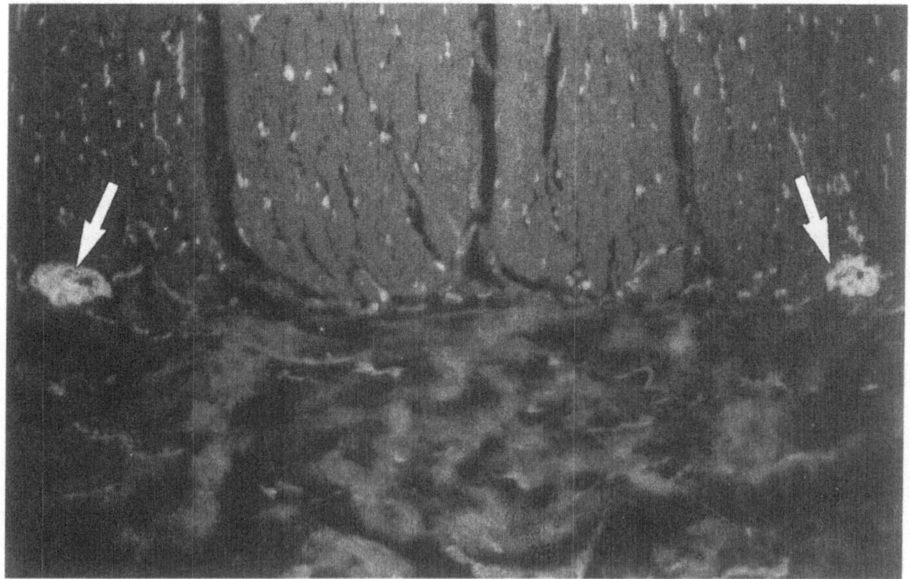

Abb. 7. Hypoganglionose: Deutliche Rarifizierung der Gangliendichte und Gangliengröße im Plexus myentericus. Immunfluoreszenzreaktion mit Anti-PGP 9.5 im Schnitt der Darmwand

Intestinale neuronale Dysplasie (IND)

Die IND wurde erstmals 1971 von Meier-Ruge [31] als Erkrankungsbild des Kolons mit Hirschsprung-ähnlicher Symptomatik histopathologisch beschrieben. Er unterscheidet histopathologisch und klinisch zwei Erkrankungsformen der IND: Typ A und Typ B.

Der *Typ A* ist selten. Er beruht auf einer Hypoplasie oder Aplasie des Sympathikus. Er tritt bei Neugeborenen und Säuglingen auf und ist durch ulzerative Kolitiden gekennzeichnet (blutige Stühle mit Spastizität des Kolons sowie explosivartigen Durchfallattacken).

Der häufigere *Typ B* beruht auf einer Anlagestörung des Plexus submucosus. Hypothetisch sollen dadurch kaum Druckrezeptoren in der Schleimhaut ausgebildet werden. Eine gestörte Kontrolle der Darmfüllung und eine fehlende propulsive Anpassung der Darmmotorik an den Füllungszustand des Dickdarms sollen die Folgen sein. Es kommt zur weitgehenden Aufhebung der segmentalen, phasischen Kontraktionen bzw. Dilatationen von Ring- und Längsmuskulatur. Klinisch äußert sich der Typ B als chronische Obstipation, z.T. mit sekundärer Megakolonbildung.

Typische morphologische Befunde sind die Hyperplasie des Plexus submucosus (hypertrophe Nervenfaserstränge) und des Plexus muscularis mucosae, Nervenzellheterotopien (fehlerhaftes Vorkommen von enterischen Nervenzellen in Darmwandschichten, die eigentlich nervenzellfrei sein sollten, wie z.B. die Mukosa (Abb. 8 und 9). Wichtigstes Kriterium der IND ist die Hypergang-

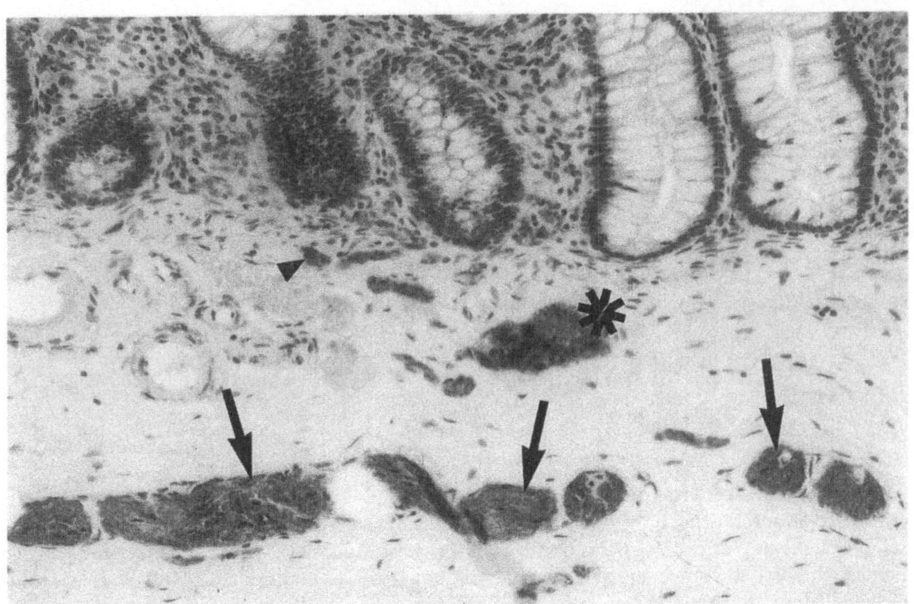

Abb. 8. Intestinale neuronale Dysplasie *(IND):* Gekennzeichnet durch hypertrophe Nervenfaserstränge (◗) und Riesenganglien (✳). Immunperoxidasereaktion mit Anti-PGP 9.5 und Gegenfärbung mit Hämalaun

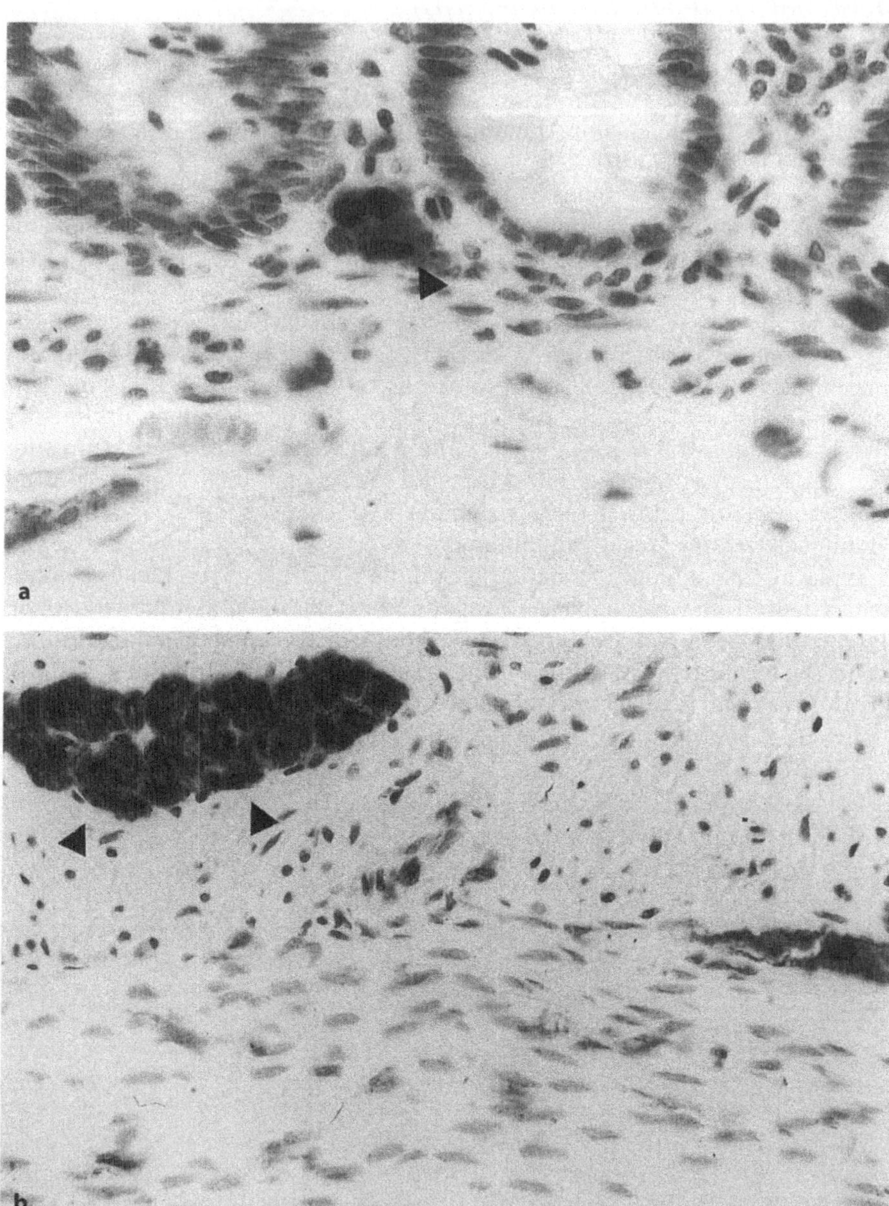

Abb. 9. Nervenzellheterotopien (▶) sind ein histopathologisches Kennzeichen von kolorektalen Innervationsstörungen. Es handelt sich um eine Verlagerung von Ganglien in Darmwandschichten, die normalerweise nervenzellfrei sind wie die Mukosa (**a**) oder die Ring- oder Längsmuskelschicht der Tunica muscularis (**b**). Immunperoxidasereaktion mit Anti-PGP 9.5 und
Gegenfärbung mit Hämalaun

lionose, d.h. das Vorkommen von sog. Riesenganglien in der Submukosa. Diese Riesenganglien enthalten mehr als 7 Nervenzellen und sind 2- bis 3mal so groß wie normale Ganglien. Die hypertrophen Nervenstränge (Plexushyperplasie) soll sich altersabhängig zurückbilden können, während die Riesenganglien persistieren und sowohl bei Kindern als auch noch im Erwachsenenalter nachgewiesen werden können [35a, 55, 60]. Mit zunehmendem Alter kommt es zur Nachreifung des ENS und in den meisten Fällen zur spontanen Besserung der klinischen Symptome der IND, so daß vorrangig eine konservative Therapie empfohlen wird. Die IND kann sowohl isoliert als auch proximal einer Aganglionose (Hirschsprung-assoziierte IND) vorkommen.

Seit der Erstbeschreibung wurde das Krankheitsbild von mehreren Autoren bestätigt und genauer charakterisiert [12, 34, 41, 47, 50, 64]. Andererseits gibt es konträre Auffassungen, denen zufolge die IND zwar deskriptiv ein histopathologisches Phänomen ist, aber keine klinisch-pathologische Entität darstellt ([49] sowie Koletzko et al., persönliche Mitteilung). Auffällig ist auch die erhebliche Diskrepanz der Angaben in der Literatur über die Inzidenz der IND [34, 42]. Gründe dafür sind sehr wahrscheinlich die unterschiedlichen diagnostischen Kriterien und die unterschiedliche Qualität der Darstellung des ENS mittels histochemischer Methoden.

Kombinationsformen

Eine Aganglionose kann oralwärts mit einer IND oder mit einer Hypoganglionose kombiniert sein [3, 60, 62].

Histopathologische Diagnostik von kolorektalen Innervationsstörungen: Histochemie versus Immunhistochemie

Bestimmend in der histopathologischen Diagnostik von Dysganglionosen sind bis heute traditionelle, relativ unspezifische enzymhistochemische Reaktionen, wie die Azetylcholinesterasereaktion (ACE) und die Laktatdehydrogenasereaktion (LDH), durchgeführt an Kryostatschnitten von bioptischem Material. Im Gegensatz dazu wird die gegenwärtige Erforschung der strukturellen Organisation und der funktionellen Kreisläufe des ENS durch immunhistochemische Nachweisreaktionen einer wachsenden Zahl neuronaler und gliöser Marker sowie Neurotransmitter bzw. Neuromodulatoren in Schnitt- und vor allem an Häutchenpräparaten der Darmwand verschiedener Tiermodelle bestimmt [26–30].

Der immunhistochemische Nachweis von neuronalen und glialen Strukturproteinen wurde bereits für die histopathologische Untersuchung der kongenitalen Aganglionose (Morbus Hirschsprung) verwandt [15b, 39, 45, 56, 58]. Besonders eignen sich dabei Antikörper gegen S-100 Protein und Protein-Gene Product 9.5 ([30]; Abb. 5, 7, 8, 9).

Funktionell verwertbare immunhistochemische Aussagen liegen zum veränderten Gehalt an Neurotransmittern bei der Aganglionose vor. Bei der Aganglionose sind vor allem Nitric Oxide Synthase (NOS) und Vasoactive

Intestinal Polypeptide (VIP) vermindert und Azetylcholin vermehrt. Daneben wurden Veränderungen auch für Neuropeptide Y (NPY), Somatostatin (SOM), Substance P (SP) und das Katecholamin-synthetisierende Enzym Tyrosinhydroxylase [59] gefunden.

Molekularbiologische und molekulargenetische Untersuchungen von kolorektalen Innervationsstörungen

Die bisherigen molekularbiologischen/molekulargenetischen Untersuchungen von kolorektalen Innervationsstörungen beziehen sich auf die kongenitale Aganglionose (Morbus Hirschsprung).

In der Embryonalperiode wandern Precursorzellen der enterischen Nervenzellen vom vagalen Teil der Neuralleiste und vom Sakralteil in das Darmrohr ein, breiten sich in kraniokaudaler Richtung aus und differenzieren vor Ort. Die aktuellen molekulargenetischen Untersuchungen der Aganglionose befassen sich mit Rezeptoren und deren Genen, die die Migration und Entwicklung des ENS beeinflussen. Hierbei handelt es sich um Gene, die transmembranäre Tyrosinkinaserezeptoren kodieren, namentlich RET und C-kit. Bevor man diese Gene mit Entwicklungsstörungen des ENS in Verbindung gebracht hat, bezeichnete man sie aufgrund ihrer onkogenen Potenz als Protoonkogene. Protoonkogene gehören zum Bestand der normalen somatischen Zelle und spielen eine entscheidende Rolle bei der Wachstumskontrolle.

RET

Das RET-Gen besteht aus 21 Exons und kodiert einen Rezeptor für eine Tyrosinkinase mit einer extrazellulären Domäne vom Cadherin-Typ (z.B. zum Andocken von Wachstumsfaktoren), einem hydrophoben transmembranären Teil und einer intrazellulären Tyrosin-kinase Domaine. Es wurde nachgewiesen, daß eine gezielte Ausschaltung des RET-Gens in transgenen Mäusen eine Aganglionose und eine Nierenagenesie erzeugt. Weiterhin ist eine Mutation des RET-Gens in 10–40% der Patienten mit Morbus Hirschsprung assoziiert.

C-kit

C-Kit-Gene kodieren ebenfalls Tyrosinkinase-Rezeptoren und haben eine Bedeutung für die Entwicklung von interstitiellen Zellen; eine Ausschaltung des Gens auf Chromosom 5 bei der Maus erzeugt eine Pigmentstörung sowie Obstipation. Es konnte gezeigt werden, daß die interstitiellen Zellen in diesen Tieren vermindert sind. Beim Menschen ist C-Kit auf Chromosom 4 kodiert. Eine Mutation konnte auch beim Morbus Hirschsprung nachgewiesen werden [57].

Endothelin 3, Endothelin-B-Rezeptor

Durch die gezielte Ausschaltung von Genen für Endothelin 3 und Endothelin-B-Rezeptor bei der Maus konnte ebenfalls ein Megakolon erzeugt werden. Entsprechende Mutationen sind auch bei Morbus Hirschsprung beobachtet worden.

Literatur

1. Auerbach L (1862) Über einen Plexus myentericus, einen bisher unbekannten ganglio-nervösen Apparat im Darmkanal der Wirbeltiere. E Morgenstern, Breslau
2. Baumgarten HG, Holstein AF, Owan Ch (1970) Auerbach's plexus of mammals and man: Electron microscopic identification of three different types of neuronal processes in myenteric ganglia of the large intestine from rhesus monkeys, guinea-pigs and man. Z Zellforsch Mikrosk Anat 106:376–397
3. Borchard F, Meier-Ruge W, Wiebecke B et al. (1991) Innervationsstörungen des Dickdarms – Klassifikation und Diagnostik. Pathologe 12:171–174
4. Brightman MW, Reese TS (1969) Junction between intimately apposed cell membranes in the vertebrate brain. J Cell Biol 40:648–677
5. Cajal SR y (1892) El plexo de Auerbach de los batracios. Nota sobre el plexo de Auerbach de la Rana. Trab Laborat histol Fac méd, Barcelona, pp 23–28
6. Cajal SR y (1893) Sur les ganglions et plexus nerveux de l'intestin. C R Soc Biol 9:217–223
6a. Cauna (1959) The mode of termination of the sensory nerves and its significance. J. Comp Neurol 113:169–210
7. Chow CW, Chan WC, Yue PCK (1977) Histochemical criteria for the diagnosis of Hirschsprung's disease in rectal suction biopsies by acetylcholinesterase activity. J Pediatr Surg 5:675–680
8. Cook RD, Burnstock G (1976) The ultrastructure of Auerbach's plexus in the guinea pig. I. Neural elements. J Neurocytol 5:171–194
9. Cooke HJ (1987) Neural and humoral regulation of small intestinal electrolyte transport. In: Johnson LR (ed) Physiology of the Gastrointestinal Tract. Raven, New York, pp 1307–1341
10. Costa M, Furness JB, Llewellyn-Smith IJ (1987) Histochemistry of the enteric nervous system. In: Johnson LR (ed) Physiology of the Gastrointestinal Tract. Raven, New York, pp 1–40
10a. Dogiel AS (1899) Über den Bau der Ganglien in den Geflechten des Darmes und der Gallenblase des Menschen und der Säugetiere. Arch Anat Physiol, Anat Abt, Berlin 4:130–158
11. Drasch O (1880) Beiträge zur Kenntnis des feineren Baues des Dünndarms, insbesondere über die Nerven desselben. Sitz Ber Akad Wiss (Wien), Math-Naturw Kl, Abt II 82:168–198
12. Fadda B, Pistor G, Meier-Ruge W et al. (1987) Symptoms, diagnosis, and therapy of neuronal intestinal dysplasia by Hirschsprung's disease. Pediatr Surg Int 2:76–79
12a. Furness JB, Costa M (1980) Types of nerves in the enteric nervous system. Neuroscience 5:1–20
13. Gabella G (1976) Structure of the autonomic nervous system. Chapman & Hall, London
14. Gershon MD (1981) The enteric nervous system. Ann Rev Neurosci 4:227–272
15. Gershon MD, Brusztajn S (1978) Properties of the enteric nervous system: Limitation of access of intravascular macromolecules to the myenteric plexus and muscularis externa. J Comp Neurol 180:467–488
15a. Gunn M (1968) Histological and histochemical observations on the myenteric and submucous plexus of mammals. J Anat 102:223–239
15b. Hall CL, Lampert PW (1985) Immunhistochemistry as an aid in the diagnosis of Hirschsprung's disease. Am J Clin Pathol 83:177–181
16. Heitz PU, Komminoth P (1990) Biopsy of Hirschsprung's disease and related disorders. In: Williams GT (ed) Gastrointestinal Pathology. Springer, Berlin Heidelberg New York London Tokyo, pp 257–275

17. Hoffmann HH, Schnitzlein NN (1969) The number of vagus nerves in man. Anat Rec 139:429–435
18. Holschneider AM (1982) Hirschsprung's Disease. Thieme – Stratton, Stuttgart New York
19. Jessen KR, Mirsky R (1980) Glial cells in the enteric nervous system contain glial fibrillary acidic protein. Nature 286:736–737
20. Kaiser G, Bettex M (1982) Clinical generalities. In: Holschneider AM (ed) Hirschsprung's Disease. Thieme – Stratton, Stuttgart New York, pp 43–53
21. Krammer H-J (1993) Topographie der ganglionären und aganglionären Plexus des enterichen Nervensystems. Kontinenz 2:109–113
22. Krammer H-J, Kühnle W (1992) Immunhistochemistry for intermediate filaments in the enteric nervous system of the porcine small intestine. Ann Anat 174:275–278
23. Krammer H-J, Kühnel W (1993) Topography of the enteric nervous system (ENS) in the Peyer's patches of the porcine small intestine. Cell Tissue Res 272:267–272
24. Krammer H-J, Sigge W (1994) GFAP-Immunreaktivität in der Neomukosa des Ileums auf einem Serosa Patch des Colons beim Hund. Ann Anat 176:17–21
25. Krammer H-J, Stach W (1991) Das enterische Nervenystem – Cerebrum abdominale Focus MUL 8:118–122
26. Krammer H-J, Karahan ST, Mayer B, Kühnel W (1993a) Distribution of nitric oxide synthase-immunoreactive neurons in the submucosal plexus of the porcine small intestine. Ann Anat 175:225–230
27. Krammer H-J, Karahan ST, Rumpel E et al. (1993b) Immunohistochemical visualization of the enteric nervous system using antibodies against protein gene product (PGP) 9.5. Ann Anat 175:321–325
28. Krammer H-J, Kühnel W, Sigge W (1994a) NOS-Immunreaktivität und NADPH-Diaphorase-Reaktivität im intramuralen Nervensystem des Dünn- und Dickdarms. Focus MUL 11:12–16
29. Krammer H-J, Zhang M, Kühnel W (1994b) Distribution of NADPH-diaphorase positive neurons in the enteric nervous system of the human colon. Ann Anat 176:137–141
30. Krammer H-J, Stach W, Wedel T et al. (1997) Enteric nervous system – what can we learn from morphology. Z Gastroenterol (Suppl 2) 5–13
31. Meier-Ruge W (1971) Über ein Krankheitsbild des Kolon mit Hirschsprung-Symptomatik. Verh Dtsch Ges Pathol 55:506–510
32. Meier-Ruge W (1974) Hirschsprung's disease: its etiology, pathogenesis, and differential diagnosis. Curr Top Pathol 59:131–179
33. Meier-Ruge W (1982) Diagnosis of Hirschsprung's disease. In: Holschneider AM (ed) Hirschsprung's Disease. Thieme-Statton, Stuttgart New York, pp 62–71
34. Meier-Ruge W (1992) Epidemiology of congenital innvervation defects of the distal colon. Virchows Archiv A Pathol Anat 420:171–177
35. Meier-Ruge W, Lutterbeck PM, Herzog B et al. (1972) Acetylcholinesterase activity in suction biopsies of the rectum in the diagnosis of Hirschsprung's disease. J Pediatr Surg 7:11–17
35a. Meier-Ruge W, Gambazzi F, Käufeler E, Schmid P, Schmidt CP (1994) The neuropathological diagnosis of neuronal intestinal dysplasia (NID B). Eur J Pediatr Surg 4:267–273
36. Meissner G (1857) Über die Nerven der Darmwand. Z Ration Med NF 8:364–366
37. Müller E (1892) Zur Kenntnis der Ausbreitung und Endigungsweise der Magen-, Darm- und Pankreasnerven. Arch Mikroskop Anat 40:390–408
38. Müller-Lissner S, Koelz HR (1990) Dyspepsie-Fiebel. Springer, Berlin, Heidelberg, New York, London, Paris, Tokyo, Hong Kong, Barcelona
39. Nogueira AMMF, Barbosa AJA, Carvalho AA et al. (1990) Usefulness of immunocytochemical of neuron-specific enolase in the diagnosis of Hirschsprung's disease. J Pediatr Gastroenterol Nutr 11:496–502
40. Ohkubo K (1936) Studies on the intrinsic nervous system of the digestive tract. I. The submucous plexus of guinea pig. Jpn J Med Sci Anat 6:1–20
41. Puri P, Lake BD, Nixon HH et al. (1977) Neuronal colonic dysplasia: an unusual association of Hirschsprungs's disease. J Pediatr Surg 12:681–685
42. Puri P (1997) Variant Hirschsprung's disease. J Pediatr Surg 32:149–157

43. Rehbein F, Halsband H, Hofmann S (1969) Hirschsprungsche Krankheit mit langem, engem Segment. Dtsch Med Wochenschr 94:708–716

44. Rudin C, Jenny PM, Fliegel CP et al. (1986) Zuelzer-Wilson-Syndrom bei fehlender Darminnervation. Z Kinderchir 41:287–292

45. Sams VR, Bobrow LG, Happerfield L, Keeling J (1992) Evaluation of PGP 9.5 in the diagnosis of Hirschsprungs's disease. J Pathol 168:55–58

46. Schabdasch A (1930) Intramurale Nervengeflechte des Darmrohrs. Z Zellforsch Mikrosk Anat 10:320–385

47. Schärli AF, Meier-Ruge W (1981) Localized and disseminated forms of neuronal intestinal dysplasia mimicking Hirschsprung's disease. J Pediatr Surg 16:164–179

48. Scheuermann DW, Stach W (1984) Fluorescence microscopic study of the architecture and structure of an adrenergic network in the plexus myentericus (Auerbach), plexus submucosus externus (Schabadasch) and plexus submucosus internus (Meissner) of the porcine small intestine. Acta Anat 119:49–59

49. Schoefield DE, Junis EJ (1991) Intestinal neuronal dysplasia. J Pediatr Gastroenterol Nutr 12:182–189

49a. Schoefield GC (1968) Anatomy of muscular and neural tissues in the alimentary canal. In Handbook of Physiology, Section 6, Vol 4, ed by Code CF, Washington DC, American Physiological Society 1579–1627

50. Simpser E, Kahn E, Kenigsberg K, Duffy L, Marcowitz J, Daum F (1991) Neuronal intestinal dysplasia: Quantitative diagnostic criteria and clinical management. J Pediatr Gastroenterol Nutr 12:61–64

51. Stach W (1977) Der Plexus submucosus externus (Schabadasch) im Dünndarm des Schweines. I. Form, Struktur und Verbindungen der Ganglien und der Nervenzellen. Z Mikrosk Anat Forsch 91:735–755

52. Stach W, Brehmer A, Krammer H-J (1993) Übersicht über das Nervensystem. In: Waldeyer A, Mayet A (eds) Anatomie des Menschen 1. Walter de Gruyter, Berlin

53. Stach W (1989) A revised morphological classification of neurons in the enteric nervous system: In: Singer MV, Goebell H (eds) Nerves and the gastrointestinal tract. Kluwer Academic Publishers, Lancaster, pp 29–45

54. Stach W, Brehmer A, Krammer H-J (1993) Übersicht über das Nervensystem. In: Waldeyer A, Mayet A (eds) Anatomie des Menschen 1. Walter de Gruyter, Berlin

55. Stoss F, Meier-Ruge W (1991) Diagnostic of neuronal colonic dysplasia in primary chronic constipation and sigmoid diverticulosis – endoscopic biopsy and enzymehistochemical examination. Surg Endosc 5:146–149

56. Tam PKH (1986) An immunohistochemical study with neuron-specific enolase and substance P of human enteric innervation – the normal developmental pattern and abnormal deviations in Hirschsprung's disease and pyloric stenosis. J Pediatr Surg 21:227–232

57. Vanderwinden JM, Rumessen JJ, Hao et al. (1996) Interstitial cells of Cajal in human colon and in Hirschsprung's disease. Gastroenterology 111:901–910

58. Vinores ST, May E (1985) Neuron-speicific enolase as an immunohistochemical tool for the diagnosis of Hirschsprung's disease. Am J Surg Pathol 9:281–285

59. Wattchow DA, Furness JB, Costa M et al. (1991) The distribution and coexistence of peptides in nerve fibers of large bowel affected by Hirschsprung's disease. Pediatr Surg Int 6:322–332

60. Wedel T, Krammer H-J, Bruch HP, Kühnel W (1996) Hirschsprung assoziierte neuronale intestinal Dysplasie (HNID) beim Erwachsenen. Ann Anat 344

61. Wedel T, Krammer H-J, Kühnel W, Sige W (1997a) Alterations of the enteric nervous system in neonatal necrotizing enterocolitis – revealed by whole mount immunohistochemistry. Pediatric Pathology and Laboratory Medicine (in press)

62. Wedel T, Gleiß J, Schiedeck T, Herold A, Krammer H-J, Bruch HP (1998) Das neurogene Megakolon: Liegt immer ein Morbus Hirschsprung zugrunde? Coloproctology 20:45–57

63. Wedel T, Krammer H-J, Holschneider AM, Kühnel W (1998) Ultrastructural features of nerve fiber strands in Hirschsprung's disease. Europ J Ped Surg (accepted)

63a. Whitehouse FR, Kernohan JW (1948) Mesenteric plexus in congenital megacolon. Study of eleven cases. Arch Intern Med 82:75–111

64. Wiebecke B, Müller-Lissner S (1990) Neuronale intestinale Dysplasie (NID) Typ B beim Erwachsenen. Verh Dtsch Ges Path 74:525
65. Wingate DL (1989) Neurobiological gut disorders. In: Singer MV, Goebell H (eds) Nerves and the gastrointestinal tract. Kluwer Academic Publishers, Lancaster, pp 477–481
66. Wood JD (1987) Physiology of the enteric nervous system. In: Johnson LR (ed) Physiology of the Gastrointestinal Tract. Raven, New York, pp 67–109
67. Zuelzer WW, Wilson JL (1948) Functional intestinal obstruction on a congenital neurogenic basis in infancy. Am J Dis Childh 75:40–64

Selektive Denervierung durch Botulinus-Toxin als therapeutisches Prinzip im Gastrointestinaltrakt

T. Wehrmann

Einleitung

Gelangen ubiquitär im Erdreich und im Wasser vorkommende Clostridium-botulinum-Sporen in Fleisch-, Wurst- oder Gemüsekonserven, kann es unter Luftabschluß und bestimmten pH-Verhältnissen zur Umwandlung der Sporen in die Vegetativform kommen. Die Vegetativform des Bakteriums beginnt dann, Botulinus-Toxine zu bilden. Nach Ingestion solchermaßen kontaminierter Lebensmittel kommt es beim Menschen zu einer als Botulismus bezeichneten Intoxikation. Klinisch resultieren zunächst okuläre Symptome (Doppelbilder, Verschwommensehen, Ptose und weite, lichtstarre Pupillen) sowie gastrointestinale Beschwerden (Dysphagie, Übelkeit, Erbrechen, Bauchkrämpfe und Mundtrockenheit). Nachfolgend bilden sich umschriebene Paresen aus sowie eine Lähmung der Atemmuskulatur. In Zeiten, in denen eine maschinelle Ventilation noch nicht verfügbar war, besaß der Botulismus daher eine hohe Letalität.

Die Symptomatik wird durch die systemische Resorption (über den Magen-Darm-Trakt) der ingestierten Botulinus-Toxine verursacht. Andere, wesentlich seltenere, Intoxikationswege sind großflächige Wunden („Wundbotulismus") oder die konnatale Besiedlung des Magen-Darm-Trakts von Säuglingen („Säuglingsbotulismus"). Botulinus-Toxine (BTX) sind hochpotente Neurotoxine, welche selektiv die Acteycholin-Ausschüttung cholinerger Neurone an der muskulären Endplatte hemmen. Es sind bis heute 7 verschiedene Botulinus-Toxine (Typ A–F, unterscheiden sich geringfügig in der Aminosäuresequenz und verschiedenen assoziierten nicht-toxischen Proteinen) identifiziert worden, wobei therapeutisch bisher nur das (am längsten wirksame) Botulinus-Toxin A Anwendung findet.

Pharmakologie

Botulinus-Toxin A besteht aus 1296 Aminosäuren; 848 Aminosäuren bilden eine schwere Kette (H-Kette, 100 kD) und 448 Aminosäuren eine leichte Kette (L-Kette, 50 kD), welche durch eine Disulfidbrücke miteinander verbunden sind (wodurch das Botulinus-Toxin eine dem Insulin ähnliche Struktur besitzt).

T. Kirchner et al. (Hrsg.) Ökosystem Darm VIII
© Springer-Verlag Berlin Heidelberg 1999

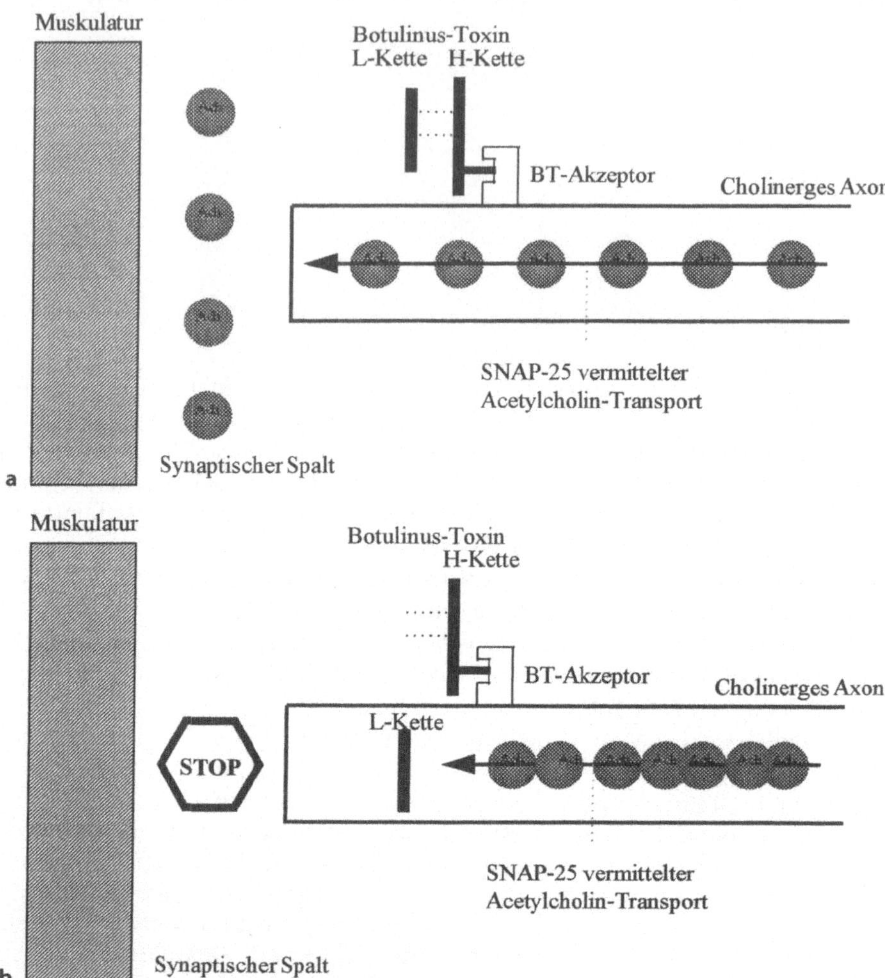

Abb. 1a, b. Schematische Darstellung der Wirkung von Botulinus-Toxin am cholinergen Axon der motorischen Endplatte. **a** Anlagerung von Botulinus-Toxin am speziellen Akzeptor des cholinergen Axons. **b** Nach endozytotischer Einschleusung der L-Kette von Botulinus-Toxin wird durch proteolytische Spaltung des SNAP-25-Transportproteins die Ausschleusung von Acetylcholin-Vesikeln in den synaptischen Spalt vollständig unterbunden. Es resultiert eine komplette Denervierung des Muskels

Sowohl nach Aufnahme in die systemische Zirkulation (bei Intoxikation), aber auch nach lokaler intramuskulärer Verabreichung zu therapeutischen Zwecken bindet die H-Kette des Toxins hochspezifisch an einen Glykoprotein-Rezeptor am präsynaptischen cholinergen Axon. Dies bedingt die nahezu ausschließliche Wirkung des Toxins am peripheren und autonomen Nervensystem. Anschließend wird die L-Kette mittels Endozytose in das Axon eingeschleust, wo sie spezifische Transportmoleküle, die für die Ausschleusung von Acetycholinvesikeln benötigt werden, irreversibel blockiert (insbesondere durch proteolytische Spaltung des SNAP-25 Proteins; Abb. 1). Es resultiert eine irreversible chemische Denervierung der von diesem Axon versorgten Muskelfasern.

Der klinische Effekt von BTX ist jedoch letztlich reversibel, da es im Laufe der Zeit zum Neuaussprossen cholinerger Axone und hierdurch zu einer Reinnervation der Muskulatur kommt. Diese Reinnervationsprozesse sind an der quergestreiften Muskulatur in der Regel nach ca. 3 Monaten klinisch-funktionell erstmals nachweisbar und meist nach weiteren 2–3 Monaten vollständig abgeschlossen. Auch nach wiederholten BTX-Applikationen setzen solche Reinnervationsprozesse wieder ein. Die klinisch beobachtete Wirkungsdauer von BTX an der glatten Muskulatur (z.B. des unteren Ösophagussphinkters bei der Achalasie) ist jedoch zum Teil als wesentlich langfristiger beschrieben (in Einzelfällen bis über 20 Monate anhaltend, s. unten), die Ursache hierfür ist bis heute unklar.

Gleichfalls noch weitgehend ungeklärt sind mögliche Effekte von BTX auf sensible Fasern. So konnte in klinischen Studien an Patienten mit muskulären Spastiken eine deutlich über das Maß der Reduktion der Muskelaktivität hinausgehende analgetische Wirkkomponente von BTX beobachtet werden. Kritische Stimmen führen so gar an, daß die dokumentierten klinischen Effekte von BTX bei der Achalasie (s. unten) möglicherweise mehr auf eine verbesserte Symptomtoleranz der Patienten als auf eine echte Verbesserung der muskulären Funktion (hier: Sphinkterrelaxation) zurückzuführen sei. Direkte Effekte von BTX auf sensorische Nervenfasern konnten bisher jedoch niemals nachgewiesen werden.

Kommerziell sind derzeit zwei verschiedene Botulinus-Toxin-A-Präparationen erhältlich. Beide Präparate werden als Violen mit BTX in kristalliner, getrockneter Form angeboten. Die Substanz ist in dieser Form nicht toxisch. Für die biologische Wirksamkeit bedarf es einer Rekonstitution von BTX durch Auflösung in steriler, physiologischer Kochsalzlösung. Es können somit individuell unterschiedliche Verdünnungen und Injektionsvolumina gewählt werden, je nachdem welche Muskulatur behandelt werden soll. Es wird angenommen, daß eine höhere Verdünnung die Diffusionskapazität von BTX in der Zielmuskulatur (Cave: aber auch in das benachbarte Gewebe) erhöht. Größere Muskelgruppen werden daher mit höheren Verdünnungen (z.B. 4–8 ml 0,9%igemNaCl) behandelt. Für kleinere Muskeln (z.B. Lidmuskulatur) werden Verdünnungen mit 0,5–2 ml 0,9%igemNaCl gewählt. Die Wirkungsstärke einer BTX-Zubereitung wird im Bio-Maus-Assay als LD 50 bestimmt. Nach Herstellerangaben enthält das Präparat Botox (Allergan Inc, Irvine, California, USA, in Lizenz von Pharma Merz & Co., Frankfurt, Deutschland, vertrieben) 1,4 mg Trockensubstanz mit 100 Maus-Einheiten (M.E.) bzw. das Präparat Dysport (Speywood Pharmaceutical Ltd, Berkshire, United Kingdom, in Lizenz von Ipsen Pharma, Weiterstadt, Deutschland, vertrieben) 2,6 mg Trockensubstanz mit 500 M.E. Botulinus-Toxin A. In der klinischen Anwendung hat sich jedoch gezeigt, daß 100 M.E. Botox etwa der Wirkungsstärke von 350–400 M.E. Dysport entsprechen. Ursache hierfür ist, daß beide Hersteller unterschiedliche Maus-Bioassays zur Ermittlung der Wirkstärke verwenden. Somit bestehen auch keine relevanten Preisunterschiede zwischen den beiden Präparationen (aktueller Apothekenverkaufspreis Botox: 732,55 DM bzw. Dysport 763,35 DM pro Viole). Nachteilig ist, daß das rekonstituierte BTX-Präparat seine biologische Wirkung innerhalb von 4–6 h nahezu vollständig einbüßt, so daß für den Gastroenterologen in der Regel eine Viole pro Patient eingesetzt werden muß (auch wenn nur geringere Substanzmengen wie z.B. 20–50 M.E. Anwendung finden). Die Entsorgung von BTX-Abfällen ist durch die zeitlich limitierte biologische Aktivität unproblematisch und benötigt keine Behandlung als Sondermüll. Die Lagerung der unrekonstituierten BTX-Präparationen sollte bei –5 °C (Botox) bzw. 2–4 °C (Dysport) erfolgen.

Nach lokaler Applikation von BTX in einen Zielmuskel verweilen ca. 90% des Toxins an der Injektionsstelle. Nach Aufnahme in die systemische Zirkulation wird das komplexe Molekül sehr rasch in einfachere Bestandteile metabolisiert und vorwiegend über den Urin ausgeschieden. Die Metaboliten sind nicht toxisch. Der initial systemisch resorbierte BTX-Anteil (maximal 10%) kann beim Menschen nur über Einzelfaser-EMG-Ableitungen an peripheren Muskelgruppen (diskrete – klinisch jedoch nicht relevante – Veränderungen der neuromuskulären Übertragung), nicht jedoch mittels Serumspiegelbestimmungen nachgewiesen werden, da die resorbierte Menge stets unter der Nachweisgrenze liegt. In Einzelfällen sind nach intramuskulärer Applikation von BTX daher Schwächegefühl, Kurzatmigkeit, Schluck- und Akkomodationsstörungen als systemische Nebenwirkungen dokumentiert worden. Diese Nebenwirkungen erforderten keine spezifischen Interventionen und waren maximal für 2–3 Tage anhaltend. Die zur lokalen Therapie verwandten BTX-Dosen (20–120 M.E.) liegen um den Faktor 100 unter den bei einer Lebensmittelintoxikation ingestierten BTX-Mengen (um 3000–30000 M.E.).

Eine Passage der Blut-Hirn-Schranke durch BTX ist nicht möglich (Makromolekül mit 150 kD). Ein retrograder axonaler Transport von BTX findet nur in sehr begrenztem Umfang statt, und das Molekül wird während des Transports vollständig inaktiviert. Somit sind relevante Effekte von BTX am zentralen Nervensystem nicht zu erwarten.

Allergische Reaktionen auf BTX sind bisher nicht dokumentiert worden, als Medikamenten-Interaktion wurde eine Wirkungsabschwächung durch gleichzeitige Gabe von Kalzium-Antagonisten sowie eine Wirkungsverstärkung durch Aminoglykoside beschrieben. Prinzipiell wird eine Anwendung von BTX bei Patienten mit neuromuskulären Überleitungsstörungen, wie dem Lambert-Eaton-Syndrom oder der Myasthenia gravis, als kontraindiziert betrachtet.

Die klinisch wesentlichen Nebenwirkungen sind auf die (gewollte) Schwächung der injizierten Zielmuskulatur zurückzuführen: So wurden bei Achalasie-Patienten in bis zu 10% der Fälle Symptome eines gastroösophagealen Refluxes (als Folge der Schwächung des unteren Ösophagussphinkters) beobachtet, und bei BTX-Injektion in den Analsphinkter kann eine passagere Stuhlinkontinenz resultieren. Als mögliche lokale Komplikation mag die intraoperative Beschreibung (während einer Kardiomyotomie) entzündlicher Gewebsveränderungen und erheblicher Adhäsionen am ösophagokardialen Übergang bei zwei Achalasie-Patienten mit vorangegangener BTX-Injektion gewertet werden. Es wird daher spekuliert, daß eine pneumatische Dilatation bei Achalasie-Patienten mit BTX-Vorbehandlung möglicherweise mit einem erhöhten Perforationsrisiko behaftet ist.

Die erstmalige klinische Anwendung von Botulinus-Toxin zur gezielten lokalen Muskelrelaxation erfolgte 1980 durch den amerikanischen Augenarzt A.B. Scott bei Patienten mit Strabismus bzw. Blepharospasmus. Inzwischen wurde das Indikationsgebiet von neurologischer Seite auf zahlreiche weitere muskuläre Dystonien ausgeweitet (z.B. Torticollis spasticus, oromandibuläre Dystonien oder Spasmen der Harnröhrenmuskulatur). Auch die Laryxmuskulatur (HNO-Ärzte) ist inzwischen ein Zielgebiet für die BTX-Injektion (z.B. bei spastischer Dysphonie). Ferner kann die cholinerge Innervation von Schweißdrüsen bei Patienten mit Hyperhidrosis erfolgreich durch lokale BTX-Applikation reduziert werden. Ein zunehmendes Indikationsgebiet ist die kosmetische BTX-Applikation zur Glättung z.B. störender Gesichtsfalten durch plastische Chirurgen. Hinsichtlich Details des nichtgastroenterologischen Einsatzes von Botulinus-Toxin sei auf die umfangreiche spezielle Literatur verwiesen.

Gastroenterologische Indikationen

Ösophagus

Nach tierexperimentellen Studien führten Pasricha et al. [19] erstmals die endoskopisch gezielte Injektion von BTX in die Kardia bei Patienten mit Achalasie durch. Bei diesem Krankheitsbild besteht eine verminderte inhibitorische (nicht-adrenerg, nicht-cholinerg vermittelte) Innervation des unteren Ösophagussphinkters (UÖS), welche zu einem Ausbleiben der schluckreflektorischen Relaxation des UÖS und damit zur Dysphagie führt. Die bisher etablierten Therapieverfahren, wie die pneumatische Dilatation mittels Ballonsystemen oder die operative (konventionell oder minimal-invasiv durchführbare) Kardiomyotomie, zielen auf eine irreversible Destruktion des UÖS. Nachteilig ist hierbei die Gefahr der Perforation des Ösophagus (pneumatische Dilatation: 1–5%) bzw. die Induktion eines klinisch-manifesten gastroösophagealen Refluxes (Kardiomyotomie: 15–20%).

Die Arbeitsgruppe um Pasricha aus Baltimore konnte erstmals zeigen, daß lokal appliziertes BTX in der Lage ist, den Ruhedruck des glattmuskulären UÖS signifikant zu senken und dadurch die Symptomatik der Patienten nachhaltig zu verbessern. Hierzu wird unter endoskopischer Sicht die Kardia prograd eingestellt und in Vier-Quadranten-Technik mittels einer handelsüblichen Sklerotherapienadel (Nadellänge 7 mm, Nadeldiameter 0,5–0,7 mm) je 20–25 M.E. Botox bzw. 100 M.E. Dysport pro Quadrant injiziert (Abb. 2). Die Gesamtdosis liegt somit bei 80–100 M.E. Botox bzw. 400 M.E. Dysport. Diese Dosierung wurde durch Ableitung aus den anderen Indikationsgebieten gewählt, exakte Dosisfindungsstudien stehen noch aus. Die Ergebnisse von Pasricha et al. wurden zwischenzeitlich von zahlreichen Studiengruppen bestätigt (Tabelle 1). In der Regel findet sich eine Drucksenkung am UÖS, eine Verbesserung der Ösophagusentleerung sowie eine Rückbildung der Dysphagiesymptomatik bei 60–80% der mittels BTX behandelten Patienten. Es hat sich gezeigt, daß jüngere Patienten (<50 Jahre) eine geringere Ansprechrate auf BTX aufweisen (um 40–50%) als ältere Achalasie-Patienten. Zwei prospektive Vergleichsstudien zwischen der BTX-Injektion und der pneumatischen

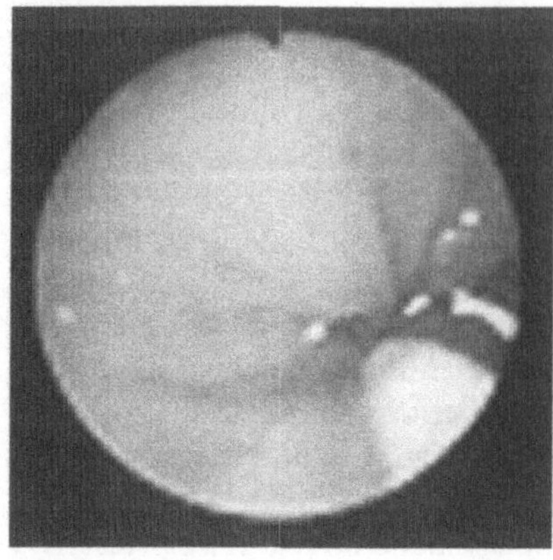

Abb. 2. Endoskopisches Bild der Injektion von Botulinus-Toxin in die Kardia bei einem Patienten mit Achalasie

Tabelle 1. Neuere Ergebnisse der Botulinus-Toxin-Injektion in den unteren Ösophagusspinkter bei Patienten mit Achalasie

Autor	n	BTX-Dosis	Initialer Erfolg	Rezidiv nach	Re-Injektionen (n)	Langzeiterfolg	Follow-up
Pasricha et al. 1996 [22]	31	80 M.E.	90%	16 Monaten	1,6	68%	12 Monate
Fishman et al. 1996 [7]	60	80 M.E.	70%	9 Monaten	1,3	36%	12 Monate
Culliere et al. 1996 [6]	55	80 M.E.	85%	–	1,2	60%	6 Monate
Gordon u. Eaker 1997 [11]	16[a]	80 M.E.	75%	–	1,25	58%	7 Monate
Wehrmann et al. 1998 [31]	20[a]	100 M.E.	80%	5 Monaten	2,5	70%	24 Monate

[a] Es wurden nur Hochrisiko-Patienten (ASA-Klasse III und höher) mit einem Alter >60 Jahre eingeschlossen.

Dilatation zeigten eine gleichartige Effizienz beider Methoden über einen Zeitraum von 12 Monaten. Wesentliche Nebenwirkungen der endoskopischen BTX-Injektion in die Kardia wurden nicht registriert. Mit einer Latenz von etwa 5–12 Monaten (s. auch Tabelle 1) wird bei nahezu allen Achalasie-Patienten ein klinisches Rezidiv beobachtet, welches in der Regel (≈90% der Fälle) jedoch auf eine erneute Injektion von BTX anspricht. Während einer zweijährigen Beobachtungsperiode konnten bei uns 14 von 20 Achalasie-Patienten, die sämtlich ein hohes Risiko für etablierte Therapieformen aufweisen (>60 Jahre und torquierter Megaösophagus oder großes epiphrenisches Divertikel), erfolgreich durch wiederholte BTX-Injektionen (im Mittel 2,5 ± 1 Behandlung pro Patient) therapiert werden (Abb. 3). Solche Patienten, die initial nicht auf BTX ansprechen, können jedoch meist problemlos mittels alternativer (aber mehrinvasiver) Verfahren (pneumatische Dilatation oder Kardiomyotomie) behandelt werden.

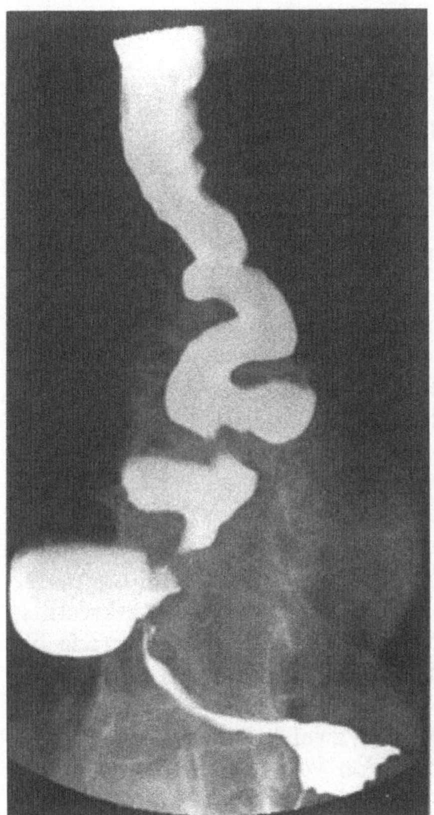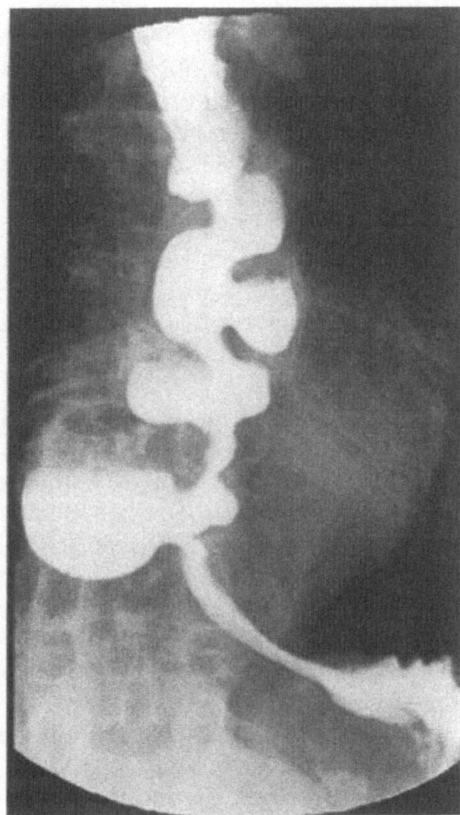

Abb. 3. Röntgen-Ösophagus-Breischluck eines Patienten mit Achalasie und großem epiphrenischen Divertikel vor *(links)* und sechs Wochen nach endoskopischer Injektion von 100 M.E. Botulinus-Toxin *(rechts).* Beachte die Zunahme des Kardia-Durchmessers nach Therapie

Zukünftige Studien müssen u.a. klären, ob weitere Kriterien (z.B. manometrische Parameter) eine Vorhersage des Therapie-Effekts bzw. der Wirkzeitdauer ermöglichen und ob eine gezieltere Appliktion von BTX in den UÖS (z.B. durch endosonographisches Targeting) bessere Resultate ermöglicht. Ferner fehlen bisher zuverlässige Angaben hinsichtlich der Sicherheitsaspekte bei langjähriger, repetitiver BTX-Applikation.

Pylorus

In zwei kasuistischen Fällen von Wiesel et al. [32] konnte ein postoperativer Pylorospasmus erfolgreich durch endoskopisch-lokale BTX-Injektion (jeweils 80 M.E. Botox in Vier-Quadranten-Technik) relaxiert werden. Beide Patienten waren hinsichtlich ihrer Symptomatik und ihres radiologischen Befundes schon innerhalb einer Woche post injectionem gebessert. Eine Langzeitnachbeobachtung erfolgte jedoch nicht.

Biliopankreatisches System

Bei Patienten nach Cholezystektomie oder auch nach erfolgreicher extrakorporaler Stoßwellenlithotripsie von Gallenblasensteinen ist in bis zu 5–10% der Fälle mit rekurrenten biliären Beschwerden zu rechnen, ohne daß morphologische Veränderungen am biliopankreatischen System nachweisbar sind. Als potentielle Ursache hierfür werden seit langem Funktionsstörungen des Sphinkter Oddi verdächtigt. Mittels der endoskopischen Manometrie des Sphinkter Oddi lassen sich, in Abhängigkeit von der klinischen Präsentation (Typ I: Symptome und Cholestase und Gallengangsdilatation; Typ II: Symptome und/oder Cholestase bzw. Gallengangsdilatation; Typ III: nur Symptome, sonst kein klinischer Hinweis für biliäre Obstruktion), in 40–90% der Fälle ein erhöhter Sphinkterbasaldruck im Sinne einer sog. Sphinkter-Oddi-Dysfunktion (SOD) nachweisen. Bei Patienten mit klinischen Hinweisen auf eine Galleabflußstörung (Typ I und II) sowie manometrisch objektivierter SOD führt die endoskopische Sphinkterotomie in mehr als $^3/_4$ der Fälle zu langfristiger Beschwerdefreiheit. Bei Patienten mit SOD-Typ III hingegen sind die Ansprechraten der endoskopischen Sphinkterotomie wesentlich ungünstiger ($\approx$40–50%). Dies ist insbesondere von Relevanz, da die endoskopische Manometrie technisch anspruchsvoll ist und ein substantielles Pankreatitis-Risiko aufweist sowie auch die endoskopische Sphinkterotomie gerade bei SOD-Patienten mit erhöhten Gefahren behaftet ist. Daher sind gerade hier therapeutische Alternativen wünschenswert.

Die Gruppe von Pasricha et al. konnte 1994 an zwei SOD-Patienten erstmals zeigen, daß die endoskopisch gezielte Injektion von BTX in die Vatersche Papille in der Lage ist, den manometrisch dokumentierten Sphinkterbasaldruck zu reduzieren und den szintigraphisch bestimmten Galleabfluß zu verbessern [20]. Die Symptomatik der Patienten blieb in diesen beiden Einzelfällen jedoch unverändert. Wir führen die endoskopische BTX-Injektion in die Vatersche Papille mittels einer Einzelinjektion von 100 M.E. Botox durch (Abb. 4). Als Injektionsnadel dient eine 0,5 mm dünne, 5 mm lange Sklerotherapie-Nadel. Das Injektionsvolumen liegt bei 1 ml, um ein relevantes Papillenödem zu vermeiden. Im Rahmen unserer prospektiven Studie bewirkte eine Relaxation des Sphinkter Oddi durch endoskopische Injektionstherapie mit BTX eine 4–12 Monate während Beschwerdefreiheit bei 12/22 Patienten (55%) mit SOD-Typ III. Alle 12 Patienten, die auf die BTX-Injektion ansprachen, konnten im Falle des Rezidivs durch eine endoskopische Sphinkterotomie (irreversible Sphinkterotomie (irreversible Sphinkterablation) geheilt werden. Hingegen wurde eine Beschwerdefreiheit nach Sphinkterotomie nur bei 2 von 10 Patienten registriert, die initial nicht auf die BTX-Injektion angesprochen hatten. Somit erlaubte die probatorische BTX-Injektion eine zuverlässige Aussage, welche Patienten mit Sphinkter-Oddi-Dysfunktion von einer definitiven Sphinkterablation profitieren. Als Nebenwirkung wurde nur in einem Fall eine leichtgradige Pankreatitis dokumentiert.

Auch bei Patienten mit akut-rezidivierender Pankreatitis (ARP) unklarer Genese läßt sich mittels endoskopischer Manometrie in bis zu 50% der Fälle eine SOD nachweisen. Als Therapie dient hier die duale endoskopische Sphinkterotomie sowohl des biliären wie auch des pankreatischen Sphink-

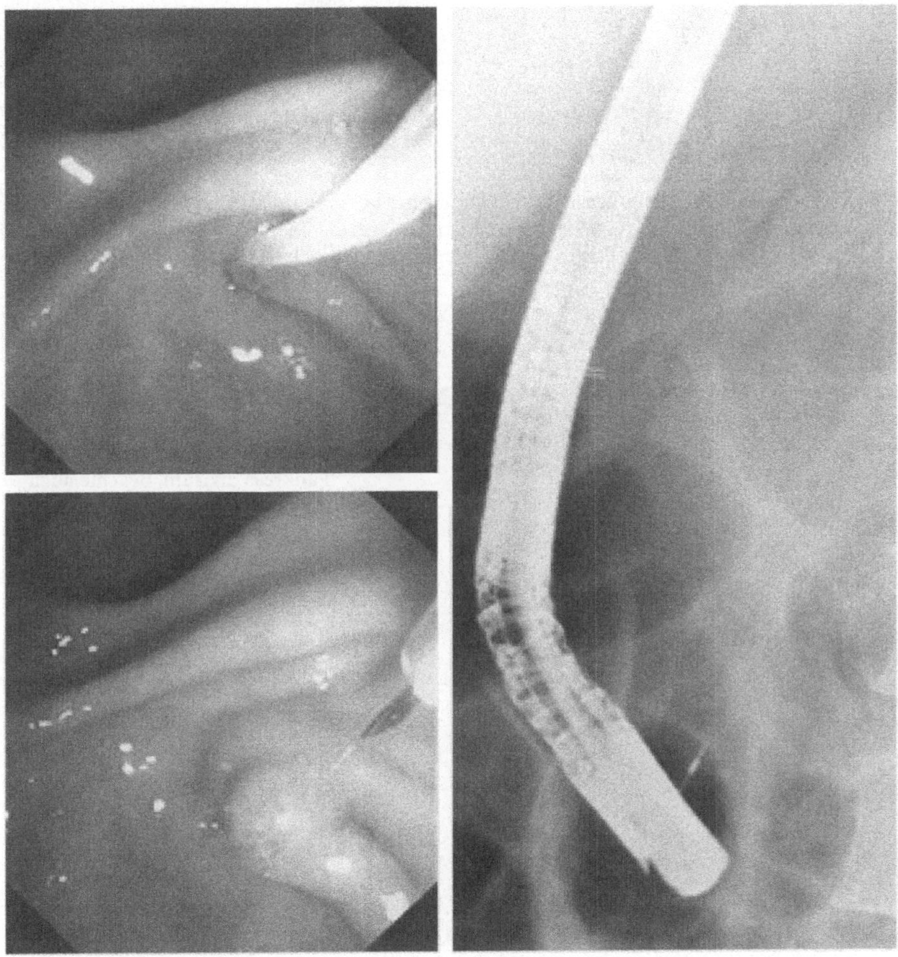

Abb. 4. Endoskopische Injektion von Botulinus-Toxin in die Majorpapille bei einem Patienten mit biliärer Sphinkter-Oddi-Dysfunktion. Endoskopischer Aspekt *(links)* und radiologisches Bild *(rechts)*

teranteils. Gerade bei Patienten mit ARP ist jedoch sowohl die Manometrie wie auch die Sphinkterotomie mit einer hohen Rate postinterventioneller Pankreatitiden behaftet. Auch in dieser Situation mag die BTX-Injektion hilfreich sein. In einem kasuistischen Fall konnte die Erlanger Arbeitsgruppe eine Reduktion des Sphinkterbasaldrucks und eine 5 Monate währende Rezidivfreiheit nach Injektion von 50 M.E. Botox in die Majorpapille aufzeigen [33]. Eine noch laufende prospektive Evaluation unserer Arbeitsgruppe zeigt, daß die Patienten im Falle eines Rezidivs von der Sphinkterotomie oder auch einer Reinjektion mit BTX profitieren.

Als weitere mögliche Ursache einer ARP wird die fehlende Fusion der ventralen und der dorsalen Pankreasganganlage (sog. Pankreas divisum) angesehen. Hier wird spekuliert, daß die Abflußkapazität der Minorpapille, über die

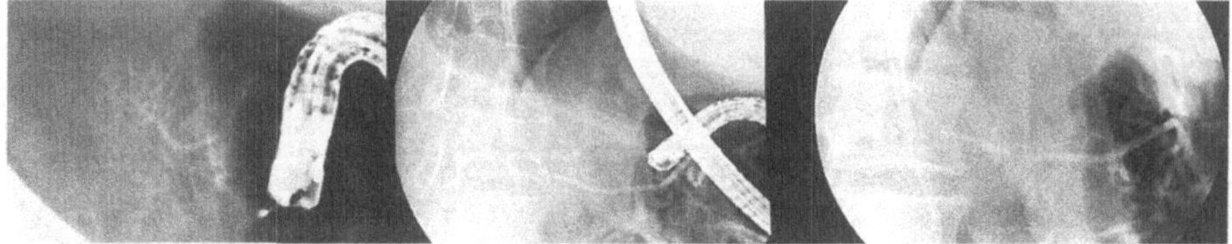

Abb. 5. Endoskopisch-retrograde Pankreatikographie bei einem Patienten mit Pankreas divisum. Beachte die nur kleine ventrale Pankreasganganlage, die über die Majorpapille dargestellt wird *(links)* sowie die dorsale Pankreasganganlage, welche durch Sondierung der Minorpapille dargestellt wird *(rechts)*

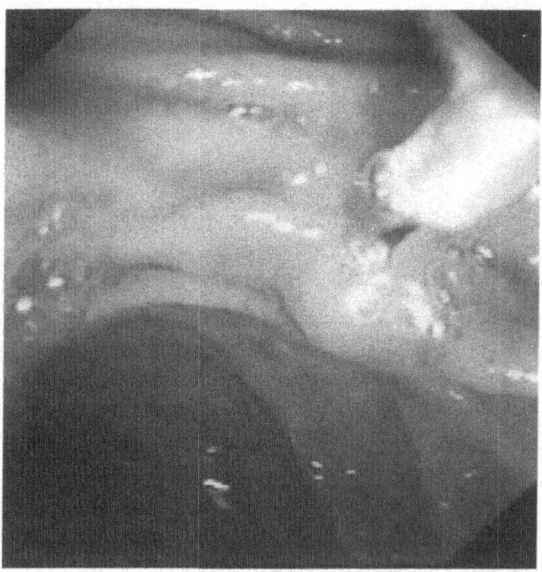

Abb. 6. Endoskopische Injektion von Botulinus-Toxin in die Minorpapille bei einem Patienten mit Pankreas divisum. Beachte auch die *im unteren Bildrand* zur Darstellung kommende Majorpapille

in dieser Situation der Hauptabstrom des Pankreassaftes erfolgt, möglicherweise unzureichend ist (Abb. 5). Endoskopisch konnte in einigen Studien eine längerfristige Rezidivfreiheit durch eine Sphinkterotomie oder eine Überbrückung der Minorpapille mittels Endoprothesen erreicht werden. Da die Manometrie der Minorpapille nicht etabliert ist, bleibt es ein Problem, jene Patienten mit Pankreas divisum zu identifizieren, die von solchen (riskanten) endoskopischen Interventionen tatsächlich profitieren. Wir konnten kürzlich bei 5 Patienten mit Pankreas divisum und ARP den Nutzen einer probatorischen endoskopischen BTX-Injektion (50 M.E. Botox) aufzeigen (Abb. 6). Die Patienten, die auf die BTX-Therapie ansprachen, blieben auch nach nachfolgender Sphinkterotomie beschwerdefrei. Allerdings handelte es sich hier nicht um eine kontrollierte, prospektive Studie.

Anus

Bei Patienten mit einer chronischen Analfissur findet sich in aller Regel ein reaktiv deutlich erhöhter Tonus des internen Analsphinkters. Andererseits wird postuliert, daß die Abheilung einer Analfissur durch den verkrampften Analsphinkter behindert wird (Circulus vitiosus). So zielen auch alle etablierten Therapieverfahren (Analdehnung, operative Sphinkterspaltung) auf eine Druckreduktion ab. Problematisch ist jedoch, daß die Druckreduktion entweder nur sehr kurzfristig anhält (Dilatation) oder so ausgeprägt ist (Sphinkterspaltung), daß eine Inkontinenz droht.

In mehreren, zum Teil Placebo-kontrollierten, prospektiven Studien konnte ein mehrmonatiger drucksenkender Effekt einer lokalen BTX-Injektion in den Analsphinkter (2,5–20 M.E. Botox) bei Patienten mit chronischer Analfissur dokumentiert werden, so daß eine Fissurheilung ohne wesentliche Nebenwirkungen (eine passagere Inkontinenz wurde in bis zu 7% beobachtet) in ca. 70–100% der Fälle erreicht werden konnte (Tabelle 2). Hinsichtlich der Indikationsstellung für die BTX-Injektion bei der chronischen Analfissur muß einschränkend jedoch die wesentlich preiswertere medikamentöse Sphinkterdrucksenkung durch lokale Applikation von Nitrat-Salbe angeführt werden. Ein randomisierter Vergleich dieser beiden neuartigen Methoden ist dringend erforderlich.

Selten kann eine chronische Obstipation auch durch eine fehlende Erschlaffung des Beckenbodens beim Defäkationsakt (sog. funktionelle Auslaßobstruktion) bedingt sein. Eine solche erworbene Verhaltensstörung wird als Anismus bezeichnet. In zwei Studien konnte ein günstiger Effekt einer BTX-Injektion in den M. puborectalis (20–50 M.E. Botox) bei einigen wenigen Patienten mit Anismus belegt werden. Auch bei einem Patienten mit Morbus Parkinson und funktioneller Auslaßobstruktion war die lokale BTX-Injektion von 30 M.E. Botox hilfreich. Da die Diagnosestellung einer klinisch-relevanten funktionellen Auslaßobstruktion apparativ sehr aufwendig ist (Elektromyographie, Manometrie, Defäkographie), dürfte insbesondere eine probatorische BTX-Anwendung bei Patienten mit schwerer chronischer Obstipation und vermuteter Auslaßobstruktion (im Sinne eines therapeutischen Tests) sinnvoll sein. Entsprechende Studien zu dieser Fragestellung stehen kurz vor dem Abschluß.

Tabelle 2. Neuere Ergebnisse der Botulinus-Toxin-Injektion in den internen Analsphinkter bei Patienten mit chronischer Analfissur

Autor	n	BTX-Dosis	Schmerzfreiheit	Ulkusabheilung	Follow-up	Transit. Inkontinenz
Jost 1997 [14]	100	5 M.E.	89%	82%	3 Monate	7%
Maria et al.	15 PLA	–	27%	13%	2 Monate	0%
1998 [17][a]	15 BTX	20 M.E.	87%	73%	2 Monate	0%

a In der Studie von Maria et al. wurde doppelblind der Effekt von Kochsalzlösung (PLA) vs. Botulinus-Toxin (BTX) überprüft.

Zusammenfassung und Ausblick

Das Prinzip der selektiven Denervierung verschiedener gastrointestinaler Spinktere durch lokale Injektion von Botulinus-Toxin hat sich in ersten Studien als erfolgversprechende Methode dargestellt. Weitere Untersuchungen sind nötig, um den exakten differentialtherapeutischen Stellenwert von Botulinus-Toxin in der Gastroenterologie zu definieren. Prinzipiell haben sich für die Anwendung von Botulinus-Toxin in der Gastroenterologie zwei differente Indikationsfelder herauskristallisiert: Zum einen der probatorische Einsatz als quasi diagnostischer Test (hierbei den transitorischen Effekt von BTX ausnutzend) zum anderen die Anwendung als nebenwirkungsarme (Dauer-)Therapiealternative. Gerade hinsichtlich des letzten Punktes müssen jedoch die langfristigen Sicherheitsaspekte bei repetitiver BTX-Applikation evaluiert werden. In diesem Zusammenhang sind Dosisfindungsstudien für den Einsatz von Botulinus-Toxin im Gastrointestinaltrakt unbedingt erforderlich.

Literatur

1. Albanese A, Maria G, Bentivoglio AR et al. (1997) Severe constipation in Parkinson's disease relieved by botulinum toxin. Mov Disord 5:764–766
2. Annese V, Basciani F, Perri F et al. (1996) Controlled trial of botulinum toxin injection versus placebo and pneumatic dilatation in achalasia. Gastroenterology 111:1418–1424
3. Botoman VA, Kozarek RA, Novell LA et al. (1994) Long term outcome after endoscopic sphincterotomy in patients with biliary colic and suspected sphincter of Oddi dysfunction. Gastrointest Endosc 40:165–170
4. Bozkurt T, Orth KH, Butsch B, Lux G (1996) Long term clinical outcome of post-cholecystectomy patients with biliary type pain: results of manometry, non-invasive techniques and endoscopic sphincterotomy. Europ J Gastroenterol Hepatol 8:245–249
5. Chen YK, Foliente RL, Santorno M et al. (1994) Endoscopic sphincterotomy-induced pancreatitis: increased risk associated with nondilated bile ducts and sphincter of Oddi dysfunction. Am J Gastroenterol 89:327–333
6. Culilliere C, Ducrotte P, Zerbib F et al. (1997) Achalasia: Outcome of patients treated with intrasphincteric injection of botulinum toxin. Gut 41(1):87–92
7. Fishman VM, Parkman HP, Schiano TD et al. (1996) Symptomatic improvement in achalasia after botulinum toxin injection of the lower esophageal sphincter. Am J Gastroenterol 91:1724–1730
8. Freeman ML, Nelson DB, Sherman S et al. (1996) Complications of endoscopic biliary sphincterotomy. N Engl J Med 335:909–918
9. Fullarton GM, Murray WR (1992) Evaluation of endoscopic sphincterotomy in sphincter of Oddi dysfunction. Endoscopy 24:199–202
10. Geenen JE, Hogan WJ, Dodds WJ et al. (1989) The efficacy of endoscopic sphincterotomy after cholecystectomy in patients with sphincter of Oddi dysfunction. N Engl J Med 320:82–87
11. Gordon JM, Eaker EY (1997) Prospective study of esophageal botulinum toxin injection in high-risk achalasia patients. Am J Gastroenterol 10:1812–1817
12. Hallan RI, Melling J, Womack NR et al. (1988) Treatment of anismus in intractable constipation with botulinum A toxin. Lancet II:714–717
13. Hogan WJ, Geenen JE (1988) Biliary dyskinesia. Endoscopy 20:179–184
14. Jost WH (1997) One hundred cases of chronic anal fissure treated with botulinum toxin. Early and long term results. Dis Colon Rectum 40:1029–1032
15. Joo JS, Agachan F, Wolff B et al. (1996) Initial North American experience with botulinum toxin type A for treatment of anismus. Dis Colon Rectum 39:1107–1111

16. Kumar D, Rathgaber S, Atherly N et al. (1992) Endoscopic sphincterotomy in post-cholezystectomized patients with type III-sphincter of Oddi dysfunction. Gastrointest Endosc 38:255 (abstract)

17. Maria G, Casseta E, Guzi D et al. (1998) A comparison of botulinum toxin and saline for the treatment of chronic anal fissure. N Engl J Med 338:217–220

18. Mason PF, Watkins MJ, Hall HS, Hall AW (1996) The management of chronic fissure in ano with botulinum toxin. J R Coll Surg Edinburgh 41:235–238

19. Pasricha PJ, Ravich WJ, Hendrix TR et al. (1994) Treatment of achalasia with intrasphincteric injection of botulinum toxin. Ann Intern Med 121:590–591

20. Pasricha PJ, Miskovsky EP, Kalloo AN (1994) Intrasphincteric injection of botulinum toxin for suspected sphincter of Oddi dysfunction. Gut 35:1319–1321

21. Pasricha PJ, Ravich WJ, Hendrix TR et al. (1995) Intrasphincteric botulinum toxin for the treatment of achalasia. N Engl J Med 322:774–778

22. Pasricha PJ, Rai R, Ravich WJ et al. (1996) Botulinum toxin for achalasia: long-term follow-up and predictors of outcome. Gastroenterology 110:1410–1415

23. Rollan A, Gonzalez R, Carvaja S, Chianale J (1995) Endoscopic intrasphincteric injection of botulinum toxin for the treatment of achalasia. J Clin Gastroenterol 20(3):189–191

24. Rolny P, Geenen JE, Hogan W (1993) Post-cholecystectomy patients with objective signs of partial bile outflow obstruction: clinical characteristics, sphincter of Oddi manometry findings, and results of therapy. Gastrointest Endosc 39:778–781

25. Sherman S, Ruffolo TA, Hawes RH, Lehman GA (1991) Complications of endoscopic sphincterotomy: a prospective series with emphasis on the increased risk associated with sphincter of Oddi dysfunction and nondilated bile ducts. Gastroenterology 101:1068–1075

26. Wehrmann T, Wiemer K, Lembcke B, Jung M (1995) Effect of endoscopic sphincterotomy on sphincter of Oddi manometry results in patients with or without papillary stenosis. Z Gastroenterol 33:662–668

27. Wehrmann T, Jacobi V, Jung M et al. (1995) Pneumatic dilation in achalasia with a low-compliance balloon: results of a 5-year prospective evaluation. Gastrointest Endosc 1:31–36

28. Wehrmann T, Wiemer K, Lembcke B et al. (1996) Do patients with sphincter of Oddi dysfunction benefit from endoscopic sphincterotomy? A five year prospective trial. Europ J Gastroenterol Hepatol 8:251–256

29. Wehrmann T, Wendler OG, Jung M, Caspary WF (1997) Risikofaktoren der endoskopischen Manometrie bei Verdacht auf Sphinkter Oddi-Dysfunktion. Dtsch Med Wschr 122:808–814

30. Wehrmann T, Seifert H, Seipp M et al. (1998) Endoscopic injection of botulinum toxin for biliary sphincter of Oddi dysfunction. Endoscopy 30: in press

31. Wehrmann T, Kokabpick H, Jacobi V et al. (1998) Long-term results of endoscopic injection of botulinum toxin in elderly achalasia-patients with tortuous megaesophagus or epiphrenic diverticulum. Endoscopy 30: in press

32. Wiesel PH, Schneider R, Dorta G et al. (1997) Botulinum toxin for refractory postoperative pyloric spasm. Endoscopy 29:132

33. Munldorfer SM, Hahn EG, Ell C (1997) Botulinom toxin injection as a diagnostic tool for verification of sphincter of oddi dysfunction causing recurrent pancreatitis. Endoscopy 29:120–124

Gastrales „Pacing":
Grundlagen – Indikationen – Entwicklung

J. W. Konturek, W. Domschke

Physiologie der Magenentleerung

Der Magen hat im Rahmen des gastrointestinalen Assimilationsprozesses zwei wesentliche physiologische Funktionen: einmal die Nahrungsaufnahme und -speicherung (Reservoirfunktion), zum anderen die Aufgabe, Nahrung nach Zerkleinerung und Homogenisierung so portioniert ins Duodenum abzugeben, daß intestinale Digestion und Resorption adäquat erfolgen können.

Nach dem Motilitätsmuster läßt sich der Magen in zwei Abschnitte einteilen: den proximalen und den distalen Sektor. Der proximale Bereich dient als Reservoir für die Nahrung, die im distalen Bereich zerkleinert wird. Die Grenze zwischen dem proximalen und dem distalen Magenabschnitt ist nicht klar definiert. An der Verbindungsstelle finden sich keine anatomischen Leitstrukturen. Im distalen Magenabschnitt erfolgen ringförmige peristaltische Kontraktionen, die sich zum Pylorus hin fortsetzen. Diese Kontraktionen treten mit einer maximalen Frequenz von 3/min auf. Die Kontraktionen des Antrums werden von einem endogenen elektrischen Schrittmacher im proximalen Magenkorpus gesteuert (Abb. 1). Großkurvaturseitig liegen dort myogene Schrittmacherzellen, die eine spontane Aktivität von 3 Impulsen pro Minute haben (sog. langsame Potentialwellen – „slow waves"; [12, 27]. Erst

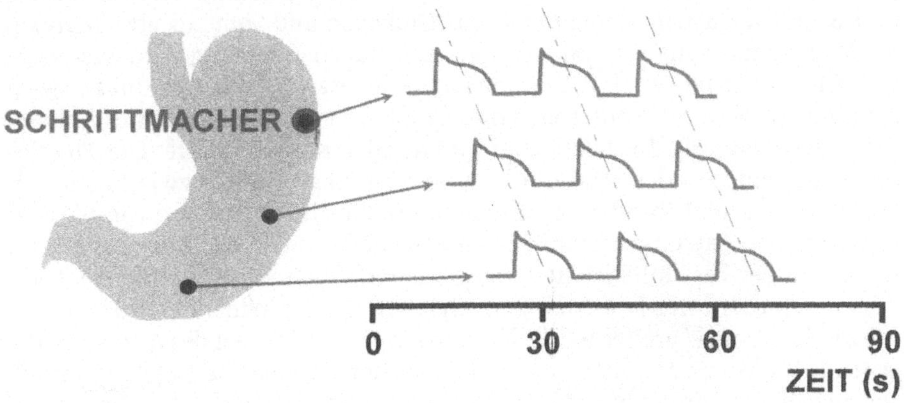

Abb. 1. Schematische Darstellung des endogenen Magenschrittmachers mit prograder Ausbreitung der myoelektrischen Aktivität

T. Kirchner et al. (Hrsg.) Ökosystem Darm VIII
© Springer-Verlag Berlin Heidelberg 1999

wenn bei der Füllung des Magens das Membranpotential dieser Zellen einen bestimmten Schwellenwert erreicht, treten zusätzlich „Spike"-Aktivitäten auf, die im Magenkorpus beginnende und nach aboral gerichtete peristaltische Kontraktionen auslösen. Deshalb ist das zahlenmäßige Verhältnis zwischen den Schrittmacherimpulsen und der meßbaren motorischen Antwort der Magenmuskulatur größer als 1. Der zeitliche Zusammenhang zwischen der elektrischen und der mechanischen Aktivität der glatten Muskulatur des Magens bleibt dabei bis heute unklar.

Das postprandiale Motilitätsmuster des Magens und des oberen Intestinaltrakts ist durch irreguläre, phasische Kontraktionen charakterisiert. Im Magen resultiert aus der Nahrungsaufnahme die Aktivierung der Antrumperistaltik, wobei das motorische Muster bei flüssiger Nahrung im Vergleich zu fester Nahrung weniger ausgeprägt ist [26]. Unter besonderen Umständen, z.B. nach Einnahme einer Tablette mit einem Schluck Wasser, erfolgt keine Umstellung der Nüchternmotilität in postprandiale Peristaltik. In diesem Fall ist die Entleerung des Mageninhalts von der aktuellen Phase der interdigestiven Motilität abhängig [24].

Die Magenentleerung ist ein äußerst komplexer, vielfältig regulierter und bisher noch nicht in allen Einzelheiten erforschter Vorgang. Der Magen hat zum einen in seinem proximalen Anteil, dem Fundus, eine anpassungsfähige Reservoirfunktion; zum anderen werden im distalen Magen, dem Antrum, die Nahrungspartikel zerkleinert. Flüssigkeiten, verdauliche und unverdauliche Nahrungspartikel werden mit unterschiedlicher Geschwindigkeit aus dem Magen entleert. Die physiologische portionierte Magenentleerung hängt von vielen Faktoren ab, vor allem von der Füllmenge des Magens sowie der Konsistenz und Zusammensetzung der Nahrung. Die Entleerung des Magens erfolgt, vermittelt durch den N. vagus, auf reflektorischem Wege. Allerdings wird der zeitliche Ablauf des Entleerungsvorgangs von einer Vielzahl von Faktoren beeinflußt. Der Organismus stellt auf diese Weise sicher, daß nur jeweils die Nahrungsmenge in den Dünndarm gelangt, die optimal aufgespalten und resorbiert werden kann. Neben der neuralen Regulation sind auch gastrointestinale Hormone an dem Entleerungsvorgang beteiligt. Motilin fördert [29], Sekretin, Gastrin, Cholezystokinin, Glukagon und Somatostatin hemmen die Magenentleerung [16, 28]. Die Rate der Magenentleerung wird zusätzlich von Chemorezeptoren im Dünndarm gesteuert [20]. Saurer Inhalt wird langsamer entleert als neutraler, hyperosmolarer langsamer als hyposmolarer, Fette langsamer als Eiweißabbauprodukte oder Kohlenhydrate. Die Flüssigkeitsentleerung aus dem Magen ist v.a. vom Druckgradienten zwischen proximalem Magen und Duodenum abhängig [6]. Für die Entleerung von Flüssigkeiten ist die Antrumperistaltik nicht erforderlich. Für das Zermahlen und Aussieben der Feststoffe ist sie hingegen unerläßlich. Peristaltische Kontraktionen befördern die Feststoffe zum Pylorus. Da der Widerstand des antropylorischen Kanals größer ist als der von den Kontraktionen des Antrums ausgehende Widerstand, kommt es zur Retropulsion der meisten Nahrungsmittel. Teilchen, deren Durchmesser <2 mm ist, gelangen als erste in das Duodenum [6, 17, 20]. Unverdauliche Feststoffe werden erst dann aus dem Magen entleert, wenn das interdigestive Stadium beginnt; der größte Teil dieser Partikel wird während der motorischen Phase III entleert [19, 21].

Tabelle 1. Ätiopathogenese von akuten und chronischen Störungen der Magenentleerung

Gastroparese	
Passagere Magenentleerungsstörungen	– Postoperativ (Laparotomie)
	– Virale Gastroenteritis
	– Hyperglykämie
	– Hypothyreose
	– Opiate, Anticholinergika, β-adrenerge Substanzen, Nikotin
Chronische Verzögerung der Magenentleerung	– Funktionelle Dyspepsie
	– Diabetes mellitus
	– Z.n. Vagotomie
	– Anorexia nervosa
	– Sklerodermie
	– Dermatomyositis
	– Neoplasie des Magens
	– Idiopathisch

Gastroparese – Pathophysiologie

Eine Vielzahl muskulärer und neurogener Erkrankungen kann das oben dargestellte komplexe Zusammenspiel stören und zu einer Verzögerung der Magenentleerung, d.h. zu einer Gastroparese, führen (Tabelle 1). Eine gastrische Stase kann auch nach operativen Eingriffen am Magen und auch idiopathisch, d.h. ohne erkennbare Ursache oder Begleiterkrankung, vorkommen. Bei diesen Störungen wird in erster Linie die Entleerung fester Nahrung verzögert; aber auch die Entleerung von Flüssigkeiten kann beeinträchtigt sein.

Der Diabetes mellitus mit der sog. diabetischen Gastroparese ist wohl die bekannteste Erkrankung, die zu einer Verzögerung der Magenentleerung führt. Betroffen sind meist Patienten mit insulinpflichtigem Diabetes mellitus, bei denen es bereits zu anderen Spätkomplikationen der Grunderkrankung im Sinne von mikroangiopathischen Organveränderungen an Niere und Auge oder Neuropathien gekommen ist. Die Gastroparese wird als Ausdruck der diabetischen Neuropathie des Gastrointestinaltrakts angesehen. Störungen der Magenmotilität lassen sich bei Diabetikern auch dann oft nachweisen, wenn noch keine damit verbundene klinische Symptomatik vorliegt. Eine symptomatische diabetische Gastroparese kann sich durch Übelkeit, frühes Sättigungsgefühl und Erbrechen praktisch nach jeder Mahlzeit manifestieren. Sie kann auch rezidvierend, z.B. alle 2–3 Wochen, mit klinischer Aktivität nur über einige Tage auftreten. Bei der diabetischen Gastroparese beobachtet man v.a. eine Verminderung der postprandialen Antrummotilität und eine Dysfunktion des Pylorus [13, 22]. Bekanntermaßen können sowohl die phasischen Kontraktionen des Magenantrums als auch der Tonus des Magenfundus allein durch eine Hyperglykämie per se (auch ohne manifesten Diabetes) vermindert sein [10]. Die zur Neuropathie führende chronische Hygperglykämie veranlaßt einerseits Mikroangiopathie durch Schädigung der Endothelzellen, was Minderdurchblutung des Nervs, Hypoxie und im Extremfall Mikroinfarkte hervorruft, andererseits bewirkt sie Erhöhung der intraaxonalen Konzentration von Sorbit mit gleichzeitiger Senkung der Myoinositkonzentration. Letzteres ist ein wichtiger Energielieferant für die Ionenpumpen des Axons. Sein Defizit führt zur osmotischen Schwellung und schließlich Atrophie des Axons [18]. Eine irreversible Neuropathie bzw. eine noch reversible, funktionelle Störung der viszeralen Nerven kann für die unterschiedlichen klinischen Manifestationen der diabetischen Gastroparese verantwortlich sein. Neben den neuralen Störungen wird auch eine erhöhte postprandiale Freisetzung von Glukagon bei Patienten mit Diabetes mellitus als Mitursache für die verzögerte Magenentleerung postuliert [9]. Außerdem kann eine diabetische Ketoazidose ebenfalls Übelkeit und Erbrechen hervorrufen [8]. Auch die interdigestive motorische Aktivität des Magens wird bei Diabetikern beeinträchtigt. Es konnte gezeigt werden, daß die Phase III des interdigestiven motorischen Komplexes bei diesem Patientenkollektiv herabgesetzt ist oder sogar fehlt [5]. Eine klinisch manifeste Gastroparese steht insgesamt nur bei wenigen Diabetikern im Vordergrund, möglicherweise deshalb, weil bei der diabetischen Neuropathie nicht nur der efferente (motorische), sondern auch der afferente (sensible) Schenkel des autonomen Nervensystems geschädigt ist und damit Mißempfindungen des Patienten im Sinne von epigastrischem Druck- und Völlegefühl gemindert werden.

Eine Verzögerung der Magenentleerung wird auch bei Patienten mit Kollagenosen, v.a. bei der Sklerodermie, bei Neuro- und Myopathien und nach operativen Eingriffen am Magen (z.B. Vagotomie) beobachtet. Schließlich kann eine Gastroparese auch ohne erkennbare Ursache auftreten; dies wird als sog. idiopathische Gastroparese bezeichnet. Unabhängig von der Ätiopathogenese manifestiert sich die Gastroparese klinisch mit ähnlichen Symptomen, v.a. in Form dyspeptischer Beschwerden, wie Völlegefühl, epigastrisches Druckgefühl und rezidivierendes Erbrechen [22].

Diagnostik der Gastroparese

Eine Reihe von Techniken ist zur Erfassung der Magenmotilität entwickelt worden. In der klinischen Routine hat sich die szintigraphische Bestimmung der Magenentleerung als Goldstandard durchgesetzt [4]. Dabei wird in vivo mit Hilfe einer Gammakamera die Aktivität radioaktiver Isotope gemessen, die zuvor in Bestandteile einer Testmahlzeit inkorporiert worden sind. Der physiologische Entleerungsablauf wird durch diese Technik nicht gestört. Abhängig von der verwendeten Testmahlzeit kann die Entleerung flüssiger oder fester Nahrung untersucht werden.

Die szintigraphische Messung der Magenentleerung hat jedoch den Nachteil einer Strahlenbelastung der Patienten und setzt darüber hinaus einen relativ großen apparativen und finanziellen Aufwand voraus. Eine Bereicherung der Motilitätsdiagnostik stellen daher der ^{13}C-Oktansäure- und ^{13}C-Acetat-Atemtest dar. ^{13}C-Oktansäure und ^{13}C-Acetat enthalten ein stabiles, nichtradioaktives Kohlenstoffisotop. Beide Substanzen werden nach Passage des Magens von den Epithelzellen des Duodenums rasch resorbiert und in der Leber hauptsächlich zu $^{13}CO_2$ metabolisiert, das in der Atemluft massenspektrometrisch nachweisbar ist. Die Entleerung von ^{13}C-Oktansäure bzw. von ^{13}C-

Acetat aus dem Magen stellt den geschwindigkeitsbestimmenden Schritt für die Anreicherung von $^{13}CO_2$ in der Atemluft dar. Daher kann der zeitliche $^{13}CO_2$-Konzentrationsanstieg in der Atemluft als indirekter Parameter der Magenentleerung herangezogen werden [3, 11].

Zusätzliche Informationen zur Magenmotilität und ihrer elektrischen Steuerung kann die in den letzten Jahren zunehmend eingesetzte Elektrogastrographie liefern. Die Messung der myoelektrischen Aktivität des Magens wird, ähnlich wie bei der Elektrokardiographie, mit Hilfe von kutanen Elektroden durchgeführt. Bereits 1921 wurde erstmals die elektrische Aktivität des Magens von Alvarez in den USA registriert [2]. Aber erst seit Ende der 80er Jahre konnten technisch beträchtlich fortentwickelte elektrogastrographische Untersuchungen des Magens die klinische Diagnostik erweitern. Die wichtigste Information, die die elektrogastrographische Meldung liefert, betrifft die Funktion des endogenen Magenschrittmachers. Die Frequenz der Schrittmacherimpulse (normal: 3/min) kann bei gestörter Magenmotilität erhöht (Tachygastrie), erniedrigt (Bradygastrie) oder irregulär (Arrhythmie) sein. Es bleibt abzuwarten, ob weitere elektrogastrographische Parameter, wie z.B. die Amplitude der myoelektrischen Aktivität, für die Diagnostik von Störungen der Magenmotilität von praktischer Relevanz sind.

Weitere Untersuchungstechniken zur Bestimmung der Magenentleerung stellen u.a. Sonographie, gastrale und duodenale Intubationstechniken, Magnetresonanz oder transgastrale Impedanzmessungen dar. Der Einsatz dieser Techniken bleibt bisher allerdings Forschungszwecken vorbehalten.

Medikamentöse Therapie der Gastroparese

Die medikamentöse Therapie der Gastroparese besteht in der Gabe prokinetisch wirksamer Pharmaka. Die uns zur Zeit zur Verfügung stehenden Medikamente gehören 4 pharmakologischen Gruppen an: Dopamin-Antagonisten (Metoclopramid, Domperidon), Cholinergika (Bethanechol), 5-HT-Antagonisten (Cisaprid) und Motilide (Erythromycin). Dabei scheint das Cisaprid praktisch allen anderen Prokinetika an Effektivität überlegen zu sein. Es eignet sich auch für die langfristige Behandlung, ohne auf Dauer an Wirkung zu verlieren [25]. Mit Cisaprid gelingt es in der Regel, die klinischen Symptome günstig zu beeinflussen, wenngleich das nicht unbedingt mit einer Beschleunigung der Magenentleerung einhergehen muß.

Eine neuartige Therapiemöglichkeit könnte der Einsatz von Erythromycin sein, da dieses Makrolid-Antibiotikum bereits in relativ niedriger Dosierung die gastroduodenale Motilität günstig beeinflußt [14]. Nachteilig ist allerdings seine eigentliche antibiotische Wirkung, die die Entwicklung resistenter Keime zur Folge haben kann. Im Rahmen klinischer Studien werden bereits Substanzen eingesetzt, die, ähnlich dem Erythromycin, über den Motilin-Rezeptor die gastroduodenale Motilität positiv beeinflussen können.

Die meisten Patienten mit einer Gastroparese und bestehender klinischer Symptomatik können mit prokinetischen Pharmaka effektiv behandelt werden. Glücklicherweise bleibt nur bei einer kleinen Zahl dieser Patienten die konservative Therapie ohne Erfolg. Patienten, die unter therapierefraktärer

Gastroparese – insbesondere mit stark ausgeprägter Übelkeit und mit rezidivierendem Erbrechen – leiden, benötigen oft intensive therapeutische Maßnahmen, meist unter stationären Bedingungen. Die Retention der Nahrung im Magen bei massiv verzögerter aboraler Passage macht häufig eine parenterale Ernährung oder, im besseren Fall, die Ernährung über eine Jejunalsonde notwendig. Besonders betroffen sind Diabetiker, bei denen die Einstellung der Blutzuckerwerte auf ein akzeptables Niveau praktisch nicht möglich ist. Darüber hinaus ist auch von Bedeutung, daß aus dem rezidivierenden Erbrechen eine beträchtliche psychische Belastung für die Patienten resultieren kann.

Magenschrittmacher-Therapie der Gastroparese

Die Häufigkeit einer therapierefraktären Gastroparese mit rezidivierendem Erbrechen wird in den USA, unabhängig von der Ätiopathogenese, auf 1 pro 100 000 Einwohner geschätzt. Für die europäische Bevölkerung gibt es diesbezüglich keine genauen Angaben, eine Prävalenzrate in derselben Größenordnung ist allerdings wahrscheinlich. Für diese Patienten besteht seit kurzer Zeit eine neue Therapieoption, die auf elektrischer Stimulation des Magens basiert.

Bereits 1972 wurden erste Untersuchungen zur Anregung der Magenperistaltik und Beschleunigung der Magenpassage über elektrische Stimulation des endogenen Magenschrittmachers durchgeführt [15]. Diese äußere Stimulation erfolgte zunächst mit einer Frequenz von 3 Impulsen pro Minute, war also identisch mit derjenigen der endogenen Schrittmacherzellen. Leider hatte diese Behandlung weder einen Effekt auf die Magenentleerungsrate noch auf die klinische Symptomatik. Erst im Jahre 1993 wurde eine neue klinische Studie begonnen, wobei der Magen mit einer höheren Frequenz als der eigenen stimuliert wurde (Abb. 2; [7, 23]). Im Rahmen dieser Studie wurden bislang 30

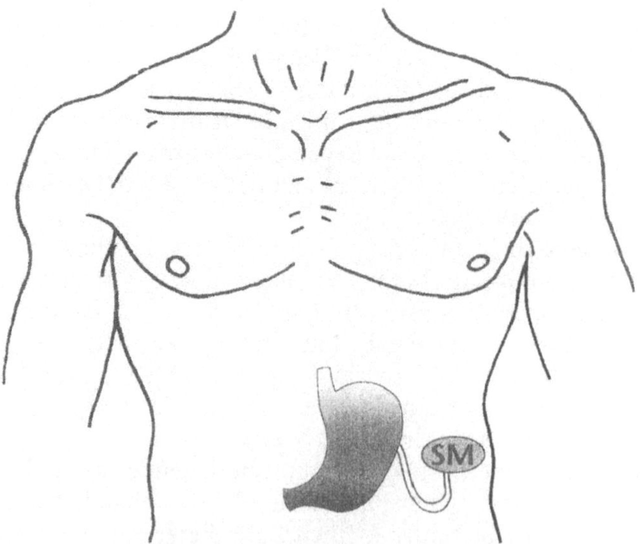

Abb. 2. Lokalisation des implantierten Magenschrittmachers *(SM)* mit Elektroden

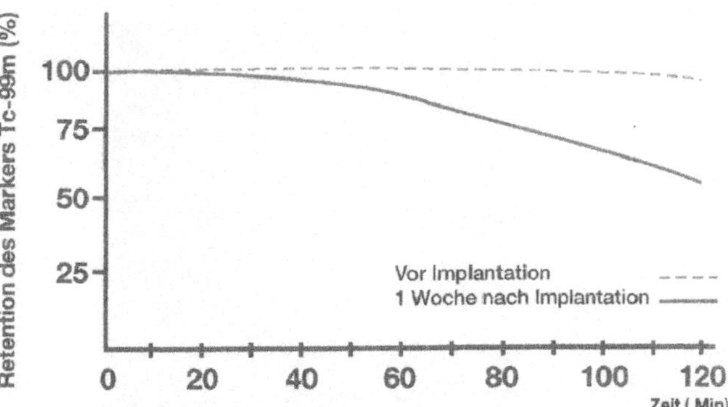

Abb. 3. Szintigraphische Messung der Magenentleerung (flüssige Nahrung) vor und eine Woche nach der Schrittmacherimplantation

Patienten mit Gastroparese mit einem neuartigen Magenschrittmacher behandelt [1]. Indikation zur operativen Implantation des Schrittmachers war eine therapierefraktäre Gastroparese mit ausgeprägter Übelkeit und rezidivierendem Erbrechen. Bei über 90% der Patienten sistierten Erbrechen und Übelkeit bereits innerhalb weniger Tage nach der Implantation. Drei Monate nach Schrittmacheranlage waren alle Patienten, die auf diese Therapie angesprochen haben, weiter beschwerdefrei. Auch bei Kontrolluntersuchungen nach mehr als 6 Monaten ließ sich eine klinische Symptomatik der Gastroparese nicht mehr feststellen. Allerdings war nur bei einem Teil der Patienten eine deutliche Besserung der klinischen Symptomatik von einer signifikanten Beschleunigung der Magenentleerung begleitet (Abb. 3).

Die Implantation der Magenschrittmacher erfolgte entweder während einer Laparotomie oder laparoskopisch. Bei den im Rahmen dieser Studie in unserer Klinik behandelten Patienten wurde der Magenschrittmacher laparoskopisch implantiert, wobei die Dauer des Eingriffs weniger als 1 h betrug (Abb. 4 und 5). Der postoperative Verlauf war bei allen Patienten völlig komplikationslos und ermöglichte die Entlassung innerhalb einer Woche.

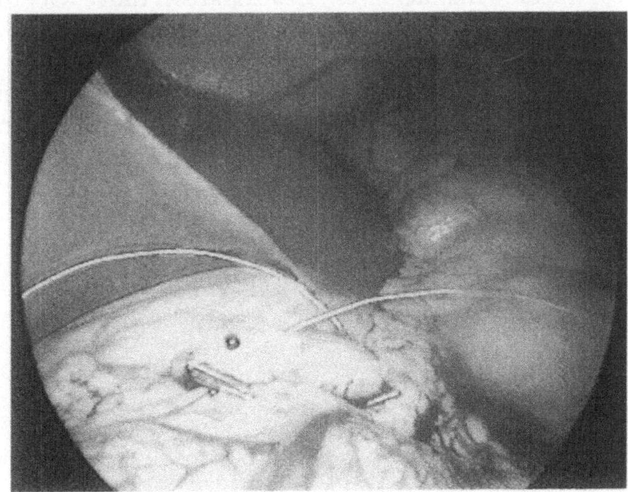

Abb. 4. Laparoskopisches Bild mit implantierten Elektroden im Bereich der großen Kurvatur des Magens

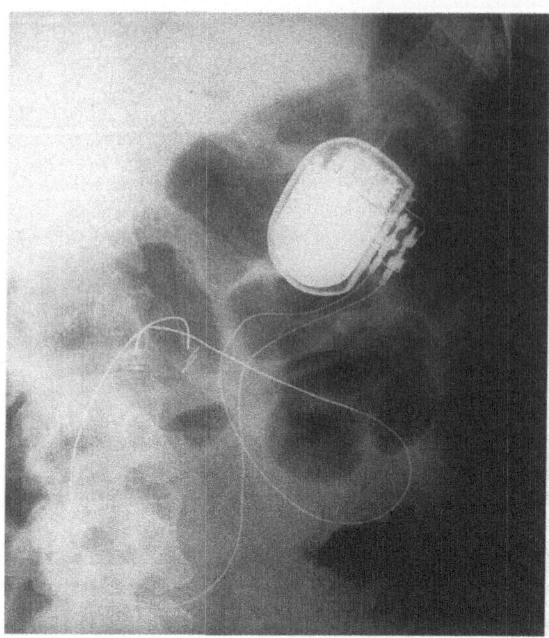

Abb. 5. Radiologische Darstellung des Magenschrittmachers mit zwei Stimulationselektroden

Die bisherigen Ergebnisse dieser Studie sprechen für eine sehr hohe klinische Effektivität der Elektrostimulation des Magens in der Behandlung der Pharmakotherapie-refraktären Gastroparese. Wie erste Auswertungen nahelegen, kann die Magenentleerungsrate offensichtlich erst nach mehrmonatiger Stimulation durch den Schrittmacher erhöht werden; es bleibt abzuwarten, ob tatsächlich bei allen Patienten mit einem Magenschrittmacher letzten Endes eine meßbare Beschleunigung der Magenpassage erzielt werden kann. Es läßt sich aber schon jetzt erkennen, daß das neue Therapieprinzip zu einer deutlichen Verbesserung der Lebensqualität von Patienten mit einer medikamentös nicht behandelbaren Gastroparese führt. Ob dieser vielversprechende Effekt von Dauer ist, wird die Langzeitbeobachtung der bisher behandelten Patienten beantworten. Außerdem werden derzeit in größerem Rahmen anlaufende Placebo-kontrollierte Studien den klinischen Stellenwert der Magenschrittmacher-Therapie noch endgültig definieren müssen.

Literatur

1. Abell T, van Cutsem E, Abrahamsson H et al. (1998) Gastric electrical stimulation in drug refractory gastroparesis. Lancet (eingereicht)
2. Alvarez WC (1922) The electrogastrogram and what it shows. J Am Med Assoc 78:1116–1119
3. Brade B, Adams S, Duan LP et al. (1995) The ^{13}C-acetate breath test accurately reflects gastric emptying of liquids in both liquid and semisolid test meals. Gastroenterology 108:1048–1055
4. Brown ML, Malagelada JR (1983) Gastric emptying tests. In: Wahner HW (ed) Nuclear Medicine: Quantitative Procedures. Little Brown, Boston, pp 171–187
5. Camilleri M, Malagelada J-R (1984) Abnormal intestinal motility in diabetics with the gastroparesis syndrome. Eur J Clin Invest 14:420–428
6. Collins PJ, Houghton LA, Read NW et al. (1991) Role of the proximal and distal stomach in mixed solid and liquid meal emptying. Gut 32:615–626
7. Familoni BO, Abell TL, Voeller G et al. (1997) Electrical stimulation at a frequency higher than basal rate in human stomach. Dig Dis Sci 42:885–891
8. Feldman M, Corbett DB, Ramsey EJ et al. (1979) Abnormal gastric function in longstanding insulin-dependent diabetic patients. Gastroenterology 77:12–21
9. Fischer H, Konturek JW, Heidemann T et al. (1997) Neurohormonal regulation of gastric motility in patients with insulin-dependent diabetes mellitus. Gastroenterology 112:A731
10. Fraser R, Horowitz M, Maddox A et al. (1990) Hyperglycaemia slows gastric emptying in type 1 (insulin-dependent) diabetes mellitus. Diabetologia 33:675–680
11. Ghoos YF, Maes BD, Geypens BJ et al. (1993) Measurements of gastric emptying of solids by means of a carbon-labeled octanoic acid breath test. Gastroenterology 104:1640–1647
12. Hinder RA, Kelly KA (1977) Human gastric pacesetter potential: site of origin, spread, and response to gastric transection and proximal gastric vagotomy. Am J Surg 133:29–33
13. Horowitz M, Harding PE, Maddox A et al. (1986) Gastric and oesophageal emptying in insulin-dependent diabetes mellitus. J Gastroenterol Hepatol 1:97–113
14. Janssens J, Peeters TL, Vantrappen G et al. (1990) Improvement of gastric emptying in diabetic gastroparesis by erythromycin. N Engl J Med 322:1028–1034
15. Kelly KA, La Force RC (1972) Role of gastric pacesetter potential defined by electrical pacing. Am J Physiol 222:588–594
16. Konturek JW, Thor P, Maczka M et al. (1994) Role of cholecystokinin in the control of gastric emptying and gastric secretory response to a fatty meal in normal subjects and duodenal ulcer patients. Scand J. Gastroenterol 29:583–590
17. Kumar D, Ritman EL, Malagelada J-R (1987) Three-dimensional imaging of the stomach: the role of pylorus in the emptying of liquids. Am J Physiol 253:G79–G91
18. Low PA (1987) Recent advances in the pathogenesis of diabetic neuropathy. Muscle Nerve 10:121–129
19. Malagelada J-R (1981) Gastric, pancreatic and biliary responses to a meal. In: Johnson LR (ed) Physiology of the gastrointestinal tract. Raven, New York, pp 893–1013
20. Malagelada J-R, Azpiroz F (1989) Determinants of gastric emptying and transit in the small intestine. In: Handbook of Physiology. The Gastrointestinal system. Motility and Circulation. Bethesda, Am Physiol Soc:909–924
21. Malagelada J-R, Robertson JS, Brown ML et al. (1984) Intestinal transit of solid and liquid components of a meal in health. Gastroenterology 87:1255–1267
22. Malagelada JR, Camilleri M, Stanghelini V (1986) Gastric motility disturbances. In: Malagelada J-R (ed) Manometric Diagnosis of Gastrointestinal Motility Disorders. Thieme, New York, pp 68–81
23. McCallum RW, Chen JD, Lin Z et al. (1998) Gastric pacing improves emptying and symptoms in patients with gastroparesis. Gastroenterology 114:456–461
24. Oberle RL, Chen TS, Lloyd C et al. (1990) The influence of the interdigestive migrating myoelectric complex on the gastric emptying of liquids. Gastroenterology 99:1275–1283
25. Rothstein RD, Alavi A, Reynolds JC (1993) Electrogastrography in patients with gastroparesis and effect of long-term cisapride. Dig Dis Sci 38:1518–1524
26. Rees WDW, Go VLW, Malagelada J-R (1979) Antroduodenal motor response to solid-liquid and homogenized meals. Gastroenterology 76:1438–1449

27. Szurszewski JH (1987) Electrical basis for gastrointestinal motility. In: Physiology of the Gastrointestinal Tract, 2nd edn. (Ed. Jonson LR), Raven, New York, pp 383–422
28. Valenzuela JE, Defilippi C (1981) Inhibition of gastric emptying in humans by secretin, octapeptide of cholecystokinin and intraduodenal fat. Gastroenterology 81:898–902
29. Vantrappen G, Janssens J, Peeters TL et al. (1979) Motilin in the interdigestive migrating motor complex in man. Dig Dis Sci 24:497–506

Periphere und zentrale Komponenten gastrointestinaler Sensibilitätsstörungen

H. Mönnikes

Einleitung

Zahlreiche Untersuchungen in den letzten Jahren haben überzeugende Hinweise dafür erbracht, daß bei funktionellen gastrointestinalen Erkrankungen, bei denen durch konventionelle diagnostische Maßnahmen keine strukturellen oder biochemischen Alterationen nachweisbar sind, die geklagten Symptome die Folge einer gestörten Interaktion zwischen dem Zentralnervensystem (ZNS) und dem Gastrointestinaltrakt sind (zur Übersicht [14, 18]). Human- und tierexperimentelle Studien weisen darauf hin, daß dieser Störung primär veränderte afferent-sensorische Prozesse und/oder primär veränderte efferente Mechanismen der „Brain-gut"-Interaktion zu Grunde liegen können. Das klassische Beispiel für auch klinisch relevante Veränderungen in der efferenten zentralnervösen Kontrolle des Verdauungstraktes sind die gut charakterisierten Effekte von Stress auf die gastrointestinale (GI) Motilität [4,12, 32].

Das führende Symptom der beiden häufigsten funktionellen gastrointestinalen Erkrankungen, der nicht-ulzerösen Dyspepsie und des irritablen Darmsyndroms, ist der abdominale Schmerz [18]. Verschiedene Arbeitsgruppen haben gezeigt, daß bei einer Vielzahl von Patienten mit Reizdarmsyndrom, funktioneller Dyspepsie und nicht-kardialem Thoraxschmerz eine Alteration gastrointestinal-viszeraler Perzeption vorliegt. Für das irritable Darmsyndrom beispielsweise gelten eine gesteigerte Sensitivität für schmerzhafte Dehnungen von Dünn- und Dickdarm, eine gesteigerte Sensitivität für normale intestinale Funktionen und vergrößerte somatische Projektionsareale bei schmerzhafter gastrointestinaler Stimulation als gesichert. Im Gegensatz dazu ist die somatische Sensitivität nicht gesteigert [7, 14]. Die Beobachtung des übereinstimmenden Vorliegens einer viszeralen Hypersensitivität bei solchen Patienten weist darauf hin, daß diese Veränderung die gemeinsame Grundlage der Symptomgenese bei verschiedenen funktionellen gastrointestinalen Erkrankungen sein könnte [8, 13, 15, 28]. Obwohl bisher umstritten ist, ob es sich bei dieser gastrointestinal-viszeralen Hypersensitivität tatsächlich um einen biologischen Marker bestimmter funktioneller gastrointestinaler Erkrankungen oder aber nur um ein Epiphänomen handelt, gilt die Hypersensitivität als einziger allgemein akzeptierter Mechanismus zur Erklärung sowohl von Veränderungen gastrointestinaler Motilität als auch der abdominalen Schmerzen [5, 10, 17]. Die abdominalen Symptome funktioneller gastrointestinaler Erkrankungen könnten dabei aus der gesteigerten Perzeption ungestörter Ver-

T. Kirchner et al. (Hrsg.) Ökosystem Darm VIII
© Springer-Verlag Berlin Heidelberg 1999

dauungsprozesse und/oder aus der Wahrnehmung von durch Alteration intestino-intestinaler Reflexmechanismen gestörten Motilitäts- und Sekretionsprozessen resultieren.

Mechanismen der Alteration und Modulation gastrointestinal-viszeraler Sensitivität

Humanexperimentelle Untersuchungen sowie Erkenntnisse aus tierexperimentellen Studien weisen darauf hin, daß die viszerale Hypersensitivität, die u.a. bei vielen Patienten mit nicht-ulzeröser Dyspepsie oder Reizdarmsyndrom unter experimentellen Bedingungen nachweisbar ist, durch (a) Sensitivierung von primären Afferenzen (periphere Sensitivierung) und nozizeptiven Hinterhornneuronen (zentrale Sensitivierung), (b) Aktivitätsänderungen deszendierender bulbospinaler Projektionen des endogenen schmerzmodulierenden Systems, (c) Alterationen kortiko-limbischer Schmerzverarbeitungs- und Bewertungsprozesse, oder (d) mehrere dieser Mechanismen bedingt sein können (zur Übersicht [1, 5, 14, 18]).

Sensitivierung

Die Sensitivierung an der nozizeptiven Transmission beteiligter Neurone gehört zu den Mechanismen, die für die Entwicklung von chronischen Schmerzzuständen von wesentlicher Bedeutung sind.

Periphere Sensitivierung primär-afferenter Neurone

Die periphere Sensitivierung ist gekennzeichnet durch eine Abnahme der Schwellenwerte mechanosensitiver primärer Afferenzen sowie durch die Entwicklung einer Mechanosensitivität zuvor mechanoinsensitiver „silent Nociceptors". Sie kann durch direkte Schädigungen peripherer Nerven, wie Axotomie oder periphere Neuropathie, ausgelöst werden oder vermittels Mediatoren, die u.a. bei Entzündungsprozessen freigesetzt werden [18].

Zu diesen Mediatoren zählen u.a. ATP, Adenosin, Bradykinin, Prostaglandin E_2, Serotonin und CGRP, die bei entzündlichen Prozessen vermehrt vorhanden sind und durch direkte, Rezeptor-vermittelte Wirkung die sensorischen Primärafferenzen sensitivieren können. Als auch Substanzen, die mittels anderer Zelltypen indirekt derartige Wirkungen entfalten, wie Cytokine, Tachykinine, Neurotropine, Komplementfaktoren und Noradrenalin [5].

Während zahlreiche experimentelle Untersuchungen die Entwicklung einer peripheren Sensitivierung bei gastrointestinalen Entzündungen gezeigt haben, gibt es bisher keinen Nachweis einer Bedeutung solcher Mechanismen für die Genese funktioneller gastrointestinaler Erkrankungen, für die aktuell nachweisbare entzündliche Veränderungen auch definitionsgemäß bereits ausgeschlossen sind [11, 22, 23]. Dies schließt aber die Möglichkeit von Residualveränderungen infolge zurückliegender Entzündungsprozesse im Sinne einer zentralen Sensitivierung nicht unbedingt aus [2, 5, 14]. Indirekte Hinweise auf diese Möglichkeit geben klinische Verlaufsbeobachtungen, die ein

vermehrtes Auftreten von Reizdarmsymptomen nach abgelaufenen gastrointestinalen Infektionen zeigen [6].

Zentrale Sensitivierung nozizeptiver spinaler Neurone

Die zentrale Sensitivierung ist durch eine Hyperexzitabilität nozizeptiver spinaler Hinterhornneurone gekennzeichnet und kann eine Rolle in der Pathogenese viszeraler Hyperalgesie spielen. Sie kann sich als Folge der peripheren
Sensitivierung ausbilden, bei der es zu einer vermehrten Freisetzung von Neurotransmittern mit exzitatorischer Wirkung im Rückenmark kommt (Abb. 1).
Die vermehrte Rekrutierung sensorischer C-Fasern infolge peripherer Sensitivierung kann zudem zu neuroplastischen Veränderungen der Hinterhornneurone führen, was als „wind-up" bezeichnet wird (s. Abb. 1). Diese neuroplastischen Alterationen der sekundären sensorischen Neurone können auch
nach Rückbildung der sie initial auslösenden peripheren Gewebsschäden
bestehen bleiben und sind deshalb für die Entwicklung chronischer Schmerzen von herausragender Bedeutung [35].

Die Entwicklung neuroplastischer Alterationen auf Rückenmarksebene
wird vorwiegend durch additive Effekte von Glutamat, das an NMDA-(N-
Methyl-D-Aspartat) und AMPA-(α-Amino-Hydroxy-Methyloxazol) Rezeptoren angreift, und Substance P, das am Neurokinin (NK)-1-Rezeptor wirkt,
induziert; wobei andere Neurotransmitter wie CGRP, Opioide, CCK und Somatostatin hierbei modulierende Einflüsse haben ([5, 18, 36]; s. Abb. 1).

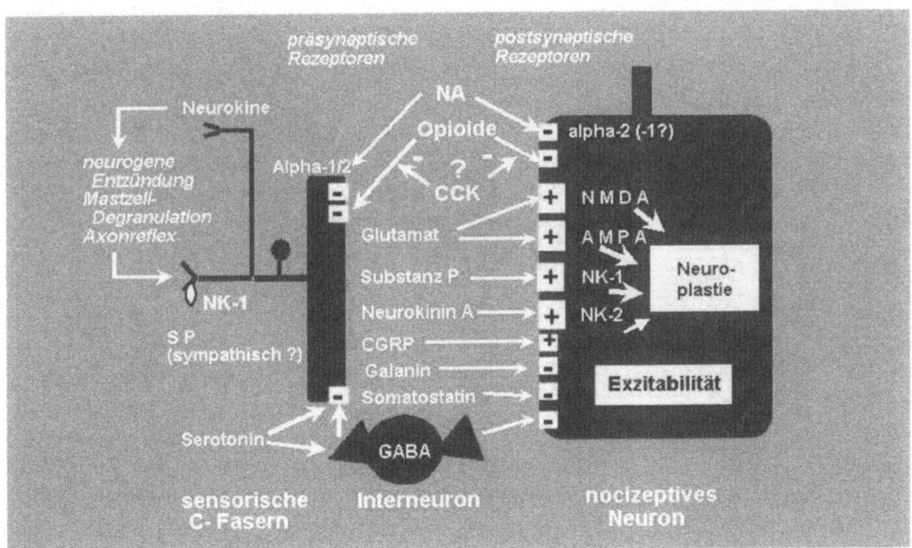

Abb. 1. Schematische Darstellung der aus primär-sensorischen C-Fasern freigesetzten Neurotransmitter und deren Effekte auf die Exzitabilität (+ Steigerung; – Reduktion) sensorischer
Hinterhornneurone, sowie der an spinalen neuroplastischen Alterationen bei zentraler Sensitivierung beteiligten Rezeptoren. (Mod. nach [2])

Indirekte Hinweise für Veränderungen in der spinalen Transmission nozizeptiver gastrointestinaler Stimuli bei Patienten mit irritablem Darmsyndrom ergaben sich u.a. aus experimentellen Studien, in denen vergrößerte somatische Projektionsareale für intestinale Dehnungsstimuli und die Induktion einer Sensitivierung für rektoviszerale Reize nach repetitiver Sigmadehnung beobachtet wurden [14, 24].

Alteration deszendierender bulbospinaler Modulationsmechanismen viszeraler Sensitivität

Die Wahrnehmung viszeraler Stimuli kann durch das deszendierende bulbospinale schmerzmodulierende System ganz wesentlich beeinflußt werden. Projektionen vom Gehirn zum Rückenmark, die ihren Ausgang vorwiegend vom zentralen Höhlengrau, Raphe-Kernen, Locus coeruleus und lateralen Anteilen der Formatio reticularis nehmen, gewährleisten die effektive Modulation der Perzeption schmerzhafter und nicht-schmerzhafter gastrointestinaler Vorgänge durch das Gehirn (Abb. 2). Sie entfalten dabei inhibitorische oder exzitatorische Einflüsse auf aszendierende nozizeptive Neurone, entweder durch direkten Angriff an den sensorischen Hinterhornneuronen oder indirekt mittels Wirkung an spinalen Interneuronen. Klassische Beispiele für die durch dieses System vermittelten Effekte sind die Auswirkungen von Streß oder

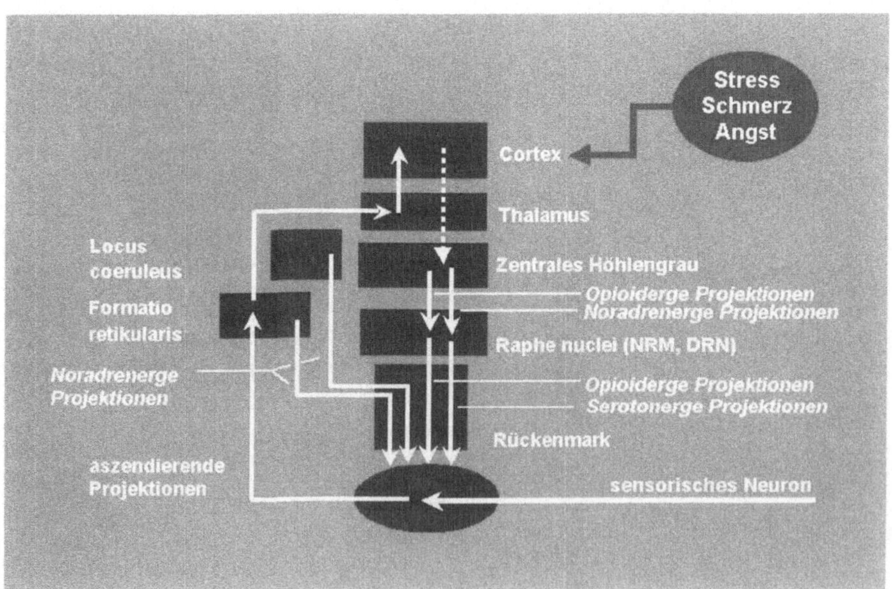

Abb. 2. Schematische Darstellung von deszendierenden opioidergen, noradrenergen und serotoninergen Projektionen des deszendierenden schmerzmodulierenden bulbospinalen System. (Mod. nach [2]).

Angst auf die Perzeption: In Belastungssituationen können inhibitorische bulbospinale Projektionen aktiviert und dadurch die Exzitabilität sensorischer spinaler Neurone reduziert werden, was zu nociceptiver Hypoalgesie führt. Antizipatorische Angst kann im Gegensatz dazu durch Aktivitätsänderungen des bulbospinalen Systems die Exzitabilität sensorischer spinaler Neurone steigern und so Nocizeption aggravieren [34, 36].

Die Effekte des deszendierenden schmerzmodulierenden Systems werden vorwiegend durch endogene Opiate, Serotonin (5-HT) und Noradrenalin (NA) vermittelt, wobei spinale Opioid-Rezeptoren Hauptangriffspunkt für die antinociceptive Wirkung der bulbospinalen Projektionen sind (s. Abb. 2; [34, 36]). Die Effektivität der Opioidwirkung wird auf spinaler Ebene durch Cholecystokinin (CCK) aus Interneuronen, das beispielsweise die analgetische Wirkung von Morphin reduziert, und durch deszendierende noradrenerge Projektionen aus Hirnstammregionen modifiziert [18]. CCK reduziert die analgetische Wirkung von Opioiden im Rückenmark. Im Gegensatz dazu fördert eine Zunahme des deszendierenden noradrenergen Tonus die spinale Morphin-Analgesie, und zwar unabhängig von direkten antinociceptiven Effekten spinaler noradrenerger Projektionen (Abb. 1 und 2; [18, 34, 36, 37]).

Hinweise für Alterationen deszendierender bulbospinaler Modulationsmechanismen viszeraler Sensitivität ergeben sich aus Untersuchungen an Reizdarmpatienten, in denen diese im Gegensatz zu Normalpersonen bei effizienter mentaler Distraktion keine Anstiege ihrer Wahrnehmungsschwellen für kolorektale Dehnungsstimuli zeigten [19].

Alteration vagaler Modulationsmechanismen viszeraler Sensitivität

Es gilt als gesichert, daß nicht nur spinale, sondern auch vagale Mechanismen afferenter Neurotransmission viszeraler Information zum Gehirn eine wichtige Rolle bei der Perzeption verdauungsassoziierter Prozesse spielen. Der Nucleus tractus solitarii (NTS), der neuronal-sensorische Anteil des dorsalen vagalen Komplexes, ist die primäre Umschaltstation für vagal vermittelte afferente Signale vom Gastrointestinaltrakt zum Gehirn [1, 25]. Der NTS besitzt Projektionen zu Kerngebieten des zentralen autonomen Netzwerks, beispielsweise zum paraventrikulären Nucleus des Hypothalamus, welches die neurohumorale Kontrolle der Funktionen des Organismus gewährleistet; weiterhin zu Thalamuskernen, die an der Prozessierung nociceptiver Information beteiligt sind, wie auch zu Kerngebieten des limbischen Systems, die eine wesentliche Rolle bei der Kodierung der Emotionalität von Reizen spielen [16, 26, 27, 29, 33]. Durch vagal-afferente Neurotransmission vermittelte viszerale Information kann die Aktivität der deszendierenden bulbospinalen Projektionen modulieren; so führt die vagale Vermittlung von Information über aversive, Übelkeit auslösende Stimuli infolge Aktivitätsänderungen des schmerzmodulierenden Systems zu einer gesteigerten Sensitivität für nociceptive Reize [26, 34, 36].

An diesen Prozessen sind auf spinaler Ebene die erwähnten Neurotransmitter des deszendierenden bulbospinalen schmerzmodulierenden Systems beteiligt. In der Peripherie können Substanzen eine Rolle spielen, welche durch Wirkung an vagalen Afferenzen die Effekte aversiver und non-aversiver gastrointestinaler Stimuli vermitteln; hierzu zählen Serotonin und Cholecystokinin [20, 21, 30].

Indirekte Hinweise für mögliche Alterationen vagaler Modulationsmechanismen viszeraler Sensitivität bei funktionellen gastrointestinalen Erkrankungen ergeben sich aus einer vergleichenden humanexperimentellen Untersuchung von vagotomierten Patienten mit nicht-ulzeröser Dyspepsie und gesunden Kontrollen, die eine signifikante Korrelation der Wahrnehmungsschwellen für intestinale Ballondistension mit einem endokrinen Parameter der efferenten vagalen Aktivität zeigte [9].

Alteration supraspinaler Verarbeitungsprozesse viszeraler Stimuli und Kortikalisierung

Für Patienten mit chronisch-rezidivierenden somatischen Schmerzen wurde bereits gezeigt, daß klassisches und instrumentelles Lernen stereotyper Reaktionen der peripheren Muskulatur eine entscheidende Rolle für die Entwicklung und Aufrechterhaltung chronischer Schmerzen spielen. Die Kortikalisierung, also die Transformation dieser Lernprozesse in ein stabiles Schmerzgedächtnis, das von der initialen Gewebsschädigung unabhängig wird, ist der entscheidende Schritt für die Entwicklung des chronischen Leidens der Patienten. Bei solchen Patienten lassen sich mit modernen elektrophysiologischen Verfahren und Imaging-Techniken typische Veränderungen nachweisen, die auf eine gesteigerte Plastizität von schmerzverarbeitenden Hirnstrukturen und eine veränderte kortikale Dynamik hinweisen (zur Übersicht [3]). Die bisher vorliegenden Erkenntnisse über die bei viszeralen Schmerzen ablaufenden Prozesse im Gehirn sind vergleichsweise noch gering. Für Patienten mit funktionellen gastrointestinalen Erkrankungen sind in den letzten Jahren mittels solcher Techniken ebenfalls verschiedene Alterationen festgestellt worden [1, 31]. Allerdings ergibt sich aus diesen Einzelergebnissen bisher noch kein konzeptionelles Modell. Die Bedeutung von Lernprozessen für die Entwicklung chronischer gastrointestinaler Beschwerden bei Patienten mit funktionellen gastrointestinalen Erkrankungen sind bisher nicht systematisch untersucht worden, so daß noch keine Aussagen gemacht werden können.

Schlußfolgerung

Vor dem Hintergrund der angeführten potentiellen peripheren und/oder zentralen Mechanismen gastrointestinaler Sensibilitätsstörungen kann postuliert werden, daß sowohl Pharmaka mit direkter Beeinflussung der viszeralen Nocizeption als auch Substanzen, welche die viszerale Sensitivität oder die Perzeption viszeraler Vorgänge indirekt durch Wirkung auf einer oder mehrerer Ebenen der „Brain-gut-Achse" modifzieren, in der Therapie dieser Patienten hilfreich sein könnten. Deshalb haben die Mechanismen und Transmitter, die bei der Vermittlung und Verarbeitung viszeral-sensorischer Informationen vom Verdauungstrakt zum Gehirn unter physiologischen und pathophysiologischen Bedingungen beteiligt sind, in den letzten Jahren ein besonderes wissenschaftliches Interesse gefunden. Zudem haben sich daraus erste neue therapeutische Ansätze ergeben [5, 18].

Trotz der daraus resultierenden Fortschritte sind wir von dem eigentlichen Ziel dieser wissenschaftlichen Bemühungen, der definitiven Klärung der Pathogenese und einer konsekutiv kausalen Therapie der häufigen funktionellen gastrointestinalen Erkrankungen, beispielsweise des Reizdarmsyndroms und der funktionellen Dyspepsie, noch weit entfernt. Zudem soll nicht unerwähnt bleiben, daß die bisher vorliegenden Erkenntnisse über gastrointestinale Sensibilitätsstörungen bisher, von spezialisierten Zentren abgesehen, keine wesentliche Bedeutung für das diagnostische Vorgehen bei dem Verdacht auf das Vorliegen funktioneller gastrointestinaler Beschwerden gewonnen haben. Da keine systematischen Untersuchungen darüber vorliegen, ob Patienten mit gastrointestinalen Sensibilitätsstörungen von einer mehr oder weniger spezifischen antinocizeptiven Therapie profitieren, ergeben sich aus dem Nachweis des Vorliegens einer gastrointestinalen viszeralen Hypersensitivität des einzelnen Patienten bisher auch noch keine gesicherten therapeutischen Konsequenzen.

Literatur

1. Aziz Q, Thompson DG (1998) Brain-gut axis in health and disease. Gastroenterology 114:559–578
2. Bernstein CN, Niazi N, Robert M et al. (1996) Rectal afferent function in patients with inflammatory and functional intestinal disorders. Pain 66:151–161
3. Birbaumer N, Flor H, Lutzenberger W, Elbert T (1995) The corticalisation of chronic pain. In: Bromm B, Desmedt JE (eds) Pain and the Brain – From Nociception to Cognition. Raven, New York, pp 331–344
4. Bueno L (1989) Role of corticotropin-releasing factor in the genesis of gastrointestinal motor disturbances induced by stress: an overview. In: Bueno L, Collins S, Junien JL (eds) Stress and Digestive Motility. John Libbey Eurotext, Paris, pp 141–149
5. Bueno L, Fioramonti J, Delvaux M, Frexinos J (1997) Mediators and pharmacology of visceral sensitivity: From basic to clinical investigations, Gastroenterology 112:1714–1743
6. Collins S, Barbara G, Vallance B (1998) The putative role of inflammation in functional bowel disorders. In: Goebell H, Holtmann G, Talley NJ (eds) Functional dyspepsia and irritable bowel syndrome. Kluwer Academic Publishers, Dordrecht, pp 135–139
7. Drossman DA, Whitehead WE, Camilleri M (1997) Irritable bowel syndrome: A technical review for practice guideline development. Gastroenterology 112:2118–2119
8. Holtmann G, Goebell H, Talley NJ (1997) Functional dyspepsia and irritable bowel syndrome: is there a common pathophysiological basis? Am J Gastroenterol 92:954–959
9. Holtmann G, Goebell H, Jockenhoevel F, Talley NJ (1998) Altered vagal and intestinal mechanosensory function in chronic unexplained dyspepsia. Gut 42:501–506
10. Hu WH, Talley NJ (1996) Visceral perception in functional gastro-intestinal disorders: disease marker or epiphenomenon? [see comments] Dig Dis 14:276–288
11. Julia V, Bueno L (1997) Tachykininergic mediation of viscerosensitive responses to acute inflammation in rats: role of CGRP. Am J Physiol 272:G141–146
12. Lenz HJ (1990) Mediation of gastrointestinal stress responses by corticotropin-releasing factor. Ann NY Acad Sci 597:81–91
13. Malagelada J-R (1993) Altered visceral sensation in functional dyspepsia and related syndromes. In: Mayer EA, Raybould HE (eds) Basic and clinical aspects of chronic abdominal pain. Elsevier, Amsterdam, pp 55–59
14. Mayer EA, Gebhardt GF (1994) Basic and clinical aspects of visce hyperalgesia. Gastroenterology 107:271–293

15. Mayer EA, Gebhardt GF (1993) Functional bowel disorders and the visceral hyperalgesia hypothesis. In Mayer EA, Raybould HE (eds) Elsevier, Amsterdam, pp 45–54
16. McCann MJ, Rogers RC (1991) Central modulation of the vagovagal reflex: influence on gastric function. In: Tache Y, Wingate DL (eds) CRC, Boca Raton, pp 57–69
17. Mertz H, Naliboff B, Munakata J et al. (1995) Altered rectal perception is a biological marker of patients with irritable bowel syndrome. Gastroenterology 109:40–52
18. Mönnikes H (1996) Pharmacotherapy of altered brain-gut interactions. In: Corazziari E (ed) NeuUroGastroenterology. Walter de Gruyter, Berlin, pp 85–108
19. Mönnikes H, Heymann-Mönnikes I, Arnold R (1995) Patients with irritable bowel syndrome (IBS) have alterations in the CNS-modulation of visceral afferent perception. Gut 37:A168 (Abstract)
20. Mönnikes H, Lauer G, Bauer C et al. (1997) Pathways of Fos expression in locus coeruleus, dorsal vagal complex and PVN in response to intestinal lipid. Am J Physiol 273:R2059–R2071
21. Mönnikes H, König M, Tebbe J et al. (1998) Serotonin – a mediator of visceral nociception and pain with implications for functional gastrointestinal disorders. In: Goebell H, Holtmann G, Talley NJ (eds) Functional dyspepsia and irritable bowel syndrome. Kluwer Acad Publishers, Lancaster, pp 77–84
22. Morteau O, Julia V, Eeckhout C, Bueno L (1994) Influence of 5-HT3 receptor antagonists in visceromotor and nociceptive responses to rectal distension before and during experimental colitis in rats. Fundam Clin Pharmacol 8:553–562
23. Morteau O, Hachet T, Caussette M, Bueno L (1994) Experimental colitis alters visceromotor response to colorectal distension in awake rats. Dig Dis Sci 39:1239–1248
24. Munakata J, Naliboff B, Harraf F et al. (1997) Repetitive sigmoid stimulation induces rectal hyperalgesia in patients with irritable bowel syndrome. Gastroenterology 112:55–63
25. Powley TL, Berthoud H-R, Prechtl JC, Fox EA (1991) Fibers of the vagus nerve regulating gastrointestinal function. In: Tache Y, Wingate DL (eds) Brain-Gut Interactions. CRC, Boca Raton, pp 73–82
26. Randich A, Gebhart GF (1992) Vagal afferent modulation of nociception. Brain Res Rev 17:77–99
27. Ricardo JA, Koh ET (1978) Anatomical evidence of direct projections from the nucleus of the solitary tract to the hypothalamus, amygdala, and other forebrain structures in the rat. Brain Res 153:1–26
28. Richter JE, Laurence MD, Bradley A (1993) The irritable esophagus. In: Mayer EA, Raybould HE (eds) Basic and clinical aspects of chronic abdominal pain. Elsevier, Amsterdam, pp 45–54
29. Rogers RC, McTigue DM, Hermann GE (1995) Vagovagal reflex control of digestion: afferent modulation by neural and „endoneurocrine" factors. Am J Physiol 268:G1–10
30. Schwartz GJ, Moran TH (1996) Sub-diaphragmatic vagal afferent integration of meal-related gastrointestinal signals. Neursci Biobehav Rev 20:47–56
31. Silverman DH, Munakata JA, Ennes H et al. (1997) Regional cerebral activity in normal and pathological perception of visceral pain. Gastroenterology 112:64–72
32. Taché Y, Mönnikes H (1993) CRF in the central nervous system mediates stress-induced stimulation of colonic motor function: relevance to the pathophysiology of IBS. In: Mayer EA, Raybould HE (eds) Basic and clinical aspects of chronic abdominal pain, Elsevier, Amsterdam, pp 141–151
33. Vahle-Hinz C, Brüggemann J, Kniffki K-D (1995) Thalamic processing of visceral pain. In: Bromm B, Desmedt JE (eds) Pain in the brain – From nociception to cognition. Raven, New York, pp 125–141
34. Willis WD (1988) Anatomy and physiology of descending control of nociceptive responses of dorsal horn neurons: comprehensive review. In: Fields HL, Besson HL (eds) Pain Modulation. Progress in Brain Research. Elsevier, New York, pp 1–29
35. Willis WD (1993) Central sensitization and plasticity following intense noxious stimulation. In: Mayer EA, Raybould HE (eds) Basic and clinical aspects of chronic abdominal pain. Elsevier, Amsterdam, pp 201–217
36. Yaksh TL, Malmberg AB (1993) Central pharmacology of nociceptive transmission. In: Wall PD, Melzack R (eds) Textbook of Pain. Churchill-Livingstone, Edinburgh, pp 165–200
37. Zieglgänsberger W, Tölle TR, Zimprich A et al. (1995) Pain Relief, and Euphoria. In: Bromm B, Desmedt JE (eds) Pain and the brain – from nociception to cognition. Raven, New York, pp 439–458

VI. Neue Parasiten –
neue Krankheiten

(Herausgeber: M. Kist)

Epidemiologie und Diagnostik von Kryptosporidien, Mikrosporidien und Cyclospora

R. Weber

Kryptosporidien

Erreger

Die Kryptosporidien gehören zur Gruppe der intestinalen Kokzidien. Es sind obligat intrazelluläre Protozoen, die Enterozyten infizieren. Kryptosporidien entwickeln sich vollständig innerhalb eines Wirts. Ausgereifte (sporulierte), sehr umweltresistente Oozysten werden ausgeschieden und sind unmittelbar infektiös für einen nächsten empfänglichen Wirt [4].

Kryptosporidien sind sehr infektiös. Bei Versuchen mit Freiwilligen führte die Verabreichung von 30 Kryptosporidien-Oozysten bei einer von fünf Versuchspersonen zur Infektion; die Hälfte der Probanden konnten mit rund 100 Oozysten, und alle Versuchspersonen mit 1000 Oozysten infiziert werden [9].

Sieben verschiedene Kryptosporidien-Arten sind zur Zeit bekannt, die bei Säugetieren, Vögeln und Wirbellosen vorkommen [4]. Cryptosporidium parvum kommt bei verschiedenen Säugetieren vor und ist die einzige Art, die auch den Menschen infiziert. Es existiert zusätzlich ein einziger Fallbericht eines immunkompromittierten Patienten, der mit C. baileyi infiziert gewesen sein soll [8].

Epidemiologie

Kryptosporidien sind v.a. Ursache von Diarrhö bei Kindern in Entwicklungsländern und bei HIV-Infizierten in Entwicklungsländern und Industrienationen. Zudem wurden in entwickelten Ländern, v.a. in den USA, in England und Japan, Diarrhö-Epidemien beschrieben, deren Ursache mit Kryptosporidien kontaminiertes Trinkwasser war [16]. In Entwicklungsländern kann die Prävalenz der Kryptosporidiose bei Kindern mit Diarrhö bis 40% betragen. Bei Kindern in Industrienationen sind durchschnittlich rund 5% der Diarrhö-Episoden durch Kryptosporidien verursacht. In Industrienationen ist die Kryptosporidieninfektion die häufigste Ursache einer chronischen Durchfallerkrankung bei HIV-Infizierten (Tabellen 1 und 3; [11, 12]).

T. Kirchner et al. (Hrsg.) Ökosystem Darm VIII
© Springer-Verlag Berlin Heidelberg 1999

Tabelle 1. Prävalenz der Kryptosporidiose beim Menschen[a]

	Patienten (%) mit Diarrhö	Personen (%) ohne Diarrhö
Immunkompetente Personen		
– Industrienationen	2,2 (0,3–22)	0,2 (0–2,4)
– Entwicklungsländer	6,1 (1,4–40,9)	1,5 (0–7,5)
HIV-infizierte Personen		
– Industrienationen	14 (6–70)	0 (0–0)
– Entwicklungsländer	24 (8,7–48)	5 (4,9–5,3)

[a] Nach [12], Zusammenfassung von 100 Berichten mit 133 175 Patienten mit Diarrhö und 6223 asymptomatischen Kontrollpersonen.

Folgende Quellen und Übertragungswege der Infektion sind bekannt:

1. durch Wasser: nicht korrekt aufbereitetes Trinkwasser, Oberflächenwasser, Swimming-Pools;
2. vom Tier auf den Menschen: 40 Säugetierarten inkl. Vieh, Hunde, Katzen;
3. von Mensch zu Mensch: nosokomiale Infektion, in Institutionen wie Kinderhorten, sexuell übertragen, Reisediarrhö;
4. durch Nahrungsmittel: nicht pasteurisierter Apfelsaft, möglicherweise Milch.

Diagnostik

Die Diagnose der Kryptosporidiose beim Menschen erfolgt durch den lichtmikroskopischen Nachweis von Oozysten in Stuhlproben, in Duodenalaspirat oder durch den histologischen oder elektronenoptischen Nachweis von verschiedenen Entwicklungsformen der Kryptosporidien in Darmbiopsien [4]. Kryptosporidien-Oozysten werden in der Routineuntersuchung auf „Wurmeier und Parasiten" nicht erkannt. Ihr Nachweis benötigt Spezialfärbungen: Kryptosporidien-Oozysten können mit säurefesten Färbungen oder mittels Immunofluoreszenztechnik mit monoklonalen Antikörpern visualisiert werden. Die Immunfluoreszenz-Technik scheint etwas sensitiver zu sein als die säurefesten Färbungen, doch ist dieser Unterschied in der klinischen Praxis wahrscheinlich nicht relevant, wenn Stuhlproben von HIV-infizierten Patienten untersucht werden. Möglicherweise ist aber die Sensitivität der Stuhluntersuchungen nicht genügend, wenn nach Kryptosporidien in Stuhlproben von immungesunden Personen gesucht wird [23].

Molekulardiagnostische Methoden stehen in Forschungslabors zur Verfügung.

Mikrosporidien

Erreger

Der Begriff „Mikrosporidien" umfaßt eine Gruppe von sehr kleinen, sich obligat intrazellulär entwickelnden, sporenbildenden Protozoen, welche taxonomisch zur Ordnung Microsporida des Stammes Microspora gehört [3, 25]. Mikrosporidien sind Eukaryonten, welche jedoch auch Merkmale aufweisen, die für Prokaryonten typisch sind (Größe der Ribosomen, Länge der ribosomalen RNA, Fehlen gewisser für Eukaryonten charakteristischer Organellen wie Mitochondrien, Peroxisomen, Golgi-Membranen). Aufgrund molekularbiologischer Analysen der ribosomalen RNA wurde vorerst postuliert, daß sich die phylogenetische Entwicklungslinie der Mikrosporidien früh von derjenigen anderer Eukaryonten getrennt haben muß. Neuerdings scheinen molekulargenetische Analysen darauf hinzuweisen, daß die Mikrosporidien mit Pilzen verwandt sein könnten [10].

Bisher wurden rund 100 Mikrosporidien-Gattungen und fast 1000 Arten als Parasiten bei fast allen Wirbellosen sowie Wirbeltieren aller 5 Klassen beschrieben [25, 26]. Beim Menschen wurden 7 Gattungen (Enterocytozoon, Encephalitozoon, Pleistophora, Nosema, Trachipleistophora [14, 22], Vittaforma [20], Brachiola [2]) sowie nicht klassifizierbare Isolate identifiziert (Tabelle 2).

Tabelle 2. Humanpathogene Mikrosporidien

Mikrosporidien-Art	Immunkompromittierte Patienten	Immunkompetente Personen
Enterocytozoon bieneusi	Chronische Diarhö Cholangiopathie, Cholangitis, akalkuläre Cholezystitis Chronische Sinusitis, Bronchitis, Pneumonie	Selbstlimitierte Diarrhöe bei Erwachsenen und Kindern – Reisediarrhö. Asymptomatische Ausscheider
Encephalitozoon hellem	Disseminierte Infektion Keratokonjunktivitis Sinusitis, Bronchitis, Pneumonie Nephritis, Ureteritis, Zystitis, Prostatitis, Urethritis	Nicht beschrieben
Encephalitozoon intestinalis (ehemals: Septata intestinalis)	Chronische Diarrhö Cholangiopathie Sinusitis, Bronchitis, Pneumonie, Nephritis	Selbstlimitierte Diarrhö bei Erwachsenen und Kindern, möglicherweise v.a. in Entwicklungsländern. Reisediarrhö. Asymptomatische Ausscheider

Tabelle 2. (Fortsetzung)

Mikrosporidien-Art	Immunkompromittierte Patienten	Immunkompetente Personen
Encephalitozoon cuniculi	Disseminierte Infektion Keratokonjunktivitis Sinusitis, Bronchitis, Pneumonie, Nephritis Hepatitis, Peritonitis Symptomatische und asymptomatische intestinale Infektion Enzephalitis	Nicht beschrieben. Zwei HIV-seronegative Kinder mit epileptischen Anfällen und wahrscheinlicher E. cuniculi-Infektion waren wahrscheinlich immunkompromittiert
Pleistophora sp.	Myositis	Nicht beschrieben
Trachipleistophora hominis	Myositis Keratokonjunktivitis Sinusitis	Nicht beschrieben
Trachipleistophora anthropophthera	Disseminierte Infektion	Nicht beschrieben
Nosema connori	Disseminierte Infektion	Nicht beschrieben
Nosema ocularum	Nicht beschrieben	Keratitis
Vittaforma corneae (ehemals: Nosema corneum)	Disseminierte Infektion	Keratitis
Brachiola vesicularum	Myositis	Nicht beschrieben
Microsporidium ceylonensis	Nicht beschrieben	Korneale Ulzera, Keratitis
Microsporidium africanum	Nicht beschrieben	Korneale Ulzera, Keratitis

Epidemiologie

Bisher sind weltweit wenige Dutzend Fälle von Mikrosporidiose bei Personen ohne HIV-Infektion bekannt. Demgegenüber wurden mehrere hundert Mikrosporidien-assoziierte Erkrankungen mehrheitlich bei schwer immundefizienten HIV-infizierten Patienten diagnostiziert [25, 26]. Bei solchen HIV-infizierten Patienten mit chronischer Diarrhö gehört Enterocytozoon bieneusi zu den häufigsten intestinalen Erregern (Tabelle 3; [25]).

Die Quelle der Infektion und die Übertragungswege der Mikrosporidien sind bisher weitgehend unbekannt. Die Encephalitozoon cuniculi und E. hellem-Infektion sind wahrscheinlich Zoonosen [6]. Enterocytozoon bieneusi, die häufigste beim Menschen gefundene Mikrosporidienart, wurde bisher beim Menschen und bei Schweinen identifiziert [7].

Tabelle 3. Intestinale Erreger bei HIV-assoziierter Diarrhö [27]

	Keine Diarrhö bei Studieneintritt	Diarrhö Periode 1 (7/1992–6/1994)		Diarrhö Periode 2 (7/1994–3/1996)		Anteil mit intestinalen Koinfektionen (%)
		Diarrhö <4 Wochen	Diarrhö >4 Wochen	Diarrhö <4 Wochen	Diarrhö >4 Wochen	
Patienten, Anzahl (%)	949 (100)	119	164	60	156	
Diarrhö-Episoden, Anzahl (%)	0	143 (100)	187 (100)	69 (100)	161 (100)	
Mit intestinaler Infektion		26 (18,2)	94 (50,3)	9 (13,0)	66 (41,0)	
Mikroorganismen, Anzahl (%)[a]						
Parasiten:		19 (13,3)	68 (36,7)	2 (2,9)	41 (25,5)	
Kryptosporidien	7 (0,7)[b]	2 (1,4)	29 (15,5)	0	19 (11,8)	38
Mikrosporidien[c]	4 (0,4)[b]	2 (1,4)	20 (10,7)	0	9 (5,3)	29
Giardia lamblia	n.u.[d]	6 (4,2)	7 (3,7)	0	8 (5,0)	29
Entamoeba histolytica	n.u.	4 (2,8)	5 (2,7)	2 (2,9)	3 (1,9)	21
Isospora belli	0	3 (2,1)	3 (1,6)	0	1 (0,6)	14
Cyclospora sp.	0	1 (0,7)	0	0	0	100
Leishmania	n.u.	0	1 (0,5)	0	1 (0,6)	50
Strongyloides sp.	n.u.	0	1 (0,5)	0	0	0
Andere Helminthen	n.u.	1 (0,7)	2 (1,1)	0	0	0
Enteropathogene Bakterien[e]:	n.u.	9 (6,3)	18 (9,6)	7 (10,1)	19 (11,8)	26
Salmonella sp.		1 (0,7)	2 (1,1)	1 (1,4)	5 (3,1)	
Shigella sp.		0	2 (1,1)	1 (1,4)	1 (0,6)	
Champylobacter sp.		1 (0,7)	5 (2,7)	2 (2,9)	5 (3,1)	
Aeromonas sp.		2 (1,4)	4 (2,1)	1 (1,4)	0	
Verotoxin-bildende E. coli		5 (3,5)	0	1 (1,4)	2 (1,2)	
Clostridium difficile		n.u.	5 (2,7)	n.u.	6 (3,7)	
Nicht-tuberkulöse Mykobakterien[f]	n.u.	n.u.	27 (14,4)	n.u.	13 (8,1)	48
Zytomegalieviren	n.u.	0	8 (4,3)[b]	0	3 (1,9)	27

[a] Die Summe der Erreger ist größer als die Summe der untersuchten Diarrhö-Episoden, da bei einigen Patienten intestinale Doppel- oder Mehrfachinfektionen diagnostiziert wurden.

[b] 4 von 7 Patienten mit Kryptosporidiose und 2 von 4 Patienten mit Enterocytozoon-bieneusi-(Mikrosporidien)-Infektionen blieben während der Beobachtungszeit asymptomatisch (ohne Diarrhö). Alle Patienten, die asymptomatisch blieben, hatten CD4-Lymphozytenzahlen über $0,2 \times 10^9$/l.

[c] Mikrosporidien-Arten (Anzahl): Enterocytozoon bieneusi (30); Encephalitozoon intestinalis (3).

[d] Nicht untersucht.

[e] Keine der folgenden Bakterien wurden diagnostiziert: Yersinia, Plesiomonas, enterotoxigene E. coli.

[f] Mykobakterien-Arten (Anzahl): M. avium Komplex (33); M. kansasii (2); M. genavense (1); M. scrofulaceum (1); M. xenopi (1); M. gordonae (1); nicht spezifiziert (1). Obwohl diese Erreger als enteropathogene Erreger aufgelistet wurden, ist die Bedeutung von nichttuberkulösen Mykobakterien als Diarrhö-Erreger nicht geklärt.

Diagnostik

Die Diagnostik beruht zur Zeit auf dem direkten Erregernachweis. Dazu sind Spezialfärbungen (Chromotrop [24] oder chemofluoreszierende Substanzen [21] zur Färbung von Stuhl, Urin oder anderen Körperflüssigkeiten; Gram-Färbungen oder Silberfärbungen von Biopsiematerial) und eine 630- oder 1000fache lichtmikroskopische Vergrößerung notwendig. Die Immunfluoreszenztechnik hat bisher keine verbesserte Sensitivität oder Spezifität ergeben. Die Suche nach Mikrosporidien ist vor allem bei immunkompromittierten Patienten sinnvoll.

Mikroskopische Techniken haben eine hohe Sensitivität, erlauben aber in der Regel nicht, die Mikrosporidienart zu identifizieren. Die elektronenmikroskopische Untersuchung stellt zur Zeit den diagnostischen Goldstandard dar, kann aber die 3 humanpathogenen Encephalitozoon-Arten nicht unterscheiden, da diese ultrastrukturell identisch aussehen. Zur definitiven Artdiagnostik werden molekulardiagnostische Methoden angewandt, die erst in Forschungslabors verfügbar sind [5, 6, 19, 26]. Der serologische Antikörpernachweis ist zur Zeit bei immunkompromittierten Patienten nicht möglich. Der Stellenwert der Serologie zur Untersuchung von immunkompetenten Personen ist unklar [25].

Cyclospora

Erreger

Cyclospora cayetanensis gehört zu den Kokzidien (wie die Kryptosporidien; [18]). Die früher als „blaugrüne Algen", „Cryptosporidia-like bodies" oder „Cyanobacteria-like bodies" bezeichneten Mikroorganismen wurden 1993 klassifiziert und können bei immungesunden und immundefizienten Patienten eine Diarrhö verursachen [17].

Epidemiologie

Cyclospora konnte praktisch in allen Gebieten der Welt bei Patienten mit Diarrhö nachgewiesen werden. Epidemiologische Daten weisen jedoch darauf hin, daß die Endemiegebiete vor allem in tropischen Klimazonen liegen. Der Parasit wurde bei immunkompetenten und immundefizienten Patienten identifiziert. Das höchste Risiko für eine Infektion scheinen Kinder in tropischen Ländern, Reisende und HIV-infizierte Patienten aufzuweisen. Die Quelle der Infektion ist noch unbekannt. Der Mensch ist bisher der einzige identifizierte Wirt. Eine Übertragung der Parasiten wurde bisher nicht dokumentiert, es dürfte sich jedoch am ehesten um eine fäkal-orale Infektion handeln. Kürzlich wurden Epidemien unter immunkompetenten Personen in den USA beschrieben, die durch kontaminiertes Wasser oder kontaminierte Himbeeren verursacht waren [13, 15].

Diagnostik

Der Erregernachweis (Oozysten) erfolgt mittels lichtmikroskopischer Untersuchung von Ausstrichen von Stuhlproben, welche mit säurefesten Farbstoffen angefärbt werden [17]. Morphologisch können Cyclospora-Oozysten mit Kryptosporidien verwechselt werden, sind jedoch mit einem Durchmesser von 8–10 µm etwa doppelt so groß wie Kryptosporidien-Oozysten. Cyclospora-Oozysten lassen sich mit „Routinefarbstoffen" nicht anfärben. Erfahrene Untersucher können diese jedoch zum Teil auch in ungefärbten Präparaten vermuten. Die Sensitivität von histologischen Untersuchungen ist noch unklar, da bisher erst wenige Fälle von positiver Dünndarm-Histologie beschrieben worden sind [1]. In Forschungslabors werden zur Zeit molekulargenetische Nachweismethoden entwickelt [18].

Literatur

1. Bendall RP, Lucas S, Moody A, Tovey G, Chiodini PL (1993) Diarrhoea associated with cyanobacterium-like bodies: a new coccidian enteritis of man. Lancet 341:590–592
2. Cali A, Takvorian PM, Lewin S et al. (1998) Brachiola vesicularum, n.g., n.sp., a new microsporidium associated with AIDS and myositis. J Eukaryot Microbiol 45:240–251
3. Canning EU, Lom J (1986) The microsporidia of vertebrates. Academic, Press, New York
4. Current WL, Garcia LS (1991) Cryptosporidiosis. Clin Microbiol Rev 4:325–358
5. DaSilva AJ, Schwartz DA, Visvesvara GS et al. (1996) Sensitive PCR diagnosis of infections by Enterocytozoon bieneusi (microsporidia) using primers based on the region coding for small subunit rRNA. J Clin Microbiol 34:986–987
6. Deplazes P, Mathis A, Baumgartner R, Tanner I, Weber R (1996) Immunologic and molecular characteristics of Encephalitozoon-like microsporidia isolated from humans and rabbits indicate that Encephalitozoon cuniculi is a zoonotic parasite. Clin Infect Dis 22:557–559
7. Deplazes P, Mathis A, Müller C, Weber R (1996) Molecular epidemiology of Encephalitozoon cuniculi and first detection of Enterocytozoon bieneusi in faecal samples of pigs. J Eukaryot Microbiol 43:93S
8. Ditrich O, Palkovic L, Sterba J et al. (1991) The first finding of Cryptosporidium baileyi in man. Parasitol Res 77:44–47
9. DuPont HL, Chappell CL, Sterlin cR et al. (1995) The infectivity of Cryptosporidium parvum in healthy volunteers. N Engl J Med 332:855–859
10. Germot A, Philippe H, Leguyader H (1997) Evidence for loss of mitochondria in microsporidia from a mitochondrial-type HSP70 in Nosema locustae. Mol Biochem Parasitol 87:159–168
11. Goodgame RW (1996) Understanding intestinal spore-forming protozoa – crytosporidia, microsporidia, isospora, and cyclospora. Ann Intern Med 124:429–441
12. Guerrant RL (1997) Cryptosporidiosis: An emerging, highly infectious threat. Emerging Infectious Diseases 3:51–57
13. Herwaldt BL, Ackers ML and The Cyclospora Working Group (1997) An outbreak in 1996 of cyclosporiasis associated with imported raspberries. N Engl J Med 336:1548–1556
14. Hollister WS, Canning EU, Weidner E et al. (1996) Development and ultrastructure of Trachipleistophora hominis n.g., n.sp. after in vitro isolation from an AIDS patient and inoculation into athymic mice. Parasitology 112:143–154
15. Huang P, Weber JT, Sosin DM et al. (1995) The first reported outbreak of diarrheal illness associated with cyclospora in the United States. Ann Intern Med 123:409–414
16. Mac Kenzie WR, Hoxie NJ, Proctor ME et al. (1994) A massive outbreak in Milwaukee of cryptosporidium infection transmitted through the public water supply. N Engl J Med 331:161–167

17. Ortega YR, Sterling CR, Gilman RH, Cama VA, Diaz F (1993) Cyclospora species – a new protozoan pathogen of humans. N Engl J Med 328:1308–1312
18. Relman DA, Schmidt TM, Gajadhar A et al. (1996) Molecular phylogenetic analysis of cyclospora, the human intestinal pathogen, suggest that it is closely related to Eimeria. J Infect Dis 173:440–445
19. Rinder H, Janitschke K, Aspöck H et al. (1998) A blinded, externally controlled multi-center evaluation for the detection of microsporidia by light microscopy and PCR. J Clin Microbiol 36:1814–1818
20. Silveira H, Canning E (1995) Vittaforma corneae n. comb. for the human microsporidium Nosema corneum Shadduck, Meccoli, Davis & Font, 1990, based on its ultrastructure in the liver of experimentally infected athymic mice. J Euk Microbiol 42:158–165
21. van Gool T, Snijders F, Reiss P et al. (1993) Diagnosis of intestinal and disseminated microsporidia infections in patients with HIV by a new rapid fluorescence technique. J Clin Pathol 46:694–699
22. Vavra J, Yachnis AT, Shadduck JA, Orenstein JM (1998) Microsporidia of the genus Trachipleistophora – causative agents of human microsporidiosis: Description of Trachipleistophora anthropophthera n. sp. (Protozoa: Microsporidia). J Eukaryot Microbiol 45:273–283
23. Weber R, Bryan RT, Bishop HS et al. (1991) Threshold of detection of Cryptosporidium oocysts in human stool specimens: Evidence for low sensitivity of current diagnostic methods. J Clin Microbiol 29:1323–1327
24. Weber R, Bryan RT, Owen RL et al. and the Enteric Opportunistic Infections Working Group (1992) Improved light-microscopical detection of microsporidia spores in stool and duodenal aspirates. N Engl J Med 326:161–166
25. Weber R, Bryan RT, Schwartz DA, Owen RL (1994) Human microsporidial infections. Clin Microbiol Rev 7:426–461
26. Weber R, Deplazes P, Flepp M et al. (1997) Cerebral microsporidiosis due to Encephalitozoon cuniculi in a patient with human immunodeficiency virus infection. N Engl J Med 336:474–478
27. Weber R, Ledergerber B, Zbinden R et al. and the Swiss HIV Cohort Study (submitted) Diarrhea and enteric pathogens in HIV infected patients: prospective community based cohort study

Neue Darmparasiten –
Klinische Manifestationen beim Immunsupprimierten

T. Löscher

In den letzten Jahren wurde vor allem im Zusammenhang mit der weltweiten HIV-Pandemie eine Reihe gastrointestinaler Infektionen und Erkrankungen durch neue Darmparasiten beschrieben, die bei Immunsupprimierten einen besonderen klinischen Verlauf nehmen können. Hierbei handelt es sich um die Kryptosporidiose, die Mikrosporidiosen und die Cyclosporiasis.

Weitere intestinale Parasitosen, die bei Immunsupprimierten mit einem veränderten Manifestationsspektrum einhergehen, sind die Giardiasis und die Isosporiasis, zwei ubiquitär verbreitete Protozoonosen, sowie die Stronglyloidiasis, eine weitgehend auf Tropen und Subtropen beschränkte Helminthiase. Darmparasiten mit fraglichem Zusammenhang zwischen Immunsuppression und verändertem Manifestationsspektrum sind Entamoeba histolytica, Balantidium coli, Dientamoeba fragilis, Blastocystis hominis und der Zwergbandwurm Hymenolepis nana (Tabelle 1).

Kryptosporidiose

Infektionen mit Cryptosporidium parvum verlaufen bei Immunkompetenten entweder als asymptomatische Infektion oder als akute selbstlimitierte Durchfallerkrankung mit gelegentlich protrahiertem Verlauf. Bei Immunsupprimierten kann es zudem zu chronischen und zu fulminanten Verläufen kommen sowie zu einer Beteiligung von Respirationstrakt, Gallenwegen und Pankreas.

Tabelle 1. Darmparasiten als Erreger opportunistischer Infektionen bei Immunsupprimierten

	Gesicherte Opportunisten	Fragliche Opportunisten
Protozoen	Cryptosporidium parvum Enterocytozoon bieneusi Encephalitozoon intestinalis Giardia lamblia Isospora belli Cyclospora cayetanensis	Entamoeba histolytica Blastocystis hominis Dientamoeba fragilis Balantidium coli
Helminthen	Strongyloides stercoralis	Hymenolepis nana

T. Kirchner et al. (Hrsg.) Ökosystem Darm VIII
© Springer-Verlag Berlin Heidelberg 1999

Asymptomatische Infektionen

Asymptomatische Infektionen kommen sowohl bei Immunkompetenten wie bei Immunsupprimierten vor. Bei gesunden Freiwilligen gingen patente (Ausscheidung von Oozysten) experimentelle Infektionen nur in 39% der Fälle mit einer klinisch manifesten Erkrankung einher [8]. Asymptomatische Infektionen bei der Normalbevölkerung sind in Industrieländern relativ selten [17, 23, 37], wohl aufgrund der außerhalb von Epidemien niedrigen Inzidenz der Kryptosporidiose und der bei Immunkompetenten kurzfristigen, meist auf 1–3 Wochen (Mittel 12 Tage) begrenzten Patenz [8, 41]. Bei schlechten hygienischen Bedingungen und hoher Expositionsrate, wie sie bei Kleinkindern in Entwicklungsländern vorkommen, können asymptomatische Infektionen jedoch häufig und damit epidemiologisch bedeutsam sein. In einer Untersuchung in Gabun bei Kindern unter 2 Jahren betrug die Rate asymptomatischer Infektionen 14,8% [7].

Die Bedeutung einer asymptomatischen biliären Besiedelung ist derzeit noch unklar. In einer Studie in den USA wurde bei immunkompetenten Erwachsenen in 12,7% C. parvum im Duodenalsaft gefunden, nicht jedoch in Duodenalbiopsien [35]. Dies konnte bislang allerdings in anderen Untersuchungen nicht bestätigt werden [13].

Bei Immunkompromittierten scheinen asymptomatische Infektionen häufiger zu sein als bei der vergleichbaren Normalbevölkerung. In einer prospektiven Studie in New York wurde eine asymptomatische Kryptosporidiose in 6,4% bei normalen und in 22% bei immunkompromittierten Kindern beobachtet [32]. Bei HIV-Infizierten in Malaysia betrug die Prävalenz einer asymptomatischen Ausscheidung von Oozysten 23% [21]. In Mitteleuropa sind Inzidenz und Prävalenz asymptomatischer Infektionen bei HIV-Infizierten mit und ohne Immundefizienz jedoch niedrig [15, 20, 23].

Akute Erkrankungen

Die Inkubationszeit akuter Erkrankungen ist kurz und beträgt im Mittel 6–9 Tage (Extreme: 2–30 Tage). Der Erkrankungsbeginn bei Immunkompetenten ist meist plötzlich, während sich die Symptome bei Immunsupprimierten auch schleichend entwickeln können, insbesondere wenn es sich nicht um Neuinfektionen, sondern um klinische Exazerbationen einer chronischen, bislang asymptomatischen Infektion handelt [2, 32].

Die häufigsten Symptome sind wäßrige Durchfälle, abdominelle Schmerzen, Unwohlsein und Inappetenz (Tabelle 2). Die Durchfälle sind meist wäßrig oder dünnbreiig, zum Teil mit Mucus, jedoch in der Regel ohne Blutbeimengung oder fäkale Leukozyten. Sowohl bei Immunkompetenten wie -supprimierten werden im Durchschnitt etwa 5–6 ungeformte Stühle pro Tag ausgeschieden [8, 15]. Fälle mit sehr hoher Stuhlfrequenz (bis mehr als 30 pro Tag) oder profusen Durchfällen treten ganz überwiegend bei Immunsupprimierten auf. Weitere Symptome sind Myalgien, Gewichtsverlust, Übelkeit, Fieber, Dehydration, Meteorismus, Flatulenz, Husten, Erbrechen und Exantheme [11, 18]. Art und Häufigkeit der einzelnen Symptome sind bei Immunsupprimierten

Tabelle 2. Kryptosporidiose-Epidemie in Milwaukee 1993: Prozentuale Häufigkeit klinischer Manifestationen bei symptomatischen Kryptosporidiose-Patienten mit und ohne HIV-Infektion [11]

Symptom	HIV-negative Patienten (n = 118)	HIV-positive Patienten mit CD4-Zellzahl >200/µl (n = 38)	HIV-positive Patienten mit CD4-Zellzahl <200/µl (n = 27)	Unterschiede zwischen den Patientengruppen
Diarrhö	100[a]	100[a]	100[a]	
Wäßrige Diarrhö	100	98	100	NS[b]
Bauchkrämpfe	86	89	78	NS
Unwohlsein	76	80	78	NS
Inappetenz	66	55	74	NS
Myalgien	50	66	56	NS
Gewichtsverlust	49	58	74	NS
Übelkeit	46	50	55	NS
Fieber	31	55	44	p = 0,008
Dehydratation	31	55	52	p = 0,008
Husten	18	39	44	p = 0,002
Erbrechen	15	21	37	p = 0,04
Exantheme	6	11	15	NS

[a] Einschlußkriterium, [b] NS = nicht signifikant (p > 0,05).

ähnlich wie bei Immunkompetenten (Tabelle 2). Bei einer 1993 durch Trinkwasser verursachten Epidemie in Milwaukee ergab sich nur für die Symptome Fieber, Dehydratation, Husten und Erbrechen eine signifikante Häufung bei HIV-Infizierten [11].

Der wesentliche Unterschied des klinischen Manifestationsspektrums bei Immunsupprimierten ist die Neigung zu chronischen Verläufen. Die Krankheitsdauer bei Immunkompetenten liegt bei 1 bis 30 Tagen und betrug in verschiedenen Studien im Durchschnitt 3–10 Tage [8, 11, 18, 37]; gelegentlich kommt es zu protrahierten Verläufen über mehrere Wochen [11]. Auch bei Immunsupprimierten nehmen viele Infektionen einen akuten selbstlimitierten Verlauf. Bei HIV-Infizierten mit CD4-Zellzahlen über 200 pro µl verläuft die Kryptosporidiose meist als akute selbstlimitierte Erkrankung oder als asymptomatische Infektion [2, 9]; selbst bei CD4-Zellzahlen unter 50 pro µl verläuft ein Teil der Erkrankungen transient [2, 9, 15].

Fulminante Verläufe treten fast nur bei fortgeschrittener AIDS-Erkrankung (CD4-Zellzahl meist unter 50 pro µl) oder ausgeprägter Immunsuppression durch Chemotherapie auf [2, 9, 15]. Sie sind gekennzeichnet durch profuse Cholera-artige Durchfälle mit Volumina von mehr als 3 l/Tag (im Extremfall bis zu 1 l/h), eine sich rasch entwickelnde Kachexie und kurze Überlebenszeiten von wenigen Wochen [2, 19]. Ausgeprägte Hypovolämie mit Hypotonie bis zum Schock und massive Elektrolytverluste erfordern häufig eine parenterale Substitution mit Bilanzierung und Kreislaufüberwachung [19].

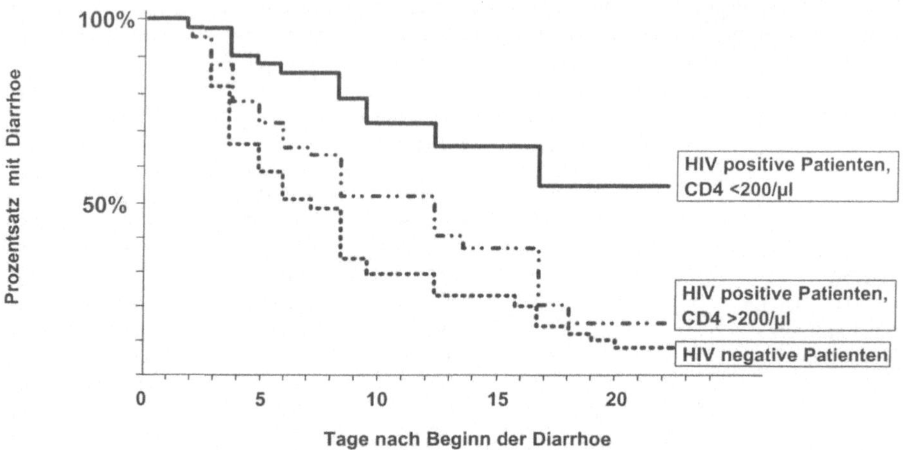

Abb. 1. Durch Trinkwasser verursachte Kryptosporidiose-Epidemie [11]: Dauer der Diarrhö bei HIV-positiven und HIV-negativen Patienten

Chronische Erkrankungen

Chronische Erkrankungen treten fast ausschließlich bei Immunsupprimierten auf, insbesondere bei Patienten mit bereits fortgeschrittener AIDS-Erkrankung und bei Kindern mit ausgeprägter Malnutrition [27]. Bei HIV-Infizierten korreliert die Krankheitsdauer mit der Verminderung der CD4-Zellzahl als Maß der Immundefizienz (Abb. 1). Zu chronischen Verläufen kommt es meist erst bei CD4-Zellzahlen unter 200 pro µl [2, 9].

Die klinische Symptomatik entspricht im wesentlichen derjenigen der akuten Erkrankung. Häufigstes Symptom sind wäßrige Durchfälle, oft in Kombination mit Nausea, Erbrechen und abdominellen Schmerzen [15, 26]. Weitere Symptome sind meist schwierig zuzuordnen, da es sich vorwiegend um Patienten mit fortgeschrittener Immundefizienz handelt und da häufig (in 25–50% und mehr) intestinale Koinfektionen bestehen [13, 15]. Bei 20–30% der Patienten treten spontane Remissionen oder ein intermittierender Verlauf auf [13]. Dies ist auch bei Therapiestudien zu berücksichtigen, die bevorzugt Plazebo-kontrolliert erfolgen sollten. Vor allem bei chronisch persistierenden Durchfällen kommt es durch Dehydratation, Elektrolytverlust und Malabsorption zu einem rasch progredienten Wasting-Syndrom mit Gewichtsverlust bis zur Kachexie und einer mittleren Überlebenszeit von nur 3–5 Monaten gegenüber mehr als 12 Monaten bei transientem oder remittierendem Verlauf [2, 26].

Die chronische Kryptosporidiose scheint bei Kindern in Entwicklungsländern ein wichtiger Kofaktor der Malnutrition zu sein [27]. Derzeit ist nicht klar, inwieweit die Kryptosporidiose selbst eine Malnutrition begünstigt oder als opportunistische Infektion bei einer durch Malnutrition bedingten Immunsuppression auftritt.

Bei 10–30% der Immunsupprimierten mit chronischer intestinaler Kryptosporidiose entwickelt sich eine Infektion der Gallenwege und gelegentlich

Tabelle 3. Pathologische und mikrobiologische Ergebnisse der Cholezystektomie bei Patienten mit AIDS und symptomatischer Cholezystitis

	Leiva et al. 1997 [25] n = 101	French et al. 1995 [10] n = 107
Histologisch akute oder chronische Cholezystitis	98 Patienten	99 Patienten
Nachweis von Gallensteinen	29	27
Nachweis spezifischer infektiöser Pathogene	44	48
– Cryptosporidium parvum	19	23
– Cytomegalovirus	13	21
– Enterocytozoon bieneusi	–	6
– Encephalitozoon intestinalis	–	2
– Mycobacterium avium Complex	8	–
– Positive bakteriologische Kulturen (Pseudomonas, E. coli, Proteus)	9	–
– Multiple Pathogene	11	15
Kaposi-Sarkom	4	–

auch der Pankreasgänge [2, 15, 26]. Meist manifestiert sich eine hepatobiliäre Beteiligung als sklerosierende Cholangitis mit rechtsseitigen Oberbauchschmerzen (± Fieber, Nausea, Erbrechen) und Erhöhung der Cholestaseparameter im Serum (vor allem der alkalischen Phosphatase), aber auch als (meist akalkuläre) Cholezystitis und gelegentlich als Pankreatitis (starke abdominelle Schmerzen, Anstieg der Pankreasenzyme). Bei der ERCP können Wandunregelmäßigkeiten und Stenosen der extra- und intrahepatischen Gallenwege, Papillenstenosen sowie Kryptosporidien im Gallensaft nachgewiesen werden. Sonographisch zeigt sich bei Kryptosporidien-bedingter Cholezystitis meist eine dilatierte und wandverdickte Gallenblase. Häufig liegen bei HIV-Infizierten jedoch noch andere opportunistische Infektionen und/oder sonstige mögliche Ursachen vor, die ebenfalls eine Cholangitis und Cholezystitis (Tabelle 3) oder Pankreatitis (Tabelle 4) auslösen können, so daß eine ätiologische Differenzierung oft schwierig ist [3, 25].

Tabelle 4. Pankreatitis bei AIDS-Patienten [3]

– Häufigkeit autoptischer Pankreasveränderungen ca. 10%
– Inzidenz von Pankreatitiden bei Längsschnittuntersuchungen: 2–24%

Ursachen:
– Cholelithiasis, Cholangitis, Cholezystitis, toxisch (Äthanol, Heroin u.a.)
– Medikamente (Didanosin, Pentamidin, Pentostam, Zalcitabin, Octreotid, Isoniazid, Cotrimoxazol u.a.)
– Infektionen (Enterobakterien, Cytomegalie, nichttuberkulöse Mykobakterien, Kryptosporidiose, Mikrosporidien, Candida, Toxoplasmose, Tuberkulose, Kryptokokkose u.a.)
– Tumoren (Kaposi-Sarkom, Lymphome u.a.)

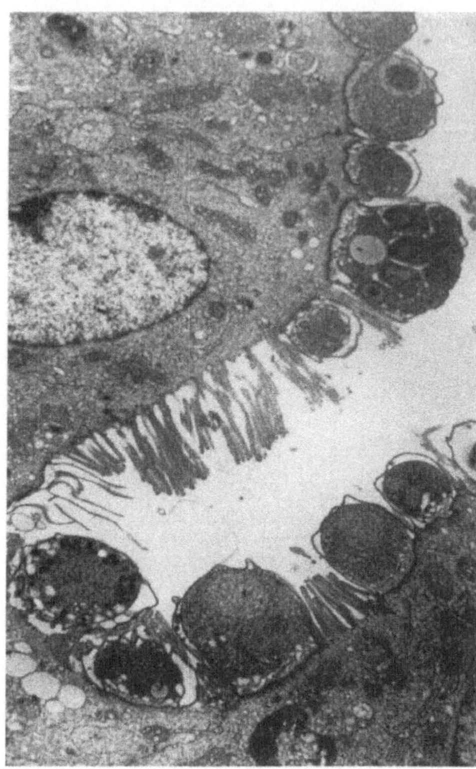

Abb. 2. Verschiedene intrazelluläre Stadien von Cryptosporidium parvum in Enterozyten des Dünndarms (elektronenmikroskopische Aufnahme)

Bei einigen Patienten kommt es auch zu einem Befall des Respirationstrakts, der zu Bronchitis, Sinusitis und Laryngitis, aber auch zu Pneumonien mit z.T. schwerem Verlauf führen kann [13].

Pathophysiologie

Die Kenntnisse zur Pathophysiologie der Kryptosporidiose sind noch lückenhaft. Die verschiedenen Stadien von C. parvum befinden sich in einer parasitophoren Vakuole am apikalen Pol der Darmepithelzellen und führen zum Zelltod oder zur Funktionsstörung und Schädigung des Mikrovillussaums (Abb. 2). Während der Befall mit C. parvum bei Immunkompetenten vorwiegend auf den distalen Dünndarm mit Prädilektion im terminalen Ileum beschränkt ist, kann bei Immunsupprimierten der gesamte Intestinaltrakt betroffen sein, einschließlich proximalem Dünndarm, Dickdarm, Magen, Ösophagus, Gallenwegen und Pankreasgängen [13].

Histologisch zeigt die Dünndarmschleimhaut eine Verplumpung der Zotten und eine Hyperplasie der Kryptenzellen sowie eine mäßiggradige Infiltration mononukleärer Zellen in der Lamina propria. Bei schwer verlaufenden Erkrankungen besteht meist eine ausgeprägte Beteiligung des proximalen Dünndarms mit einer teilweise totalen Zottenatrophie und ausgeprägter neutrophilen Infiltration der Lamina propria [12]. Das Ausmaß der Epithelzelldefekte ist begrenzt und führt meist zu keiner relevanten Zerstörung der Mukosa. Dementsprechend sind endoskopisch in der Regel keine makroskopisch erkennbaren Veränderungen zu sehen [13].

In Abhängigkeit von der Schwere der Infektion bestehen ausgeprägte intestinale Funktionsstörungen, die vor allem mit einer erheblich erhöhten intestinaler Permeabilität einhergehen [12, 30]. Zudem liegt häufig eine Malabsorption von D-Xylose und Vitamin B_{12} vor [12], und die Enzymaktivitäten (Lactase, alkalische Phosphatase) des Bürstensaums sind erniedrigt [22]. Experimentelle Untersuchungen zeigen eine verminderte Na^+-Absorption und eine erhöhte Cl^--Sekretion [4]. Auch die profusen Durchfälle bei fulminanten Erkrankungen sowie die therapeutische Wirksamkeit von Somatostatin und seinen Analoga weisen auf eine sekretorische Komponente hin. Stuhlfiltrate von Patienten mit Kryptosporidiose zeigten eine enterotoxische Aktivität; entsprechende Toxine von Kryptosporidien konnten allerdings bislang nicht identifiziert werden [14]. Die sekretorische Aktivität beruht jedoch möglicherweise auf wirtsspezifischen Faktoren. So zeigten experimentelle Befunde eine vermehrte lokale Synthese von TNF und PGE_2, die mit einer vermehrten Cl^--Sekretion korreliert [4].

Zusammengefaßt weisen die Befunde darauf hin, daß zumindest bei schweren Erkrankungen der erhöhten intestinalen Permeabilität und der gesteigerten Sekretion eine bedeutsamere pathophysiologische Rolle zukommt als der Malabsorption (Abb. 3).

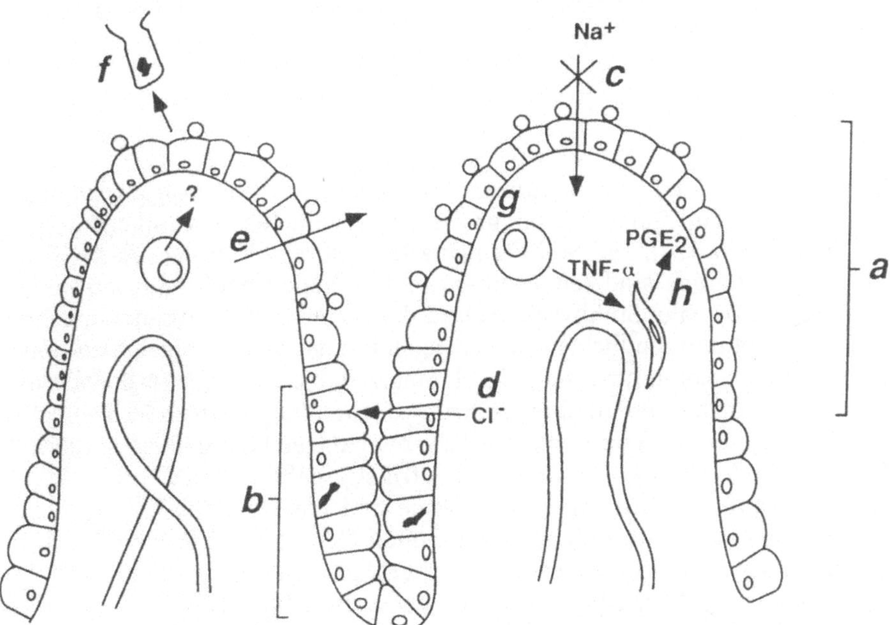

Abb. 3. Vorstellungen zur Pathogenese der Diarrhö bei Kryptosporidiose [4]: **a** Verplumpung der Zotten, **b** Hyperplasie der Kryptenzellen, **c** verminderte Na^+-Absorption, **d** vermehrte Cl^--Sekretion, **e** erhöhte parazelluläre Permeabilität, **f** epitheliale Zelldefekte und Zelltod, **g** TNF-α-Produktion durch einwandernde Makrophagen, **h** und vermehrte PGE_2-Produktion

Mikrosporidiosen

Erkrankungen durch einen intestinalen Befall mit Mikrosporidien wurden von wenigen Ausnahmen abgesehen bisher fast nur bei Immunsupprimierten beobachtet, insbesondere bei AIDS-Patienten mit fortgeschrittener Erkrankung (CD4-Zellzahlen unter 100 pro µl). Meist handelt es sich um Infektionen mit Enterocytozoon bieneusi, seltener mit Encephalitozoon intestinalis (früher: Septata intestinalis). Die Manifestationen intestinaler Erkrankungen sind bei beiden Mikrosporidienarten nahezu identisch und klinisch nicht unterscheidbar [24].

Die Inkubationszeit ist nicht bekannt. Die wenigen bisher bei Immunkompetenten beobachteten intestinalen Infektionen verliefen als akute selbstlimitierende oder protrahierte Durchfallerkrankung, die in einigen Fällen als Reisediarrhö nach Besuch tropischer Regionen mit einem meist engen zeitlichen Zusammenhang von Tagen bis wenigen Wochen zum Auslandsaufenthalt auftraten [34, 36, 40].

Asymptomatische Infektionen

Asymptomatische Infektionen bei HIV-Infizierten wurden in sehr unterschiedlicher Häufigkeit von 0–20% festgestellt [6, 33]. Verlaufsuntersuchungen zeigten bei den meisten Infizierten eine Persistenz der Infektion, und ein Teil dieser Patienten entwickelte Durchfälle oder andere intestinale Symptome [33].

Erkrankungen

Die Symptomatik klinisch manifester Erkrankungen ist sehr variabel. Führendes Symptom sind Durchfälle mit großen Unterschieden hinsichtlich Volumen und Konsistenz [24]. Die Stuhlfrequenz liegt durchschnittlich bei 3–10 pro Tag. Die Diarrhöen sind selten profus und verlaufen häufig intermittierend mit Phasen normaler Stuhlfrequenz und -konsistenz. Oft kommt es zu mehreren, vor allem morgendlichen Entleerungen breiiger bis wäßriger, nicht-blutiger Durchfälle, deren Auslösung durch Mahlzeiten begünstigt wird; insbesondere durch Milch und fetthaltige Nahrung. Fieber, Inappetenz oder Erbrechen sind keine typischen Symptome. Die Patienten klagen häufig über ausgeprägte Flatulenz und geben ein verlängertes Sättigungsgefühl nach den Mahlzeiten an. Fulminante Verläufe mit Hypovolämie und Elektrolytentgleisungen sind selten. Es kommt meist zu einem langsamen Gewichtsverlust, der jedoch im Verlauf von Monaten zu lebensbedrohlicher Kachexie führen kann [24, 42, 43].

Ähnlich wie bei der Kryptosporidiose können E. bieneusi und E. intestinalis auch die Gallenwege besiedeln und eine Cholangitis (Abb. 4) und/oder Cholezystitis verursachen, selten auch eine Pankreatitis [24]. Symptomatik sowie klinische, labordiagnostische und bildgebende Befunde entsprechen denen bei der Kryptosporidiose (s. oben). In verschiedenen Studien zur Ätiologie von Cholangitis und Cholezystitis bei HIV-Infizierten wurden Mikro-

Abb. 4. ERCP-Befund bei Cholangitis durch Encephalitozoon
intestinalis und fortgeschrittener
AIDS-Erkrankung: Wandunregelmäßigkeiten und Stenosierungen
der intrahepatischen Gallengänge

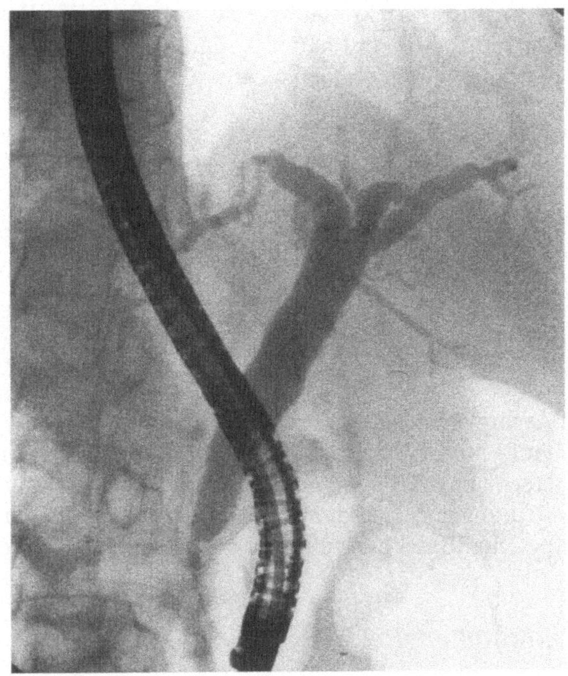

sporidien in weniger als 10% gefunden [24]. Bei E. intestinalis wurden auch
disseminierte Infektionen mit bevorzugter Beteiligung der Niere und der
Atemwege beschrieben.

Pathophysiologie

Die Vorstellungen zur Pathophysiologie der intestinalen Mikrosporidiose
beruhen vorwiegend auf klinisch-pathologischen Befunden bei HIV-infizierten Patienten, da für E. bieneusi derzeit weder Kultivierungsmethoden noch
ein geeignetes Tiermodell zur Verfügung stehen.

Mikrosporidien sind obligat intrazelluläre Erreger. Der Befall mit E. bieneusi ist in der Regel auf das apikale Zytoplasma der Epithelzellen des Dünndarms und der Gallenwege beschränkt; in Einzelfällen wurde der Erreger auch
in subepithelialen Zellen des Dünndarms sowie in Epithelzellen von Colon,
Bronchialepithel, Trachea und Nasenschleimhaut nachgewiesen. Demgegenüber vermehrt sich E. intestinalis nicht nur in den Epithelzellen, sondern auch
in Endothelzellen und Makrophagen des Dünndarms; bei disseminierten
Infektionen auch in anderen Organen wie Niere, Nasenschleimhaut, Nasen-
nebenhöhlen, Gehirn, Leber und Milz [24, 43].

Die Endoskopie ist in der Regel unauffällig. Dünndarmbiopsien zeigen
einen Verlust villöser Enterozyten mit Verplumpung der Atrophie der Zotten
[1, 33]. Bei einem Teil der Patienten liegt zudem eine Elongation und Hyperplasie der Krypten sowie eine intraepitheliale lymphozytäre Infiltration vor.
Bei symptomatischen Infektionen besteht fast immer eine ausgeprägte Mal-

absorption für Kohlenhydrate und Fett. Die Disaccharidase-Aktivitäten des Bürstensaums sind reduziert und die Serumspiegel von Zink, Vitamin B_{12} und Folsäure signifikant erniedrigt [33].

Cyclosporiasis

Cyclospora cayetanensis kann bei Immunkompetenten wie Immunsupprimierten akute und chronische Durchfallerkrankungen auslösen.

Asymptomatische Infektionen

Asymptomatische Infektionen scheinen bei Kindern in einigen Entwicklungsländern nicht selten zu sein [28]. Zudem kann eine Ausscheidung von Oozysten nach Abklingen einer Erkrankung noch über Wochen persistieren. Untersuchungen bei epidemischen Ausbrüchen deuten darauf hin, daß die meisten patenten Infektionen bei Erwachsenen klinisch manifest verlaufen [16].

Erkrankungen

Die Inkubationszeit akuter Erkrankungen bei Immunkompetenten betrug in verschiedenen Ausbrüchen 1–12 Tage [29] mit einem in der Mehrzahl abrupten Beginn, zum Teil jedoch auch schleichend mit grippeartigen Prodromi, Myalgien und Arthralgien. Bei Immunsupprimierten liegen derzeit keine Daten zum Vorkommen asymptomatischer Infektionen und über die Inkubationszeit vor.

Häufigstes Symptom ist eine wäßrige Diarrhö, die bei Immunkompetenten oft einen rezidivierenden Verlauf nimmt und mit Phasen von Obstipation abwechseln kann. Die mittlere Stuhlfrequenz pro Tag lag in verschiedenen Studien bei 6–11, die Extreme bei 1–48 pro Tag [16, 38]. Meist besteht gleichzeitig eine ausgeprägte Müdigkeit und Abgeschlagenheit. Weitere häufige Symptome sind Inappetenz, Übelkeit, abdominelle Schmerzen, Nausea, Myalgien und Arthralgien (Tabelle 5). Initial kommt es bei 30–35% der Patienten zu Fieber, z.T. mit Schüttelfrost, und bei ca. 25% zu Erbrechen [16, 39]. Die Zeit bis zur spontanen Rückbildung der Symptome variiert bei Immunkompetenten erheblich (1 Tag bis mehrere Monate) mit einer durchschnittlichen Krankheitsdauer von 2–7 Wochen [16, 38].

Erkrankungen bei Immunsupprimierten wurden bislang fast ausschließlich bei HIV-Infizierten beobachtet [31, 39, 42]. Das Krankheitsbild ist durch chronische wäßrige Diarrhöen gekennzeichnet und klinisch von der Kryptosporidiose nicht zu differenzieren [31, 39]. Ein Vergleich der Erkrankungen von HIV-Infizierten und von Immunkompetenten (Tabelle 5) zeigt, daß die tägliche Frequenz durchfälliger Stuhlentleerungen bei HIV-Infizierten zwar nicht höher ist, die Krankheitsdauer jedoch wesentlich länger (durchschnittliche Dauer bis zur Diagnosestellung 4 Monate) und der eingetretene Gewichtsverlust mehr als doppelt so hoch (>10% des Körpergewichts). Derzeit ist aller-

Tabelle 5. Klinische Symptomatik der Cyclosporiasis bei einer Epidemie in der Normalbevölkerung [16] und bei HIV-Infizierten [31]

Symptome	Epidemie [16] (n = 760)	HIV-Infizierte [31] (n = 51)
Diarrhö	98,8%	100%
Inappetenz	92,9%	–[a]
Müdigkeit	92,4%	–
Gewichtsabnahme	90,7%	100%[b]
Meteorismus	83,7%	–
Abdominale Schmerzen	74,7%	56%
Nausea	71,4%	–
Myalgien/Arthralgien	65,8%	–
Fieber >38 °C	53,6%	35%
Schüttelfrost	49,2%	–
Kopfschmerzen	47,3%	–
Obstipation	31,8%	–
Erbrechen	26,6%	0%
Erkrankungsdauer	10 Tage (1–>60 Tage)	4 Monate (1–>24 Monate)
Hospitalisierung	1,5%	parenterale Therapie: 7%

[a] Keine Angaben, [b] Gewichtsverlust >10 kg.

dings nicht bekannt, wie lange die Cyclosporiasis bei Immunsupprimierten ohne Behandlung persistiert [29].

Schließlich wurde über zwei HIV-Infizierte mit intestinaler Cyclosporiasis berichtet, bei denen rechtsseitige Oberbauchschmerzen, eine Erhöhung der Serumkonzentration der alkalischen Phosphatase und sonographisch eine Verdickung der Gallenblasenwand bestanden. Die vollständige Rückbildung dieser Veränderungen nach Therapie mit Cotrimoxazol wurde als Hinweis gewertet, daß C. cayetanensis auch biliäre Erkrankungen wie eine akalkuläre Cholecystitis verursachen könnte [38].

Pathophysiologie

Über die Pathophysiologie der Cyclosporiasis ist wenig bekannt. Bei einem Teil der Patienten liegt eine verminderte D-Xylose-Absorption vor. Endoskopisch wurde ein Erythem des distalen Duodenums beschrieben [29], bei den meisten Patienten ist der makroskopische Befund jedoch unauffällig. Histologische wie ultrastrukturelle Studien zeigen einen parasitären Befall von Enterozyten des proximalen Dünndarms. Sexuelle wie asexuelle Stadien von C. cayetanensis sind in parasitophoren Vakuolen am Luminalpol der jejunalen Epithelzellen nachweisbar [5, 28]. Bei HIV-Infizierten scheint die Parasitendichte höher zu sein als bei Immunkompetenten, insgesamt ist die Zahl der Parasiten im Verhältnis zu den histopathologischen Veränderungen jedoch gering [5, 29]. Biopsien des distalen Duodenums und Jejunums zeigen eine mäßiggradige entzündliche Infiltration von Lamina propria (Plasmazellen) und Epithel (Leukozyten) sowie variabel ausgeprägte Zottenverplumpung und Kryptenhyperplasie. Bei einigen der untersuchten Patienten liegt eine fokale Schädigung der Epithelzellen mit Vakuolisierung und Verlust des Mikrovillussaums vor [5, 29].

Die Cyclosporiasis scheint zu einer gewissen Immunität zu führen. Jedoch sind spätere Reinfektionen auch bei Immunkompetenten möglich [29]. In einigen Entwicklungsländern sind Infektionen bei Kindern, die unter schlechten hygienischen Bedingungen aufwachsen, häufig und treten mehrfach auf, während sie bei Erwachsenen in dieser Population selten sind. Dies spricht für den langsamen Aufbau einer Immunität durch multiple Infektionen [29].

Zusammenfassung

Kryptosporidiose, Mikrosporidieninfektionen und Cyclosporiasis können bei Immunsupprimierten schwere chronische Erkrankungen verursachen. Chronische Durchfälle, Malabsorption und Gewichtsabnahme führen in vielen Fällen zu einem rasch progredienten Wasting-Syndrom mit erheblich verkürzter Überlebenszeit. Selbst wenn die klinischen Manifestationen mit Ausnahme fulminanter Erkrankungen nicht unmittelbar lebensbedrohend sind, bedingen sie aufgrund der häufigen zum Teil profusen Durchfälle, die oft mit Inkontinenz und einer erheblichen Allgemeinsymptomatik einhergehen, bei den Betroffenen einen hohen Leidensdruck und werden als subjektiv besonders quälend und die Lebensqualität extrem beeinträchtigend empfunden.

Obwohl das Spektrum der klinischen Manifestationen bei Immunsupprimierten gewisse Unterschiede zeigt, erlaubt die Klinik im Einzelfall meist keine ätiologische Zuordnung. Zudem liegen bei bis zu 20–50% der betroffenen Patienten intestinale Mehrfachinfektionen vor (Tabelle 6). Die definitive

Tabelle 6. Prävalenz intestinaler Pathogene bei AIDS-Patienten mit Diarrhö

Pathogen	Häufigkeit (%)
Cytomegalovirus	20 (8–45)
Cryptosporidium parvum	20 (7–37)
Mikrosporidien	19 (2–39)
Mycobacterium avium	9 (2–25)
Giardia lamblia	5 (2–12)
Entamoeba histolytica	3 (0–25)
Campylobacter jejuni	3 (0–11)
Salmonella sp.	2 (0–11)
Clostridium difficile	2 (0– 7)
Shigella sp.	2 (0–25)
Isospora belli	1 (0– 4)
Cyclospora cayetanensis	< 1 (0–11)
Enterale Viren	4 (2–10)
Multiple Pathogene	30 (14–72)

Diagnose als Voraussetzung für eine spezifische Therapie beruht daher auf dem Erregernachweis. Auch die differentialdiagnostische Abgrenzung der durch Kryptosporidien oder Mikrosporidien verursachten Gallenwegs- und Pankreaserkrankungen ist allein aufgrund der Klinik und der bildgebenden wie laborchemischen Befunde nicht sicher möglich, sondern auf den mikro- biologischen und/oder feingeweblichen Nachweis der in Frage kommenden Erreger angewiesen. Auch hier sind Mehrfachinfektionen mit anderen Erre- gern nicht selten. Dies ist sowohl bei der Diagnostik als auch bei der Planung und Beurteilung der Therapie zu berücksichtigen.

Literatur

1. Asmuth DM, DeGirolami PC, Federman M et al. (1994) Clinical features of microsporidiosis in patients with AIDS. Clin Infect Dis 18:819–825
2. Blanshard C, Jackson AM, Shanson DC et al. (1992) Cryptosporidiosis in HIV-seropositive patients. Quart J Med 85:813–823
3. Cappell MS (1997) The pancreas in AIDS. Gastroenterol Clin North Am 26:337–365
4. Clark DP, Sears CL (1996) The pathogenesis of cryptosporidiosis. Parasitol Today 12:221–225
5. Connor BA, Shlim DR, Scholes JV et al. (1993) Pathologic changes in the small bowel in nine patients with diarrhea associated with a coccidia-like body. Ann Intern Med 199:377–382
6. Coyle CM, Wittner M, Kotler DP et al. (1996) Prevalence of microsporidiosis due to Entero- cytozoon bieneusi and Encephalitozoon (Septata) intestinalis among patients with AIDS- related diarrhea: determination by polymerase chain reaction to the microsporidian small- subunit rRNA gene. Clin Infect Dis 23:1002–1006
7. Duong TH, Dufillot D, Koko J et al. (1995) Cryptosporidiose digestive chez le jeune enfant en zone urbaine au Gabon. Santé 5:185–188
8. DuPont HL, Chappell CL, Sterlin cR et al. (1995) The infectivity of Cryptosporidium parvum in healthy volunteers. N Engl J Med 332:855–859
9. Flanigan T, Whalen C, Turner J et al. (1992) Cryptosporidium infection and CD4 counts. Ann Intern Med 116:840–842
10. French AL, Beaudet LM, Benator DA et al. (1995) Cholecystectomy in patients with AIDS: clinicopathologic correlations in 107 cases. Clin Infect Dis 21:852–858
11. Frisby HR, Addiss DG, Reiser WJ et al. (1997) Clinical and epidemiologic features of a massive waterborne outbreak of cryptosporidiosis in persons with HIV infection. J Acquir Immune Defic Syndr Hum Retrovirol 16:367–373
12. Goodgame RW, Kimball K, Ou CN et al. (1995) Intestinal function and injury in acquired immunodeficiency syndrome-related cryptosporidiosis. Gastroenterology 108:1075–1082
13. Griffiths JK (1998) Human cryptosporidiosis: epidemiology, transmission, clinical disease, treatment, and diagnosis. Adv Parasitol 40:37–85
14. Guarino A, Canani RB, Pozio E et al. (1994) Enterotoxic effect of stool supernatant of Crypto- sporidium-infected calves on human jejunum. Gastroenterology 106:28–34
15. Günthard M, Meister T, Lüthy R, Weber R (1996) Intestinale Kryptosporidiose bei HIV-Infek- tion. Krankheitsbild, Verlauf und Therapie. Dtsch Med Wochenschr 121:686–692
16. Herwaldt BL, Ackers ML and the Cyclospora Working Group (1997) An outbreak in 1996 of cyclosporiasis associated with imported raspberries. N Engl J Med 336:1548–1556
17. Jelinek T, Lotze M, Eichenlaub S et al. (1997) Prevalence of infection with Cryptosporidium parvum and Cyclospora cayetanensis among international travellers. Gut 41:801–804
18. Jokipii L, Pohjola S, Jokipii AM (1983) Cryptosporidium: a frequent finding in patients with gastrointestinal symptoms. Lancet II.358–361
19. Jordan WC (1996) Clarithromycin prophylaxis against Cryptosporidium enteritis in patients with AIDS. J Natl Med Assoc 88:425–427
20. Just G, Neisel F, Helm EB et al. (1987) Kryptosporidien-Infektionen bei AIDS. Dtsch Med Wochenschr 112:378–381

21. Kamel AG, Maning N, Arulmainathan S et al. (1994) Cryptosporidiosis among HIV positive intravenous drug users in Malaysia. Southeast Asian J Trop Med Public Health 25(4):650–653
22. Kapembwa MS, Bridges C, Joseph AEA et al. (1990) Ileal and jejunal absorptive function in patients with AIDS and enterococcidial infection. J Infect 21:43–53
23. Kern W, Mayer S, Kreuzer P, Vanek E (1987) Low prevalence of intestinal crytosporidiosis among immunocompetent and immunocompromised patients with and without diarrhoea in southern Germany. Infection 15:440–443
24. Kotler DP, Orenstein JM (1998) Clinical syndromes associated with microsporidiosis. Adv Parasitol 40:321–349
25. Leiva JI, Etter EL, Gathe J et al. (1997) Surgical therapy for 101 patients with acquired immunodeficiency syndrome and symptomatic cholecystitis. Am J Surg 174:414–416
26. McGowan I, Hawkins AS, Weller IV (1993) The natural history of cryptosporidial diarrhoea in HIV-infected patients. AIDS 7:349–354
27. Molbak K, Andersen M, Aaby P et al. (1997) Cryptosporidium infection in infancy as a cause of malnutrition: a community study from Guinea-Bissau, West Africa. Am J Clin Nutr 65:149–152
28. Ortega YR, Sterlin CR, Gilman RH et al. (1993) Cyclospora species – A new protozoan pathogen of humans. N Engl J Med 328:1308–1312
29. Ortega YR, Sterlin CR, Gilman RH (1998) Cyclospora cayetanensis. Adv Parasitol 40:399–418
30. Ott M, Lembcke B, Staszewski S et al. (1991) Intestinale Permeabilität bei Patienten mit erworbenem Immundefekt-Syndrom (AIDS). Klin Wschr 69:715–721
31. Pape JW, Verdier RI, Boncy M et al. (1994) Cyclospora infection in adults infected with HIV. Clinical manifestations, treatment, and prophylaxis. Ann Intern Med 121:654–657
32. Pettoello-Mantovani M, Di Martino L, Dettori G et al. (1995) Asymptomatic carriage of intestinal Cryptosporidium in immunocompetent and immunodeficient children: a prospective study. Pediatr Infect Dis J 14:1042–1047
33. Rabeneck L, Genta RM, Gyorkey F et al. (1995) Observations on the pathological spectrum and clinical course of microsporidiosis in men infected with the human immunodeficiency virus: follow-up study. Clin Infect Dis 20:1229–1235
34. Raynaud L, Delbac F, Broussolle V et al. (1998) Identification of Encephalitozoon intestinalis in travelers with chronic diarrhea by specific PCR amplification. J Clin Microbiol 36:37–40
35. Roberts WG, Green PH, Ma J et al. (1989) Prevalence of cryptosporidiosis in patients undergoing endoscopy: evidence for an asymptomatic carrier state. Am J Med 87:537–539
36. Sandfort J, Hannemann A, Gelderblom H et al. (1994) Enterocytozoon bieneusi infection in an immunocompetent patient who had acute diarrhea and who was not infected with the human immunodeficiency virus. Clin Infect Dis 19:514–516
37. Schuster W, Fischer R, Alsleben S, Schuster B (1991) Cryptosporidium sp. in stool specimens from diarrhoeic and asymptomatic individuals in the Magdeburg area (East Germany). Angew Parasitol 32:193–197
38. Sifuentes-Osornio J, Porras-Cortes G, Bendall RP et al. (1995) Cyclospora cayetanensis infection in patients with and without AIDS: biliary disease as another clinical manifestation. Clin Infect Dis 21:1092–1097
39. Soave R, Herwaldt BL, Relman DA (1988) Cyclospora. Infect Dis Clin North Am 12:1–12
40. Sobottka I, Albrecht H, Schottelius C et al. (1995) Self-limited diarrhea due to a dual infection with Enterocytozoon bieneusi and Cryptosporidium parvum in an immunocompetent HIV-negative child. Eur J Clin Infect Dis 14:9191–9120
41. Steeb S, Hagedorn HJ, Krone JR (1997) Kryptosporidiose bei immunkompetenten Patienten. Dtsch Med Wschr 112:990–994
42. Weber R, Deplazes P (1995) Neue parasitäre Erkrankungen beim Menschen: Infektionen durch Mikrosporidien und Cyclospora species. Schweiz Med Wochenschr 125:909–923
43. Weber R, Bryan RT, Schwartz DA, Owen RL (1994) Human microsporidial infections. Clin Microbiol Rev 7:426–461

Neue Darmparasiten – Therapeutische Konzepte

W. Kreisel

Allgemeines zur Therapie

Die „neuen Darmparasiten" sind nur teilweise wirklich neu. Neu ist vielmehr, daß ihre Bedeutung für Mikrobiologen und Kliniker erst in den letzten Jahren offenbar geworden ist. Verbesserte diagnostische Möglichkeiten haben dazu beigetragen, sie sicherer und schneller erkennen zu können. Eine verstärkte Reisetätigkeit importierte Darmparasiten aus Entwicklungsländern, in denen sie mit hoher Prävalenz vorkommen, auch in die Industrieländer, in denen sie bisher eine Rarität waren. Die „neuen Darmparasiten" sind im Prinzip für einen ansonsten gesunden Menschen relativ harmlos. Das Aufkommen neuer Krankheiten (z.B. AIDS) oder neuer Therapiemöglichkeiten (z.B. antineoplastische Chemotherapie, Organtransplantation, Knochenmarktransplantation) hat allerdings dazu geführt, daß diese Erreger bei immer mehr Personen eine klinisch manifeste und therapiebedürftige Erkrankung hervorrufen.

Wie bei vielen anderen intestinalen Infektionen, so muß auch bei der Therapie der „neuen Darmparasiten" die Gesamtsituation des Patienten in die Überlegung mit einbezogen werden, ob eine spezifische Therapie überhaupt indiziert ist oder ob man nicht den Spontanverlauf abwarten kann. Die klinisch manifeste Erkrankung bei immungesunden Personen ist fast immer eine selbstlimitierte Diarrhö. Eine symptomatische Therapie reicht meist aus. Eine spezifische Therapie, falls es eine solche überhaupt gibt, kann den Krankheitsverlauf aber abkürzen. Auf eine ausreichende Desinfektion, ggf. Isolierung, muß geachtet werden, um eine Ausbreitung der Infektion zu vermeiden. Komplexer ist die Situation bei abwehrgeschwächten oder immunsupprimierten Personen. Die Erkrankung dauert im allgemeinen länger und verläuft schwerer, ist aber oft noch selbstlimitiert. Bei fortgeschrittener Abwehrschwäche entwickelt sich eine chronische Diarrhö unterschiedlichen Schweregrades, die insbesondere bei Patienten mit fortgeschrittener HIV-Infektion lebensbedrohlich sein kann. Zusätzlich zur Darmerkrankung kann es zum Befall anderer Organe kommen (z.B. Gallenwege, Respirationstrakt, ZNS, Dissemination). Eine Therapie ist bei solchen Patienten indiziert. Ein Trägerstatus bei symptomlosen, immungesunden Patienten ist wohl kaum jemals eine Indikation zur Therapie. Es sollte nur bedacht werden, daß solche Personen eine mögliche Ansteckungsquelle darstellen und daß sich bei geänderter Abwehrlage eine manifeste Krankheit entwickeln kann.

T. Kirchner et al. (Hrsg.) Ökosystem Darm VIII
© Springer-Verlag Berlin Heidelberg 1999

Bereits aus diesen Überlegungen ergibt sich, daß die Therapie der „neuen Darmparasiten" auf mehreren Prinzipien beruhen muß:

1. Entscheidend ist eine konsequente supportive oder symptomatische Therapie, das heißt eine Substitution von Flüssigkeit und Elektrolyten. Weitergehende therapeutische Überlegungen sind dann anzustellen, wenn man nach der klinischen Situation, der Vorgeschichte oder den Laborwerten von einer „Abwehrschwäche" des Patienten ausgehen muß. Neben der Identifizierung der Grundkrankheit, wie z.B. HIV-Infektion, spielen natürlich Alter und gesamte Konstitution des Patienten eine wesentliche Rolle.
2. Eine zuverlässig wirkende antiparasitäre Therapie existiert nur für einen Teil der neuen Darmparasiten. Bereits bekannte antiparasitäre oder antibakterielle Medikamente sind nur teilweise effektiv. Neue Medikamente sind in klinischer Erprobung. Zusätzlich zum Versuch einer gezielten antiparasitären Therapie sollte der Versuch einer Beeinflussung der Grundkrankheit, einer immunmodulatorischen Therapie bzw. einer immunologischen Rekonstitution (z.B. bei Patienten mit AIDS) gemacht werden. So kann z.B. eine antiretrovirale Therapie der HIV-Infektion (möglichst Dreifachkombination) zwar den Verlauf einer akuten Erkrankung kaum beeinflussen, sie kann aber bei chronischen Infektionen und extraintestinalem Befall mittelfristig zu einer klinischen und mikrobiologischen Besserung (Heilung?) führen und Rezidive oder Neuinfektionen verhindern.

Spezielle Therapie

Cyclospora cayetanensis

Cyclospora ist in unseren Breiten überwiegend ein importierter Keim [19]. Nach einer größeren Untersuchung findet man ihn bei etwa 0,6% von symptomlosen Rückkehrern aus dem außereuropäischen Ausland, bei Personen mit Diarrhö in 1,1% der Fälle [16]. Die Erkrankung ist bei sonst gesunden Personen praktisch immer selbstlimitiert. In einer in Nepal durchgeführten Doppelblindstudie wurde nachgewiesen, daß eine 7tägige Therapie mit Cotrimoxazol (2mal 960 mg/Tag) in etwa 90% der Fälle zu einer symptomatischen und mikrobiologischen Heilung führt [14]. Die Krankheitsdauer ist damit gegenüber dem Spontanverlauf wesentlich verkürzt. Die Cotrimoxazol-Therapie ist auch bei AIDS-Kranken erfolgreich [25]. Cyclospora ist resistent gegen Fluorochinolone. Dies sollte bei empirischer Behandlung einer Reisediarrhö in Endemiegebieten [33] bedacht werden, da diese Therapie im allgemeinen mit Fluorochinolonen durchgeführt wird.

Isospora belli und Sarcocystis spp.

Über Isospora belli und Sarcocystis liegen noch wenig epidemiologische Daten vor. Diese Parasiten kommen in regional unterschiedlicher Häufigkeit vor und gehören zu den typischen HIV-assoziierten Enteritiserregern. Bei

Patienten mit AIDS ist ebenfalls Cotrimoxazol (2mal 960 mg/Tag) als Medikament der Wahl zur Therapie einer Infektion mit Isospora belli etabliert [24]. Mögliche Alternativen sind Pyrimethamin, Roxithromycin, Diclazuril (Übersicht bei [1]). Die klinische Bedeutung der zahlreichen Sarcocystis-Species ist noch wenig untersucht (Übersicht bei [1]). Eine Therapie mit Cotrimoxazol ist möglich, eventuell auch mit Furazolidon.

Blastocystis hominis

Es ist noch immer nicht entschieden, ob dieser Keim wirklich als Auslöser einer Durchfallerkrankung angesehen werden kann oder ob er nur ein Begleitkeim bei einer Reisediarrhö ist. In einer neueren Untersuchung erwies sich allerdings Blastocystis hominis als der einzige Keim bei etwa 11% von Tropenrückkehrern mit Diarrhö [17]. Die Indikation zur Therapie ist fraglich. Metronidazol, Cotrimoxazol oder Furazolidon sind wirksam.

Microsporidien

Von den zahlreichen Microsporidien-Spezies sind Enterozytozoon bieneusi und Encephalitozoon intestinalis (früher Septata intestinalis) sicher menschenpathogen. Bei AIDS-Kranken sind Infektionen auch durch Encephalitozoon hellem, E. cuniculi, Nosema spp. u.a.m. beschrieben. Über die Bedeutung der Mikrosporidien als Enteritis-Erreger bei Immungesunden ist nur wenig bekannt. Die Prävalenz von Antikörpern gegen Enzephalitozoon spp. bei immunkompetenten Personen von 5–8% [37] weist aber darauf hin, daß Infektinen mit Microsporidien wohl häufiger vorkommen, als bisher angenommen wurde. Ob bzw. welche Symptome eine Microsporidiose bei immunkompetenten Personen verursacht, ist ebenfalls noch nicht geklärt. Bei HIV-Infizierten ist am häufigsten der Gastrointestinaltrakt befallen. Hauptsächliche Lokalisation der Keime ist der (obere?) Dünndarm. Daneben können Gallenwege, Gallenblase, Nebenhöhlen, Atemwege und Lunge, Nieren, Leber, Muskulatur, Hirn, Cornea befallen sein. E. intestinalis ist häufiger extraintestinal lokalisiert als E. bieneusi (Übersicht bei [4, 5]). Eine Therapie einer Mikrosporidiose sollte sich daher nicht nur auf eine Sanierung des Gastrointestinaltrakts beschränken, sondern sie sollte möglichst auch systemisch wirken.

Mit Albendazol (ursprünglich als Anti-Helminthicum eingesetzt) in der Dosierung von 2mal 400 mg/Tag sind bei Encephalitozoon-Infektionen gute Therapieerfolge erreicht worden; weniger gut scheint Albendazol bei Enterocytozoon-Infektionen zu wirken [6, 9, 21, 35]. Dieses Medikament wirkt systemisch und ist daher auch bei extraintestinaler Manifestation einsetzbar. Ein indirekter Hinweis auf eine mögliche Wirksamkeit von Albendazol bei intestinaler Parasitose ergibt sich auch aus einer Studie aus Sambia: Bei einer großen Zahl von HIV-positiven Patienten mit Diarrhö ließ sich selbst ohne Keimnachweis die Frequenz der Stuhlentleerungen durch eine Therapie mit Albendazol signifikant senken [18]. Vielversprechend ist die Therapie der Microsporidiose mit Fumagillin, einem neuen antiparasitär wirkenden Medikament

[22]. Auch Furazolidon ist eine Therapieoption [7]. Einen Ansatz zur immun-modulatorischen Therapie bietet Thalidomid, das eine Wirkung als TNF-α-Antagonist besitzt: 10 von 18 AIDS-Patienten mit einer Infektion durch E. bineusi kamen unter einer einmonatigen Therapie mit 100 mg Thalidomid pro Tag in eine Remission [31]. Octreotid (eine Somatostatin-Analog), Opiate und Loperamid sind zur symptomatischen Therapie geeignet (Übersicht bei [4, 5]). Auf die Therapie der Mikrosporidiose bei AIDS-Patienten durch hoch-aktive antiretrovirale Therapie (HAART) wird im Abschnitt über die Crypto-sporidiose eingegangen.

Cryptosporidien

Für Menschen ist nur C. parvum pathogen. Die Bedeutung der Infektion mit C. parvum bei der Gastroenteritis von immunkompetenten Personen ist nicht hinreichend geklärt. In einer kürzlich erschienenen Übersicht wird die Präva-lenz von IgG-Antikörpern gegen Cryptosporidien in Deutschland mit etwa 15% angegeben [26]. Dies würde eine erhebliche Durchseuchung auch in unse-ren Breiten bedeuten. Oozysten lassen sich bei Personen mit Durchfall in Deutschland bei etwa 1–2% nachweisen. In Entwicklungsländern liegt die Seroprävalenz wesentlich höher, z.B. bei etwa 50% in der Provinz Anhui in China und bei fast 100% bei Fortaleza in Brasilien. Immer wieder kommt es auch in den Industrieländern zu größeren Epidemien, von denen die in Mil-waukee mit annähernd 400 000 infizierten Personen wohl die bekannteste ist [20]. Übersichten über die Cryptosporidiose finden sich z.B. in [13, 38].

Das nicht-resorbierbare Aminoglycosid Paromomycin galt bisher als Stan-dardtherapeutikum der intestinalen Cryptosporidiose [2, 10, 13, 38]. Die Response-Rate liegt bei einer Dosierung von 25–50 mg/kg KG, auf 3–4 Dosen aufgeteilt, nach 2–3 Wochen bei etwa 50%. Im Tierversuch sind noch höhere Dosen noch wirksamer, bei Fortdauer der Immunsuppression läßt sich aller-dings auch hierdurch keine Eradikation der Keime erreichen. Bei AIDS-Pati-enten ist eine Dauertherapie mit reduzierter Dosis erforderlich. Bei AIDS-Pati-enten mit pulmonaler Cryptosporidiose war gelegentlich eine Inhalation mit Paromomycin erfolgreich [23]. In einer kleinen Pilotstudie führte die Kombi-nation von Paromomycin 4mal 0,5 g und Albendazol 2mal 400 mg/Tag bei allen 6 behandelten Patienten mit AIDS und Cryptosporidien-Enteritis zu einer mehrere Monate anhaltenden klinischen Remission [36].

In Tiermodellen war gezeigt worden, daß das neue Makrolid Azithromycin eine sehr gute Wirkung bei der Cryptosporidiose besitzt [28]. In mehreren Fallbeobachtungen und ganz wenigen größeren Studien konnten auch bei AIDS-Patienten mit Azithromycin in einer Dosis von 500–1500 mg/Tag klini-sche und mikrobiologische Remissionsraten von über 50% erreicht werden [8, 34]. Eine antibiotische Prophylaxe der Cryptosporidiose scheint mit Rifa-butin oder Clarithromycin möglich zu sein [15].

Wie bei manchen anderen intestinalen Infektionen wurde auch bei der Cryptosporidien-Enteritis versucht, durch orale Gabe von Immunglobulin eine Besserung zu erreichen. Durch Applikation von hyperimmunem bovinen Colostrum konnten Remissionen in unterschiedlichem Prozentsatz erreicht werden [11, 29].

Bei sonst therapiefraktärer Diarrhoe bei AIDS-Patienten kann das Somatostatin-Derivat Octreotid zur symptomatischen Besserung angewandt werden [32]. Da es sich bei der Cryptosporidien-Enteritis wohl um eine sekretorische Diarrhö handelt, hervorgerufen vermutlich durch ein Enterotoxin, erscheint eine Octreotid-Therapie auch vom theoretischen Standpunkt aus sinnvoll [12].

Der Vollständigkeit halber sei auch darauf hingewiesen, daß eine symptomatische Besserung AIDS-assoziierter Diarrhöen durch Gabe von Saccharomyces boulardii nachgewiesen worden ist [27, 30]. Eine genaue Keimdifferenzierung wurde allerdings in diesen Studien nicht vorgenommen.

Mikrosporidiose und Cryptosporidiose bei AIDS-Patienten – Einfluß der antiretroviralen Therapie

Die eigentlichen Problempatienten mit Mikrosporidiose und Cryptosporidiose sind AIDS-Patienten mit fortgeschrittener Immundefizienz. Durch die oben angegebenen Behandlungsmethoden ließ sich so gut wie nie eine dauerhafte Eradikation der Keime erzielen. Dies ist offenbar ohne ein funktionsfähiges Immunsystem nicht möglich. Seit der Einführung der hoch-aktiven antiretroviralen Kombinationstherapie (HAART) vor etwa 2 Jahren hat sich die Situation auch hier gewandelt. 1998 wurde gezeigt [3], daß durch HAART tatsächlich eine langanhaltende Eradikation von Mikrosporidien und Cryptosporidien bei AIDS-Patienten erzielt werden kann. Bei dem 12. Welt-AIDS-Kongreß in Genf sind epidemiologische Studien präsentiert worden (z.B. die „Schweizer Kohortenstudie"), die gezeigt haben, daß nach Einführung der antiretroviralen Kombinationstherapie die Inzidenz von Cryptosporidiosen und Mikrosporidiosen drastisch abgenommen hat. Dies zeigt, daß eine Immunrekonstitution eine präventive Wirkung auch auf die Mikrosporidiose und Cryptosporidiose haben kann.

Literatur

1. Ackers JP (1997) Gut coccidia – Isospora, Cryptosporidium, Cyclospora and Sarcocystis. Semin Gastrointestin Dis 8:33–44
2. Bissuel F, Cotte L, Rabodonirina M, Rougier P, Piens MA, Trepo C (1994) Paromomycin: An effective treatment for cryptosporidial diarrhea in patients with AIDS. Clin Infect Dis 18:447–449
3. Carr A, Marriott D, Field A, Vasak E, Cooper DA (1998) Treatment of HIV-1-associated microsporidiosis and cryptosporidiosis with combination antiretroviral therapy. Lancet 351:256–261
4. Conteas CN, Didier ES, Berlin OGW (1997) Workup of gastrointestinal microsporidiosis. Dig Dis 15:330–345
5. Desportes-Livage I (1998) Human microsporidioses. Current opinion in infectious diseases 11:177–181
6. Dietrich DT, Lew EA, Kotler DP, Poles MA, Orenstein JM (1994) Treatment with albendazole for intestinal disease due to Enterocytozoon bieneusi in patients with AIDS. J Infect Dis 169:178–183

7. Diosino D, Ibba Manneschi L, Di Lollo S, Orsi A, Sterrantino G, Meli M, Gabbrielli M, Tani A, Papucci A, Leoncini F (1997) Enterocytozoon bieneusi in AIDS: Symptomatic relief and parasite change after furazolidone. J Clin Pathol 50:472–476

8. Diosino D, Orsi A, Sterrantino G, Meli M, Di Lollo S, Ibba Maneschi L, Trotta M, Pozzi M, Sani L, Leoncini F (1998) Chronic cryptosporidiosis in patients with AIDS. Stable remission and possible eradication after long term, low dose azithromycin. J Clin Pathol 51:138–142

9. Dore GJ, Marriott DJ, Hing MC, Harkness JL, Field AS (1995) Disseminated microsporidiosis due to Septata intestinalis in nine patients infected with the human immunodeficiency virus: Response to therapy with albendazole. Clin Infect Dis 21:70–76

10. Fichtenbaum CJ, Ritchie DJ, Powderly WG (1993) Use of paromomycin for treatment of cryptosporidiosis in patients with AIDS. Clin Infect Dis 16:298–300

11. Greenberg PD, Cello PD (1996) Treatment of severe diarrhea caused by Cryptosporidium parvum with oral bovine immunoglobulin concentrate in patients with AIDS. J Acquir Immune Def Syndr Hum Retrovirol 13:348–354

12. Guarino A, Canani RB, Spagnuolo MI, Bisceglia M, Boccia MC, Rubino A (1998) In vivo and in vitro efficacy of octreotide for treatment of enteric cryptosporidiosis. Dig Dis Sci 43:436–441

13. Hoepelman (1996) Human cryptosporidiosis. International Journal of STD & AIDS 7 (Suppl. 1):28–33

14. Hoge CW, Shlim DR, Ghimire M, Rabold JG, Pandey P, Walch A, Rajah R, Gaudio P, Echeverria P (1995) Placebo-controlled trial of co-trimoxazole for cyclospora infections among travellers and foreign residents in Nepal. Lancet 345:691–693

15. Holmberg SD, Moorman AC, Von Bargen JC, Palella FJ, Loveless MO, Ward DJ, Navin TR (1998) Possible effectiveness of clarithromycin and rifabutin for cryptosporidiosis chemoprophylaxis in HIV disease. JAMA 279:384–386

16. Jelinek T, Lotze M, Eichenlaub S, Löscher T, Nothdruft HD (1997) Prevalence of infection with Cryptosporidium parvum and Cyclospora cayetanensis among international travellers. Gut 41:801–804

17. Jelinek T, Peyerl G, Loscher T, von Sonnenburg F, Nothdruft HD (1997) The role of Blastocystis hominis as a possible intestinal pathogen in travellers. J Infection 35:63–66

18. Kelly P, Lungu F, Keane E, Baggaly R, Kazembe F, Pobee J, Farthing M (1996) Albendazole chemotherapy for treatment of diarrhoea in patients with AIDS in Zambia: a randomized double blind controlled trial. B Med J 312:1187–1191

19. Lindhorst E, Long E (1998) Cyclospora cayetanensis – Ein humanpathogenes intestinales Protozoon von zunehmender klinischer Bedeutung. Dtsch med Wschr 123:504–509

20. Mac Kenzie WR, Hoxie NJ, Proctor ME, Gradus MS et al. (1994) A massive outbreak in Milwaukee of cryptosporidium infection transmitted through the public water supply. N Engl J Med 331:161–167

21. Molina JM, Oksenhendler E, Beauvais B, Sarfati C, Jaccard A, Derouin F, Modai J (1995) Disseminated microsporidiosis due to Septata intestinalis in patients with AIDS: Clinical features and response to albendazole therapy. J Infect Dis 171:245–249

22. Molina JM, Goguel J, Sarfati C, Chastang C, Desportes-Livage I, Michiels JF et al. (1997) Potential efficacy of fumagillin in intestinal microsporidiosis due to Enterocytozoon bieneusi infections in patients with HIV infection; results of a drug screening study. AIDS 11:1603–1610.

23. Mohri H, Fujita H, Asakura Y, Katoh K, Okamoto R, Tanabe J, Harano H, Noguchi T, Inayama Y, Smano T, Okubo T (1995) Case report: Inhalation therapy of paromomycin is effective for respiratory infection and hypoxia by Cryptosporidium with AIDS. Am J Med Sci 309:60–62

24. Pape JW, Verdier RI, Johnson WD (1989) Treatment and prophylaxis of Isospora belli infection in patients with the acquired immunodeficiency syndrome. N Engl J Med 320:1044–1047

25. Pape JW, Verdier RI, Boncy M, Boncy J, Johnson WD (1994) Cyclospora infection in adults infected with HIV. Clinical manifestations, treatment, and prophylaxis. Ann Inter Med 121:654–657

26. Petry F (1998) Epidemiological study of Cryptosporidium parvum in sera of persons from Germany. Infection 26:7–11

27. Poppinger J, Gläßel F, Schäfer B, Stroms A, Schlote F (1997) Erfolgreiche Durchfallbehandlung mit Saccharomyces boulardii bei schwer behandelbaren HIV-Diarrhoen. Der Kassenarzt 37:37–43
28. Rehg JE (1991) Anti-Cryptosporidial activity of macrolides in immunosuppressed rats. J Protzool 38:228S–230S
29. Rump JA, Arndt R, Arnold A, Bendick C, Dichtelmüller H, Franke M, Helm EB, Jäger H (1992) Treatment of diarrhoea in human immunodeficiency virus-infected patients with immunoglobulins from bovine colostrum. Clin Invest 70:588–594
30. Saint-Marc T, Blehaut M, Musial C, Touraine JL (1995) Diarrhées en relation avec le SIDA. Essai en double aveugle de Saccharomyces cerevisiae. Sem Hêp Paris 71:735–741
31. Sharpsteone D, Rowbottom A, Francis N, Tovey G, Ellis D, Barrett M, Gazzard B (1997) Thalidomid: A novel therapy for microsporidiosis. Gastroenterology 112:1823–1829
32. Simon DM, Cello JP, Valanzuela J, Levy R et al. (1995) Multicenter trial of octreotide in patients with refractory acquired immunodeficiency syndrome – associated diarrhea. Gastroenterology 108:1753–1760
33. Soave R (1996) Cyclospora: An overview. Clin Infect Dis 23:429–437
34. Soave R, Havlir D, Lancaster D, JHoseph P, Leedom L, Clough W, Geisler P, Dunne M (1993) Azithromycin (AZ) therapy of AIDS-related cryptosporidial diarrhea (CD): A multicenter, placebo-controlled, double-blind study. 33. ICAAC, Abstr. 405
35. Sobottka I, Albrecht H, Schäfer H, Schottelius J, Visvesvara GS, Laufs R, Schwartz DA (1995) Disseminated Encephalitozoon (Septata) intestinalis infection in a patient with AIDS: Novel diagnostic approaches and autopsy-confirmed parasitological cure following treatment with albendazole. J Clin Microbiol 33:2948–2952
36. Thimme R, Opitz O, Weiner S, Fuhrmann K, Blum HE, Kreisel W (1997) Erfolgreiche Therapie der Cryptosporidien-Enteritis bei AIDS-Patienten durch eine Kombination von Paromomycin und Albendazol. Chemotherapie Journal 6 (Suppl. 15):51, Pa 80
37. Van Gool T, Vetter JCM, Weinmayr B, Van Dam A, Derouin F, Dankert J (1997) High seroprevalence of Encephalitozoon species in immunocompetent subjects. J Infect Dis 175:1020–1024
38. Variyam EP (1998) Intestinal parasitic infections. Current Opinion in Gastroenterology 15:50–56

Festvortrag

P. Schuster

Evolution von und mit Molekülen

P. Schuster

Die Natur überrascht den Evolutionsforscher immer wieder mit überaus wirkungsvollen Lösungen für schwierige Probleme. Ihr Erfolgsrezept ist der Darwinsche Mechanismus von Variation und Selektion. In einfachen Laborexperimenten kann evolutionäres Geschehen im Zeitraffer mit Nukleinsäuremolekülen nachgespielt werden. Computersimulationen ergänzen die Experimente um sonst schwer zugängliche Details. Die In-vitro-Evolution schafft so das Grundlagenwissen für die Anwendung von evolutionären Methoden zur Herstellung von neuen Biomolekülen mit vorherbestimmbaren Eigenschaften.

Zeit und Vielfalt

Der Evolutionsforscher möchte wie die meisten seiner Kollegen in Physik, Chemie und Biologie mit seinen Forschungsobjekten gezielt experimentieren können. Er stößt dabei aber unter anderem auf zwei besondere, in vielen anderen naturwissenschaftlichen Disziplinen unbekannte Schwierigkeiten: 1) das Zeitproblem und 2) das Diversitätsproblem. Die grundlegenden evolutionären Prozesse, Optimierung unter konstanten Bedingungen, Anpassung an eine variable Umwelt und die Entstehung neuer Arten, benötigen zumeist viele Tausende bis Hunderttausende von Generationen. Die erforderlichen Zeiten liegen dann bei Generationszeiten von einem Jahr oder mehr in den Größenordnungen von Hunderten bis zu Millionen Jahren, wodurch jeder Versuchsansatz in das Reich der „Science Fiction" verbannt wird. Noch unüberwindlicher ist die Barriere, welche durch die Zahl der im Prinzip auszuprobierenden Möglichkeiten verschiedener genetischer Baupläne der Organismen gebildet wird. Diese verschlüsselten Baupläne, Genotypen genannt, sind in einer Sprache mit vier Buchstaben oder Nukleotiden geschrieben, wie die Symbole (A, U, G und C in der Ribonukleinsäure, RNA, oder A, T, G und C in der Desoxyribonukleinsäure, DNA) genannt werden. Ihre Längen reichen von etwa 300 Nukleotiden bei Viroiden, den kleinsten bekannten Pflanzenparasiten, bis zu einigen Milliarden bei den hochentwickelten Tieren einschließlich des Menschen. Dies bedeutet, daß die Zahlen der prinzipiellen Möglichkeiten, unterschiedliche Sequenzen aus vier Buchstaben zu bilden, zwischen $4^{300} = 10^{181}$ und $4^{3000000000} = 10^{1806000000}$ liegen. Schon die kleinste in diesem Zusammenhang auftretende Zahl, 10^{181}, ist unvorstellbar groß. „Unvorstellbar" bedeutet hier, daß wir in der Tat im gesamten Universum kein Illustrations-

T. Kirchner et al. (Hrsg.) Ökosystem Darm VIII
© Springer-Verlag Berlin Heidelberg 1999

beispiel finden können, welches nicht in analoger Weise auf einem kombinatorischen Prinzip von „Buchstabenklassen" zu Wörtern aufbaut.

Ungeachtet der ungeheuren Vielfalt an möglichen Sequenzen hat es die Natur nicht nur geschafft, optimierte und an ihre Umwelt perfekt angepaßte Organismen hervorzubringen, sondern sie erzeugte im Laufe der Evolution auch immer komplexere Arten, welche fast immer sprunghaft aus viel einfacheren Vorfahren entstanden. Für die beobachteten Anpassungen wird in der konventionellen Evolutionstheorie das auf Charles Darwin zurückgehende Prinzip von Variation und Selektion der jeweils bestangepaßten Varianten verantwortlich gemacht. Zu diesem Zweck wurde der Begriff der „Fitneß" für die einzelnen Varianten eingeführt, welche die effektive Zahl der Nachkommen in den zukünftigen Generationen mißt: Wer mehr Nachkommen in die Folgegenerationen zu entsenden vermag, wird schließlich seine weniger fruchtbaren Konkurrenten in den Populationen der Zukunft verdrängen. Darwin unterstützte sein Prinzip durch eine große Fülle interessanter Daten aus der Natur und insbesondere auch durch die Ergebnisse der Pflanzen- und Tierzüchter. In der zweiten Hälfte unseres Jahrhunderts wurde die „makroskopische" Evolutionstheorie durch die Ergebnisse der Molekularbiologie unterstützt und entscheidend erweitert.

Trotz der unleugbaren Erfolge des Evolutionsgedankens in der Biologie blieb eine Reihe von Fragen nur unbefriedigend beantwortet oder völlig offen. Zu derartigen Fragen zählt unter anderem das „Tautologieproblem": Wie kann das Ergebnis eines Selektionsvorgangs ohne Kenntnis seines Ergebnisses vorhergesagt werden oder, mit anderen Worten, wie läßt sich die Fitneß von Varianten unabhängig vom Wissen um den Ausgang der evolutionären Konkurrenz bestimmen? Ein anderes offenes Problem betrifft die Zugänglichkeit der in der Biologie beobachteten Formen. Sind alle in der Natur beobachteten Gestalten häufig und mußten daher zwangsläufig gebildet werden, oder sind die heutigen Arten ausschließlich durch eine Serie von Zufällen im Verlauf ihrer Entstehungsgeschichte bestimmt [15]? Welche zukünftigen Formen können aus den heute bekannten gebildet werden? Eine Beantwortung der letzten Frage zielt auf eine Definition des Begriffs der „Verwandtschaft" oder „evolutionären Nachbarschaft" von Formen ab, welcher nicht durch morphologische Ähnlichkeiten bestimmt wird und daher nicht anfällig ist gegenüber zufälliger Gleichheit oder konvergenter Evolution. Die Komplexität nahezu aller biologischen Objekte hat es bis jetzt sehr schwer, wenn nicht gänzlich unmöglich gemacht, die beschriebenen Probleme einigermaßen zufriedenstellend zu behandeln. Im folgenden wird eine Physikern, Chemikern oder Molekularbiologen gut vertraute Vorgehensweise, basierend auf Reduktion der Komplexität, beschrieben, welche Antworten auf die gestellten Fragen zu geben vermag.

Molekulare Evolution

Auf der Suche nach einem hinreichend einfachen Experimentalsystem, welches trotz seiner Einfachheit möglichst viele Merkmale von Evolutionsprozessen wiederzugeben vermag, kommt man zwangsläufig zu immer kleineren Objekten. Entscheidend ist dabei, daß durch die Reduktion der biologischen

Komplexität nicht die wesentlichen Merkmale der Lebensvorgänge verlorengehen. Versuche mit Bakterienkulturen wurden im letzten Jahrzehnt von Richard Lenski und Mitarbeitern erfolgreich in speziellen Flußreaktoren, sog. Chemostaten, unter kontrollierten Wachstumsbedingungen durchgeführt [7]. Unter optimalen Wachstumsbedingungen gelingt es dabei, die Generationszeit bis auf etwa 20 min zu reduzieren. Bakterien sind aber zu komplex, um den Verlauf von Evolutionsexperimenten auf molekularer Ebene interpretieren zu können. In der Tat finden wir in Form kurzkettiger Ribonukleinsäuremoleküle (RNA) noch einfachere Objekte, welche im Reagenzglasversuch, d.h. in einem zellfreien Milieu, wie Organismen vermehrt werden können [22]. Der Reproduktionsvorgang ist wie jeder andere natürliche Vorgang nicht ohne Fehler möglich; daher werden nicht nur korrekte Kopien der Ausgangsmoleküle, sondern auch fehlerhafte Varianten gebildet. Diese Varianten weisen im allgemeinen von ihren Vorgängern verschiedene Fitneßwerte auf. Sind diese geringer als jene ihrer Vorgänger, so haben sie keine Chance, sich in der Population weiter auszubreiten. Im Fall der Entstehung einer Variante mit höherer Fitneß kann der jeweilige Vorgänger verdrängt werden.

Die Leistungsfähigkeit der Selektion einer vorteilhaften Variante kann exakt berechnet und sehr leicht illustriert werden. Die Anreicherung eines neuen Genotyps in der Population, ausgedrückt durch seinen Bruchteil x(t) an der Gesamtpopulation, läßt sich etwas vereinfacht in einen mathematischen Ausdruck kleiden:[1]

$$x(t) = \frac{x_0}{x_0 + (1 - x_0)\, \exp\,(-\Delta kt)}$$

Hierin bezeichnen wir den Anteil der Variante zur Zeit t = 0 mit x_0 und die Differenz in den Replikationsgeschwindigkeitskonstanten der vorteilhaften Variante und des Vorgängers mit Δk[2]. Angenommen, die neue Variante hätte einen Selektionsvorteil von 10% (k = 1,0; k′ = 1,1; Δk = 0,1) und die Population bestünde aus 1000 Individuen, dann werden im Mittel 200 Verdopplungen oder Generationen verstreichen, bevor die Variante ihren Vorgänger verdrängt hat. Wird der Selektionsvorteil auf nur 1% verringert, steigt die notwendige Zahl an Generationen um eine Zehnerpotenz auf etwa 2000. Da die Selektionsvorteile erfolgreicher Varianten in bereits etablierten Arten nur gering sein können, werden die eingangs genannten zehn- bis hunderttausend Generationen benötigt, um eine neue Variante durchzusetzen. Bei den Experimenten mit RNA-Molekülen im Reagenzglas gelingt es, die Generationszeiten für kleine reproduzierfähige Moleküle bis auf Bruchteile von Minuten zu verringern. Dadurch ist die Zeitfrage kein Problem mehr, denn zehntausend Generationen werden dann in weniger als einer Woche durchlaufen. Die In-vitro-Evolution

---

[1] Die Anreicherung einer vorteilhaften Variante in einer Population ist hier vereinfacht wiedergegeben. Da jede neue Variante ihren Ursprung von einer einzigen Kopie nimmt, ist der Prozeß stochastischen Schwankungen unterworfen, und der hier angegebene Ausdruck gilt daher nur im Mittel. Der Unterschied in den Vermehrungsgeschwindigkeiten von Variante und Vorgänger, Δk = k′ – k, geht als Differenz der in der chemischen Kinetik verwendeten Reaktionsgeschwindigkeitskonstanten ein. Die mittleren Verdopplungs- oder Generationszeiten betragen dann: ln2/k′ beziehungsweise ln2/k.

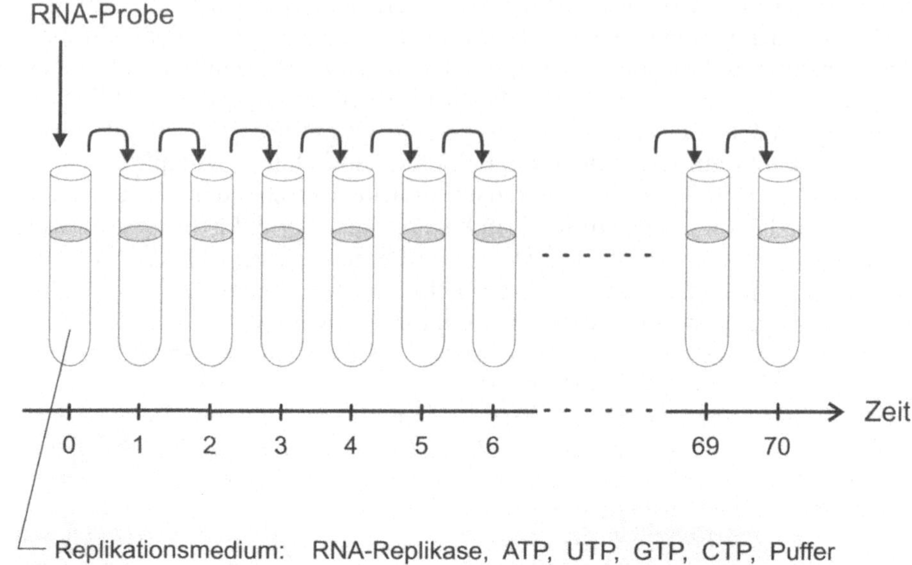

Abb. 1. Evolution im Reagenzglas. In einer Serie von Reagenzgläsern wird eine Lösung vorbereitet, welche alles für die Vermehrung von RNA-Molekülen notwendige enthält: ein Protein, das die Vermehrung katalysiert (eine sogenannte RNA-Replikase), und die Bausteine für den Aufbau der neuen Moleküle. Wird ein von der Replikase spezifisch erkanntes RNA-Molekül in ein Reagenzglas mit dieser Lösung eingebracht, so setzt sofort RNA-Synthese ein. Nach Ablauf einer bestimmten Zeit wird eine kleine Probe in das nächste Reagenzglas mit frischer Lösung überimpft. Dieser Vorgang wird etwa einhundertmal wiederholt. Durch sukzessives Vermehren und Überimpfen von RNA-Molekülen werden jene Varianten ausgewählt, welche sich am raschesten replizieren. Es gelingt dabei Moleküle zu züchten, welche sich um Zehnerpotenzen rascher als ihre Vorfahren vermehren können

der RNA-Moleküle spiegelt dementsprechend die Evolution in der großen Welt im Zeitraffer wider.

Die Spiegelmanschen Experimente (Abb.1) haben unter anderem gezeigt, daß RNA-Moleküle im Reagenzglas vermehrt werden können und daß Evolutionsphänomene im Darwinschen Sinne, wie Selektion und evolutionäre Anpassung an die Umwelt, beobachtet werden, wenn man die Versuchsdauer über hinreichend viele Generationen fortsetzt. Bei diesen Versuchen nimmt die Vermehrungsgeschwindigkeit der RNA-Moleküle um Zehnerpotenzen zu. Die Darwinsche Evolution ist, wie diese Experimente zeigen, nicht an das Vorhandensein zellulären Lebens gebunden. Es genügen Moleküle, die zu Vermehrung und Mutation befähigt sind, und ein geeignetes Reaktionsmilieu, welches „Nahrung" für diese Moleküle bietet, die zur Erzeugung von Nachkommen umgesetzt werden kann. Umfangreiche Untersuchungen der bei der Evolution im Reagenzglas wirksamen Mechanismen im Sinne der chemischen Kinetik wurden von Christoph Biebricher durchgeführt [4].

Es genügt aber nicht, einen wenn auch noch so eleganten experimentellen Zugang zur Beschreibung eines Phänomens zu haben, man benötigt ebenso ein aussagekräftiges Theoriengebäude, denn, wie Peter Medawar so prägnant formulierte: „... No (new) principle will declare itself from below a heap of facts. …". Manfred Eigens Beitrag zur molekularen Evolution [5] besteht in der Ausarbeitung einer Theorie, welche ihren Ausgang von der chemischen Reaktionskinetik nimmt. Diese Theorie der molekularen Evolution betrachtet Replikation und Mutation als parallele chemische Prozesse und konzentriert sich in der ursprünglichen Formulierung auf die quantitative Analyse von Selektionsvorgängen in Populationen mit asexueller Vermehrung (Ausweitungen der kinetischen Theorie auf diploide Organismen und die Berücksichtigung der bei sexueller Vermehrung obligaten Rekombination wurden erfolgreich durchgeführt; s. [24]). Entscheidend in diesem Konzept ist die Darstellung der Replikations- und Mutationskinetik in einen abstrakten Raum der Nukleotidsequenzen, Sequenzraum genannt. Durch diese Formulierung wird, vorerst in formaler Hinsicht, der kombinatorischen Vielfalt der Nukleinsäuresequenzen Rechnung getragen. Stationäre Mutantenverteilungen in Populationen, Quasispezies genannt, bilden das genetische Reservoir bei der asexuellen Vermehrung [6]. Ein wichtiges Verdienst dieser Theorie besteht unter anderem darin, gezeigt zu haben, daß die Mutationsrate nicht beliebig gesteigert werden kann, ohne daß die Stationarität der Mutantenverteilung verlorengeht. Es gibt eine kritische Fehlerrate, oberhalb welcher der Vererbungsprozeß zusammenbricht. Oberhalb dieser Fehlerschwelle werden laufend so viele neue Mutanten gebildet, daß die Fitneß der besten, als Mastersequenz charakterisierten Variante nicht mehr ausreicht, um ihr „Überleben" in den zukünftigen Generationen zu garantieren. Unter der vereinfachenden Annahme, daß die Genauigkeit der Replikation, ausgedrückt durch den Faktor q, welcher den statistischen Anteil an korrekt eingebauten Nukleotiden pro Position und Replikationsereignis mißt und daher mit der Fehlerrate p im Zusammenhang $q = 1 - p$ steht, unabhängig von Nukleotid und Position in der Sequenz ist, kann die Fehlerschwelle durch einen einfachen Ausdruck für die minimale Genauigkeit, q_{min}, beschrieben werden:

$$q_{min} = \sqrt[n]{1/\sigma_m} \quad (\text{n… Kettenlänge der RNA oder DNA})$$

Die Größe (σ_m, die sog. Superiorität der Mastersequenz, wird durch den gewichteten Quotienten der Fitneßwerte von Mastersequenz (k_m) und Rest der Population ($\bar{k}$) ausgedrückt: $\sigma_m = k_m/\bar{k}$. Je mehr die Mastersequenz den anderen Sequenzen in der Population überlegen ist, um so mehr Fehler können toleriert werden. Im Grenzfall neutraler Evolution, in welchem alle Varianten gleiche Fitneß aufweisen und daher die Superiorität σ_m den Wert 1 annimmt, kann eine stationäre Population nur toleriert werden, wenn keine Replikationsfehler vorkommen ($q = 1$ oder $p = 0$). Dies ist in der Wirklichkeit unmöglich, daher wandern sämtliche Populationen auf mehr oder minder zufälligen Pfaden durch den Sequenzraum (Abb. 2).

Die Existenz der Fehlerschwelle wurde experimentell in vivo anhand von RNA-Viren und in vitro am Beispiel der replizierenden RNA-Moleküle verifiziert. Im Fall der Viren ist es sehr schwierig zu entscheiden, ob sich Populationen tatsächlich in einem stationären Zustand befinden oder nicht. Der Begriff der Quasispezies wird deshalb zumeist für alle heterogenen Populationen angewendet, welche eine strukturierte Verteilung der Varianten um eine

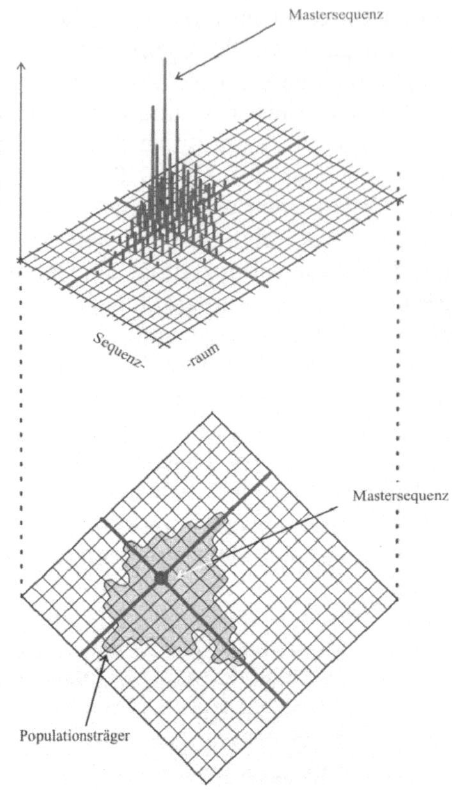

Abb. 2. Die molekulare Quasispezies im Sequenzraum. Als Quasispezies wurde die stationäre Mutantenverteilung bezeichnet, welche im Sequenzraum um eine häufigste und zumeist auch fitteste Mastersequenz verteilt ist. Die Häufigkeit einzelner Mutanten in der Quasispezies wird ebenso durch ihre Fitneß bestimmt wie durch ihre Verwandtschaft zur Mastersequenz. Diese Verwandtschaft wird allgemein als Hammingabstand von der Mastersequenz ausgedrückt. Der Hammingabstand zweier Sequenzen zählt die Zahl der Positionen, in welchen sie sich unterscheiden und ist gleichbedeutend mit der minimalen Zahl der Punktmutationen, welche benötigt werden, um eine Sequenz in die andere umzuwandeln. Ein Quasispezies besetzt einen Bereich im Sequenzraum, welcher als Träger der Population bezeichnet wird. Im nicht-stationären Fall wandert der Träger durch den Sequenzraum

Mastersequenz herum erkennen lassen. Die Theorie der viralen Quasispezies zeigt unter anderem auch Wege zu neuen Strategien in der antiviralen Therapie auf.

Genotyp und Phänotyp

Eine wesentliche Grundlage für den Erfolg der evolutionären Optimierung in der Natur besteht in der Trennung von Genotyp und Phänotyp. Als Genotypen bezeichnet man, wie bereits erwähnt, Nukleinsäuresequenzen, DNA oder RNA, welche – etwas vereinfacht ausgedrückt – die Instruktionen für die Ausbildung des Organismus oder Phänotyps enthalten. Variation des Genotyps erfolgt durch Mutationen genannte Kopierfehler im Laufe der Replikation oder durch genetische Rekombination.[2] Selektion wirkt hingegen ausschließlich auf den Phänotyp. Die Phänotypen werden im allgemeinen durch einen komplizierten Entwicklungsprozeß aus den Genotypen gebildet. Die Trennung

---

[2] Bei der genetischen Rekombination werden aus zwei Nukleotidsequenzen zwei neue Genotypen durch Austausch von Sequenzteilen gebildet. Rekombination ist obligat im Fall der sexuellen Vermehrung, spielt aber bei der Evolution von Molekülen nur eine untergeordnete Rolle.

von Genotyp und Phänotyp hat zur Konsequenz, daß die Variation des Genotyps unabhängig vom Selektionsvorgang erfolgt. Mutation und Selektionserfolg der Varianten sind unkorreliert in dem Sinn, daß eine Mutation nicht deshalb häufiger eintritt, weil der aus ihr hervorgehende Phänotyp größere Fitneß aufweist. Man kann dies auch dadurch ausdrücken, daß die Variation des Genotyps für den Phänotyp ein Zufallselement bildet. Die Erfahrung bei der Entwicklung von Optimierungsalgorithmen hat in der Tat gezeigt, daß komplexe Optimierungsaufgaben besser durch nicht-deterministische Verfahren vom Monte-Carlo-Typ als durch deterministische Gradientenverfahren gelöst werden.

Die Entwicklung der Phänotypen aus den Genotypen ist in der Tat der wahre Ursprung von Komplexität in der Biologie [18]. Bei der Evolution in vitro und bei kleinsten, Viroide genannten pflanzenpathogenen Keimen sind die Phänotypen nichts weiter als die dreidimensionalen Strukturen der RNA-Moleküle. Bei den RNA-Viren umfaßt der Phänotyp schon eine größere Zahl von Funktionen, welche von den Eigenschaften der Virion genannten Viruspartikel, aber auch von den virusspezifischen, für die Vermehrung in der Wirtszelle verantwortlichen Biomolekülen abhängen. Bei Bakterien (ebenso wie bei allen höheren einzelligen Lebensformen) stellt der Phänotyp die Zelle einschließlich ihres gesamten Metabolismus dar, welcher auch für die Vermehrung durch Teilung maßgeblich ist.

In der weiteren Höherentwicklung werden die Phänotypen zunehmend komplexer (Abb.3): Bei Vielzellern kommt der zur Zeit noch in Erforschung und Aufklärung befindliche embryonale Entwicklungsprozeß von der

Abb. 3. Ein Modell der Dynamik von Evolutionsprozessen, welches die Phänotypen explizit beschreibt. Die komplexe Dynamik von biologischen Evolutionsvorgängen wird in drei Prozesse zerlegt: 1) die Umwandlung der Genotypen in Phänotypen, 2) die innerhalb der Population ablaufende Selektionsdynamik und 3) die Wanderung der Population im Raum der Genotypen. Drei abstrakte Räume eignen sich besonders gut zur Darstellung der gezeigten Vorgänge: der Raum der Phänotypen, genannt Strukturraum (Shape Space), der Konzentrationsraum, der üblicherweise auch in der chemischen Kinetik Verwendung findet, und der Sequenzraum, der Raum aller Genotypen. Im Fall der Evolution von Molekülen können alle drei Prozesse durch mathematische Modelle untersucht und am Computer simuliert werden

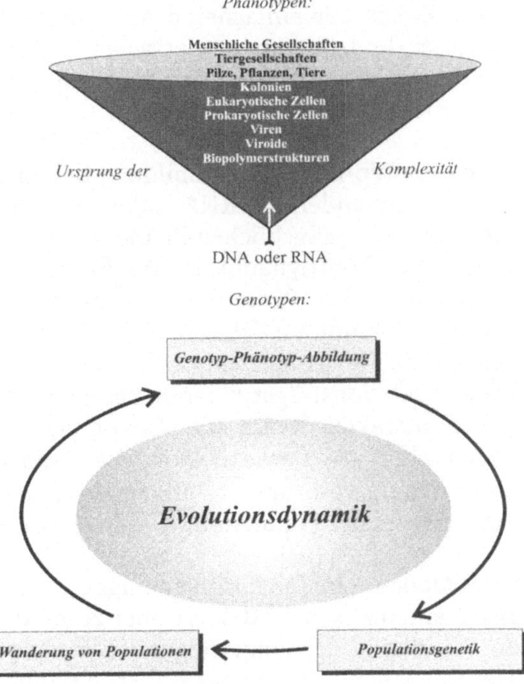

befruchteten Eizelle zum erwachsenen Organismus hinzu. Dieser Mangel an Wissen macht zur Zeit die Vorhersage der Änderung des Phänotyps als Folge von Mutationen praktisch unmöglich. Noch undurchschaubarer werden die Beziehungen zwischen Genotypen und Phänotypen in Kolonien oder Gesellschaften, in welchen Fitneß auch von der Synergie des Verhaltens von Individuen abhängt. Der Phänotyp stellt, nichtsdestoweniger, auch in diesen Fällen die Parameter für die Populationsdynamik bereit und bestimmt damit den Ausgang von Selektionsprozessen.

Seit der Entwicklung der Populationsgenetik bilden der Genotyp und seine Abwandlung durch Mutation und Rekombination das zentrale Thema der Evolutionsbiologie. Die Entwicklung der Molekularbiologie mit ihren unmittelbaren Einsichten in die molekularen Grundlagen und Gesetzmäßigkeiten der Vermehrung hat das vorherrschende Interesse für die Genetik noch verstärkt, und wir erleben heute einen neuen Höhepunkt dieser Forschungsrichtung in der Sequenzierung und funktionellen Aufklärung der gesamten Genome von Organismen. Zwangsläufig konnte die Erforschung der viel komplexeren Auswirkungen genetischer Veränderungen auf die Phänotypen nicht in gleichem Maße Schritt halten. Dessenungeachtet ist aber jede Evolutionstheorie unvollständig, wenn sie sich nicht mit der Genotyp-Phänotyp-Dichotomie explizit auseinandersetzt.

Wurde die konventionelle Populationsgenetik durch die Arbeiten von Eigen [5] auf eine molekulare Basis gestellt und dadurch ein Weg eröffnet, Evolution als einen Prozeß im Sequenzraum zu formulieren und zu analysieren, so führt das erweiterte, in Abb.3 vorgestellte Modell die Genotyp-Phänotyp-Beziehung als einen expliziten und unentbehrlichen Bestandteil in die Theorie der evolutionären Optimierung ein [19].

Zum Zweck der einfacheren Analysierbarkeit und um die Konzepte und Ergebnisse der früheren theoretischen Ansätze, insbesondere die Populationsgenetik, nutzen zu können, wird der komplexe Evolutionsvorgang in 3 Teilprozesse zerlegt (Abb. 3):

1) Die Genotyp-Phänotyp-Abbildung beschreibt die Umwandlung der Genotypen, verstanden als RNA- oder DNA-Sequenzen, in die für den Selektionsprozeß maßgeblichen Phänotypen.
2) Die Populationsdynamik beschreibt den Selektionsvorgang innerhalb der Population. Ihre Parameter werden durch die Eigenschaften der Phänotypen bestimmt. Im Fall diploider Organismen mit sexueller Reproduktion entspricht sie der konventionellen Populationsgenetik.
3) Die Populationsträgerdynamik beschreibt die Wanderung der Population in dem abstrakten Raum aller Genotypen, genannt Sequenzraum. Sie führt Buch über alle tatsächlich in der Population vorhandenen Genotypen, unabhängig von ihren Häufigkeiten, indem sie die zeitliche Entwicklung des Trägers der Population (s. Abb. 2) zum Inhalt hat.

Dieses Modell wäre für Aussagen ungeeignet, könnten nicht die einzelnen Prozesse mathematisch modelliert oder zumindest am Computer simuliert werden. Wie wir in der Folge zeigen werden, ist dies im Fall der Evolution von RNA-Molekülen mit ein paar Näherungsannahmen tatsächlich möglich. Weitere Systeme, welche in nicht allzuferner Zukunft für derartige Untersuchungen zugänglich gemacht werden können, sind Viroide und einfache Viren, über deren Lebenszyklen in den Wirtszellen schon genug Information vorhanden ist. Gelänge es, die metabolischen Netzwerke von Bakterienzellen ausgehend von den bekannten vollständig sequenzierten Genomen zu modellieren, so wären auch sie mögliche zukünftige Kandidaten für eine Analyse mittels des hier gezeigten Modells.

Fitneßlandschaften

Angeregt durch die Ergebnisse der Evolution in vitro gab es auf dem Gebiet der Theorie fruchtbare Weiterentwicklungen: die ursprünglich auf den Populationsgenetiker Sewall Wright [25] zurückgehende Vorstellung, evolutionäre Prozesse als stets aufwärts gerichtete Wanderungen von Populationen auf abstrakten Fitneßlandschaften zu illustrieren, hat eine Renaissance erlebt. In der Theorie der Spingläser trat das Problem, ein globales Extremum auf einer zerklüfteten Landschaft mit einer Vielzahl von lokalen Maxima und Minima zu finden, erstmals in einer mathematisch behandelbaren Form auf [21][3]. Spinglaslandschaften wurden dann auch in der Biologie direkt [1] oder in modifizierter Form [13] als heuristische Modelle für Fitneßlandschaften herangezogen. Ein wesentlicher Vorteil dieser Landschaftsmodelle besteht darin, daß sie einstellbare Parameter aufweisen und dadurch der „Zerklüftungsgrad" der Landschaften systematisch variiert werden kann. Nachteilig wirkt sich hingegen aus, daß die zugrunde gelegten physikalischen Modelle wenig mit biologischen Objekten gemeinsam haben und daher keine Aussagen über ihre Realitätsnähe oder Realitätsferne möglich sind.

Die Ermittlung der Fitneßwerte und die Konstruktion von Fitneßlandschaften erfolgt zumeist über den Phänotyp als Zwischenstufe:

$$\text{Genotyp} \Rightarrow \text{Phänotyp} \Rightarrow \text{Fitneß}.$$

Beschränkt man sich auf die In-vitro-Evolution von RNA-Molekülen, so vereinfacht sich diese Beziehung, da die Phänotypen durch molekulare Strukturen dargestellt werden. Für den Chemiker und Molekularbiologen ist die Struktur die primäre Eigenschaft der Moleküle, auf welche sich alle anderen Größen einschließlich der Fitneß als Sekundäreigenschaften zurückführen lassen:

$$\text{Sequenz} \Rightarrow \text{Struktur} \Rightarrow \text{Fitneß}.$$

---

[3] Bei den Spingläsern stellt der Optimierungsprozeß das Aufsuchen des globalen Energieminimums eines analytisch einfach ausdrückbaren Hamiltonians dar. Die Komplexität der Energielandschaft kommt durch „Frustration" zustande: nicht alle Spins können gleichzeitig ihren lokal energetisch günstigsten Zustand einnehmen.

Wie schon Sol Spiegelman [22] bemerkte, stellen bei der Evolution im Reagenzglas Genotyp und Phänotyp zwei Aspekte ein und desselben RNA-Moleküls dar. Für den Replikationserfolg eines RNA-Moleküls ist die Struktur maßgeblich: sie bestimmt die Thermodynamik der Bindung des Moleküls an die Replikase ebenso wie die Kinetik der Replikation. Umfangreiche kinetische Studien der Replikation von RNA-Molekülen mit Hilfe der Qβ-Replikase [3] zeigten, daß die Bruttoreplikationsgeschwindigkeit der RNA in der Tat eine Funktion der Bindungskonstante und einiger kinetischen Konstanten ist. Im Fall der In-vitro-Evolution von RNA-Molekülen können Fitneßlandschaften durch Bestimmung dieser Konstanten tatsächlich vermessen werden. Hier schließlich befreit sich die Evolutionstheorie vollends von der Tautologiediskussion, da die Fitneß eines Moleküls im Reagenzglasexperiment durch vom Selektionsexperiment unabhängige Messungen bestimmt werden kann.

Schließlich sei noch bemerkt, daß Evolutionsvorgänge in vivo und in vitro auch komplizierteren Gesetzmäßigkeiten als dem einfachen „Bergaufwandern" folgen können. In der Natur findet Evolution nicht unter den idealisierten und konstanten äußeren Bedingungen eines Laborexperiments statt, sondern in Ökosystemen, in welchen die Umwelt variiert und mehrere Arten gleichzeitig ihre Nachkommenschaft optimieren. Man spricht dann von Koevolution. Dies hat zur Konsequenz, daß die Wrightsche Landschaftsmetapher modifiziert werden muß. Populationen wandern nicht in einer konstanten, sondern in einer sich ändernden Landschaft bergauf. Sind die Veränderungen hinreichend langsam, so macht das Wrightsche Bild durchaus noch Sinn: in der Zeitspanne, welche für die Optimierung notwendig ist, hat sich die Landschaft nicht wesentlich verändert, und der höchste Gipfel bleibt erhalten oder wandelt sich allenfalls in einen anderen hohen, lokal höchsten Punkt um. Im Fall von sich rasch ändernden Landschaften, etwa bei der Koevolution im Sinne von Van Valens „Red Queen hypothesis" [23], verliert die Wrightsche Metapher ihren Sinn: „… as the Red Queen said to Alice: Look, here it takes all the running you can do to stay in the same place. …" (Zitat: Alice in Wonderland). Gemeint ist hier, daß Anpassung im Ökosystem keinen Entwicklungsstillstand tolerieren kann. Die einzelnen Arten und Varianten müssen sich andauernd „verbessern", um mit den Veränderungen ihrer auf Optimierung der Fitneß bedachten Partner und Konkurrenten Schritt halten zu können. Das Tempo der Veränderung wird durch in koevolutionärer Wechselwirkung stehende Arten selbst festgelegt. Im Unterschied zu der Darwinschen Evolution in einer konstanten Umwelt fehlen zur Zeit noch geeignete Experimentalsysteme für die Untersuchung der Koevolution auf molekularer Ebene (hinsichtlich erster Versuche in diese Richtung s. [14]). Ungeachtet dieser Komplikationen läßt sich die Dynamik auch in diesen allgemeineren Fällen mit dem in Abb. 3 vorgestellten Modell erschöpfend beschreiben.

Das RNA-Modell

Auf der Suche nach einem geeigneten Modell, mit dessen Hilfe die in Abb. 3 vorgestellte dynamische Theorie der molekularen Evolution getestet und analysiert werden kann, stößt man zwangsläufig auf die Evolution von RNA-

GCGGAUUUAGCUCAG DD GGGAGAGC M CCAGACUGAA Y AUCUGGAG M UCCUGUG T PCGAUCCACAGAAUUCGCACCA

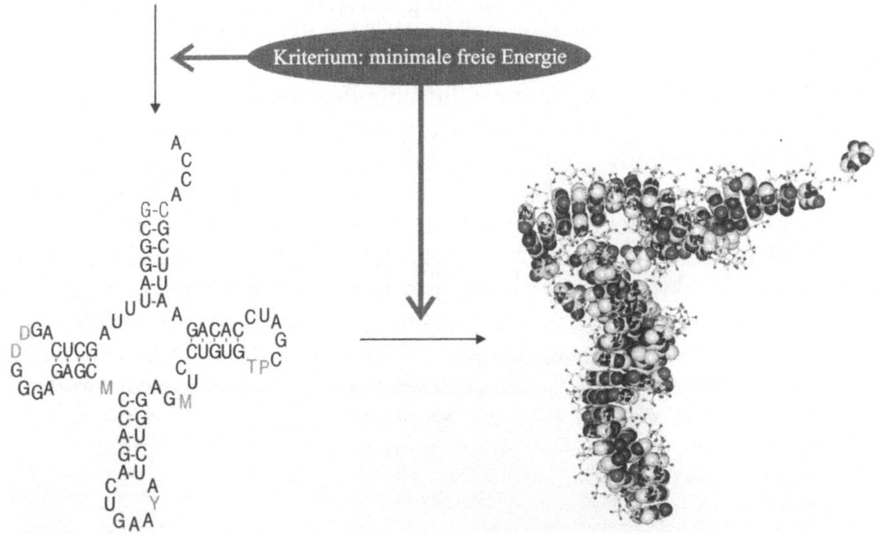

Abb. 4. Die Beziehung zwischen Sequenz und Strukturen eines RNA-Moleküls. Die (eindimensionale) Sequenz der Phenylalanyl-Transfer-RNA enthält die „Information" zur Ausbildung der Struktur, welche hier in zwei Schritten vorgenommen wird. Im ersten Schritt werden die Watson-Crick- und GU-Basenpaare in einer solchen Art geknüpft, daß eine unverknotete Struktur entsteht, die durch einen planaren Graphen symbolisiert werden kann. Man bezeichet diesen Teilaspekt der Struktur als Sekundärstruktur. Das „zweidimensionale" Gebilde wird dann in einem gedachten zweiten Schritt zur dreidimensionalen räumlichen Struktur des Moleküls geformt. Eine eindeutige Ausbildung der Molekülstruktur erfordert definierte Bedingungen, wie sie hier durch das Aufsuchen der Konformation mit minimaler freier Energie im Sinne der thermodynamisch stabilsten Struktur vorgegeben wurden. Die grauen Symbole betreffen sogenannte modifizierte Nukleotide, welche keine Paarungen eingehen können und dadurch die tRNA-Sekundärstrukturen stabilisieren

Molekülen im Reagenzglas. Im Sinne des letzten Abschnittes wird man sich dabei auf die molekularen Strukturen konzentrieren. Die Vorhersage der vollständigen dreidimensionalen Strukturen von RNA-Molekülen ist allerdings ein sehr schwieriges und zur Zeit noch ungelöstes Problem der Strukturbiologie. Wesentlich einfacher ist es, die in Abb. 4 gezeigten, als Sekundärstrukturen bekannten „Listen von Watson-Crick- und GU-Basenpaaren" zu bestimmen.[4] Es stehen effiziente Algorithmen und Computerprogramme zur Verfügung, welche es gestatten, thermodynamisch stabilste Sekundärstrukturen aus bekannten Sequenzen vorherzusagen. Diese Methoden arbeiten auch rasch genug, so daß Millionen bis Milliarden Sequenzen von Längen bis zu einhundert Nukleotiden untersucht werden können. Darüber hinaus ist die Logik der

---

[4] Durch Erfassen der Basenpaarungs- und Basenpaarstackingenergien berücksichtigen die Sekundärstrukturen den größten Teil der Stabilisierungsenergien von RNA-Strukturen. Sie sind darüber hinaus in der Natur evolutionär konserviert und wurden und werden in der Biochemie mit Erfolg zur Diskussion der molekularen Eigenschaften und Funktionen verwendet

Ausbildung der RNA-Sekundärstrukturen einfach genug, daß auch mathematische Analysen möglich sind. Obwohl die Beschränkung auf Sekundärstrukturen eine drastische Vereinfachung darstellt, bleiben aber jene Merkmale der Nukleinsäuren erhalten, welche die Grundlage der biologischen Evolution bilden.

Für RNA-Moleküle kann diese vereinfachte Beziehung zwischen den Genotypen (Sequenzen) und den Phänotypen (Sekundärstrukturen) durch Computersimulation quantitativ erfaßt [9] und durch ein rigoroses mathematisches Modell beschrieben werden [16]. Als erstes Ergebnis findet man, daß es viel mehr Sequenzen als Sekundärstrukturen gibt. Die Sequenz-Struktur-Abbildung ist hochgradig redundant. Außerdem stellt sich heraus, daß relativ wenigen häufigen Strukturen viele seltene gegenüberstehen. Dieses Resultat verstärkt sich mit länger werdenden Nukleotidsequenzen, und im Grenzfall langer Ketten falten fast alle Sequenzen in einen verschwindend kleinen Bruchteil aller möglichen Strukturen.[5] Die meisten der seltenen Strukturen werden von nur einer einzigen oder einigen wenigen Sequenzen gebildet und sind daher für systematische oder evolutionäre Suchstrategien praktisch unauffindbar.

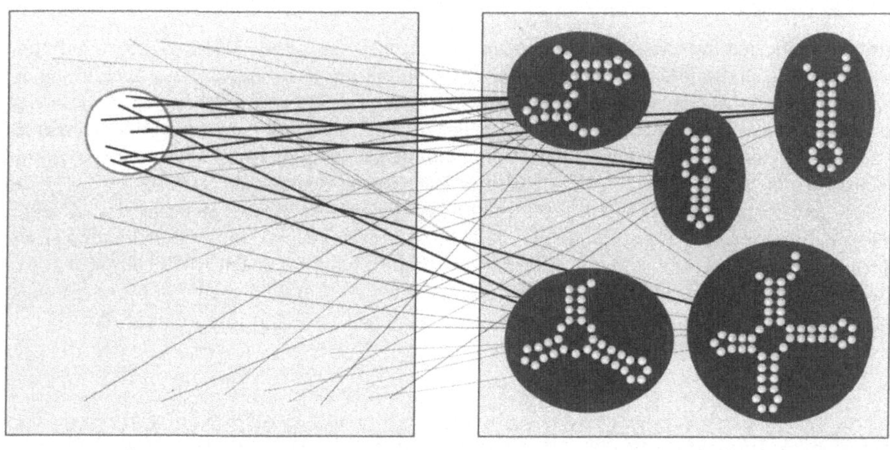

Abb. 5. Vollständige Erfassung des Strukturraumes durch einen kleinen Ausschnitt des Sequenzraumes („Shape Space Covering", [20]). Wie am Beispiel der Sekundärstrukturen von RNA-Molekülen bewiesen wurde, findet sich für jede häufige Struktur in einer (verhältnismäßig kleinen) Umgebung einer beliebigen Referenzsequenz im Sequenzraum mindestes eine Sequenz, welche diese Struktur ausbildet. Im Grenzfall großer Kettenlängen der RNA-Moleküle bilden fast alle Sequenzen häufige Strukturen aus. Im Fall von RNA-Molekülen der Kettenlänge 100 beträgt der Radius dieser alle häufigen Strukturen erfassenden Umgebung 15 Punktmutationen. Dies hat zur Konsequenz, daß von den ursprünglich 10^{60} möglichen Sequenzen höchstens etwa 4×10^{24} durchsucht werden müssen, um eine zu finden, welche die gesuchte Struktur ausbildet [17]

---

[5] Bei dieser Aussage darf man nicht außer Acht lassen, daß es sich um ein Grenzgesetz handelt: alle diskutierten Größen, die Zahl der Sequenzen ebenso wie die Zahlen der häufigen und seltenen Strukturen wachsen exponentiell mit der Kettenlänge, unterscheiden sich aber in der Basis der Exponentialfunktion.

Eine sorgfältige Analyse der Daten führte unter anderem auf das Prinzip des „Shape-Space-Covering" (Abb. 5; [20]), welches zwar für die Evolution von Molekülen abgeleitet wurde, aber auch für allgemeine Evolutionsvorgänge von großer Bedeutung ist. Um eine Sequenz zu finden, welche eine bestimmte häufige Struktur ausbildet, muß nicht die überastronomisch große Zahl möglicher Sequenzen durchsucht werden. Alle häufigen Strukturen werden von Sequenzen gebildet, die in verhältnismäßig kleinen Umgebungen jeder beliebigen Sequenz im Sequenzraum vorkommen.

Die Gesamtheit aller Sequenzen, welche in eine bestimmte Struktur falten, bilden eine Äquivalenzklasse; im Sinne der Abbildung von Sequenzen auf Strukturen spricht man vom Urbild der Struktur im Sequenzraum. Dieses Urbild verwandelt man unschwer in einen Graphen oder ein Netzwerk, indem man Kanten zwischen allen Sequenzen bildet, welche sich nur durch eine einzige Punktmutation voneinander unterscheiden und daher den Hammingabstand 1 aufweisen. Da alle Sequenzen des Netzes dieselbe Struktur ausbilden und daher strukturneutral sind, kann man von neutralen Netzen sprechen. Für den evolutionären Suchprozeß ist es von fundamentaler Bedeutung, ob man sich auf dem Netzwerk in Schritten der Hamming-Distanz 1 durch den gesamten Sequenzraum bewegen kann oder nicht. Dies läuft auf die Frage hinaus, ob der zugrunde gelegte Graph zusammenhängend ist oder in einzelne Komponenten zerfällt, welche mit der Theorie der Zufallsgraphen beantwortet werden kann [16]. Als entscheidende Größe für die globale Struktur neutraler Netzwerke stellt sich der mittlere Bruchteil an neutralen Nachbarn mit Hamming-Distanz 1, $\bar{\lambda}$, heraus, den wir als Neutralitätsgrad bezeichnen. Liegt der Neutralitätsgrad $\bar{\lambda}$ unterhalb eines kritischen Wertes $\bar{\lambda}_{cr}$, so besteht das Netzwerk aus (vielen) Komponenten, andernfalls, im Fall $\bar{\lambda} > \bar{\lambda}_{cr}$, ist das Netzwerk zusammenhängend. Dieser kritische Wert des Bruchteils neutraler Nachbarn kann aus einer einfachen Formel berechnet werden:

$$\bar{\lambda}_{cr}(\kappa) = 1 - \sqrt[\kappa-1]{1/\kappa}.$$

Der einzige Parameter der Theorie, κ, ist die Anzahl der Buchstaben, aus welchen die Basenpaare geknüpft werden. Für das natürliche Alphabet (A, U, G, C) mit $\kappa = 4$ findet man $\bar{\lambda}_{cr} = 0{,}37$. Ein Vergleich mit den für häufige Strukturen typischen $\bar{\lambda}$-Werten zeigt, daß diesen zusammenhängende neutrale Netze entsprechen.

Evolutionäre Optimierung

Die Existenz neutraler Netzwerke, die den gesamten Sequenzraum zu überspannen vermögen, hat großen Einfluß auf den Verlauf der evolutionären Optimierung. Aus naheliegenden Gründen kann das Quasispeziesmodell der molekularen Evolution [5, 6] in seiner ursprünglichen Form nicht mehr angewendet werden, da die Bedingung für eine stationäre Mutantenverteilung im Fall der Neutralität ($\sigma_m = 1$) auf den physikalisch unmöglichen und evolutionär uninteressanten Fall der fehlerlosen Replikation beschränkt wird. Dessenungeachtet kann man sich jedoch fragen, unter welchen Bedingungen stationäre Verteilungen der Phänotypen ausgebildet werden und wie diese aussehen müßten. In der Tat gelingt es, die kinetischen Gleichungen entsprechend umzuformulieren [19]; man kann dann eine der eingangs diskutieren Fehlerschwelle für die Genotypen völlig analoge kritische Genauigkeit (q_{min}) der Replikation für die Phänotypen berechnen:

$$q_{min} = \sqrt[n]{\frac{1 - \bar{\lambda}_m \, \sigma_m}{(1 - \bar{\lambda}_m) \, \sigma_m}}$$

Für $q > q_{min}$ strebt die Population einer stationären Phänotypenverteilung zu. Man kann aus der obigen Gleichung leicht herauslesen, daß mit steigendem Neutralitätsgrad $\bar{\lambda}$ mehr Replikationsfehler toleriert werden können. Die Bedingung $\bar{\lambda} > \sigma_m^{-1}$ führt interessanterweise zu einer Situation, in welcher durch einen hohen Anteil neutraler Nachbarn beliebig viele Fehler toleriert werden können.

Weitere Einzelheiten der Natur der evolutionären Optimierung, insbesondere die Auswirkung der Genotyp-Phänotyp-Beziehung auf den Prozeßverlauf, können mit dem kinetischen Ansatz weder beschrieben noch analysiert werden. Um dennoch die entsprechenden Einblicke zu gewinnen, wurde das in Abb. 3 dargestellte erweiterte Evolutionsmodell zur Simulation konkreter Optimierungen in ein Computerprogramm implementiert. Das physikalische

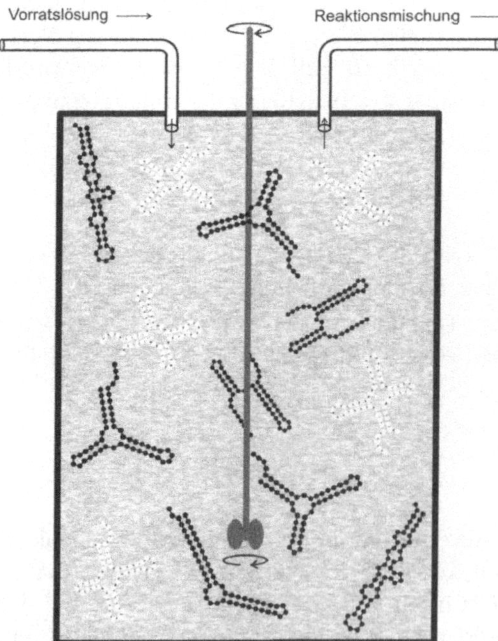

Abb. 6. Ein Flußreaktor für die Implementierung des Evolutionsmodells aus Abb. 3 am Computer. Der Reaktor stellt eine Variante der seriellen Transferexperimente mit kontinuierlicher Zeitkoordinate dar. Die durch den Replikationsprozeß verbrauchten Materialien, Replikase sowie energiereiche Bausteine in Form der Triphosphate ATP, UTP, GTP und CTP, strömen laufend als Vorratslösung in den Reaktor ein. Der Zustrom wird durch stetigen Abfluß der Reaktionsmischung kompensiert. Der Reaktorinhalt wird mit Hilfe eines Rührwerkes mechanisch gut durchmischt. Die Flüsse werden so eingestellt, daß der Reaktor im Mittel N ($\pm \sqrt{N}$) RNA-Moleküle enthält. In den hier beschriebenen Computerexperimenten wurde die Kettenlängen der Moleküle dadurch konstant gehalten, daß nur Punktmutationen als Replikationsfehler zugelassen wurden. Simulationsparameter sind dann die Teilchenzahl N, die Kettenlänge n sowie die Mutationsrate pro Replikation und Nukleotidposition, p. Für jede neu gebildete Sequenz wird unter Anwendung des Faltungsalgorithmus die Sekundärstruktur minimaler freier Energie bestimmt. Eine Fitneßfunktion, welche die Replikationsrate aus der Struktur der Moleküle zu berechnen gestattet, wird vorgegeben. Mit ihrer Hilfe wird die kinetische Konstante jeder neuen Struktur berechnet

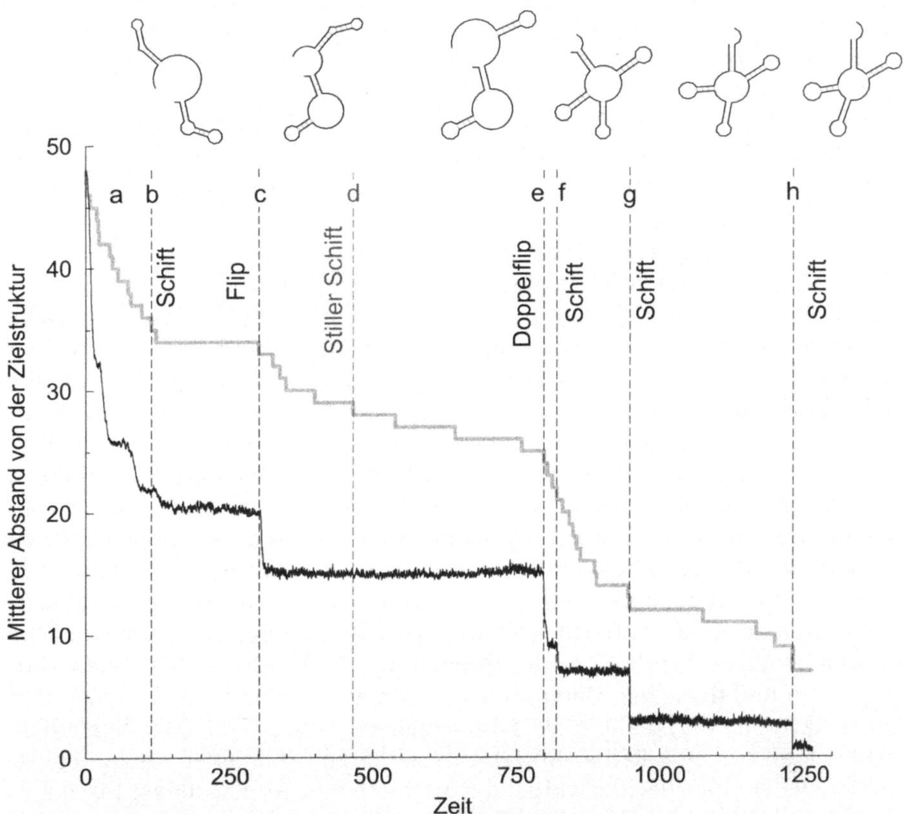

Abb. 7. Der zeitliche Ablauf eines evolutionären Optimierungsexperiments mit dem vorgegebenen Ziel einer Transfer-RNA-Struktur. Die Evolution einer Population von 1000 RNA-Molekülen von einer zufällig gewählten Ausgangsstruktur bis zur vorgegebenen Zielstruktur (tRNA) wird in einem Flußreaktor simuliert. Die Mutationsrate wurde mit 1/1000 pro Replikation und Nukelotidposition angesetzt. Als Maß für die Fitneß der RNA-Moleküle wurde eine geeignete Funktion des Abstandes zwischen ihrer Struktur und der Zielstruktur gewählt, welche mit der Annäherung an das Ziel zunimmt. Die schwarze Kurve beschreibt die zeitliche Entwicklung des mittleren Abstandes der Population von der Zielstruktur. Sie weist die charakteristischen stufenförmigen Diskontinuitäten auf. Die graue Stufenfunktion entpricht der in Abb. 8 gezeigten rekonstruierten „Relay-Serie". Jede Stufe entspricht einer neuen Struktur auf dem Weg zum Ziel

Umfeld ist durch einen Flußreaktor gegeben, in welchem die chemischen Reaktionen der Replikation und Mutation von RNA-Molekülen mit Hilfe eines einfachen Algorithmus nach Gillespie [10] als stochastische Prozesse simuliert werden.

Computersimulationen im Flußreaktor wurden auf der Basis der in Abb. 3 gezeigten erweiterten Evolutionsdynamik durchgeführt [8, 11]. Durch Auswertung gespeicherter Informationen gestatten diese Computerexperimente eine vollständige Rekonstruktion der molekularen Einzelheiten der Vorgänge im Reaktor. Zum einen konnte gezeigt werden [11], daß Replikation und Mutation auf einem neutralen Netzwerk weitestgehend einem Diffusionsprozeß im Sinne der neutralen Evolution Motoo Kimuras entsprechen [12]. Die Diffusionskonstante erweist sich als proportional zur Mutationsrate p. Ein zweites Beispiel [8] behandelt die Simulation einer Strukturoptimierung mit der Transfer-RNA-Struktur als Ziel. Dieses im Anschluß ausführlicher beschriebene Experiment führte zu einer neuen Definition des Begriffes der Kontinuität in der Evolution.

Das Optimierungsexperiment wird durch eine Folge oder Zeitreihe von RNA-Phänotypen beschrieben, welche von der Anfangsstruktur zur Zielstruktur führen. Dabei kann die Zielstruktur vorgegeben oder offen sein. Vergleiche von Computerexperimenten zeigten, daß der Ablauf und die wesentlichen dynamischen Merkmale des Optimierungsvorganges durch eine Zielvorgabe nicht beeinflußt werden. Aufgrund der gewählten Fehlerraten wurden (nahezu) alle Strukturänderungen durch einzelne Punktmutationen ausgelöst. Man unterscheidet kleine oder kontinuierliche Änderungen im Phänotyp von großen oder diskontinuierlichen Umwandlungen. Die kleinen Änderungen sind im wesentlichen Verlängerungen oder Verkürzungen von doppelhelikalen Strukturelementen, sogenannten Stacks, um ein einziges Basenpaar. Die großen Umwandlungen betreffen mehrere Basepaare, zumeist ganze Stacks, und führen zu weiter entfernten Phänotypen. Sie lassen sich in verschiedene Klassen einteilen (Schift, Flip oder Doppelflip; s. [8]). Verschiedene Wiederholungen ein und desselben Computerexperiments mit denselben Anfangs- und Endstrukturen[6] durchlaufen stets verschiedene Folgen von Zwischenstufen. Dennoch gibt es eine Reihe von reproduzierbaren Merkmalen oder „Regularitäten". Jeder Optimierungsvorgang wird durch eine Anfangsphase rasch aufeinanderfolgender Strukturen eingeleitet, welche durch große Fortschritte hinsichtlich der Fitneßzunahme gekennzeichnet ist. Dann folgt eine zweite Phase mit dem schon früher bei Evolutionsexperimenten beobachteten stufenförmigen Verlauf der mittleren Fitneß der Population: Phasen mit nahezu konstanter Fitneß werden von kurzen Perioden mit großem Fitneßgewinn unterbrochen. In den quasistationären Phasen konstanter Fitneß driftet die Population in einem neutralen Regime. Dies kann entweder dadurch bedingt sein, daß der Phänotyp, die RNA-Struktur, konstant bleibt (vgl. Abschnitt b → c in Abb. 7) oder daß nahe verwandte Phänotypen gleicher Fitneß in zufälliger Reihe aufeinanderfolgen (vgl. die Abschnitte c → e, e → f, f → g und g → h in Abb. 7). Als relativ seltene Ereignisse beobachtet man auf den Plateaus auch Umwandlungen zu weiter entfernten Phänotypen gleicher Fitneß („Stiller Schift" d in Abb. 7). Fitneßplateaus finden ihr Ende stets mit einer großen Änderung des Phänotyps unter Fitneßgewinn. Da sie durch eine einzige Punktmutation ausgelöst werden, sind sie relativ seltene Ereignisse, welche nur von speziellen Genotypen oder Sequenzen aus möglich sind. Die Population muß daher auf einem Fitneßplateau so lange driften, bis sie eine für den

---

[6] Verschiedene Zufallsfolgen von Ereignissen werden im Computerexperiment dadurch erreicht, daß man sonst identische Läufe mit verschiedenen „random seeds" der Zufallszahlengeneratoren startet.

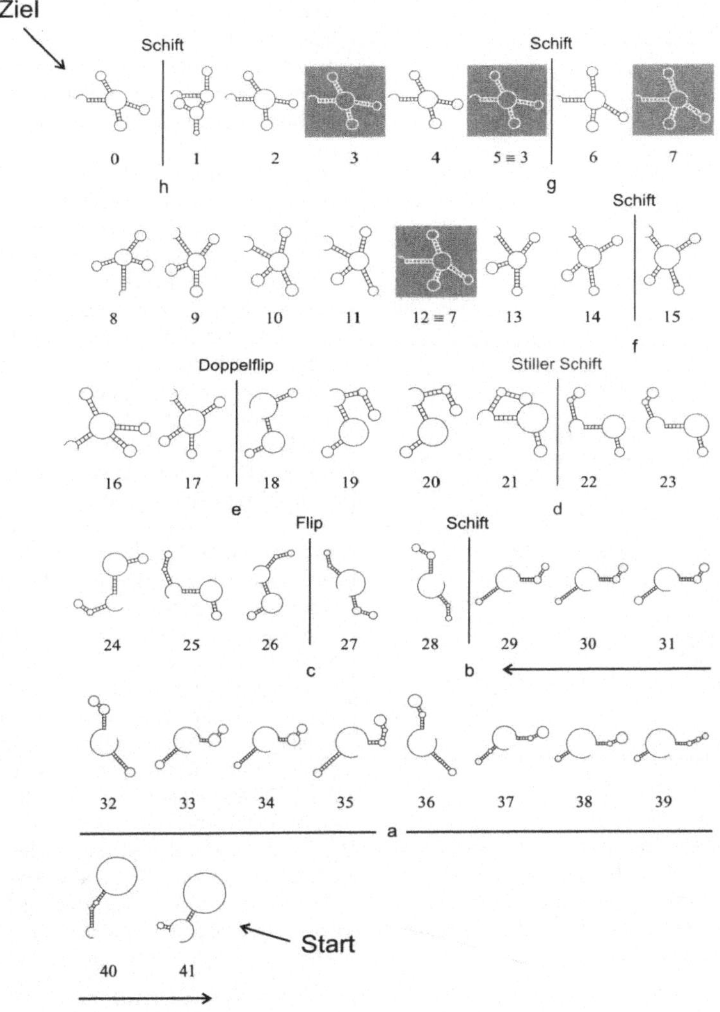

Abb. 8. Rekonstruktion des molekularen Verlaufs der evolutionären Optimierung mit dem Ziel einer Transfer-RNA-Struktur. Die gezeigte Folge oder Zeitreihe von 42 Strukturen wurde während der in Abb. 7 gezeigten Simulation der Evolution einer Population von RNA-Molekülen in einem Flußreaktor auf dem Weg von einer zufällig gewählten Ausgangsstruktur zur vorgegebenen Zielstruktur (tRNA) durchlaufen [8]. Die Rekonstruktion des Optimierungsexperimentes kann unmittelbar mit dem Verlauf des Optimierungserfolges nach Abb. 7 in Beziehung gesetzt werden. Auf den Plateaus konstanter Fitneß beobachten wir entweder Veränderungen der RNA-Sequenzen bei konstanter Struktur oder Veränderungen der RNA-Sequenzen und Strukturen, wobei die Strukturen nahe verwandt sind und gleiche Fitneß aufweisen. Es kann dabei vorkommen, daß einzelne Strukturen in der Serie auf einem Plateau mehrmals auftreten (siehe die Strukturen auf grauem Grund). „Verwandt" bedeutet hier eine ausreichend hohe Wahrscheinlichkeit, durch einen einzigen Mutationsschritt von der einen Struktur zur anderen zu gelangen. Am Ende eines jeden Fitneßplateaus steht in allen rekonstruierten Serien ein Übergang zwischen Strukturen, welche nicht im obigen statistischen Sinne verwandt sind. In der Abbildung sind diese Übergänge durch senkrechte Striche gekennzeichnet. Auf dem Plateau wird durch Zufallsdrift eine Sequenz gefunden, welche in einem einzigen Mutationsschritt und unter Fitneßzunahme einen solchen Übergang zwischen nicht nahe verwandten Sequenzen vermitteln kann

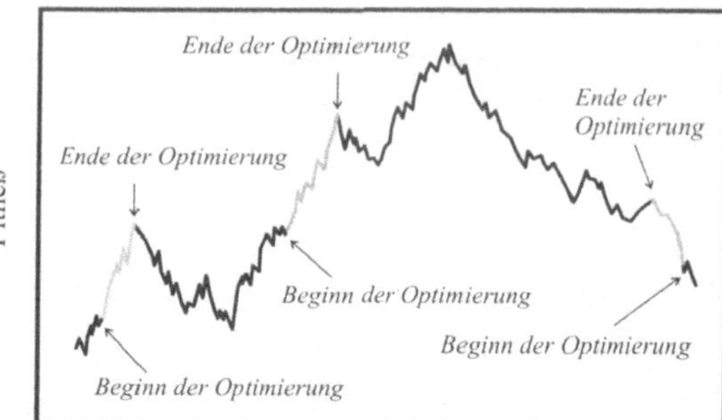

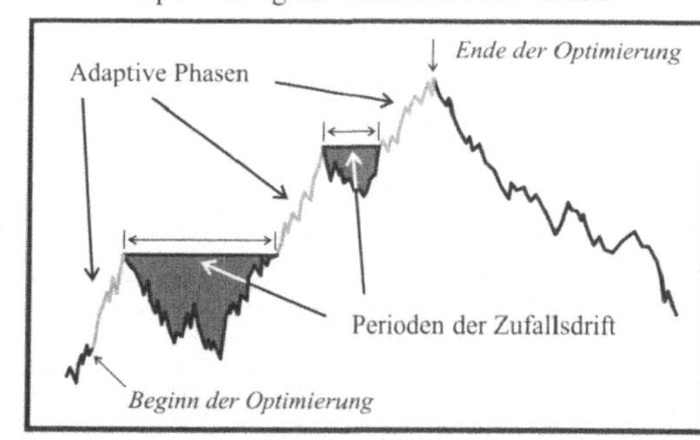

Abb. 9. Die Rolle neutraler Varianten beim evolutionären Optimierungsprozeß. Der Evolutionsvorgang wird als eine Wanderung von Populationen auf einer Landschaft vorgestellt. Die Landschaft ist über dem Sequenzraum errichtet, und auf der vertikalen Achse ist die Fitneß der einzelnen Genotypen aufgetragen. Der Selektionsvorgang verbietet grundsätzlich Schritte mit abnehmender Fitneß, und eine Wanderung auf einer Fitneßlandschaft geht daher grundsätzlich immer bergauf oder bleibt auf einer Höhe. Populationen können schmale Täler überbrücken, da sie nicht nur aus einem einzigen Genotyp bestehen, sondern auch Varianten, welche mit der Mastersequenz nahe verwandt sind, im Sinne einer Quasispezies enthalten. Eine Überbrückung größerer Täler ist jedoch, wie das obere Bild zeigt, ausgeschlossen. Im Fall von Neutralität ist jeder Fitneßgipfel Teil eines neutralen Netzwerks, auf welchem sich die Population durch Zufallsdrift solange weiterbewegt, bis sie in eine Region gelangt ist, in der es wieder Genotypen mit höheren Fitneßwerten gibt. Hier beginnt die nächste „Bergaufwanderung". Der Evolutionsprozeß erscheint als eine Folge von raschen Phasen mit großem Optimierungserfolg, welche durch lange „quasi-stationäre" Perioden konstanter mittlerer Fitneß, sogenannte „Fitneßplateaus", unterbrochen sind. Unter günstigen Umständen kann die Population, wie im unteren Bild angedeutet, den höchsten Gipfel, das globale Fitneßoptimum, erreichen

Übergang geeignete Sequenz produziert hat. Ungeachtet der Tatsache, daß die als „Relayserie" bezeichnete Abfolge von Phänotypen bis zur Zielstruktur bei jedem einzelnen Computerexperiment verschieden ist, erweisen sich die Zahlen der durchlaufenen Phänotypen und der größeren Umwandlungen als überraschend konstant.

Im Prinzip sind diese vom Evolutionsprozeß durchlaufenen Zeitreihen von Strukturen auch experimentell zugänglich, wenn man das Evolutionsexperiment in einer langen Kapillare durchführt, welche alle für die Replikation von RNA notwendigen Materialien in einem Gel gelöst enthält. Nach Animpfen des Gels mit einer RNA-Probe wandert eine Wellenfront durch das Medium. In dieser Front wird die Replikationsgeschwindigkeit optimiert, da rascher replizierende Varianten schnellere Wellen ausbilden. Hinter der Front ist das Replikationsmedium verbraucht, und die RNA-Moleküle bleiben im Gel zurück [2]. Durch diese Experimentalanordnung wird die zeitliche Abfolge der jeweils fittesten Moleküle entlang der Längsachse der Kapillare niedergelegt. Die evolutionäre Geschichte wird auf eine räumliche Koordinate geschrieben. Aufarbeitung und Analyse der in einzelne Scheiben geschnittenen Kapillare ergibt die Zeitreihe der molekularen Strukturen.

Die Computerexperimente zur Optimierung von RNA-Molekülen machen es möglich, einen evolutionsgerechten Begriff der „Nachbarschaft" oder „Verwandtschaft" von Phänotypen, hier Strukturen, zu geben. Den Phänotypen entsprechen neutrale Netze. Ein neutrales Netzwerk ist (statistischer) Nachbar eines anderen Netzwerks, wenn es mit großer Wahrscheinlichkeit in seiner Einfehler-Nachbarschaft gefunden wird. Dieser neue Nachbarschaftsbegriff geht von der wechselweisen Zugänglichkeit der Strukturen im RNA-Modell aus. Mit seiner Hilfe kann der Ablauf von evolutionären Optimierungsvorgängen problemlos erklärt werden, wie die in Abb. 9 gezeigte Zeichnung illustriert. Das wesentliche Ergebnis der hier dargestellten Untersuchungen bezieht sich auf die Rolle neutraler Varianten bei der Evolution: Im Fall von Molekülen kann eine präzise Anwort gegeben werden: „Zufallsdrift" im Raum der neutralen Mutanten überbrückt die großen Täler in den Fitneßlandschaften.

Evolutionäre Biotechnologie

Biopolymere sind nach der Meinung vieler Biowissenschaftler die Basis für die Technologien des nächsten Jahrhunderts, da sie sich wegen hoher Spezifität und Effizienz sowie leichter Abbaubarkeit als Wirkstoffe oder als Materialien für „Soft-Technologies" eignen. Diese Bezeichnung bringt den Unterschied zu den konventionellen, „harten" und umweltbelastenden Technologien unserer Zeit zum Ausdruck. Bereits jetzt erfolgreiche und zukünftige Einsatzmöglichkeiten von Proteinen und Nukleinsäuren zur Lösung medizinisch-pharmazeutischer, diagnostisch-analytischer und technischer Probleme sind sehr vielfältig; deshalb kann an dieser Stelle nicht detailliert darauf eingegangen werden. Zumeist sind die gewünschten Aktivitäten bereits in natürlichen Molekülen vorhanden, aber die Proteine sind für die geplante Verwendung nicht stabil genug, oder sie haben nicht die richtige Spezifität oder ihre optimalen Arbeitsbedingungen, Temperatur, Druck oder pH-Wert entsprechen nicht den Anforderungen des geplanten Einsatzes. Eine wichtige Aufgabe des „Designers" von Biomolekülen besteht darin, die Eigenschaften bekannter Moleküle so zu modifizieren, daß sie den technischen Erfordernissen entsprechen. Daß solche Abwandlungen möglich sind, zeigt uns die Natur selbst am allerbesten: Die Proteine aus den Bakterien und Archebakterien, welche unter extremen Bedingungen wie hohe Temperatur, starker Säuregehalt oder hohe Salzkonzentrationen leben, weisen völlig andere Stabilitäten und Optima der katalytischen Aktivitäten auf als jene, welche unter Normalbedingungen wachsen.

Es erscheint naheliegend, die Konzepte der molekularen Evolution auf das Design von Biomolekülen anzuwenden. Seit den Anfängen in den Siebzigerjahren gab es in der Tat beachtliche Fortschritte auf diesem Gebiet. Die Optimierung der Eigenschaften von RNA-Molekülen durch Selektionsmethoden ist Realität geworden. In Gestalt der evolutionären Biotechnologie hat sich ein eigener neuer Wissenszweig etabliert, welche das Darwinsche Prinzip zur Herstellung von Biopolymeren mit vorbestimmbaren Eigenschaften benutzt. Die

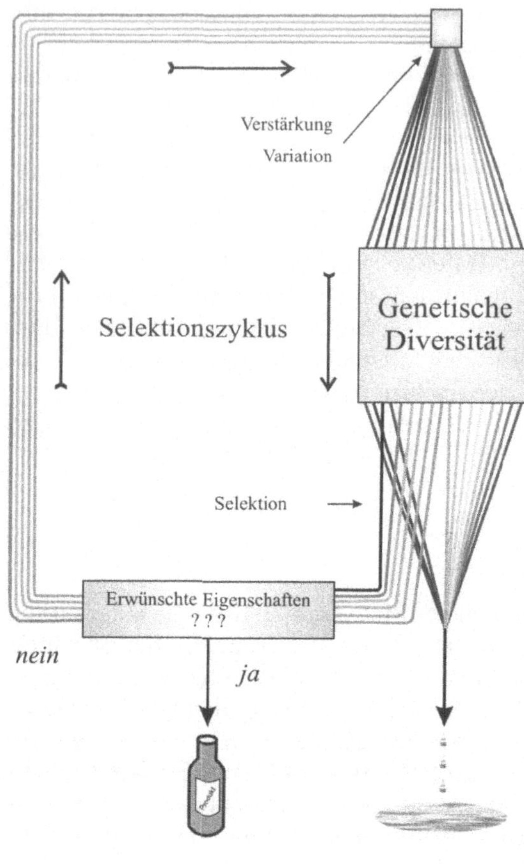

Abb. 10. Selektionszyklen zur Erzeugung von Molekülen nach Maß in der evolutionären Biotechnologie. Dem Darwinschen Prinzip folgend werden in jedem Zyklus die drei Schritte, Verstärkung durch Replikation, Diversifikation durch Mutation (oder Zufallssynthese) und Selektion der Moleküle mit den gewünschten Eigenschaften, durchlaufen. Die einzelnen Verfahren unterscheiden sich lediglich hinsichtlich der Durchführung des Selektionsvorganges. Man unterscheidet zwischen „Batch"-Verfahren, bei welchen die Auswahl der geeigneten Moleküle durch physikalische (zum Beispiel Affinitätschromatographie) oder chemische („reactive tagging") Techniken direkt in Lösung vorgenommen wird, oder „Screening"-Methoden. Im letzteren Fall wird Selektion in zwei Schritten durchgeführt: zuerst werden die Moleküle durch räumliche Auftrennung vereinzelt, und dann werden die geeigneten Varianten durch molekulares Screening identifiziert. Die ausgewählten Moleküle bilden entweder bereits das gewünschte Produkt, oder sie werden zur weiteren Optimierung einem nächsten Selektionszyklus zugeführt. Im allgemeinen wird das gewünschte Ziel durch einige wenige bis zu einhundert Zyklen erreicht

Optimierung geschieht in einzelnen Selektionszyklen (Abb. 10), welche aus jeweils drei Einzelschritten bestehen: 1) Verstärkung durch Replikation, 2) Variation durch Mutation und 3) Selektion. Replikation von RNA-Molekülen und Mutation mit vorgebbarer Fehlerrate sind für die gegenwärtige Molekularbiologie Routine. Kluge Konzepte und experimentelles Geschick sind jedoch für den Selektionsschritt gefordert. Zwei grundsätzlich verschiedene Selektionsstrategien wurden erfolgreich angewandt:

1) Durch eine geschickte Wahl der Versuchsführung werden die Moleküle mit den gewünschten Eigenschaften oder Funktionen direkt aus der oft bis zu 10^{15} verschiedene Moleküle enthaltenden Lösung selektiert – auf diese Weise konnten beispielsweise die katalytischen Aktivitäten von Ribozymen, Biokatalysatoren auf RNA-Basis, verändert oder Moleküle erzeugt werden, welche mit hoher Spezifität an vorgegebene Targets binden.
2) Die einzelnen RNA-Moleküle oder anderen vermehrbaren Individuen werden räumlich aufgetrennt, auf Probenhalter im Mikromaßstab so aufgeteilt,

daß jede Probe (im Mittel) nur ein Molekül enthält und durch parallel arbeitende Screening-Methoden analysiert. Auf einem Siliziumwafer können einige Zehn- bis Hunderttausend Proben gleichzeitig bearbeitet und untersucht werden. Derartige Probenträger eignen sich zur Durchführung von „Serial-Transfer-Experimenten" mit RNA-Molekülen oder Mutationsexperimenten mit Viren und Bakterien. Ein zukunftsweisendes Anwendungsgebiet derartiger Selektionsverfahren ist auch die Optimierung von Enzymen auf der Basis von Variation der sie codierenden Gene und Selektion der bestgeeigneten Proteine nach In-vitro-Translation.

Die neue Disziplin der evolutionären Biotechnologie befindet sich zur Zeit in einer sehr progressiven Phase, und man kann weitere wesentliche Ergebnisse für die allernächste Zukunft erwarten. Bei den Screening-Methoden ist es möglich, durch neue Fluoreszenztechniken einzelne Moleküle, einzelne Viruspartikel oder einzelne Bakterien gezielt zu detektieren, wodurch die Nachweisgrenzen um viele Zehnerpotenzen gesenkt werden können. Durch Kombination dieser neuen Methode mit verschiedenen anderen High-Tech-Verfahren werden Anlagen zur automatischen „Molekülzüchtung" realisierbar. Der Traum der Biotechnologen, Biomoleküle nach Maß designen und erzeugen zu können, ist bereits in greifbare Nähe gerückt.

Zusammenfassung

Das vorrangige Ziel dieses Beitrags war es, drei unterschiedliche Gesichtspunkte der biologischen Evolution herauszuarbeiten:

1) In der Frage der Optimierung molekularer Strukturen kann das evolutionäre Geschehen bis auf die Vermehrung von Molekülen im Reagenzglas reduziert werden, ohne seine erstaunliche Leistungsfähigkeit und Schlagkraft einzubüßen. Die Optimierungen im zellfreien Milieu widerlegen die oft fälschlich mit dem Darwinschen Mechanismus in Zusammenhang gebrachte These von der Kontinuität der Evolution durch kleine und kleinste Schritte: Natura non fecit saltus! Auch ohne äußeren Anlaß und unter konstanten Umweltbedingungen beobachtet man Stufen oder Diskontinuitäten in der Annäherung an natürliche oder künstlich vorgegebene Ziele.

2) Die Theorie evolutionärer Prozesse kann um eine explizite Beschreibung der Phänotypen erweitert werden und liefert dann unmittelbare Erklärungen für die Vorgänge im molekularen Bereich ebenso wie auf der Ebene der Populationen. Für die Evolution von RNA-Molekülen im Reganzglas lassen sich die umfassenden theoretischen Ansätze im Computermodell simulieren und liefern dabei ein neues Konzept zur Behandlung von Kontinuität und Diskontinuität in der Evolution. Die Computerexperimente bieten gleichzeitig eine einfache Erklärung der beobachteten Stufen im Optimierungsprozeß auf der Basis der beobachteten RNA-Strukturen.

3) Die Evolution von RNA-Molekülen im Reagenzglas wurde erfolgreich für das Design von Biomolekülen mit vorgebbaren Eigenschaften eingesetzt

und zeigte dabei, daß Adaptierung molekularer Strukturen durch Variation und Selektion ein vergleichsweise einfaches Problem darstellt. Die meisten bisher berichteten Arbeiten betrafen die „Batch"-Selektion von Aptameren, darunter versteht man Moleküle, welche mit möglichst hohen Bindungskonstanten an vorgegebene Zielstrukturen binden. Ähnliche Vorgehensweisen ergaben auch eine Fülle von neuen RNA-Molekülen mit interessanten Eigenschaften als spezifische Katalysatoren für biochemische und chemische Reaktionen.

Die molekulare Evolution steht erst am Anfang einer faszinierenden Entwicklung, welche ohne die gewaltigen Fortschritte der molekularbiologischen Synthese und Analytik in den letzten Jahrzehnten nicht möglich gewesen wäre. Die weitere Entwicklung mit dem Ziel, aus den vielversprechenden Ansätzen einer evolutionären Biotechnologie eine mit konventionellen Methoden erfolgreich konkurrierenden Technik zu machen, bedarf es allerdings noch koordinierter Anstrengungen von Experimentatoren und Theoretikern. Ebenso wie die chemische Technologie ohne das Wissen aus physikalischer Chemie und Materialwissenschaften zum Scheitern verurteilt wäre, kann eine auf Variation und Selektion aufbauende Biotechnologie ohne eine umfassende Theorie der molekularen Evolution nicht auskommen.

Literatur

1. Amitrano C et al. (1991) A spin-glass model of evolution. In: Perelson AS, Kauffman SA (Hrsg) Molecular evolution on rugged landscapes, vol IX of Santa Fe Institute Series in the Sciences of Complexity. Redwood City (CA) Addison-Wesley, pp 27–38
2. Bauer G et al. (1989) Travelling waves of in vitro evolving RNA. Proc Natl Acad Sci USA 86:7937–7941
3. Biebricher CK, Eigen M (1988) Kinetics of RNA replication by Qβ replicase. In: Domingo E et al (Hrsg) RNA genetics, vol I. RNA directed virus replication, Boca Raton (FL), CRC Press, pp 1–21
4. Biebricher CK, Gardiner WC (1997) Molecular evolution of RNA in vitro. Biophys Chem 66:179–192
5. Eigen M (1971) Selforganization of matter and the evolution of biological macromolecules. Naturwissenschaften 58:465–523
6. Eigen M et al. (1989) The molecular quasispecies. Adv Chem Phys, 75:149–263
7. Elena SF et al. (1996) Punctuated evolution caused by selection of rare beneficial mutants. Science 272:1802–1804
8. Fontana W, Schuster P (1998) Continuity in evolution. On the nature of transitions. Science 280:1451–1455
9. Fontana W et al. (1993) Statistics of RNA secondary structures. Biopolymers 33:1389–1404
10. Gillespie DT (1976) A general method for numerically simulating the stochastic time evolution of coupled chemical reaction. J Comp Phys 22:403–434
11. Huynen MA et al. (1996) Smoothness within ruggedness. The role of neutrality in adaptation. Proc Natl Acad Sci USA 93:397–401
12. Kimura M (1983) The neutral theory of molecular evolution. Cambridge (UK), Cambridge Uni Press
13. Kauffman SA (1993) The origins of order. Self-organization and selection in evolution. New York, Oxford Univ Press
14. McCaskill JS (1997) Spatially resolved in vitro molecular ecology. Biophys Chem 66:145–158
15. Monod J (1971) Zufall und Notwendigkeit. München, Piper

16. Reidys C et al. (1997) Generic properties of combinatory maps. Neutral networks of RNA secondary structures. Bull Math Biol 59:339–397
17. Schuster P (1995) How to search for RNA structures. Theoretical concepts in evolutionary biotechnology. J Biotechnology 41:239–257
18. Schuster P (1996) How does complexity arise in evolution? Complexity 2/1:22–30
19. Schuster P (1997) Genotypes with phenotypes. Adventures in an RNA toy world. Biopyhs Chem 66:75–110
20. Schuster P et al. (1994) From sequences to shapes and back. A case study in RNA secondary structures. Proc Roy Soc (London) B 255:279–284
21. Sherrington D, Kirkpatrick S (1975) A solvable model of a spin-glass. Phys Rev Letters 35:1792–1796
22. Spiegelman S (1971) An approach to the experimental analysis of precellular evolution. Quart Rev Biophys 4:213–253
23. Van Valen L (1973) A new evolutionary law. Evolutionary Theory 1:1–30
24. Wiehe T et al. (1995) Error propagation in reproduction of diploid organisms. J Theor Biol 177:1–15
25. Wright S (1932) The roles of mutation, inbreeding, crossbreeding and selection in evolution. Jones DF (Hrsg) Int. Proceedings of the Sixth International Congress on Genetics, vol. 1, pp 356–366